ワシントンマニュアル
患者安全と医療の質改善

監訳

加藤 良太朗
板橋中央総合病院 副院長 / 総合診療内科 主任部長 /
Scholar, McDonnell International Scholars Academy
Washington University in St. Louis

本田 仁
東京都立多摩総合医療センター感染症科 医長 /
Adjunct Assistant Professor of Medicine, Division of Infectious Diseases
Washington University School of Medicine, St. Louis, Missouri

The Washington Manual®
of Patient Safety and Quality Improvement

Emily Fondahn, MD
Assistant Professor of Medicine
Associate Program Director, Internal Medicine Residency
BJH Patient Safety and Quality Physician Liaison
Division of Medical Education
Washington University School of Medicine
St. Louis, Missouri

Michael Lane, MD, MPHS
Assistant Professor of Medicine
Division of Infectious Diseases
Washington University School of Medicine
Outcomes Physician, Center for Clinical Excellence
BJC HealthCare
St. Louis, Missouri

Andrea Vannucci, MD, DEAA
Associate Professor
Patient Safety Officer
Department of Anesthesiology
Washington University School of Medicine
St. Louis, Missouri

Series Editor
Thomas M. De Fer, MD
Professor of Medicine
Director, Internal Medicine Clerkship and the ACES Program
Division of Medical Education
Washington University School of Medicine
St. Louis, Missouri

メディカル・サイエンス・インターナショナル

Authorized translation of the original English edition,
"The Washington Manual ® of Patient Safety and Quality Improvement", First Edition edited by Emily Fondahn, Michael Lane, Andrea Vannucci, and Series edited by Thomas M. De Fer

Published by arrangement with Wolters Kluwer Health Inc., USA

Printed and Bound in Japan

これまで一緒に過ごしてきた患者の皆さんに本書を捧げる。
担当させてもらい，医療の改善に努める中で絶えず刺激し続けてくれることに感謝する。

専門意識が高く，有能かつ献身的な同僚であった
Kate Mitchell にも本書を捧げる。
彼女の死は患者，同僚，友人，そして家族にとって深い悲しみとなるであろう。

監訳者序文

米国では医療事故が死因の第3位になっているといわれる。病を治して貰うために病院に訪れたはずの患者が，病によってではなく，医療事故によって亡くなっているというのは何と皮肉なことであろうか。わが国では同じような規模の統計が存在しないため，比較はできないが，おそらく医療事故は少なくないだろう。臨床現場で働いていると，患者安全と医療の質改善のためには，やるべきことは山ほどあるのに，なかなか一歩を踏み出すことができない。問題の1つは，どこから，どのように手をつけてよいのかわからないことにもある。したがって，本書のような，患者安全と医療の質改善についての実用的な教科書は重宝する。

ワシントンマニュアルの魅力は，熟練した指導医の叡智と，若くてエネルギー溢れるレジデントがペアになって各章を執筆している点である。豊富な知識が凝縮されているが，あくまで現場で使える形で提供されている。本書も同様である。

私は2001年から2013年までワシントン大学医学部内科で勤務した。その12年間にお世話になった指導医と，自分の教え子である若手医師たちが共同で本書を執筆してくれたことは非常に感慨深い。なぜなら，私が内科のアテンディングとしてレジデントや医学生を指導していたとき，最も強調していたのは，患者安全と医療の質改善についてだったからである。

野球の世界では，「ホームランは観客を呼ぶが，勝利を呼ぶのは優れた守備である」というらしい。医療の世界も同様ではないだろうか。すなわち，「ミラクルは患者を呼ぶが，予後をよくするのは安全な医療である」と思う。安全な医療，質の高い医療を提供するためには地味な努力が必要であり，派手さがないために，それをキャリアにしようという若い医師は多くない。しかし，患者にとって何がよいのかを考えると，それは決して惜しむべき努力ではないことは明白である。ワシントン大学の後輩たちが，それを理解し，少しでも多くの医療従事者が患者安全と医療の質改善に興味を持ち，身近に感じ，医療現場に活かすことができるように書いたのが本書である。

本書の翻訳版を出版するにあたり，医療従事者以外も含めて，各分野や施設で活躍する若きリーダーたちが積極的に参加してくださった。それだけ医療界，そして一般社会からも患者安全と医療の質改善への注目が集まっている証拠である。その責任の重さを感じながら，丁寧に監訳させていただいた。本書が，わが国における医療のさらなる発展に少しでも貢献できることを切に願う。

最後に，メディカル・サイエンス・インターナショナル社の堀内仁様，綱島敦子様，そして長沢雅様に感謝したい。患者安全と医療の質改善は比較的新しい分野であるため，訳す日本語が存在しないことが多く，大変苦労した。誰も病人が出ず，安全な翻訳ができたのは3名の弛み無い努力によるものである。

明日の医療のために

加藤 良太朗

監訳者序文

患者安全と医療の質は誰のためのものか？

先進国では医療は高度に発展し，過去に治癒が困難である症例も治癒を迎えたり，治癒に至らなくても患者が満足する形でソフトランディングするような事例が見られるようになってきている。その過程において医療はただ提供されればよい時代から，より質の高い形で，安全を担保した形で提供されるべき時代に突入している。米国において，医療における有害事象の発生頻度を種々のデータから把握することが行われている。ある研究では入院患者における有害事象は100入院あたり25件程度起きており，そのトレンドに大きな変化はないことがいわれている。有害事象の把握は最重要だが，必ずしもそれは容易な作業ではない。ましてやその有害事象の把握から改善に導くことはさらに困難を伴う。

本書“The Washington Manual® of Patient Safety and Quality Improvement”にはこの分野についての実践的な内容から，関連した歴史，哲学，必要な思考，知識など包括的な内容が惜しみなく提供されている。原著は各分野で患者安全，医療の質改善の活動にかかわるWashington Universityの医師を中心に執筆されている。

私自身も米国の別の内科プログラムを修了後，ワシントンマニュアルシリーズを発刊しているWashington Universityで2年間の感染症フェロー，1年間の病院疫学フェローを修了した。病院疫学フェロー中は医療関連感染症対策を専門に学び，この分野は患者安全，医療の質と密接に関連する。医学部長として名前のあるVictoria Fraserは私の感染症フェロー時代の感染症科Division Chiefであり，感染症診療と患者安全の多くを彼女から学んだ。第二著者のMichael Laneは同期の仲の良い感染症フェローであり，彼はPatient Safety Officerとして同大学の基幹病院で活躍している。

患者安全と医療の質が高いということは第一に患者のためである。ただ有害事象が起きた際にそれを把握し，反省と振り返りを行い，改善に導き，次のステージに駆け上るという営為は私たち自身のためにも必要である。本書にはそれがどのようになされるべきか必要なtipsが各項目にちりばめられている。なお医療提供の形態の違いから日本の現状にそぐわないと感じる事項もあるかもしれない。その点は米国の医療ではどのように患者安全と医療の質改善を進めているのか，コンセプトを参考にしていただければありがたい。

最後に，類書が少ないなか，本書の日本語版を出版するにあたり，各章の翻訳の先生方，メディカル・サイエンス・インターナショナル社の堀内仁様，綱島敦子様，長沢雅様，佐々木由紀子様の多大なるご尽力をいただいた。あらためて御礼申し上げたい。
ぜひ手にとってご覧いただき，日々の現場に役立てていただければ幸いである。

本田 仁

訳者一覧（五十音順）

安野江美　板橋中央総合病院腎臓内科

上里彰仁　東京医科歯科大学医学部附属病院国際医療部 部長

大杉　満　国立国際医療研究センター糖尿病情報センター センター長

梶　有貴　東京大学大学院医学系研究科公共健康医学専攻

加藤　剛　板橋中央総合病院麻酔科

加藤良太朗　板橋中央総合病院 副院長/総合診療内科 主任部長/Scholar, McDonnell International Scholars Academy, Washington University in St. Louis

門磨知恵子　板橋中央総合病院整形外科 医長

蟹江健介　ファミリーランドクリニック南大高 副院長

上　昌広　医療ガバナンス研究所 理事長

栗山　明　倉敷中央病院救命救急センター 医長

小坂鎮太郎　練馬光が丘病院救急集中治療科/総合診療科

坂本史衣　聖路加国際病院 QI センター感染管理室 マネジャー

塩野　誠　株式会社経営共創基盤（IGPI）取締役マネージングディレクター

田頭保彰　東京都立多摩総合医療センター感染症科

鶴田好彦　千葉徳洲会病院 副院長

中田善規　帝京大学大学院公衆衛生学研究科 教授

鍋島正慶　東京ベイ・浦安市川医療センター救急集中治療科（集中治療部門）

新津健裕　埼玉県立小児医療センター集中治療科

新見能成　板橋中央総合病院 院長

土方利之　板橋中央総合病院救急科 医長

藤田佑紀　関西電力病院糖尿病・代謝・内分泌センター

本田　仁　東京都立多摩総合医療センター感染症科 医長/Adjunct Assistant Professor of Medicine, Division of Infectious Diseases, Washington University School of Medicine, St. Louis, Missouri

水野　篤　聖路加国際病院 QI センター 副センター長/心血管センター循環器内科

三高隼人　練馬光が丘病院総合診療科

宮本一成　板橋中央総合病院放射線治療科

村田聖一郎　板橋中央総合病院心臓血管外科 主任部長

本橋健史　練馬光が丘病院総合診療科

森兼啓太　山形大学医学部附属病院検査部・感染制御部 部長・病院教授

安田篤史　帝京大学医学部麻酔科学講座 講師

山本佳奈　医療ガバナンス研究所 研究員/内科医

吉田いづみ　Faculty of Medicine, Semmelweis University

綿貫　聡　東京都立多摩総合医療センター救急・総合診療センター 医長

原著序文

世界中で，医療従事者は，患者の健康と生活の改善に日々向き合っている。ときには最善を尽くしても目標を達成できないこともある。それどころか，患者に害を及ぼすことさえある。あまりにも長い間，そのような間違いやエラーは，同僚の医療従事者や病院，患者，一般市民の手には届かないところにあった。その間，患者安全と医療の質改善に従事する人々は，システムおよびプロセスの改善，エラーの防止，傷害が発生したときの開示に関する透明性の向上に尽力してきた。

本書“The Washington Manual® of Patient Safety and Quality Improvement”では，患者安全と医療の質改善の基本的な考え方について網羅的に概説するだけにとどまらず，これらの原則を臨床現場に応用する際の具体的な方法について考察を加える。各章の冒頭では症例を紹介し，読者への問いかけを行っている。そのねらいは，患者安全および医療の質改善の原則を臨床現場にいかにして応用するか，その方法を提示することにある。各章の章末には文献リストを設け，個別のテーマに関してさらなる情報が得られるようにした。本書は，ワシントン大学の各学部に所属する多くの教員の協力により生みだされた。現代の医療システムでは，患者安全および医療の質改善に向き合うには，多職種連携の専門家集団による効果的なアプローチが欠かせない。実際，本書の制作にあたり，多様な専門領域や背景を持つ専門家の協力を得られたことは，現代の医療システムにおけるこうした原則を裏付けている。

本書は，医療に携わるすべての人に向けられている。患者安全および医療の質改善を初めて学ぶ人にとっても，経験豊富な人にとっても有用である。本書は，白衣のポケットに入れて持ち運ぶこともできるし，オンライン情報へアクセスしたり文献を参照するための参考資料として使用することもできる。医療従事者がそれぞれの知識とスキルを習得し，患者安全と医療の質改善に積極的に取り組むための貴重なツールとして本書が役立つことを，我々編者は願ってやまない。

初の試みとなる患者安全と医療の質改善のマニュアル制作にあたって，多くの方々に感謝したい。まず，医学部の責任者である Victoria Fraser 医師と Alex Evers 医師は，優れた医療を患者に提供し，具体的なロールモデルとして行動するよう，我々を励ましてくださった。著者である我々 3 人の部門長にあたる，Melvin Blanchard 医師，William Powderly 医師，Rene'Tempelhoff 医師は，このような試みが成功するよう導いてくださった。シリーズ編者の Tom De Fer 医師には，本書の構想から発行に至るまで，すばらしい示唆を与えていただいたとともに，日々ご指導いただいた。

Katie Sharp 氏には，進行を厳しく管理していただいただけでなく，最大限の援助をしていただいた。

最後に，それぞれの家族に感謝したい。Emily Fondahn より――Andy と Caroline，君たちは私が本書を編集していた長い間，そっと支えてくれた。Dean Fondahn 医師には，良医とは何かを，その姿をみて学ばせていただいた。Mike Lane より——Laura，Sara，Alex は，長い間，家庭生活やいろいろなことが疎かになりがちななか支えてくれて，理解を示してくれた。父の Hal と母の Julie，あなた方は公平と正義を貫いたという点で理想のロールモデルだった。Andrea Vannucci より——妻であり同僚でもある Laura は，セントルイスでの家庭生活を立て直してくれた。父の Ornella と母の Rodolfo は，遠くイタリアから私を励ましてくれて，初めての Washington Manual® への参画を応援してくれた。兄弟の Enrico と，子どもたちの Bianca，Pietro，Angelica には，多くのアドバイスをくれたことに感謝したい。

Emily Fondahn，Mike Lane，Andrea Vannucci

医学部長挨拶

このたび，“The Washington Manual® of Patient Safety and Quality Improvement”の初版を出版する運びとなり非常に喜ばしく思っている。Washington Manual® シリーズは長年，内科をはじめ各専門領域の医学生，病棟医，フェロー，指導医に最新の情報を定期的に提供すべく尽力してきた。

今回のマニュアルは，医師や研修医，その他の医療従事者に必要な患者安全と医療の質改善の方法，ツール，コンピテンシーについて鍵となる実用的な情報へのアクセスとなる。患者安全と医療の質改善の考え方は，今やすべての医療スタッフにとって必要不可欠である。患者安全と医療の質改善に関する文献はこの 10 年で飛躍的に増加し，多くの病院や大学組織で，それぞれのフォーマットに則って作成されている。本書では，患者安全と医療の質改善に関する基本的な情報を簡潔にまとめてあるため，読者は患者安全と医療の質改善の基本原則に対する理解を深めることができる。また，本書で新たなスキルを習得し，基本原則を日々の臨床業務に応用することもできる。

本書は，卒後医学教育のイニシアチブ(Graduate Medical Education Initiatives)に対応する有用な情報源にもなりうる。この卒後医学教育のイニシアチブでは，臨床研修プログラムを充実させ，患者安全と医療の質改善分野のカリキュラムや実体験を提供することが求められている。そのため，本書は次世代を担う若手医師にとっても，患者安全と医療の質改善に関するコンピテンシーを高めるうえで必ず役立つと確信している。読者の皆さんからのご意見・ご感想を心待ちにしている。

心を込めて

Victoria Fraser, MD
Adolphus Busch Professor and Chairman
Department of Medicine
Washington University School of Medicine
St. Louis, Missouri

執筆者一覧

Kathleen S. Bandt, MD
Resident
Department of Neurological Surgery
Washington University School of Medicine
St. Louis, Missouri

Andrew Bierhals, MD, MPH
Assistant Professor
Mallinckrodt Institute of Radiology
Washington University School of Medicine
St. Louis, Missouri

Melvin Blanchard, MD, FACP
Associate Professor
Chief, Division of Medical Education
Director, Internal Medicine Residency Program
Department of Medicine
Washington University School of Medicine
St. Louis, Missouri

Bernard C. Camins, MD, MSc
Associate Professor
Division of Infectious Diseases
University of Alabama at Birmingham
Birmingham, Alabama

Adam Carlisle, MD
Resident
Division of Medical Education
Department of Internal Medicine
Washington University School of Medicine
St. Louis, Missouri

Christopher Carpenter, MD, MSc
Associate Professor
Division of Emergency Medicine
Washington University School of Medicine
St. Louis, Missouri

Laura F. Cavallone, MD
Assistant Professor
Department of Anesthesiology
Washington University School of Medicine
St. Louis, Missouri

Thomas Ciesielski, MD
Patient Safety and Quality Fellow
Instructor of Medicine
Division of Medical Education
Department of Internal Medicine
Washington University School of Medicine
St. Louis, Missouri

Rosalyn Corcoran, RN
Director, Patient Safety and Clinical Performance Improvement
Barnes Jewish Hospital
St. Louis, Missouri

Thomas M. De Fer, MD
Professor of Medicine
Director, Internal Medicine Clerkship and the ACES Program
Division of Medical Education
Washington University School of Medicine
St. Louis, Missouri

Tina Doshi, MD
Resident
Department of Anesthesiology
Washington University School of Medicine
St. Louis, Missouri

James R. Duncan, MD, PhD
Professor
Chief Quality and Safety Officer
Mallinckrodt Institute of Radiology
Washington University School of Medicine
St. Louis, Missouri

Charles S. Eby, MD
Professor
Department of Pathology and Immunology
Washington University School of Medicine
St. Louis, Missouri

Alex S. Evers, MD
Henry E. Mallinckrodt Professor and Chairman
Department of Anesthesiology
Washington University School of Medicine
St. Louis, Missouri

James J. Fehr, MD
Professor
Director of Saigh Pediatric Simulation Center
Washington University School of Medicine
St. Louis, Missouri

Emily Fondahn, MD
Assistant Professor of Medicine
Associate Program Director, Internal Medicine Residency
BJH Patient Safety and Quality Physician Liaison
Division of Medical Education
Washington University School of Medicine
St. Louis, Missouri

Victoria J. Fraser, MD
Adolphus Busch Professor and Chairman
Department of Medicine
Washington University School of Medicine
St. Louis, Missouri

Hiram Gay, MD
Associate Professor of Radiation Oncology
Radiation Oncology–Clinical Divisions
Washington University School of Medicine
St. Louis, Missouri

Anne L. Glowinski, MD, MPE
Professor
Department of Psychiatry
Washington University School of Medicine
St. Louis, Missouri

Matthew I. Goldsmith, MD
Associate Professor
Division of Pediatric Critical Care Medicine
Washington University School of Medicine
St. Louis, Missouri

Richard T. Griffey, MD, MPH
Associate Professor
Division of Emergency Medicine
Washington University School of Medicine
St. Louis, Missouri

Katherine E. Henderson, MD
Assistant Chief Medical Officer
Director, Graduate Medical Education & Medical Staff Services
Barnes-Jewish Hospital
St. Louis, Missouri

Laureen L. Hill, MD, MBA
Professor and Chair
Department of Anesthesiology
Emory University School of Medicine
Atlanta, Georgia

Bryan Kane, MD
Director of Research and Assistant Program Director
Department of Emergency Medicine
Lehigh Valley Hospital and Health Network
Allentown, Pennsylvania

Ivan Kangrga, MD, PhD
Professor
Department of Anesthesiology
Washington University School of Medicine
St. Louis, Missouri

Kara Kniska, PharmD
St. Louis Children's Hospital
St. Louis, Missouri

Nikoleta S. Kolovos, MD
Assistant Professor
Department of Pediatrics
Washington University School of Medicine
Medical Director
Pediatric Intensive Care Unit
St. Louis Children's Hospital
St. Louis, Missouri

Gokul Kumar, MD, MBA
Clinical Instructor
Chief Resident
Department of Ophthalmology and Visual Sciences
Washington University School of Medicine
St. Louis, Missouri

Michael Lane, MD, MPHS
Assistant Professor of Medicine
Division of Infectious Diseases
Washington University School of Medicine
Outcomes Physician, Center for Clinical Excellence
BJC HealthCare
St. Louis, Missouri

Rachael A. Lee, MD
Fellow
Division of Infectious Diseases
University of Alabama at Birmingham
Birmingham, Alabama

Stephen Y. Liang, MD
Assistant Professor
Divisions of Infectious Diseases and Emergency Medicine
Washington University School of Medicine
St. Louis, Missouri

Ellen M. Lockhart, MD
Vice Chairman and Professor
Department of Anesthesiology
Washington University School of Medicine
St. Louis, Missouri

George A. Macones, MD
Professor and Chair
Department of Obstetrics and Gynecology
Washington University School of Medicine
St. Louis, Missouri

Robert J. Mahoney, MD
Assistant Professor
Division of Hospital Medicine
Department of Medicine
Washington University School of Medicine
St. Louis, Missouri

Jonas Marschall, MD
Adjunct Assistant Professor
Division of Infectious Diseases
Washington University School of Medicine
St. Louis, Missouri

Kate Mitchell, RNC, WHNP†
Patient Safety Coordinator
Department of Obstetrics and Gynecology
Washington University in St. Louis
St. Louis, Missouri

Denise M. Murphy, RN, BSN, MPH, CIC
Vice President, Quality and Patient Safety
Main Line Health
Bryn Mawr, Pennsylvania

Sasa Mutic, PhD
Professor of Radiation Oncology
Radiation Oncology–Physics Division
Washington University School of Medicine
St. Louis, Missouri

Elna Nagasako, MD, PhD, MPH
Instructor of Medicine
Division of General Medical Sciences
Department of Medicine
Washington University School of Medicine
St. Louis, Missouri

Aaron J. Norris, MD, PhD
Resident
Department of Anesthesiology
Washington University School of Medicine
St. Louis, Missouri

Brian Nussenbaum, MD, FACS
Christy J. and Richard S. Hawes III Professor
Vice Chair for Clinical Affairs
Division Chief, Head and Neck Surgery
Patient Safety Officer
Department of Otolaryngology–Head and Neck Surgery
Washington University School of Medicine
St. Louis, Missouri

Robert F. Poirier, MD
Assistant Professor
Division of Emergency Medicine
Washington University School of Medicine
St. Louis, Missouri

Myra Rubio, MD
Associate Professor
Division of Hospital Medicine
Department of Medicine
Washington University School of Medicine
St. Louis, Missouri

Ahmed S. Said, MD, PhD
Instructor
Division of Pediatric Critical Care Medicine
Washington University School of Medicine
St. Louis, Missouri

Paul Santiago, MD
Associate Professor
Patient Safety Officer
Department of Neurological Surgery
Washington University School of Medicine
St. Louis, Missouri

Richard A. Santos, MD, PhD
Assistant Professor
Division of Hospital Medicine
Department of Medicine
Washington University School of Medicine
St. Louis, Missouri

Ryan Schneider, ACNP-BC
Patient Safety and Quality Coordinator for Emergency Medicine
Division of Emergency Medicine
Washington University School of Medicine
St. Louis, Missouri

Noah Schoenberg, MD
Division of Hospital Medicine
Department of Medicine
Washington University School of Medicine
St. Louis, Missouri

Douglas J. E. Schuerer, MD, FACS
Director of Trauma
Associate Professor
Director, Surgical Critical Care Fellowship
Section of Acute and Critical Care Surgery
Washington University School of Medicine
St. Louis, Missouri

Anshuman Sharma, MD, MBA
Professor
Division of Anesthesiology
Washington University School of Medicine
St. Louis, Missouri

Binjon Sriratana, MD
Resident
Department of Anesthesiology
Washington University School of Medicine
St. Louis, Missouri

Michael Stock, MD
Resident
Department of Ophthalmology and Visual Sciences
Washington University School of Medicine
St. Louis, Missouri

Melissa Sum, MD
Resident
Division of Medical Education
Department of Medicine
Washington University School of Medicine
St. Louis, Missouri

Mary Taylor, JD
Director, Patient Safety, Washington University Physicians
Washington University School of Medicine
St. Louis, Missouri

Sergio E. Trevino, MD
Fellow
Division of Infectious Diseases
Department of Medicine
Washington University School of Medicine
St. Louis, Missouri

Andrea Vannucci, MD, DEAA
Associate Professor
Patient Safety Officer
Department of Anesthesiology
Washington University School of Medicine
St. Louis, Missouri

† 故人。

Peter Vila, MD
Resident
Department of Otolaryngology–Head and Neck Surgery
Washington University School of Medicine
St. Louis, Missouri

David Vollman, MD, MBA
Assistant Professor
Department of Ophthalmology and Visual Sciences
Washington University School of Medicine
St. Louis, Missouri

Jason C. Wagner, MD
Assistant Professor
Associate Residency Program Director
Director of Augmented Learning
Washington University School of Medicine
St. Louis, Missouri

Michael H. Wall, MD, FCCM
JJ Buckley Professor and Chairman
Department of Anesthesiology
University of Minnesota
Minneapolis, Minnesota

Amy D. Waterman, PhD
Associate Professor
Division of Nephrology
David Geffen School of Medicine at UCLA
Los Angeles, California

Charl de Wet, MD
Associate Professor
Medical Director, Cardiothoracic Intensive Care Unit
Washington University School of Medicine
St. Louis, Missouri

Keith F. Woeltje, MD, PhD
Director, Healthcare Informatics
BJC Center for Clinical Excellence
Professor of Medicine
Division of Infectious Diseases
Department of Medicine
Washington University School of Medicine
St. Louis, Missouri

Laurie Wolf, MS, CPE
Performance Improvement Engineer
Barnes-Jewish Hospital
St. Louis, Missouri

Feliciano B. Yu Jr., MD, MSHI, MSPH
Associate Professor
Chief Medical Information Officer, St. Louis Children's Hospital
Washington University School of Medicine
St. Louis Children's Hospital
St. Louis, Missouri

目次

注　意

本書に記載した情報に関しては，正確を期し，一般臨床で広く受け入れられている方法を記載するよう注意を払った。しかしながら，監訳者，訳者ならびに出版社は，本書の情報を用いた結果生じたいかなる不都合に対しても責任を負うものではない。本書の内容の特定な状況への適用に関しての責任は，医師各自のうちにある。

監訳者，訳者ならびに出版社は，本書に記載した薬物の選択，用量については，出版時の最新の推奨，および臨床状況に基づいていることを確認するよう努力を払っている。しかし，医学は日進月歩で進んでおり，政府の規制は変わり，薬物療法や薬物反応に関する情報は常に変化している。読者は，薬物の使用にあたっては個々の薬物の添付文書を参照し，適応，用量，付加された注意・警告に関する変化を常に確認することを怠ってはならない。これは，推奨された薬物が新しいものであったり，汎用されるものではない場合に，特に重要である。

薬物の表記は，わが国で発売されているものは一般名・商品名ともにカタカナに，発売されていないものは英語で記すよう努力した。

1 患者安全および医療の質改善とは

Thomas Ciesielski, Victoria J. Fraser

はじめに

「まず害をなすなかれ」という考え方は，患者と医師および医療従事者や医療機関との間のすべてのやりとりの根底になくてはならない。20 世紀以降，医薬品，医療機器，医療技術などの発展に伴い，医療の専門性は高まり，科学としての医学は飛躍的に発展した。その結果，医療システムは次第に複雑化し，診療も断片化するなど，患者に害を及ぼしかねない医療事故のリスクも高まった。その脅威は，米国医学研究所(Institute of Medicine：IOM)[訳註1] が 1999 年に発表した衝撃的な報告書 “To Err is Human: Building a Safer Health System(人は誰でも間違える—より安全な医療システムを目指して)”によって明らかになり，全米に知れ渡ることになった。同報告書では，毎年 44,000～98,000 人の患者が回避可能なエラーによって死亡していると発表している。この推測が正しいとすれば，医療事故は米国における死因の第 8 位となる[1]。また，Institute for Healthcare Improvement(IHI：米国医療の質改善研究所)が，回避可能なエラーによって死亡している患者数を，グローバルトリガーツールという新たな手法を用いて算出し直したところ，その数は 21 万～40 万人の間であった[2]。この 2 つの推測値は大きく異なり，医療事故による患者死亡数の真の値が明らかになることはおそらくないだろう。それでも，医療事故によって被害を受けている患者の数が多すぎること，そして医療システムの改善が必要であることは確かである。

2001 年に，IOM は“Crossing the Quality Chasm : A New Health System for the 21st Century(医療の質—谷間を越えて 21 世紀システムへ)”という同様に重要な報告書を発表した。そのなかで IOM は，米国の医療には著しい変革が必要であると述べ，医療の質を改善するための具体的な提言を行った[3]。同報告書は「我々は本来受けるべき医療を受けておらず，医療システムは頻繁に，しかも日常的にその潜在的能力を発揮することに失敗している」と警告した[3]。同報告書の著者らは，21 世紀の医療システムのゴールおよび 6 つの目標を提案した[3](**表 1-1**)。

上記の 2 つの報告書は，患者安全および医療の質改善という新しい分野を大学医学部，病院および医療システムに普及させるための土台となった。患者安全と質改善はしばしば同一のものとして扱われることが多いが，実際には全く別のものである。この 2 つの違いを最も わかりやすく理解するためには，医学と同じように考えればよい。つまり，患者安全は診断学のようなもので，何がエラーで，何がその原因となったのかを解明する分野である。一方，質の改善は治療法のようなもの

訳注 1：1970 年に設立された独立非営利の学術機関で，現在は The National Academy of Medicine (NAM)と呼称される。全米科学アカデミー(The National Academy of Sciences：NAS，1863 年設立)，全米技術アカデミー(The National Academy of Engineering：NAE，1964 年設立)とともに全米アカデミーズ(The National Academies of Sciences, Engineering, and Medicine)を構成している。

表 1-1　米国医学研究所(IOM)が提唱する質の高い医療を提供するための 6 つの目標

目標	定義
安全(safe)	医療システムは患者に有害であってはならない
効果的(effective)	患者評価と治療方針の決定のために科学的根拠が用いられている
患者中心(patient centered)	共同意思決定(shared decision making)を容易にするような協力関係を必須とすることで，患者にも決定権を与える
適時(timely)	患者は医療の必要性が判明した時点で，速やかに評価，治療される
効率的(efficient)	無駄を最小限に抑え，費用対効果の高い形で医療資源を用いる
公正(equitable)	社会経済的な理由による医療の格差を最小限に抑える

出典：Institute of Medicine, Crossing the Quality Chasm: A New Health System for the 21st Century. Washington, DC: The National Academic Press; 2001 より。

で，エラーの再発を防ぐためのシステムを構築する分野である[4]。2 つの報告書を通して，IOM は病院の管理者や医療従事者に対して，医療における習慣やその供給プロセスを変え，医療システム全体において，安全性や質が最優先されるような教育プログラムを作り出すことに挑んだのである。

患者安全

患者安全という用語自体が漠然としている。“To Err is Human”では，患者安全は「偶発的な傷害からの解放」と定義されている[1]。これを基礎として，Linda Emanuel, Don Berwick, Lucian Leape など患者安全分野のリーダーたちは，患者安全を「信頼できる医療供給システムを構築するために，安全科学的手法を用いる医療専門分野の 1 つであり，かつ有害事象の頻度や影響を最小限に抑え，そこからの回復を最大限に促し，かつ，それらから得られる教訓を最大限に生かせるような医療システムの一側面」と定義した[5]。本書では，安全科学的手法を紹介し，どのようにエラーによる影響を抑え，そこから医療システムが学べるかについて記す。

医療の質改善

質および質改善という用語は非常に広い意味を持つため，医療という枠組みのなかで改めて解釈されるべきである。質は「個人および集団が受けている医療サービスが，現在の医学でも実現させることが十分可能な健康アウトカムのうち，どの程度を達成できているかを表す指標」と，おおまかに定義される[6]。したがって，医療システムとアウトカムは極めて密接に関係している。U.S. Health Resources and Services Administration（HRSA：米国保健福祉省保健資源局）は，この IOM による質の定義をさらに洗練させ，組織の運営方法，効率面における組織のパフォーマンス評価，診療のアウトカム，そして患者の満足度などを含めたものとした。一方，質の改善は現行のシステムや運営を変えることで，パフォーマンスのレベルを上げることを指す。つまり，質とシステムはリンクしており，質を改善するためにはシステムを変える必要がある[7]。そのため質改善プログラムには，以下の4領域が含まれている必要があるとHRSAは考えている。

1. 質改善作業はシステムおよびプロセスに対して行われる必要がある。
2. 患者に専念する。
3. チームの一員となることに専念する。
4. データを利用することに専念する[7]。

本書の質改善に関するセクションでは，各病院が信頼性の高い機関になるための方法，質改善の手法，そして医療システムにおける質改善の未来について言及する。

患者安全および医療の質改善の歴史

患者安全および医療の質改善に関する構想の多くは“To Err is Human”に基づいているのは確かだが[8]，医療における患者安全および医療の質改善に関する重要なイベントは，この報告書が発表される以前からすでに起こっていた。例えばLibby Zion事件は，医学教育および臨床研修に強烈な衝撃を与えた。1984年，当時18歳の大学1年生であったLibby Zionは，熱発，不穏，四肢の不随意運動のためニューヨーク州の有名な大学病院に入院した。その病院の救急外来に到着してから8時間後に彼女は亡くなった。おそらく彼女は，インターン（研修医1年目）およびレジデント（研修医2年目）が見逃したセロトニン症候群のため死亡したと考えられている。彼女の父親であるSidney Zionは，患者安全を改善するためには医学教育を変えるべきだとメディアを通じて激しく抗議した。これは病院における医療事故が初めて全国的に注目された事件の1つである。この事件の訴訟を契機にBell Commissionが召集され，研修医の労働時間制限を求める報告書が提出されて，最終的には全国的に研修医の労働時間が制限されるに至った[9,10]。患者安全および医療の質改善に影響を及ぼした事件には，Betsy Lehman事件やJosie King事件などもある。1994年に，当時ボストン・グローブ紙の記者であったBetsy Lehmanは，ダナ・ファーバー癌研究所で乳癌の治療を受けている際，誤って大量の抗癌剤シクロホスファミドを投与され亡くなった。複数の医療従事者と診療部門が投薬エラーを見逃したのである[11]。彼女の死亡を受けて，マサチューセッツ州は啓蒙活動および立法によって患者安全を改善するため，2004年，Betsy Lehman Center for Patient Safety and Medical Error Reductionを設立した[12]。また2001年にジョンズ・ホプキンス大学病院に入院した，当時生後18カ月であったJosie Kingも，複数の回避可能なエラーのため亡くなった。彼女の死後，母親であるSorrel KingはJosie King財団を設立し，司法，被害者グループ，医療施設との連携などを通して今も患者安全の改善に尽力している[13]。

IOMの報告書以外にも実に多くの重要なイベントが，複数の組織による患者安全および医療の質改善のための行動を促した。

■2001年：Agency for Healthcare Research and Quality（AHRQ：米国医療研究・品質調査機構）が患者安全に関する研究のために5,000万ドルの助成金を受ける。

■2002年：Joint Commission（JC：米国医療施設認定合同機構）が独自の患者安全

目標を発表。National Quality Forum(NQF)が報告すべき重大な事象の定期的な公表を開始した。これらは決して起こってはならない事象(ネバーイベント)のリストとして，一般的に知られている。

■2003年：ミネソタ州が米国で初めて全州的な医療事故報告システムを設立した。これ以降，26州がエラーの報告システムを設立した。

■2004年：米国政府がOffice of the National Coordinator for Health Information Technologyを設立。WHOが患者安全機関を設立。

■2005年：IHIが患者安全の改善を目指した初の全国キャンペーンを実施。米国議会が患者安全機関の創設を承認(ただし実際の設立は2008年まで延期された)。

■2008年：高齢者向けの公的医療保険メディケアが「エラーには支払わない」運動を実施。

■2009年：米国議会が景気刺激策の一環として，電子診療録普及のために190億ドルの予算を認可[8]。

■2010年：米国議会にてAffordable Care Act(医療費負担適正化法：正式には，患者保護ならびに医療費負担適正化法)が成立。この法律には患者安全および医療の質改善についての条項も含まれており，特に病院への再入院件数の削減を目指していた。これを受けて保健福祉省のメディケア・メディケイドサービスセンター(CMS)は，心筋梗塞，心不全，肺炎，慢性閉塞性肺疾患(COPD)といった最も診断の多い4つの疾患による再入院を減らすための政策を実行した[14,15]。

産業界から学ぶ

航空業や化学工業といった他の産業に比べて医療界では，残念ながら質改善ツールの導入が遅れている。未だにIOMが提唱する目標の多くが達成できていないということは，患者にとってより安全な環境を築くために，医療界は他の産業で用いられているツールやコンセプトを利用できる，かつ利用すべきであることを示唆している。特に，航空業における安全管理は模範的であり，医療をより安全なものにするために多くのことを学ぶことができる。

航空業の安全管理はいくつものアプローチに支えられている。すなわち，包括的な報告システム，規約を作成し実行するプログラム，事故調査，新たな改善を促す研究，チーム教育，シミュレーションの活用，標準作業手順およびマニュアルやチェックリストの開発などである[1,8,16]。航空安全報告システムは，ニアミスなどのインシデントについての情報を自主的に業界全体および連邦航空局に提供する[1,8]。航空業における安全管理のもう1つの根幹はチェックリストである。その起源は陸軍によるボーイング社のモデル299のテスト飛行にまでさかのぼる。同機は大型で操縦が難しかった。1935年10月30日，離陸直後に墜落し，搭乗していた5人のうち2人が死亡した。調査の結果，墜落の原因はパイロットのエラーによるものと判明した。同機の操縦は非常に困難であると判断され，ボーイング社の運命は絶望的となった。しかし，強い意志を持った数人の陸軍のテストパイロットは，地上走行，離陸，着陸のために必要な操作ステップを簡潔なチェックリストにして，インデックスカードに書き留めた。そして，このチェックリストを用いてモデル299を完璧に操縦し，軍用機としての安全性に申し分がないことを示したのである。チェックリストにより安全性が改善されたことを受けて，陸軍は約 13,000 機を購入した。名称を B-17 と改められたこの爆撃機は，第二次世界大戦で大活躍した[17]。それ以降，チェックリストは航空業の安全管理の柱となり，今でも日常的に用いられている。

多大な危険を伴う化学工業も，安全と品質管理のフロントランナーである。例えば，世界最大の化学製品や新素材製品の製造会社の 1 つであるデュポン社は，1800 年代から社内で安全文化を育み，素晴らしい実績を残している[1]。同社は，従業員全員が守らなければならない理念の 1 つとして安全を取り入れた。また，ニアミスやインシデントなどの報告に際し，非懲罰的なシステムを導入している[1]。同社では従業員が懲罰を恐れることなく報告できるため，ニアミスやインシデントの調査を円滑に行い，そこから学ぶことができる。医療における安全や質の改善のためには，これら産業界から得られる知識やノウハウを最大限に生かす必要がある。

医療機関を信頼性の高い機関に変える

前述した産業はいずれも高度な危険を伴うハイリスク産業であるが，安全管理を徹底させることで high-reliability organization（HRO：信頼性の高い機関）と呼ばれるようになった[18]。HRO には以下のような特徴がある。

- ■エラーが起こるリスクは常にあるということを組織内のすべての人が理解している。
- ■エラーが起こった場合は，豊富な知識を持つ専門家に迅速な対応をゆだねる準備ができている。
- ■エラーをごまかそうとしない。
- ■従業員が経験から学習できるようになるための投資を惜しまない[19]。

常にエラーや傷害のリスクがつきまとう医療界においても，予測可能かつ効果的な結果を出すことに専念し，医療機関を HRO に変えることが，患者安全および医療の質改善分野の目標である[19]。実は HRO の理論はすでに医療にも応用されており，素晴らしい結果が出ている。例えば，一世を風靡した ICU におけるカテーテル関連血流感染の低減についての臨床試験を発案した Peter Pronovost は，HRO の 5 つの特徴を活用している。以下にそれを示す。

- ■まず科学的根拠に基づいて，予後を改善すると思われる複数の介入手段を特定する。
- ■そのなかから最も予後を改善すると思われる介入手段を選択し，それを行動に移す。
- ■介入前のパフォーマンスを基準値として測定する。
- ■介入による影響の評価方法を確立する。
- ■最後に，その科学的根拠に基づいた介入が実際に患者になされることを保証する[18]。

麻酔科や輸血部，感染制御部といった一部の診療領域では，すでに HRO の理論を応用して診療の質の改善につなげている。

なお，安全な組織を構築するうえでもう 1 つ重要なのは，ジャストカルチャー[訳注 2]

訳注 2：正義の文化。エラーを起こした当事者を罰することなく，安全にかかわる重要な情報の開示を促す。ただし，すべてのエラーに当てはまるものではなく，罰則が妥当とみなされる悪質な怠慢，意図的な規則違反，破壊的行為などとの間に明確な線引きが必要である。

を育むことである。ジャストカルチャーのなかでは，現場の医療従事者は，たとえ自分のエラーであっても，それを躊躇なく報告することができる。ジャストカルチャーが初めて提唱されたのは輸血医学領域で，報告されたのは“To Err is Human”および“Crossing the Quality Chasm”の後である[1,3]。ジャストカルチャーはシステムの問題も当然考慮するが，安全指針を意図的に無視するといったような無謀な行動については容赦しない[20]。安全な医療システムの構築には，ジャストカルチャーは不可欠である。

エラーの特定と分類

医療における安全および質を改善するための最初のステップは，医療安全上のさまざまなイベントの疫学や相関関係を理解し，それらを正確に分類することである。初期の患者安全推進活動では，そのための調査および報告や研究などを円滑に行えるようにするため，エラーや有害事象といった専門用語を作り，その定義を明確にした。医療エラー(medical error)とは，悪い結果を招いた，もしくは悪い結果を招く恐れのある事象である[21]。有害事象(adverse event)とは，医学的治療または管理によって，患者が予期せぬ傷害や合併症を被ることである。ニアミス(near miss)とは，患者が危害を被る前に発見され，未然に回避されたエラーのことである[22]。エラー，有害事象，ニアミスといった用語の定義と分類は，各種イベントを分析し，傾向を把握し，未来のエラーを回避するための対策を立てることを可能にする。

エラーには顕在的なものと潜在的なものがある。顕在的なエラーは，その発端となる行為と密接にかかわっている。例えばパイロットのエラーによって飛行機が墜落する場合のように，通常はその影響が瞬時に現れる。一方，潜在的なエラーは，通常はその発端となる行為の直後では起こらず，その影響も遅れて現れる。したがって，潜在的なエラーのほうが発見することも回避することも格段に難しい[23]。医療においては，エラーはその他にもいくつかのタイプに分類されている。診断エラーは診断の遅れや，必要な検査を怠る，検査結果への対応を怠るといった場合などを指す。治療エラーは，手技や治療方法に関係するもの，薬物の投与量のエラー，検査結果への対応の遅れや，治療の遅れなどを指す。予防エラーは，必要な予防対策を怠った場合や，経過観察を怠った場合などを指す。さらに，「その他」という枠組みとして，コミュニケーションエラー，医療機器や道具の故障，システム的な欠陥などがある[1]。

なお，JC は警鐘事象(センチネルイベント，sentinel event)のリストを作成した。警鐘事象は絶対に起こってはならず，再発防止のために必ず調査をする必要がある。警鐘事象の例としては，投薬エラーによる死亡や永久的な損傷，誤った部位への手術や手技，血液型不適合による溶血性輸血反応，体内への手術器具の置き忘れなどがある。また警鐘事象のリストは，病棟診療，外来診療，行動保健診療，集中治療，検査科，外来手術，慢性期医療，および病態によってもそれぞれ存在する[24]。JC は，各病院がそれぞれ独自の警鐘事象を定義し，自主的に JC に報告することを認めている[25]。警鐘事象が発生したら，必ず根本原因分析を行い，なぜそれが発生したのか，それがどのように伝播して患者に達したのか，再発防止のためには何をしたらよいのかを理解する必要がある。根本原因分析はもともと産業事故の分析のために作られ,「何が起きたのか？　なぜ起きたのか？　再発防止のためにはどうしたらよいのか？」という 3 つの基本的な質問に答えるためのものである[25]。

患者安全および医療の質改善の未来

安全および質に関する成績は医療費の支払いの際にも考慮されるようになり,世間の目もますます厳しくなった。2003 年に AHRQ は,入院に関連する重大な合併症や有害事象の集計,経過観察,比較のために患者安全指標(patient safety indicator：PSI)を開発した。その結果,病院はカテーテル関連血流感染症,褥瘡,術後深部静脈血栓症など,あらゆる合併症についてモニタリングすることになった。PSI は公開されているが,もともとの生のデータを効率よく探し出すことが難しく,PSI を用いて医療機関を比較することは容易ではない[26]。それでも,各地域における病院の質を比較するために PSI を用いる機関が複数現れており,「質に基づく支払い」モデル(pay for performance：P4P)にも利用されている[27]。2002 年に CMS は AHRQ と協力して Hospital Consumer Assessment of Healthcare Providers and Systems(HCAHPS：病院利用者による医療従事者およびシステムの評価)ツールを開発した[28]。HCAHPS は,受けた医療の感想を定量化するために患者を対象に行うアンケート調査で,27 項目の質問からなる。責任性という概念を医療において強化するため,その調査結果はインターネット上で公開されている[28]。また 2002 年から,NQF は重大な有害事象の統一報告システムを作るため,報告すべき重大な事象のリストを追跡するようになった。報告すべき重大な事象とは重大な傷害を起こした事象を指すが,一般的には回避可能と考えられており,絶対に起こってはならないものである。例えば,誤った部位への手術,医療機器による事象,MRI に金属を持ち込んでしまったために起こった死亡,入院後に発症したステージ 3 または 4 の褥瘡などが含まれる[29]。政府も民間の医療保険会社も安全および質に関するデータを収集し追跡している。これらのデータは一般にも公開されているため,医療従事者を選択する際に用いることもできる。

近年,医療は極めて費用のかかる営みとなり,米国の医療費は 2010 年に 2.6 兆ドルに達した[30]。回避可能な有害事象は無駄なコストを生む。AHRQ が持つデータベースと,前述の 5 つの PSI(褥瘡,気胸,術後血腫または出血,術後深部静脈血栓症または肺塞栓症,術後敗血症)をリンクさせることによって,2002 年にメディケアがこの 5 種類の有害事象のために約 3 億ドルも支払ったことがわかった[31]。これは 5 種類の有害事象に対してわずか 1 年で費やした金額である。有害事象や合併症の頻度を減らし無駄を省くことができれば,とてつもないコスト削減が可能であろう。

まとめ

医療の安全と質の重要性はいくら説いても足りない。医療従事者としての我々の最大の責務は,まず患者を危害から守ることであり,より安全,より効果的,より患者中心，より適時，より効率的，そしてより公正な医療を提供すべく，常に前進することが求められている。我々は最も安全で，最も質の高い医療を提供できるシステムを構築するため，日々努力しなくてはならない。我々は医療事故から学び，その再発を防がなくてはならない。HRO(信頼性の高い機関)として，安全と質改善の文化を，病院管理者や現場の医療従事者など，あらゆるレベルの職員において築かなくてはならない。一方，公開されたさまざまな質の指標に対する医療の責任性は，ますます重いものとなっている。医療従事者，病院，医療システムが，提供している医療の安全性や質によって国民や保険会社から評価される時代が到来しつつある。

本書はこれらの点を念頭に置いて制作された。本書は医師，看護師，薬剤師など，患者の診療にかかわるあらゆる現役および未来の医療従事者のために，患者安全と医療の質に関する重要かつ有用な情報が身につけられるよう構成されている。本書は，医療の質に関する主要なテーマや質改善ツールを紹介し，その概要を説明する。また，患者安全の原則を紹介し，より安全な医療を提供できるようになるための方法や，病院や医療システムにおいて患者安全の文化を普及させるために必要な情報も提供する。本書で扱う内容は広範にわたるため，医療の質，患者安全，さまざまな医療現場での患者安全の3つのセクションに分けた。医療の質のセクションでは，信頼性の高い質改善ツール，医療の質，責任性および報告のモデル，医療情報技術，回避可能な傷害，医療関連感染症，診療記録および診療請求などについて言及する。患者安全のセクションでは，安全文化の築き方，事象分析の方法，有害事象や医療エラーの開示方法，チームワークとコミュニケーション，ヒューマンファクターが安全および質に及ぼす影響，認知と意思決定，医療をより安全にするためのツールについて言及する。

各医療現場に特有な患者安全のセクションは，各診療科のエキスパートたちによって執筆されている。患者安全および医療の質に関するプログラムを，麻酔科，ICU，救急外来，小児科，放射線科，精神科，外来，検査部，病理部などで，どのように計画実行しているのか紹介する。さらに，薬物投与，再入院，申し送りなど，複数の診療科で共通にみられる問題についても扱う。最後に，巻末に主要用語を解説した用語集を載せた。また，読者が患者安全および医療の質に関する活動に参加しやすいよう，具体的な症例およびノウハウやツールなども豊富に掲載している。

患者安全および医療の質に関する問題を部分的に扱った詳しい教科書は多数存在するが，本書は患者安全および医療の質改善についての最新情報を全体的に網羅しており，読者が理解し記憶しやすいように工夫されている。さらに，本書は読者が自分の診療に生かせるようなノウハウやツールを多数紹介しており，それらを活用することで，読者が自分の施設における患者安全および医療の質改善のリーダーになれると確信している。

(加藤 良太朗)

文献

1. Kohn LT, Corrigan JM, Donaldson MS, eds. *To Err is Human: Building a Safer Health System*. Washington, DC: The National Academies Press; 1999.
2. James J. A new, evidence-based estimate of patient harms associated with hospital care. *J*

Patient Saf. 2013;9(3):7.

3. *Crossing the Quality Chasm: A New Health System for the 21st Century*. Washington, DC: The National Academies Press; 2001.
4. Luther K, Buchert A. *Healthcare quality*. In *GME: Focusing on Quality and Safety in a Clinical Learning environment*. Chicago, IL.
5. Emanuel LBD, Conway J, et al. What exactly is patient safety? In: Battles J, Henriksen K, Keyes MA, Grady ML, eds. *New Directions and Alternative Approaches*. Rockville, MD: Agency for Healthcare Research and Quality; 2008.
6. *Crossing the Quality Chasm: The IOM Health Care Quality Initiative*. May 8, 2013 8:22 AM [cited June 2013]; Available from: http://www.iom.edu/Global/News%20Announcements/Crossing-the-Quality-Chasm-The-IOM-Health-Care-Quality-Initiative.aspx
7. HRSA Administration, ed. *Quality Improvement*. Rockville, MD: HRSA Administration; 2011:1-17.
8. Wachter R. Patient safety at ten: unmistakable progress, troubling gaps. *Health Aff*. 2010;29(1):165-73.
9. Lerner B. A case that shook medicine: how one man's rage over his daughter's death sped reform of doctor training. *The Washington Post*, Washington, DC, 2006.
10. Brody J. A mix of medicines that can be lethal. *The New York Times*, New York, NY, 2007.
11. Altman L. Big doses of chemotherapy drug killed patient, Hurt 2d. *The New York Times*, New York, NY, 1995.
12. *Betsy Lehman Center for Patient Safety and Medical Error Reduction*. 2013 [cited November 16, 2015]; Available from: http://www.chiamass.gov/betsy-lehman-center/
13. King S. Our story. *Pediatric Radiol*. 2006;36(4):284-6.
14. *Readmissions Reduction Program*. April 26, 2013 [cited June 25, 2013] ; Available from: https://www.cms.gov/Medicare/Medicare-Fee-for-Service-Payment/AcuteInpatientPPS/Readmissions-Reduction-Program.html
15. *Provisions in the Affordable Care Act that Relate to PSOs and Reducing Unnecessary Readmissions*. Rockville, MD: Agency for Healthcare Research and Quality; 2010.
16. Toff NJ. Human factors in anaesthesia: lessons from aviation. *Br J Anaesth*. 2010;105(1):21-5.
17. Gawande A. *The Checklist Manifesto*. New York, NY: Metropolitan Books; 2009:279.
18. Pronovost PJ, et al. Creating high reliability in health care organizations. *Health Services Res*. 2006;41(4p2):1599-617.
19. Carroll JS, Rudolph JW. Design of high reliability organizations in health care. *Qual Safety Health Care*. 2006;15(suppl 1):i4-9.
20. Marx D. *Patient Safety and the "Just Culture:" A Primer For Health Care Executives*. New York, NY: Columbia University; 2001.
21. *AHRQ PSN Glossary*. 2013 [cited July 29, 2013]; Available from: http://www.psnet.ahrq.gov/popup_glossary.aspx?name=error
22. Friedman S, et al. Errors, near misses and adverse events in the emergency department: What can patients tell us? *CJEM*. 2008;10(5):421-7.
23. Reason J. *Human Error*. Cambridge, UK: Cambridge University Press; 1990.
24. *Sentinel Event Policy and Procedures*. 2013 [cited June 26, 2013]; Available from: http://www.jointcommission.org/Sentinel_Event_Policy_and_Procedures/
25. Wu AW, Lipshutz AKM, Pronovost PJ. Effectiveness and efficiency of root cause analysis in medicine. *JAMA*. 2008;299(6):685-7.
26. H.a.H. Services, ed. *Patient Safety Indicators—A Tool To Help Assess Quality and Safety of*

Care to Adults in the Hospital. Rockville, MD: Agency for Healthcare Research and Quality; 2010.

27. *AHRQ Quality Indicators—Guide to Patient Safety Indicators*. Rockville, MD: Agency for Healthcare Research and Quality; 2003.
28. *HCAHPS Fact Sheet*. 2012 [cited June 2013]; Available from: http://www.hcahpsonline.org/files/HCAHPS%20Fact%20Sheet%20May%202012.pdf
29. NQF. *Serious Reportable Events In Healthcare—2011 Update: A Consensus Report*. Washington, DC: NQF; 2011.
30. CDC. *Health Expenditures*. May 30, 2013 [cited August 28, 2013]; Available from: http://www.cdc.gov/nchs/fastats/hexpense.htm
31. Zhan C, et al. Medicare payment for selected adverse events: building the business case for investing in patient safety. *Health Affairs* 2006;25(5):1386-93.

1.
医療の質

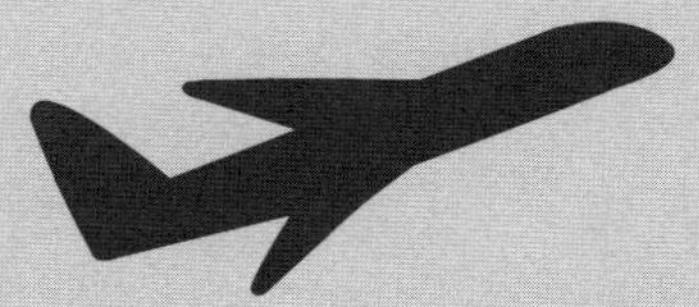

2 医療の質改善とは

Adam Carlisle, Melvin Blanchard

症例

内科研修の一環として，Emily は担当した糖尿病患者に提供した医療の質について，四半期ごとに評価を受けている。その結果，担当した糖尿病患者の大半に，本来なされるべき糖尿病神経障害のスクリーニングがなされていないことが判明した。Emily はスクリーニングのプロセスを再評価し，自分がしばしば足の診察を忘れること，そしてモノフィラメントも容易に入手できない状況であることに気づいた。早速，彼女は看護師に頼んで，糖尿病患者が来院したときには，その患者のカルテの上にモノフィラメントを置いてもらうようにした。この新たな工夫によって，彼女の神経障害スクリーニングの実施率は 95%にまで改善した。

- 医療における質の改善はなぜ重要なのだろう？
- 医療の質改善プロジェクトを始めるにあたり，最初のステップは何だろう？

医療システムは，科学的根拠に基づいた良質な医療を提供することによく失敗する。質改善の取り組みは，そのような，本来提供されるべき医療と実際に提供された医療のギャップを埋めるためにある。ただし，効果的な質の改善や介入を行うためには，医療従事者はコンパクトかつ実践的なガイダンスを必要としている。近代的な医療「システム」は，必要に応じて発展しただけで，意図的にデザインされたものではない[1]。患者には個性があり，それぞれ異なる医学的な問題を抱えているにもかかわらず，患者はみな同じシステムで対応され，同じ弊害に直面する。質改善では，患者-医療従事者間の関係を規定したり制限したりはせず，むしろ診療計画（特に最も重要，または一般的なもの）が意図していたとおりに実行されることを目指している。質改善では，患者にとって何が最も有益なのか，そして我々はそのために何ができるのかに注目することで，医療の価値を上げることを目標としている[2,3]。

質の高い医療にはさまざまな定義がある。おそらく最も一般的なのは，米国医学研究所（Institute of Medicine : IOM）による定義で，6 つの主要目標からなる（**表 2-1**）。質の低い医療は患者にとって有害であるばかりでなく，医療資源の無駄使いにもなる。質の低い医療には，過剰使用，過少使用，エラーといった 3 つのタイプがある[4]。過剰使用の一例として，すでに撮影された胸部 X 線写真を，電子カルテに取り込まれていないからといって再度オーダーする場合がある。過少使用の一例としては，大腸癌のスクリーニングが必要な患者に大腸内視鏡を怠る場合がある。効果的で患者中心の医療を適切なタイミングで提供する機会は，逃されることが多い（**表 2-2**）。

深遠なる知識の体系

W. Edwards Deming は，深遠なる知識の体系（Systems of Profound Knowledge）と

表 2-1　米国医学研究所(IOM)が提唱する質の高い医療を提供するための 6 つの目標

目標	定義
安全	医療システムは患者に有害であってはならない
効果的	患者評価と治療方針の決定のために科学的根拠が用いられている
患者中心	共同意思決定(shared decision making)を容易にするような協力関係を必須とすることで，患者にも決定権を与える
適時	患者は医療の必要性が判明した時点で，速やかに評価，治療される
効率的	無駄を最小限に抑え，費用対効果の高い形で医療資源を用いる
公正	社会経済的な理由による医療の格差を最小限に抑える

出典：Institute of Medicine. Crossing the Quality Chasm: A New Health System for the 21st Century. Washington, DC: The National Academies Press; 2001 より。

表 2-2　効果的で時宜を得た，患者中心のケアを提供する機会

測定	改善の機会の例
効果的	大腸癌のスクリーニングの有効性が証明されているにもかかわらず，2010 年にスクリーニング検査を受けたのは 50～75 歳の患者のうち，わずか 59%であった
適時	18～64 歳の救急患者の 3 分の 1 が，ケアを受けるまで 1 時間以上待たされている
患者中心	かかりつけ医が治療方針の決定をサポートしなかったことを，15%以上の患者が報告した

出典：2012 National Healthcare Quality Report. Agency for Healthcare Research and Quality. Rockville, MD; 2013(http://www.ahrq.gov/research/findings/nFhqrdr/nhqr12/index.html)より。

して知られる改善のための思考を考案した。深遠なる知識とは改善につながる理解を指し，単に専門家から得たプロセスについての知識ではない。Deming の深遠なる知識の体系は，**図 2-1** に示す 4 つの軸で構成される。医療の一部を改善する方法を検討する際は，まずこれらの 4 つの軸に沿って考えなければならない。

医療の質改善

医療従事者の多くは良質な医療を提供するために努力し続けているが，うまくいってはいない。医療が直面しているのは努力の問題ではなく，実行力の問題である。この原理を Deming は，かの有名な「赤いビーズの実験」によって解説した。どのようにすればプロセスを改善できるのか，企業のリーダーたちに問われたとき，Deming は赤と白のビーズで一杯にしたボウルを見せ，「赤いビーズは失敗，白いビーズは成功を表す」と説明した。そして企業の従業員たちに，「目標は白いビーズを集めることです」と説明した。それから Deming は，従業員たちに目隠しをして，無作為にボウルからビーズを拾うよう指示した。従業員たちは，白いビーズを拾ったときには賞賛されたが，赤いビーズを拾ったときには非難された。この例では，プロセスのデザイン上，従業員たちは赤いビーズを拾うことによって失敗するよう

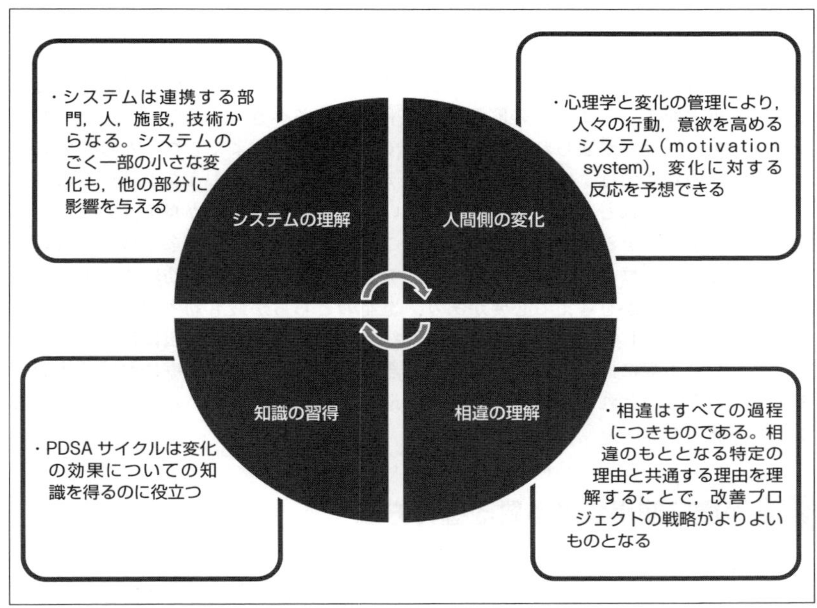

図 2-1　Deming の深遠なる知識の体系

になっている。この実験は，従業員たちが，システムをコントロールすることができないにもかかわらずしばしばシステムの欠陥のために非難されていることを示している。

プロセスが複雑で十分に理解されていない状況でエラーが起きると，管理者はよく従業員個人の問題にしたがる。しかし，実際にはエラーの原因はシステムにあり，プロセスに関連している[5]。平均以下の業績しか出せていない医療従事者を非難するだけでは，医療は改善しえない。むしろ，現存のシステムやプロセスを変えることで，医療従事者全体の業績の平均値を底上げすることが求められる。このような改善のためには，システム，データ収集，変更の実行，システムの変更による効果の測定などに関する深い理解を必要とする。改善のための介入は，最も頻度が高い，最も危険，最も律速段階になりうる，あるいは最も費用がかかる問題に焦点を当てる必要がある。

医療資源は限られており，時間も例外ではない。機会費用（opportunity cost）の概念において，資源を費消することのコストは，単純にその資源を使用しなかったとしたら残されたはずの価値ではなく，その資源をもっとよい方法で用いた場合に生まれたはずの価値も含まれる。例えば，医師が電子カルテから簡単に印刷できるはずの処方箋を毎回手書きで作成することで，毎日 1 時間費やすとする。その場合，病院システムにかかるコストは，その医師の時給だけではなく，その医師が代わりに毎日 1 時間患者の診察をしていたら得られたはずの収入も含まれる（ただしその 1 時間の間に，その医師の診察を必要とする患者がいたとの仮定に基づく）。

さらに，患者診療のように連続かつ並行して行われる複雑なプロセスから，特定の結果を最大限に導く，または最小限に抑える方法を検討する際には，制約理論(theory of constraints)が有効である。制約理論によると，希少な資源は，生産過程における重大なボトルネックの解消にこそ利用されるべきである[6]。先ほどの例で，今度は病院の管理者が限られた財源を用いて患者の流れをよくしたいと考えているとする。そのためには，処方箋を電子カルテから印刷できるようなシステムに投資するべきか？　それとも現在は分断されている外来患者の電子カルテシステムと入院患者の電子カルテシステムを統合させることに投資するべきか？　病院の管理者は，患者診療のプロセスにおいて，どのステップが患者の流れを妨げるボトルネックになっているのかを考える必要があり，上記のどちらが最も効率的にそれを解消できるのかを判断しなければならない。制約理論は，収益を最大限に伸ばす，またはエラーを最小限に抑えることにも応用できる。これは，患者診療における複数のステップのうち，どれが求めている結果と最も深くかかわっているのかを測定することで可能となる。

医療で使用される質改善の方法

現在，医療の世界でも複数の質改善法が利用されている。

■**シックスシグマ**(six sigma)は顧客にとって最も重要な結果に焦点を当てることにより，間違いの原因や，ビジネスプロセスにおける欠陥を発見し排除するための改善法である[7]。

■シックスシグマではプロセスの改善にDMAIC〔定義(Define)，測定(Measure)，分析(Analyze)，改善(Improve)，管理(Control)〕メソッドを用いる。1985年，モトローラ社によって開発されたこの一連の改善手法の名称は，統計学で標準偏差を表す“σ(シグマ)”に由来し，製造ラインにおいて，標準偏差6個分にあたる99.99966%の確率で高品質の製品を作る，または欠陥品の発生率を100万回あたり3.4回に抑えることを目標とする[8]。

■1988年にJohn Krafcikが**リーン**(lean)と命名した方法は，もともとはトヨタ生産方式から生まれ，自動車製造業で広く用いられていた。リーンでは，生産過程における無駄を排除することによって効率を高め，品質を落とさずに作業工程の改善につなげる。具体的には，リーン生産方式では7つのムダの排除を目指す(**表2-3**)。

■**PDSA**〔計画(plan)，実行(do)，評価(study)，改善(act)〕サイクルは実践的かつ単純であるため，よく用いられる。PDSAサイクルは，問題解決に向けた試行錯誤の自然な流れを反映したものである。PDSAサイクルは単一のステップについて回すのが最も効果的であるが，最初のサイクルで新たな問題が発覚することが多いため，何度も繰り返す必要がある(第4章「質改善と患者安全のためのツール」参照)。

■**継続的な質改善**(continuous quality improvement)は日本の製造業で広く用いられている管理戦略で，「カイゼン」と呼ばれる[9]。継続的な質改善は，医療分野でもさまざまな形で広く普及している。

表 2-3　リーン：7 つのムダ

つくりすぎのムダ 在庫のムダ 不良・手直しのムダ 動作のムダ 運搬のムダ 加工そのもののムダ 手待ちのムダ

これらの方法は，それぞれ別途に考案されたが，しばしば組み合わせて使用されている。質改善プロジェクトにおいては，これらの方法やツールを必要に応じて適宜使用しなければならない。それぞれの方法やツールは，資源の分配，教育，フィードバック，インセンティブ，罰則，組織化，チェックリストの使用，電子カルテ，ヒューマンファクターに関する業務改善，チーム研修など，多岐にわたる質改善介入のために応用することができる。

質改善プロジェクトの要素

現場で問題を解決するプロジェクトチームと病院の管理者側との話し合いや合意形成を円滑に行うには，プロジェクトチャーター(企画書)が有用である。企画書には，目的，背景，評価方法，経営的な意義，チームメンバー，必要な資源や予想されるコスト，現在の預金，初期の行動計画，完了見込み時間などを含める必要がある。また，到達目標(aim statement)を目的の部分に明記するべきである。到達目標は，具体的かつ計測可能，適切かつ結果志向であるべきで，工程も明確にしておく必要がある。例えば，「内科外来では，2016 年 12 月 31 日までに糖尿病患者のモノフィラメント検査率およびその記載率を 60%から 80%まで上昇させることを目標とする」といったものである。ここで用いられる数値目標は，企画書に記載した目的やアウトカムと関連しているべきである。一般的に多くのプロジェクトでは，プロセス指標，アウトカム指標，バランシング指標に関する 3〜8 つの到達目標が含まれている。ドライバー図(driver's diagram)とは，到達目標，到達目標に直接作用する因子(primary driver)，到達目標に間接的に作用する因子(secondary driver)，そして具体的に検討している変化のためのアイデアとの，論理的な関係を体系的に可視化した図である[10](**図 2-2**)。

質改善プロジェクトの成功には，よいチームが欠かせない。チームには，変化をもたらす力を持ったリーダー，組織的な弊害の克服を助けてくれる役職者，当該分野の専門家，現場の医療従事者(看護師，コメディカル，医師など)，そしてチームを円滑に先導するための質改善の専門家などの役割が必要である。

質改善プロジェクトの実行

質改善プロジェクトを実行するための基本的なステップとして，変化の立案，変化

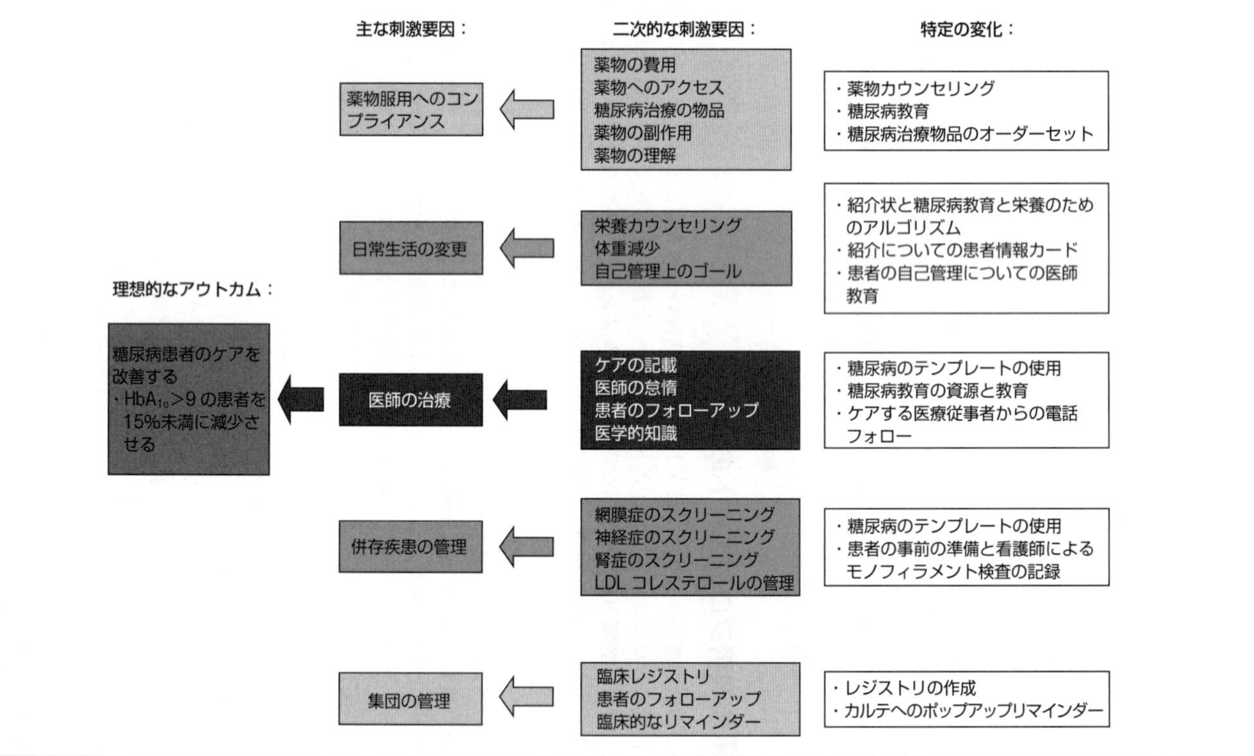

図 2-2　糖尿病ケアのドライバー図の例

の試行，変化の導入，変化の拡散の 4 つがある。

変化の立案

Institute for Healthcare Improvement（IHI：米国医療の質改善研究所）が発行している“Improvement Guide”によると，すべての改善には変化が伴うが，必ずしもすべての変化が改善につながるわけではない。反射的な変化，もしくは一次変化（first-order change）は，すでに存在するプロセスを増やしたり減らしたりすることである。これらは可逆的で，新たな学習を必要としない。一方，根本的な変化，もしくは二次変化（second-order change）は，根本的に異なるプロセスを導入することを指す。そのため不可逆的であり，実行するためには新たな学習を必要とする[11]。どちらの変化を採択するか決めるためには，変化の背景にあるシステムや理論を深く理解する必要がある。ドライバー図は，システム理論を整理したり，それぞれの要因がどのようにつながっているのかをチームが理解するのに役立ったり，対処すべき要因を容易に見出せるようにするためのツールである。

何を変化させるのかを決めることは，必ずしもたやすいことではない。多くの人は一部のありふれたアイデアに固執する。例えば，「同じものをもっと（more of the same）」という考え方からスタートする場合が多い。「もっと」医師がいれば，「もっと」場所があれば，「もっと」お金があれば問題は簡単に解決するのに，という考え方である。しかし実際には，システムを根本的に変えたほうがよい場合のほうが多い。もう 1 つよくみられる落とし穴は，完璧な変化を求めることである。何時間も，何週間も，場合によっては何カ月にもわたってどんな変化を実行するのかを議論し，細部まで綿密に計画しようするあまり，全く行動に移せないということがある。このような失敗をしないために，質改善チームを補助する 5 つのアプローチがある。

1. 現行のシステムの論理的な考察：フロー図によってプロセスを明確にし，多職種による学際的なチームを編成することが，よいアイデアにつながることが多い。
2. 他（者）から学ぶ：おそらく同じような問題に直面しているチームは世界中に数多く存在し，なかには変化によって改善に成功しているチームもあるだろう。他の医療システムや文献から，すでに結果の出ているアイデアを得られることもある。さらに第 1 章でも触れたとおり，医療が他の産業から学べることも多い。
3. 技術（テクノロジー）を利用する：正しく検討され導入されれば，テクノロジーはシステムの改善をもたらすことができる。しかし，もともと不良なシステムの自動化や，しょっちゅう故障するような不安定なテクノロジーの導入は，事態をさらに悪化させる。
4. 創造的思考：創造的思考はチームが新しいアイデアを得るのに役立つ。刺激的な思考訓練やブレインストーミングは創造的な思考を促す。
5. 変化論（change concept）を用いる：変化論とは，「改善につながる変化をもたらすための具体的なアイデアを考案するために役立つと証明されている考え方やアプローチ」である[12]（**表 2-4**）。

表 2-4　変化論の例

変化論	解説
作業工程の改善	反発が少なく，より計画的なプロセスになるよう作業工程を変更する
在庫の最適化	「ジャストインタイム方式」のような，在庫を最小限に抑えるプル型生産方式を採用する
労働環境の変更	施設の物理的な修理とジャストカルチャー(just culture)の醸成など
生産者と顧客の相互関係	生産者と顧客の間のコミュニケーション，見込み，生産者と顧客間の満足度の改善
時間管理	リードタイム(企画から生産までの時間)，サイクルタイム(一連の操作に要する時間)，待機時間は減らすことができる
エラーの証明	システム内にいる人々がおかすエラーが減るようなシステムの再構築
ムダの除去	リーン(ムダの少ない状況)を参照

表 2-5　試行の規模

現状		抵抗	無関心	準備
改善に寄与する変更のためのアイデアへの信頼性が低い	失敗の際の費用が高い	非常に小規模の試行	非常に小規模の試行	非常に小規模の試行
	失敗の際の費用が安い	非常に小規模の試行	非常に小規模の試行	小規模の試行
改善に寄与する変更のためのアイデアへの信頼性が高い	失敗の際の費用が高い	非常に小規模の試行	小規模の試行	大規模の試行
	失敗の際の費用が安い	小規模の試行	大規模の試行	導入

出典：Langley GL, Moen R, Nolan KM, et al. The Improvement Guide: A Practical Approach to Enhancing Organizational Performance. 2nd ed. San Francisco, CA: Jossey-Bass Publishers; 2009 より。

変化の試行

変化の試行は，システムについての知識を増やす一方，変化が改善につながれば教訓にもなるため有用である。変化の試行はしばしばPDSAサイクルによって行われる。まず小規模で試行し，時間をかけて回数を重ねることが大切で，最初はたった1人の患者に対してでも構わない。この戦略は賛同者を増やすのに有用で，大規模な失敗も防ぐ。試行の規模は，組織内での変化を遂行することへの覚悟，変化が改善につながるという信頼，そして失敗したときのコストなどに見合ったものであるべきである(表 2-5)。

大きな変化よりも小さな変化を繰り返すほうがよい。というのも，どんな変化でも，他の患者やプロセスに対して意図せぬ効果を及ぼすことがあるからである。変化が小さければ，そのような意図せぬ効果を発見することや，それによる害を防ぐことも可能で，繰り返しながら少しずつ改良することもできる。毎回，変化の試行

表 2-6　変化に対する人々の反応

抵抗	ルーチンの業務への，現実もしくは想像上の脅威に対する感情や行動での反応
無関心	関心がほとんど，もしくは全くない感情や表出
遵守	個人的には同意しないものの，社会的な圧力に従った公での行動
同意	現実もしくは想像上の集団の圧力の結果もたらされる行動や信念の変化
献身	ある一連の行動に感情的にも理性的にも縛られた状態

出典：www.ihi.org/resources/Pages/Changes/UsingChangeConceptsforImprovement.aspx より。

のたびにデータを集め，予測が正しかったかを評価する。それらの試行はさまざまな環境のもとで行う必要がある。このような方法なら，「変化が改善につながる」と賛同してくれる人を増やすことができるうえ，チームがアイデアの問題点を抽出することもできる。

変化の導入

変化を導入するということは，その変化をシステムの不可欠な一部にすることを意味する。それは組織のルーチンの業務を広範に，または永続的に変えてしまうこともある。導入の過程では，その他すべての関連システムも評価する必要がある。導入に際し，組織の記録，人事，研修および経理関係の部門を無視してはならない。導入の失敗は，初期の試行が十分でなかったことに起因することが多い。試行の段階で利用された PDSA サイクルは，導入の際にも利用することができる。導入に際し，改善チームが特に注意しなければならない領域がいくつかある。

1. 標準化：規約やマニュアル
2. 記録：業務内容
3. 研修：職員教育
4. 数値評価：情報の流れ
5. 資源：道具

変化を導入する際は，人間的な側面にも配慮が必要である。変化に対する人々の反応は，おおよそ正規分布となる。少数の革新者，適応の早い者，そして少数の怠惰な者もいるが，大多数はその間にいる。人々は変化に対して強い感情的な反応を示すことが多い(**表 2-6**)。

それらの反応にはさまざまな理由が考えられる。自律性・プログラムされた行動・安定したルーチンなどが変化することからくる危機感，真偽にかかわらず資源が足りないという印象や，視野の狭さによる反感などである。これらの障壁を和らげる戦略としては，スタッフの間で変化を求めるような意識を高める，これらの変化がなぜ必要なのか，どのような影響をスタッフに与えるのかを説明する，変化を公にする，研修に十分な時間を割く，フィードバックのための機会を設けることなどがある。

変化の拡散

変化の拡散とは，よいアイデアをもともと導入された組織以外にも導入することである。変化によるよい効果は，変化自体がもたらした根本的な改善のみならず，組織全体にどれだけ広がったのかによっても評価される。例えば，ICUで導入されたケアバンドル[訳注1]がカテーテル関連血流感染症を減らすことに成功したら，このケアバンドルは病院内の他の部門にも広まるはずである。IHIは拡散のための枠組みを提唱している。

1. 強いリーダーシップ
2. よいアイデア
3. 準備
4. 社会的機能
5. 評価とフィードバックの仕組み

変化の維持

変化がもたらされた後も，システムを継続的にモニターする必要がある。改善チームは変化の直前と直後に焦点を当てがちであるが，本来は，継続的にモニターして長期的な評価を行うべきである。モニターの方法には，ランチャート(run chart)と管理図(control chart)を用いるものがある(第4章参照)。

医療の質の評価

継続的な質の改善のために，評価は必要不可欠である[13]。医療における質の評価は，他の産業の場合と比べて難しい。というのも，患者のアウトカムが提供された医療の質によるものなのか，それとも幅広く異なる患者それぞれの，もともとの健康状態によるものなのかを見極めることが非常に難しいからである。しかし，最近では，医療界においても質を正確に評価するさまざまな方法が利用可能となった[14]。医療の質の評価は，伝統的には，質の高い医療を提供することとは全く別次元のものであると考えられていた。しかし最近のデータによると，2つは密接に関係していることがわかってきた[15]。医療の質の評価は，2つの目的を果たす。第一に，システムのなかのどのプロセスが最もよいアウトカムをもたらすかを判断することができる。第二に，既知のベストプラクティスが，実際の患者にどれだけ適用されているかがわかる。評価結果は，評価方法，分析方法，データの出所や適用範囲によって大きく変わりうる。

医療の質は，構造，プロセス，アウトカムによって評価される[16](**表2-7**)。

1. 構造指標：看護師数，病床数，採血のための物品など，医療システムが有する資源を定量的に評価すること。
2. プロセス指標：β遮断薬を処方されて退院した心不全患者の数など，患者診療においてなされた診断や治療のプロセスを定量的に評価すること。
3. アウトカム指標：医療を提供された後の患者の健康状態を定量的に評価する

表 2-7　質の評価方法

評価方法	一般的な概念	医療での例
構造指標	入手可能な資源の定量化	看護師数や病床数
プロセス指標	理想的なアウトカムを実現するために必要な段階の定量化	β遮断薬を処方されて退院した心不全患者の数
アウトカム指標	顧客の希望に見合う度合いの定量化	死亡率，罹患率，QOL
バランシング指標	改善を意図した変化が及ぼす他への悪影響の定量化	肺塞栓スクリーニングに対する介入後の腎機能障害

出典：Donabedian A. Explorations in Quality Assessment and Monitoring. Vol. 1: The Definition of Quality and Approaches to its Assessment. Ann Arbor, MI: Health Administration Press; 1980 より。

こと。死亡率，罹患率や障害率，QOL（quality of life）さえも含まれる。

4. バランシング指標：質改善プロジェクトが目的としていたアウトカムではなく，質改善プロジェクトを行っている最中に起こった別の変化を定量的に評価すること。質改善プロジェクトが別のシステムやプロセスに悪影響を及ぼしていないことを保証するために行う。例えば，肺塞栓の診断を改善するためのプロジェクトとして，新たな画像診断プロトコルが導入されたとすると，腎機能の評価はバランシング指標になりうる。バランシング指標の対象は，構造，プロセス，アウトカムのどれでもよい。

これらの測定方法には，それぞれ考慮すべき重要な利点と欠点がある。構造指標とプロセス指標は，アウトカムと相関することが証明されていれば有用であり，しばしばアウトカム指標よりも容易である。プロセスにおけるエラーのすべてが負のアウトカムに結びつくとは限らないため，プロセスのデータのほうがアウトカムのデータよりも感度は高いかもしれない。しかし，当該医療が提供されてから患者のアウトカムへの影響が明らかになるまでは時間がかかるため，プロセス指標の信頼性は，そのプロセスのアウトカムへの影響度に依存する。アウトカムに関するデータを比較する際は，もともとの健康状態のデータを測定しておくことが大切である。もともとの健康状態の差が正しく反映されていない場合，アウトカムは単に最終的な健康状態を示しているだけであり，提供された医療による改善を示すものではなくなってしまう。多くの質改善プロジェクトでは，複数のアウトカム指標，プロセス指標，そしてバランシング指標を経時的に追跡している。

医療の質を評価するためのデータは，診療録，請求書，保険履歴，アンケート調査，直接の観察など，複数の情報源から入手可能である。データを使う目的によって，最適な情報源は異なる[13]。例えば，糖尿病患者の食事療法の教育的カウンセリングは，患者のアンケート調査，診療録情報，録音や録画などで測定することができる。しかし，どの情報源が最適なのかは，医療の質がカウンセリングを行った医師と最も関連が深いのか，それともカウンセリングを受けた患者の記憶や，他の治療法が将来適切に検討されることを可能にするようなカルテ記載と最も関連が深い

訳注1：効果が科学的に証明されている介入を，単独ではなく束にしてマニュアル化したもの。

のかによって異なる。

データは，該当する質改善プロジェクトに適した単位で測定されるべきである。例えばある病院が，患者が救急外来に到着してから医師の初診を受けるまでの時間を40分短縮したいにもかかわらず1時間単位でしか測定できないのであれば，測定方法を変える以外にない。データの収集を，患者の診療にあてるべき時間を割いてまで行うのは本末転倒で，そこまで労力をかけるべきではない。システムは，現場の医療従事者のパフォーマンスを毎日測定し，適宜調整しながらサポートする必要がある。

統一性のない環境や方法で収集されたデータの信頼性は低く，変化が介入によって生じたのか，データ収集の一貫性に欠けるために生じたのかを判断することができなくなる。集めたデータの信頼性や有用性を保証するには，測定方法の手順の定義が必要である。実際の手順の定義には，(1)測定機器の統一，(2)測定の精度，(3)判定基準の3つが必要である。例えば褥瘡が改善したかを測定するためには，評価に用いる器具(見た目での評価，巻き尺，測定器)，測定の精度(1 cmごと，もしくは1 mmごと)，判定基準(褥瘡とは何か，皮膚のどの部分を測定するか)が必要となる。

測定によって質の低い医療を発見することが可能になる。しかし，この発見がプロセスの過程において遅くなればなるほど，患者にとっては危険が増し，修復するためのコストも高くなる[17]。例えば，静注抗菌薬が薬剤師によって間違って調剤されたとする。これは当然，質の低い医療が提供されたということになるが，その度合いは，診療のプロセスのどの時点でこのエラーが発見されるかによって大きく異なる。仮にこのエラーが薬剤師自身によって発見されたとすると，そのコストは無駄になった物品と，医療従事者1人の時間だけである。ところが，このエラーがベッドサイドの看護師によって初めて発見されたとすると，より多くのスタッフの時間を無駄にしたことになり，また適切な治療が遅れたことで患者のアウトカムも悪くなるかもしれない。さらに，このエラーが患者に抗菌薬がすでに投与されてしまった後に発見されたとすると，その患者はもしかしたら急性腎障害や，さらに深刻な障害を被る可能性があり，それらの障害に対する治療に費やされるコストは膨大になるだろう。幸い，医療の質を効果的に評価するためのツールは複数存在する[18](第4章参照)。

質改善と臨床研究

質改善と臨床研究は，測定の繰り返しと介入を組み合わせることによって診療の質を改善しようとする点で，目的を共有している。臨床研究は，米国では施設内審査委員会(Institutional Review Board)と呼ばれる，倫理委員会の承認を得る必要がある。倫理委員会による監視は，患者の安全の保証を目的とする。現時点では，質改善活動は倫理委員会の承認を免除されている。しかし，あるプロジェクトが質改善なのか，それとも臨床研究なのかを判断することは難しい場合が多い。したがって，それぞれの主な特徴を**表2-8**に示す[19,20]。なお，学生や被雇用者，小児，妊婦，受刑者，現役の軍人，意思決定能力に障害がある者，教育を受けていない者や経済的

表2-8　質改善と臨床研究の違い

質改善	臨床研究
局所的な医療サービスの提供ギャップを明らかにしたり改善する	文献から得られる科学的知識の欠如を同定したり，新たな一般化できる知識を発展させるための仮説を提案する
繰り返す介入は進行するフィードバックに応じて徐々に変化を促す	介入プロトコルには一貫性があり，しばしば個人のランダム化が行われる
介入は通常の医師-患者の治療関係で行われる	新しい治療
参加者とその施設にとって有益である	個人の利益が不明でも，社会的な利益がある可能性がある
主なリスクは患者のプライバシーや医療情報の機密性で，参画しない患者のほうがリスクは高くなるだろう	リスクは身体的，精神的，感情的，社会的，経済的なものを含み，個人的に希望する，もしくは倫理委員会が承認した参加者はインフォームドコンセントの過程を経て組み入れられる
結果の検証は連続的に進む改善の過程で行われる	分析は定期的に行われ，主としてさらに研究を進めるために用いられる
主な目的は，プロセスへの参加者と結果を共有し，特定のシステム上のプロセスを改善することである	結果は施設外の査読論文として，研究の参加者の枠を超えて一般化される

出典：US Dept of Health and Human Services. Protection of Human Subjects: 45CFR 46. 2005, www.hhs.gov/ohrp/humansubjects/guidance/45cfr46.html; Davidoff F, Batalden P, Stevens D, et al. Publication guidelines for quality improvement in health care: evolution of the SQUIRE project. Qual Saf Health Care. 2008;17[Supplement 1]:i3-9, www.squirestatement.org より。

に不利な者など，医学的または社会的な弱者といえる患者層については，倫理委員会による監視は特に重要である。

質改善の経済的根拠

“Quality is Free(クオリティマネジメント—よい品質をタダで手に入れる法)”という有名な本のなかで，Philip Crosby は，質改善には本来コストはかからないはずであると説明している。質とは「要求仕様への適合」であるため，質の改善はむしろコストの削減につながる[21]。だが，欠陥品を生産してしまうようなプロセスでは，(1)欠陥品のスクリーニング，(2)欠陥品の修復，(3)欠陥品が消費者にわたってしまった場合のコストなどにより，コストが増える。Joseph Juran はこれを「低品質によるコスト」と呼んだ[22]。常に要求仕様を満たすような製品だけを生産するプロセスでは，これらのコストはかからない。2004年，米国品質協会(American Society for Quality)は，組織が質の改善に焦点を当てることで得られる経済的効果に関する，膨大な経験的証拠を要約した“Making the Economic Case for Quality”という白書を公開した。その白書によると，品質の管理によって，最終的な数値目標，市場の変数，組織内部の収支など，すべてが明らかにプラスになった[23]。それを受けて医療においても，保険者はバリュー，すなわち医療費に見合った質の高い医療を要求するようになった。予防医療の徹底や，大病院ではなく診療所のような最小限の環境で医療を提供することで，医療費を削っても健康のアウトカムを維持することは可能である。

KEY POINT

- 質の改善は，医療を安全，効果的，患者中心，適時，効率的，公平にすることを目標としている。
- 質改善プロジェクトの要素には，計画書，到達目標の明確な記載，ドライバー図，アウトカム指標・プロセス指標・バランシング指標，データを示す方法や，よいチームなどが含まれる。
- PDSA サイクルの繰り返しによる変化の試行は，まずは小規模に始め，徐々に規模を大きくしていく。

（本田 仁）

オンライン情報

・Institute for Healthcare Improvement: www.ihi.org
・Agency for Healthcare Research and Quality: www.ahrq.gov
・American Society for Quality: www.asq.org

文献

1. Bohmer R. *Designing Care: Aligning the Nature and Management of Health Care*. Boston, MA: Harvard Business Press; 2009.
2. Porter ME. What is value in health care? *N Engl J Med*. 2010;363:26.
3. Gwande A. *Better: A Surgeon's Notes on Performance*. New York, NY: Henry Holt and Company; 2007.
4. McGlynn EA, Asch SM, Adams J, et al. The quality of health care delivered to adults in the United States. *N Engl J Med*. 2003;348:2635-45.
5. Deming EW. *Out of Crisis*. Cambridge, MA: MIT Center for Advanced Engineering Study Publishing; 1982.
6. Goldratt E. *The Goal: A Process of Ongoing Improvement*. Great Barrington, MA: North River Press; 1984.
7. Snee RD. Why should statisticians pay attention to six sigma? *Qual Prog*. 1999;32(9):100-3.
8. Wortman M, Pearson T, Patel JP, Carlson DR. *The Certified Six Sigma Black Belt Primer*. 3rd ed. West Terre Haute, Indiana: Quality Council of Indiana; 2012.
9. Imai M. *Gemba Kaizen: A Commonsense, Low-Cost Approach to Management*. New York, NY: McGraw-Hill; 1997.
10. http://www.institute.nhs.uk/quality_and_service_improvement_tools/quality_and_service_improvement_tools/driver_diagrams.html
11. www.thenationalacademy.org/ready/change.html
12. Langley GJ, Nolan KM, Nolan TW, et al. *The Improvement Guide*. San Francisco, CA: Jossey-Bass Publishers, Inc.; 2009.
13. Berwick DM. Continuous improvement as an ideal in health. *N Engl J Med*. 1989;320:53-6.
14. Brook R, McGlynn E, Cleary P. Measuring quality of care. *N Engl J Med*. 1996;335:966-70.
15. Berwick DM. Developing and testing changes in delivery of care. *Ann Intern Med*.

1998;128:651-6.

16. Donabedian A. *Explorations in Quality Assessment and Monitoring. Vol. 1: The Definition of Quality and Approaches to its Assessment*. Ann Arbor, MI: Health Administration Press; 1980.
17. Shewhart WA. *Economic Control of Quality of Manufactured Product*. New York, NY: D. Van Nostrand Co.; 1931.
18. Brook RH. Quality of care: do we care? *Ann Intern Med*. 1991;115:486-90.
19. US Dept of Health and Human Services. *Protection of Human Subjects: 45CFR 46*. 2005. http://www.hhs.gov/ohrp/humansubjects/guidance/45cfr46.html
20. Davidoff F, Batalden P, Stevens D, et al. Publication guidelines for quality improvement in health care: evolution of the SQUIRE project. *Qual Saf Health Care*. 2008;17［Supplement 1］:i3-9. www.squire-statement.org
21. Crosby PB. *Quality is Free: The Art of Making Quality Certain*. New York, NY: McGraw-Hill; 1979.
22. Juran J, Godfrey AB. *Juran's Quality Handbook*. New York, NY: McGraw Hill; 1999.
23. Ryan J. *Making the Economic Case for Quality: An American Society for Quality White Paper*. Milwaukee, WI. 2004. http://rube.asq.org/pdf/economic-case/economic-case.pdf

3 医療システムに高い信頼性を築く

Ellen M. Lockhart, Laureen L. Hill, Alex S. Evers

症例

あなたは麻酔科指導医で，今日はレジデントが担当する症例を2件同時に，手術室で監督する予定である。フェローからは遅刻してくるとの連絡があった。

症例1は胸部大動脈瘤修復術で，全身麻酔導入後，侵襲的モニターが挿入され，患者は安定し，手術は進行中である。あなたは症例2を始めるよう呼び出されたが，前日一晩中多臓器移植手術があったために物品補充に時間が必要で，遅れていた。症例1は順調に進行中で，血液ガスを検査に出すようレジデントに指示した。手術室内の検査機器が修理中で使えなかったため，検体は別の手術室の検体と一緒に中央検査室に送られた。

症例2を担当中に中央検査室から，電話で症例1の検査値が危機的である旨を知らせてきた。外回り看護師は止血中の外科医に器具を用意するのに忙しく，新しいクランプを取り出しながら「ヘモグロビン6.3」とレジデントに急いで叫んだ。患者はこのとき血圧が低下し，血圧維持に頻回の昇圧薬投与が必要であった。レジデントは血圧の低下と急性失血という状況でヘモグロビン値が6.3と聞き，出血性ショックと考えて濃厚赤血球を2単位輸血した。

そのとき手術室助手が検査結果の伝票を持ってきた。ヘモグロビン値は10.8であった。中央検査室に不一致を問い合わせたところ，危機的な検査結果が複数あり，部屋を間違えて電話したことがわかった。患者の止血は終わっており，2単位の不必要な輸血を受けたことが判明したのであった。

- 信頼性の高い機関（HRO）の定義と特性は何か？
- 医療界に応用することのできる他の複雑なシステムの理論を記す。

はじめに

今日の病院は重症患者に対して，これまで以上に急性かつ複雑な医療を提供することが多くなっている。危険は常に存在し，失敗は悲劇的な結果をもたらす可能性がある。患者により安全な医療を提供するべきであるという圧力は，日に日に高まっている。それが米国医学研究所（Institute of Medicine：IOM）の報告による注意喚起であれ[1]，臨床的エビデンスのより迅速かつ一貫性のある診療・新たな規制・保険償還への反映の要求であれ，安全性および質の指標に関する公的報告であれ，医療界はこのリスクの高い環境下で，臨床プロセスをより信頼性の高い安全なものにするよう動機づけられている。航空業や原子力産業などの産業は，リスクの高い環境下で高い信頼性を維持しながら長年機能している。このようなハイリスク産業（high-risk industry）に関する最近の研究により，信頼性を高めようとする医療界に応用できそうな特徴や特性が特定されている[2]。

信頼性の高い機関

信頼性の高い機関（high-reliability organization：HRO）とは，正常な事故（normal accident）がいつ起きてもおかしくないリスクと複雑さにさらされた環境下でも大事故の回避に成功している組織である。HROは危険な状況下で機能しているにもかかわらず，高度な安全性を維持している[3]。また，この定義に暗黙裏に含まれるものに，経時的な一貫性がある。HROの哲学や定義はさまざまであるが，共通原則としていくつかの特徴がある。第一に，HROは安全文化を守り続けている。それは単なる経営理念などといったものではなく，組織のあらゆるレベルをつつむ明確な雰囲気である。WeickとSutcliffeはこれを集合的マインドフルネス（collective mindfulness）と呼んでおり[3]，その必要不可欠な特徴を詳しく説明している。これらの組織は失敗に対して敏感で[3,4]，卓越性への関与に情熱的であり[5]，欠陥のない環境作りに前向きに取り組んでいる[6]。このような環境では，小さなエラーでさえ大惨事につながる可能性があることを，誰もが痛感している。この文化はどのレベルの職員にも幅広く浸透しており，リーダーやチームメンバーといった役割に関係なく知識を深め，懸念事項や洞察を共有することまでもが求められている[3,7,8]。

HROのもう１つの共通の特徴は，業務に細心の注意を払うことである[3]。HROはシステムとプロセスが組織全体にどのような影響を及ぼすかを理解している。これらは，本章冒頭の症例でも明らかに影響を及ぼしていた。HROは問題の予測に焦点を当てているが，予期しなかった形でシステムエラーが起こる可能性があることも理解している。有害事象のみに対応する一般的な手法とは対照的に，欠陥を積極的に追求している。定期的な報告と見回りを行って，問題が生じる前に問題を特定するといった方法で成果を上げている[5]。また，イベント発生時には安直な説明を受け入れようとしない[3]。HROは失敗の潜在的な原因すべてを理解しようと常に深く掘り下げる[4]。その欠陥が同定できたら，その解決のために強力に業務改善を行う[5]。

必然的に発生する問題に対しては，強い回復力を持たなければならない[3]。予防が十分であってもシステムエラーが生じる可能性があることを，HROは理解している。HROでは患者に影響が及ぶ前にエラーを捕捉する医療システムが用いられているが，問題発生時の対処法にも通じており，迅速な問題解決によってエラーを最小限に抑え，即興によってシステムの機能を維持させる[8]。この回復力のために，HRO医療チームは，スタッフの入れ替わり，頻回な中断，予期せぬ患者状態の変化といったなかでも，絶えず警戒体制を維持することができている[8]。

質のためのインフラストラクチャーの構築

経営陣を巻き込む

HROとなるには，真に長期的な質に対するコミットメントが必要である。そのため，病院経営者や上層部による支援は不可欠である[9,10]。経営陣の役割は，安全と質を組織の最優先事項にすることである。彼らは課題を設定し，インセンティブを調整し，全体の戦略が組織の使命に沿うようにしなければならない[5,11]。本腰で取り組み支えてくれる経営陣の重要性は過小評価できない。病院経営者の質への関与が，実際に組織の成績や患者アウトカムに影響するというエビデンスも出始めている[10]。病院役員やCEOのインタビューを通して，経営陣に対する質改善の啓発や安全の専門知識を持つ理事の採用には，かなりの努力が必要であることが明らかになった[10]。

中間管理職の役割

医療のイノベーションの実現に関する研究では，経営陣と医師の役割に重点が置かれ，中間管理職はほぼ見過ごされている[12]。中間管理職は経営陣と現場の仲介者として機能する。彼らは情報をまとめて問題を上申し経営陣に影響力を及ぼすだけでなく，現場との接点を通じて下向きの影響力も持っている。中間管理職は戦略の実行者であり，行動とプロセス開発を通じて現場に組織文化を伝える責任者でもある。彼らの行動は組織の使命を一貫して支持していなければならない。

レジデントの役割

レジデントは医療サービスの多くで不可欠な存在であるが，自身がチームのメンバーであるという自覚がなく，プロセスに対する責任感がないことがある。レジデントはチームの重要メンバーであり，確立されたプロセスにおける彼らの役割と，彼らが関与することの重要性について教育が必要である。ワークフローはチームメンバーの入れ替わりを考慮し，彼らに安全文化が適切に身につくよう設計しなければならない。レジデントにチームでの役割を適切に教育するにはいっそうの努力が必要な場合があるが，そのトレーニングの実施は不可欠である。さらに，これはレジデントのキャリアの早い段階で行動に影響を及ぼす貴重な機会であり，患者安全の文化とHROの発展に大きく貢献する可能性がある[13]。

現場スタッフの責任

優れたオペレーションに直接つながる知識の多くは，その業界の活動の核となる現場にある[14]。プロセスが成功する鍵を握っているのは，現場のスタッフである。彼らの知識と専門性を重宝するだけでなく，彼らが自身の見解や懸念事項を率直に話せるようにするため，権限を与えられていると感じられるよう仕向けなければならない[14,15]。

複雑なシステムの管理

複雑さと正常な事故

医療は複数の構成要素が密接にかかわるハイリスクで複雑なシステムである。いくつかの要素での些細な失敗の積み重ねが，重大かつ予期せぬ作用により大惨事につながる可能性がある。「正常な事故(normal accident)」という逆説的な概念は，設計不良，設備の欠陥，プロセスの不備，判断ミスとしてのオペレーターエラーといった個々の失敗に起因するものではなく，システム自体の複雑さの相互作用によるものである。従属要素が互いに迅速かつ著しく影響を及ぼしあう密に結びついたシステムは，事故を「正常」，つまり不可避にする。

本章冒頭の症例では，不必要な輸血の根本的な原因は，同僚の遅刻でもなければカートの物品の不備でも，血液ガス測定装置の故障でも，クランプの欠陥でもない。これらの失敗は，どれも単独では患者に害を及ぼすことはない。これらの複数の失敗が予期せぬ形で相互依存的にまとまり，その失敗を担当者が直ちに観察し理解できなかったことが，不必要な輸血につながったのである

上記の事故調査では，オペレーターエラー(operator error)が失敗の主因と考えられる可能性がある。外科用クランプが急に必要になったため，看護師と検査技師は電話で適切な復唱を行わなかった。また，この臨床状況でヘモグロビン値の低下は起こりうることだったため，麻酔科レジデントは輸血前に口頭報告の確認を怠った。Charles Perrow の正常な事故理論(normal accident theory)に関する研究では，事故調査の60〜80%で指摘されるオペレーターエラーは，異常な情報や予想外の故障に担当者が対応しなければならない場合に起こりやすいと注意喚起している。これはいくら訓練しても，標準化された操作手順があっても起こりうるという[16]。しかし，これは組織事故を不可避とあきらめたり，担当者に責任はないと考えるよう示唆するものではなく，リスク管理を行う組織に対して逆説的な要求をしていることを明らかにしている。一方で担当者は，一元化され標準化された指針とプロトコルに従わなければならず，結果が分析されていない行動は避けなければならない。その一方で担当者は，組織が想像できないものや担当者が個別に考えて行動しなければならないものを含め，すべての事象や障害に正確かつ迅速に対応する必要がある。複雑な組織が，この相反する2つの基準を何事もなく満たしていると考えるのは合理的ではない。複雑なシステムで起こる事故が「正常」なら，医療機関は失敗から学び，計画外・想定外の事象に対する洞察を得る戦略を策定しなければならない。

超安全システムと回復力のあるシステム

ヒューマンファクター研究(human factors research)では，科学的手法を駆使して，なぜエラーが発生したのかと，どのようにしてシステムのパフォーマンスを向上させ事故の害を防止するのかを研究する[17]。ヒューマンファクターとは，ヒューマンエラーを排除することや行動変容をもたらすことではなく，予期せぬ事態から回復できるシステムを設計することである。航空業や原子力産業のような超安全システムでは，医療界ではまだ行われていない戦略が採用されている[18,19]。超安全業界(ultrasafe industry)となるには活動に対する一定の制約と，安全目標・業績目標・専門職的自律性の間のトレードオフを意識的に受け入れる必要がある。医療は，超安全性への取り組みで他の産業が直面してきた障害に加え，医療界に固有の課題にも取り組まなければならない。リスクは均質ではないため(例：予定手術か緊急手

術か）ヒューマンエラーの重大さや影響は医学的には不明であり，疾患，患者要因，医学的判断，判断の実施に起因する可能性がある。

安全でない医療を減らすうえでの障壁がいくつか特定されている。その主なものは，最大生産量の制御，人員同等原則の適用，診療標準化の必要性である[20]。医療機関や医療者にかかる経済的圧力が強くなると生産性や財務上の目標は達成できるかもしれないが，安全性を犠牲にし有害事象を引き起こす可能性が高まる。システムや個人の最大限の能力を無制限に発揮することを奨励すれば，規制や制約のない自律的な判断が許容され，有害事象のリスクが増大する。限界を乗り越え，思いもよらぬこと（例：臓器移植や人工心肺）を試みる意思が医学の進歩には必要不可欠であるが，そのような標準的ではない診療はより高いリスクと関連する。外傷外科や産科などの特定の医療分野は，予期せぬ要求，異なる患者重症度，チームメンバーの入れ替わりといった不安定な状況にさらされ，本質的に安全性が低い。一方，予定手術や麻酔など，ほとんどの医療はより安定した状況で行われ，超安全性を達成するためには生産性の制限，診療の標準化，医療者の自律性に対する制約が必要となる。しかし，本章冒頭の症例で示したように，安定と不安定が混在する複雑な医療システムのなかでは，このような区別は曖昧である。つまり，前夜の多臓器移植手術がシステムを疲弊させ，予定手術用の物品カートの在庫を細らせ，手術室の予定を遅らせ，ICU のベッドを満床にし，麻酔後回復室（PACU）の患者の流れにボトルネックを生じさせた。システム型思考（systems thinking）と計画は医療の課題として残されており，チームが部門やサービス全体への影響を予測するようでなければならない。

医療が直面するもう 1 つの困難な障壁は「人員同等（equivalent actor）」の概念である。医療従事者は個々の職人としてのアイデンティティを放棄し，同僚との同等性を受け入れることで，高度に標準化された診療を提供しなければならない[20]。麻酔科医，放射線科医，薬剤師，パイロットはこの概念を受け入れた専門家の例であり，各々に互換性があるため高度に標準化された診療を行っており，まだそれを受け入れていない専門家をはるかに凌ぐ安全性を誇っている。

質戦略の意図せぬ結果

患者安全に対する有害事象を調査し，その原因がヒューマンエラー（human error）であると判断した場合，医療機関は教育や再訓練を通じて個人や集団の行動を修正しようとすることが珍しくない[21]。残念ながらこの方法は安全への介入策としては無効，もしくは効果が少なく，ヒューマンエラーを根絶する第一の解決策として採用しても，真の実害の削減はできない[17]。有害事象に対する別の一般的な対処法は，プロトコル，規則，チェックリストに焦点を当てることである。

安全規則（safety rule）は急速に増え続けており，安全なシステムに不可欠である。しかし，エラーを防ぎ人間の行動の制約を意図するガイドラインとチェックリストが蓄積されすぎると，逆にシステムが過剰に複雑で重荷となる可能性がある。たとえうまく作られ，エンドユーザーに十分に受け入れられたとしても，チェック作業の反復によって自己満足や認知の形骸化が生じる可能性がある。限られた安全操作の範囲だけでシステム設計が行われると，現実には違反行為が多発しやすい[22,23]。

Amalberti はこれに関する研究を行い，外的圧力が組織や個人の安全規則違反を引き起こし，安全限界を踏み外させる時間的推移や方法を説明している[24]。彼は，違反行為は望ましくないものの，医学的知識の進歩，スタッフの入れ替わり，環境の変化への適応と理解し，それに応じて手順や基準を変更して臨床レベルを管理する必要があると忠告している。

近年，医療ではいわゆるゼロリスク(zero risk)やネバーイベント(never event)が多く発表され，賞賛されている[25,26]。保険会社は予防可能という理由で，いくつかの医療状況への償還を制限している。この考え方には欠陥があり，医療におけるリスクの原因が複雑で，エラーのみに起因するものではないという事実を無視している。術後感染を例にとると，長期ケア施設に住み，リスクの高い手術を受け，侵襲的ケアを必要とし，在院日数が長くなる患者は，たとえ予防が講じられ「間違い」が起きていない場合でも，短期間の「クリーン」な治療を受ける低リスク患者より感染しやすい。ゼロリスクやゼロトレランス(zero tolerance)の概念を受け入れることは，有害事象を理解し安全と質を改善するために設計された自主報告や根本原因分析の背後にあるリスク管理の努力を脅かすことにつながる[27]。リスクの低減とゼロリスクを区別するため，Carlet らは「受動性ゼロトレランス(zero tolerance to passivity)」の用語が好ましいと示唆している。

より安全な医療を探求しているときにも起こりうる意図せぬ結果に対する懸念は強調してもしすぎることはない。医師が患者ケア時の間違いから学ぶ必要があるのと同じように，対策立案者も学ぶべきである。ガイドラインの作成や成果指標の開発のために臨床試験からの類推を行ったり未確認の証明されてない措置を採用することは，害を及ぼす可能性がある。TFAD(最初の抗菌薬投与までの時間)は市中肺炎患者のために開発された指標であり，来院４時間以内の抗菌薬の投与が目標となる。Wachter らは，医療の質が公表される時代における最初の本当に危険な欠陥を，次のように説明している。

「TFAD を測定していなかった頃は，診断が不確定な患者は診断が明らかになるまで評価し続けていた。しかし，TFAD の指標は診療を完全に変えた。今や肺炎の可能性のある患者が来ると，たとえ診断が不確定な場合でも，救急医には４時間以内に抗菌薬を投与する(ほとんどは社会的な圧力と，ときに財政的インセンティブによって支えられた)強いインセンティブがある」[28]

この注意を促す文章によって著者らは医療安全の複雑さを強調し，科学的方法に根ざしたエビデンスの利用，成果指標の開発にエンドユーザーを関与させる必要性，ガイドラインの作成を妨げる可能性のあるバイアスの認識を求めている。

HRO の定義と特性を見直すことに加え，この理論を医療に適用する際の課題と条件を理解することは有益である。医療には高機能なシステムの例が多いが，いくつかの課題が残っている。他の産業と比べて，推奨される基準の採用に時間がかかり，不十分なことがある[29,30]。多くの場合，改善を測定する明確な枠組みが欠けている。スコアカードは必ずしも十分ではなく，有効な標的に固有のデータが不足している可能性がある[11]。また，一般にデータベースの標準化と調整が(たとえ単一の機関内であっても)不十分で[11]，データ収集に悩まされる。単に答えが不明なものもある。周術期30日死亡率やリスク調整前の30日死亡率のデータが世界的に不足しているのに，術後30日死亡率の改善をどう測定できるのだろうか？

これらの問題に加え，医療界にはHRO理論と対立する文化的な問題がいくつかある。医療界は歴史的に医師の自律性を尊重してきた。これは，ときにデータに基づかない診療につながる可能性があり，標準化プロセスの開発に反することもある。また，ヒエラルキー，特に医師と看護師の関係は，HROに求められる適切な協力を妨げる可能性がある[31]。これはしばしばコミュニケーションの問題や，現場スタッフの率直な意見や関与の欠如につながる。

信頼性の高い他の産業から学ぶことは有益であるが，HRO理論の医療への応用には注意が必要であると主張する者もいる。患者，チーム，そして単一のシステムにも，幅広い多様性がある[32]。我々の課題は，HROのアイデアを取り入れ，医療に役立つような概念に洗練させることである。いくつかの重要な概念を定義したら，診療と患者安全を改善するために組織がとるべき道を考えることが有益である。第一のステップは目標の設定である。医療エラーの根絶は，明らかな1つの目標である。エラーは最も目立ち，罹患や死亡につながる可能性がある。同様に，より広い視野で結果をとらえることも重要である。医療エラーは必ずしも有害な結果につながるわけではなく，有害な結果は必ずしも医療エラーによるとは限らない。実際，明確なエラーが原因の有害な結果はわずかしかない。真のHROはエラーを防止し，回避可能な有害な結果を最小限にしなければならない。第二のステップは測定項目の定義である。何を達成しようとしているのか，何を測定すべきか，どう測定するのか，結果をどう定量化するのか，そして結果の改善にこのデータをどう使うのか？　測定項目を定義したら，次に組織は結果を改善するツールとプロトコルを開発する必要がある。残念ながらいくつかの医療機関では，ここで一連の改善の努力を終えてしまうことがある。実際には，次の実行の段階こそが，最も重要で困難である。この段階では，経営陣から現場のスタッフまで，組織のあらゆるレベルが関与しなければならない。これらのプロセスが実行されたら，次に適切なフォローアップ，再評価，調整が必要になる。

ハイリスク組織理論(high-risk organizational theory)やヒューマンファクター(human factor)，チームワーク哲学(teamwork philosophy)[31]，正常な事故理論(normal accident theory)[33]の学説からは学ぶべきことが数多く存在する。我々は，これらを理解することに加え，その応用により悪影響が生じる可能性を踏まえつつ，医療に応用できる概念を見出す努力をすべきである。これらすべてのプロセスは，文化やその他のシステムの問題に取り組むのと同様に，医療に高い信頼性を築くための不可欠な要素である。

KEY POINT

- 信頼性の高い機関(HRO)は集合的マインドフルネスと呼ばれる力強い安全文化を維持している。
- HROは業務に細心の注意を払い，システムが結果にどう影響するかを判断する。

- 高い信頼性を築くには，上層部から現場のスタッフまで，組織全体の関与が不可欠である。
- 医療は複雑なシステムでそれぞれが密接に結びついており，「正常な事故」が起こりやすい。
- ヒューマンファクター理論とは，ヒューマンエラーを排除したり行動変容をもたらすのではなく，予期せぬ事態から回復できるシステムを設計することである。
- 医療界は，その努力により意図せぬ結果が生じる可能性があることを認識しなければならない。
- 医療に高い信頼性を築くため，組織理論を理解することに加え，文化的障壁やそれ以外の障壁にも対処しなければならない。

（中田 善規）

オンライン情報

- High Reliability in Healthcare: http://www.jointcommission.org/highreliability.aspx
- Joint Commission Center for Transforming Healthcare: http://www.centerfortransforming healthcare.org

文献

1. Kohn L, Corrigan J, Donaldson M, eds. *To Err Is Human: Building a Safer Health System.* Washington, DC: National Academy Press; 1999.
2. Reason J. Human error: models and management. *BMJ*. 2000;320(7237):768–70.
3. Weick K, Sutcliffe K. *Managing the Unexpected: Assuring High Performance in an Age of Complexity*. 1st ed. San Francisco, CA: Jossey–Bass; 2001.
4. Gamble M. 5 Traits of high reliability organizations: how to hardwire each in your organization. *Becker's Hospital Review*. 2013;29:2013.
5. Chassin MR, Loeb JM. The ongoing quality improvement journey: next stop, high reliability. *Health Aff (Millwood)*. 2011;30(4):559–68.
6. May EL. The power of zero: steps toward high reliability healthcare. *Health Exec*. 2013;28(2):16–8, 20, 22 passim.
7. Shabot MM, Monroe D, Inurria J, et al. Memorial Hermann: high reliability from board to bedside. *Jt Comm J Qual Patient Saf*. 2013;39(6):253–7.
8. McKeon LM, Oswaks JD, Cunningham PD. Safeguarding patients: complexity science, high reliability organizations, and implications for team training in healthcare. *Clin Nurse Spec*. 2006;20(6):298–304; quiz 305–296.
9. Punke H. Turning healthcare in to a high reliability industry: memorial Hermann shares 5 steps. *Becker's Hospital Review*. 2013. Accessed 3/18/13.
10. Joshi MS, Hines SC. Getting the board on board: engaging hospital boards in quality and patient safety. *Jt Comm J Qual Patient Saf*. 2006;32(4):179–87.
11. Pronovost PJ, Berenholtz SM, Goeschel CA, et al. Creating high reliability in health care organizations. *Health Serv Res*. 2006;41(4 Pt 2):1599–617.
12. Birken SA, Lee SY, Weiner BJ, et al. Improving the effectiveness of health care innovation implementation: middle managers as change agents. *Med Care Res Rev*. 2013;70(1):29–45.
13. Barnsteiner J. Teaching the culture of safety. *Online J Issues Nurs*. 2011;13(3):5.
14. Matlow A. Front–line ownership: imagine. *Healthc Pap*. 2013;13(1):69–74; discussion 78–82.

15. Frankel AS, Leonard MW, Denham CR. Fair and just culture, team behavior, and leadership engagement: the tools to achieve high reliability. *Health Serv Res*. 2006;41(4 Pt 2):1690–709.
16. Perrow C. *Normal Accidents: Living with High Risk Technologies*. New York: Basic Books; 1984.
17. Scanlon MC, Karsh BT. Value of human factors to medication and patient safety in the intensive care unit. *Crit Care Med*. 2010;38(6 suppl):S90–6.
18. Barach P, Small SD. Reporting and preventing medical mishaps: lessons from non-medical near miss reporting systems. *BMJ*. 2000;320(7237):759–63.
19. Apostolakis G, Barach P. Lessons learned from nuclear power. In: Hatlie M, Tavill K, eds. *Patient Safety: International Textbook*. New York: Aspen; 2003:205–25.
20. Amalberti R, Auroy Y, Berwick D, et al. Five system barriers to achieving ultrasafe health care. *Ann Intern Med*. 2005;142(9):756–64.
21. Dekker S. *The Field Guide to Understanding Human Error*. Burlington, VT: Ashgate Publishing Company; 2006.
22. de Saint Maurice G, Auroy Y, Vincent C, et al. The natural lifespan of a safety policy: violations and system migration in anaesthesia. *Qual Saf Health Care*. 2010;19(4):327–31.
23. Amalberti R, Vincent C, Auroy Y, et al. Violations and migrations in health care: a framework for understanding and management. *Qual Saf Health Care*. 2006;15(suppl 1):i66–71.
24. Amalberti R. The paradoxes of almost totally safe transportation systems. *Saf Sci* 2001;37:109–26.
25. Jarvis WR. The Lowbury Lecture. The United States approach to strategies in the battle against healthcare-associated infections, 2006: transitioning from benchmarking to zero tolerance and clinician accountability. *J Hosp Infect*. 2007;65(suppl 2):3–9.
26. Set a goal of zero central line and VAP infections. Determining what is really preventable. *Hosp Peer Rev*. 2008;33(1):4–5.
27. Carlet J, Fabry J, Amalberti R, et al. The "zero risk" concept for hospital-acquired infections: a risky business! *Clin Infect Dis*. 2009;49(5):747–9.
28. Wachter RM, Flanders SA, Fee C, et al. Public reporting of antibiotic timing in patients with pneumonia: lessons from a flawed performance measure. *Ann Intern Med*. 2008;149(1):29–32.
29. McGlynn EA, Asch SM, Adams J, et al. The quality of health care delivered to adults in the United States. *N Engl J Med*. 2003;348(26):2635–45.
30. Resar RK. Making noncatastrophic health care processes reliable: learning to walk before running in creating high-reliability organizations. *Health Serv Res*. 2006;41(4 Pt 2):1677–89.
31. Baker DP, Day R, Salas E. Teamwork as an essential component of high-reliability organizations. *Health Serv Res*. 2006;41(4 Pt 2):1576–98.
32. Vincent C, Benn J, Hanna GB. High reliability in health care. *BMJ*. 340:c84.
33. Tamuz M, Harrison MI. Improving patient safety in hospitals: contributions of high-reliability theory and normal accident theory. *Health Serv Res*. 2006;41(4 Pt 2):1654–76.

4 質改善と患者安全のためのツール

Binjon Sriratana, Anshuman Sharma

症例

大規模な大学病院では，鎮静麻酔を必要とする診断検査や予定手術をキャンセルする患者の割合が年間で1.8%以上ある。そのため，理想的な周術期ケアを提供し，かつ突然のキャンセルを防ぐために，周術期の評価や予定を立てる外来を設けている。電子化された患者表示システムにより，患者の待ち時間が増加傾向にあることが明らかになっている。このような状況が患者のクレームや看護スタッフのストレスを増加させている。病院は過剰な残業や患者の不満を減らし，受診回数を上げるために，周術期外来の待ち時間(患者の予約時間と，実際の医師や特定専門看護師の診察までの時間差と定義される)を減らしたいと考えている。

- システムの変更を決定する前に考えるべき重要な要素は何か？
- 質改善プロジェクトを発展させモニタリングするための有用なツールには，どのようなものがあるか？

はじめに

現在の医療提供システムは明らかに史上最高であり，かつ最も複雑なものである。現代医学により，多くの患者が寿命を延ばし，QOLの改善という点で大きな利益を受けてきた。しかし，現在の医療提供システムは，理論上の可能性に対しては水準に達していないことが多い。米国医学研究所(IOM)は医療の質を，「個人や集団に対して望ましい健康アウトカムを実現する可能性が高い医療サービスレベルで，現在の専門的知識と合致したもの」と定義している[1]。医療提供システムの質に関する問題は，医療の利用度の幅広い違い，つまり不十分な利用，過剰な利用，そして数多くの受け入れ難い回避可能なエラーを反映している。この達成されていることと達成されうることの間の明らかな「質の差」は，20年以上前から論文などで強調されている[1,2]。国の注目が増すにつれ，患者安全の問題と医療の質改善(QI)法は，普段の医療業務や医学教育に組み込まれるようになっている。

本章の目的は，医療現場でしばしば利用されている患者安全ツールと質改善ツールを紹介することにある。これらのツールの多くは他のハイリスク産業(high-risk industry)から採用されたものである。より深く学習するため，本章の最後に参考文献を示す。

質改善の科学

個々のシステムは達成されるべき結果が実現できるよう，完璧に設計されている。この医療提供システムの基本的なモデルは，医師であるAvedis Donabedianによって1966年に概念化されている[2]。個々の実践における改善はわずかなものであり，アウトプットするほど持続可能なものではないことが多い。個々の医療従事者の努力や実践から，システムとプロセスに基づいた医療の提供へと焦点が変化したのは，比較的最近のことである。

本章では質改善の科学の基本概念について述べた後に，よく使われる質改善ツールについて説明する。

改善の科学は，重要事項に関する新たな知識が，どの程度よくある臨床状況に適用できるかを対象としている。質の改善における基本原則は，反復と批判的思考である。仮説を立て，検証し，いったん仮説を確定または否定した後に，再びそのサイクルを繰り返して知識をさらに広げる作業である。W. Edwards Deming はこの原則を質改善に初めて適用し，改善につながる変化を起こすために必要な「深遠なる知識の体系(Systems of Profound Knowledge)」を考案した[3]。「深遠なる」という語は，現存するシステムに対する深い洞察のある知識であることを強調している。すなわち，そのシステムの理論，差異，そして人間の心理を理解することが，改善につながる変化に必要であることを示している。

システムを理解する

医療の提供モデルは，複雑で密に結びついた相互依存的なシステムである。例えば，周術期の詳細な患者評価を行うには，麻酔科，かかりつけ医，内科医，専門医，外科医といった職種を超えた良好なコミュニケーションが求められる。患者の状態に応じて追加の診断検査が必要となるかもしれないし，その結果，麻酔計画に影響が及んだり，手術を変更，延期，中止することになるかもしれない。このような複雑で高度に相互依存し，密に結びついたシステムに変化を導入することは，複数の部門に予期せぬ結果をもたらす。そのため，質改善チームは，既存のシステムを熟知している必要がある。現在のプロセスがどのように機能しているかを理解するために用いられるツールがいくつかある。このプロセスの「地図作成(mapping)」は，以下のどのツールを用いても行うことができる。

■フロー図(flow diagram)：フロー図ないしは生産工程表は，プロセスを構成する一連の活動を図で示したものである。これらの図は質改善プロジェクトの範囲を明確にし，障壁(bottleneck)を同定し，最終的な結果に影響を及ぼす鍵となる決定点と境界との関係を理解するうえで，極めて有用である。

■バリューストリームマップ(value stream map)：バリューストリームマップは，情報の流れに沿ったプロセスの流れを図示した生産工程図の変化形である。この図はリーン改善プロジェクト(lean improvement project)でよく用いられている。

■因果ループ図(causal-loop diagram)：因果ループ図は，変動因子間の従属関係とその関係の動的性質を図式化し，明らかにするために用いられる。複数の部門や組織を横断するような，より高度に複雑化したプロセスを理解するには，動的シミュレーションやプロセス間の結びつきの分析など，より複雑な方法が求められるかもしれない。

システムを完全に理解したら，その質改善プロジェクトの限界を明らかにしなければならない。野心的すぎる変化は失敗につながることが多い。現場スタッフの意見など，追加情報もしばしば必要となる。

差異を理解する

差異(variance)は，あらゆるプロセスで予想される。例えば，外来で周術期評価を実践するためにかかる時間は患者によって異なるし，診療する医師によっても異なる。この違いは，患者の病歴，必要な検査，社会的背景の違いから生じる。この種類の差異は，一般的な原因による差異(common cause variation)と呼ばれる。一方で，特別な原因による差異(special cause variation)は，プロセスに統合できない原因から生じている。例えば，ある医師が術前検査の一環として 60 歳以上のすべての患者に他の医師が行っていない術前エコーをオーダーしている場合，特別な原因による差異である可能性は高いだろう。Walter A. Shewhart によって見出された統計学的理論では，いかなるアウトプットにおいても特別な原因による差異の同定が必要であることが強調されている[4]。特別な原因による差異を確定することは簡単だが，思ったほどの改善が得られないことが多い。一方，一般的な原因による差異を減らすには，すべてのプロセスやシステムの刷新が必要となる。質改善プロジェクトにおける一般的な誤りは，特別な原因による差異を一般的な原因による差異と認識してしまい，結果的に既存のシステムを改善する機会を失ってしまうことである。Shewhart 管理図(Shewhart chart)は，質の指標や実行順(通常は経時的な)の概要を示すランチャート(run chart)の一種で，しばしば一般的な原因による差異と特別な原因による差異を区別するために用いられる。

知識を構築する

変化を起こし効果を測定することが，あらゆる改善の努力の原則である。小さな変化を導入して効果を測定することにより，次のサイクルで必要な知識が教訓として得られる。PDSA〔計画(Plan)，実行(Do)，評価(Study)，改善(Act)〕サイクルを繰り返すことで，結果的に変化を確実に予測できる理論を構築することができる。この新たな知識を築く方法は，古典的なランダム化比較試験(RCT)とは異なる。ランダム化比較試験によって築かれた知識は非常に大きな内的妥当性を持つが，日常臨床では意義を欠くかもしれない。一方，質改善プロジェクトによって築かれた知識は，現場のシステムに役立つことが多い。

変化の人間的側面

変化はしばしば困難を伴い，人によって変化への対応はさまざまに異なる。質改善プロジェクトの成功には，人間の行動と対人関係への理解が求められる。質改善チームのメンバーを選定する際には，人間の動機について考えなければはならない。チームリーダーは，プロセスの流れの前後で影響を受けるであろうメンバー全員に，これから起こる変化による利点を明確に伝える必要があることを理解しなければならない。現場スタッフや最前線で働く人々の間に蓄えられた，そのプロセスに関する深い知識を，チームのメンバーが持っていることを確認するべきである。管理者の役割は，質改善チームが設定した目標を達成して変化が実行できるよう，必要な資源配分を行うことに限られる。本章冒頭の症例に対する質改善プロジェクトの理想的なチームには，麻酔科医，看護師長，管理部長，内科レジデント，専門看護師，看護師が含まれていることが望ましい。データを集め，解釈し，分析することでプロセスの改善を支援するスタッフも必要になるだろう。

変化を促すツール：改善のモデル

改善を達成するための共通の枠組みは，改善のモデル(Model for Improvement)と呼ばれる[5]。このモデルは3つの基本的な質問からなり，PDSAサイクル(**図4-1**)を用いた介入や新たな変化を試行することと結びついている。3つの質問は，以下のとおりである。

何を成し遂げようとしているのか？

この質問により，質改善プロジェクトの目的ないしは目標が設定される。プロジェクトの目的や設立趣意は，文書の形にするべきである。そうすることで変化や改善に必要なことが具体的に明確になるだろう。プロジェクトの期間も明確にし，測定可能にするべきである。また，影響を受けるであろう特定の患者層やその他のシステムも明確になるだろう。本章冒頭の症例に対する質改善プロジェクトの声明文の例を以下に示す。

これから6カ月の間に，患者の平均待ち時間を30%削減予定である。この待ち時間は，実際に医師か専門看護師に診察を受けるまでの時間と予約時間との差と定義する。目的は，改善したいシステム(患者の流れ)，対象患者(術前患者)，測定できる目標指標(患者の待ち時間の30%削減)，具体的な期限(6カ月以内)と規定する。加えて，目標は現実的でなければならない。成果を上げている他の組織との比較は，チームが実現不可能な目標を掲げることを避けるための方法として有効である。

変化が改善であることがどうやってわかるのか？

周術期外来のような複雑で密に結びついたシステムでは，変化を検証して実現するには測定が最も重要である。測定結果は，その変化が実際に改善につながるかどうかを教えてくれる。誰もが改善として納得のいく，厳しく偏りのない量的評価指標をチームで作成しなければならない。Donabedianは，医療の質は構造指標，プロセス指標，アウトカム指標によって評価できるとしている[2]。Donabedianの観点によると，それぞれの指標は次のように説明される。

- ■構造指標(structural measure)は利便性や可用性，病院資源の質などに焦点を当てる。例えば，1クリニックにおける患者100人あたりの専門看護師数が挙げられる。
- ■プロセス指標(process measure)はある活動が効果的かつ確実に実行されたかど

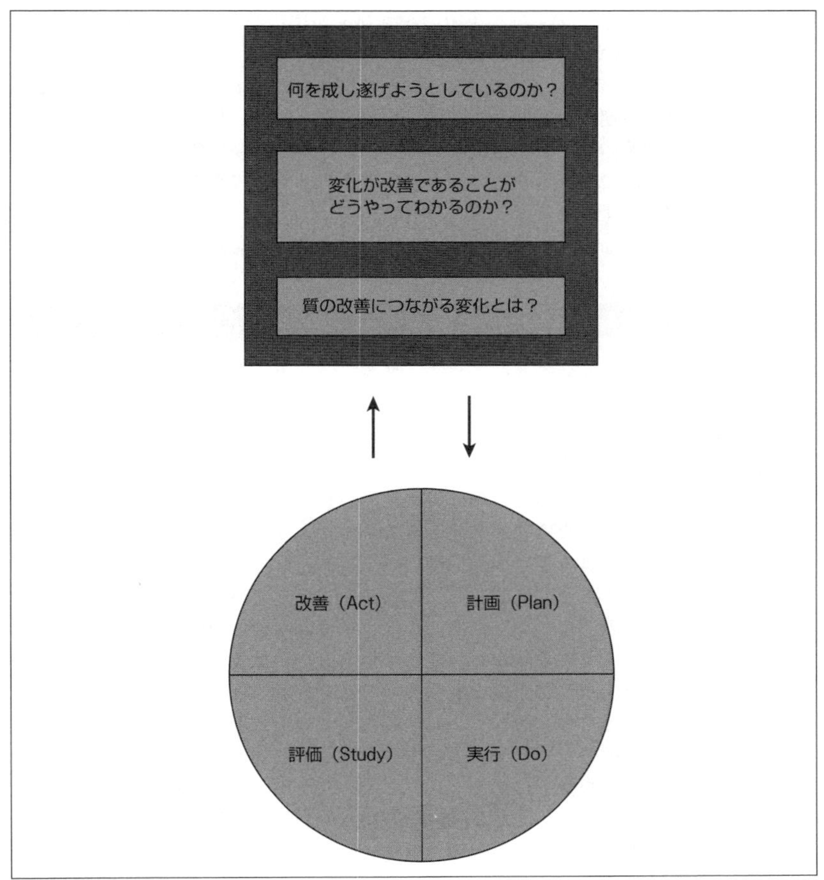

図 4-1　質改善モデルと PDSA サイクル

出 典：Langley GJ, Moen RD, Nolan KM, et al. The Improvement Guide: A Practical Approach to Enhancing Organizational Performance, Epub Edition. 2nd ed. San Francisco, CA: John Wiley & Sons Inc; 2009 より。

うかを測定する。外来での待ち時間や，周術期の抗菌薬の時間内投与の頻度はプロセス指標となる。

■アウトカム指標(outcome measure)は，その治療が患者の価値観，健康，生活に与える影響を測定する。代表的なアウトカム指標は膝関節置換術後の 30 日死亡率と術後の重度の疼痛の発生である。近年，経済的な指標や費用が，ほとんどの質改善プロジェクトでアウトカム指標に組み込まれている。

■バランシング指標(balancing measure)は，あるシステムに対する改善によって他の測定項目の質が犠牲にならないことを保証している。言い換えると，変化を実行に移す一方で，妥協せず維持または発展させなければならない関連項目があるということである。例えば，手術のキャンセル率のバランシング指標として，周術期外来の効率の向上を用いることができる。

ちょっとした変化であっても指標が1つだけとは限らないことを，忘れてはならない。本章冒頭の症例に対する質改善プロジェクトでは，待ち時間，患者からの苦情数，患者の突然の退出数(診察前の帰宅)，超過待ち時間発生数，医療エラー数(バランシング指標)，不十分な周術期評価による月あたりの手術の中止頻度といった，多くの指標が考えられる。これらの評価指標は，多くは効率的で信頼できる患者ケアの代理指標となるもので，変化が実行される前後で記録される。

質の改善につながる変化とは？

変化論(change concept)を考えることは，改善につながる変化について具体的な発想を導くための，有効な一般的概念やアプローチである。変化のなかには，既存のシステムを最適化するために必要なものがあり，反射的な変化として知られている。特別な原因による差異を排除することを反応性の変化と呼ぶ人もいる。しかし，そのシステムに全く新しいレベルでの成果が求められる場合には，すべてのシステムを刷新するような根本的な変化が必要となる。このような変化は，そのシステムにおける一般的な原因による差異の排除や削減を目的としている。これまで説明してきたように，既存のシステムに対して反応性の変化をもたらすことは容易だが，その改善の度合いは比較的小さい。根本的な変化をもたらすための発想は，そのシステムに「造詣の深い」人々の見識から，直ちに得ることができる。最も簡単な方法は，すでに同様の変化を実現した組織を観察することである。より複雑なシステムでは，変化の発想を実現することは難しく，組織的なアプローチが求められる。過去数十年間で，医療界の質改善プロジェクトを支援するために数多くのツールが開発されてきた。そのいくつかを以下に示す。

- ■品質機能展開(quality function deployment)：品質機能展開は，プロセス指標に影響を及ぼす鍵となる因子との関係の構築に役立つ。この方法は改善のモデルの2つ目と3つ目の質問に有効な解を与えてくれる。
- ■パレート図(Pareto chart)：パレートの法則(Pareto principle)は80：20の法則とも呼ばれ，比較的少数の要因が効果の大半を担っているというものである。パレート図は，効果への影響度に応じたさまざまな要因を棒グラフで示したものである。早急な対処と注意が必要な「少数だが必須の」原因を，これによって明らかにすることができる。
- ■故障モード影響解析(failure mode and effect analysis：FMEA)：質改善プロジェクトは常に障害にぶつかるものであるが，あらかじめ計画しておけば回避もしくは管理可能である。FMEAはそのような先を見越したシステムの1つであり，米国陸軍で開発された[6,7]。このツールはプロセスを評価し，潜在的な故障を明らかにし，事故から起こりうる故障を防ぐ方法を実現する。Joint Commission(JC：米国医療施設認定合同機構)は，認可を与えた医療団体に対しては同様のリスクマネジメント戦略を求めている[8]。FMEAは，どこで，どのようにして故障が起きるかを明らかにするプロセスの段階を見直す(**図 4-2**)。本章冒頭の症例

プロセスの段階	故障モード	故障原因	故障の影響	発生尤度(1〜10)	発見尤度(1〜10)	重大さ(1〜10)	リスク優先度(RPN)	故障の発生を削減する活動
1								
2								
3								

図 4-2　故障モード影響解析(FMEA)ツール

プロセスの各段階は尤度と故障の重大さを決定するために分析され，故障の発生を削減するために行動計画が策定される。
出典：Institute for Healthcare Improvement FMEA Tool(www.IHI.org)より。

に対する質改善プロジェクトでは，患者が退院するまでのプロセスに含まれる段階すべてを周術期外来スタッフが見通すことができる。このプロセスの重要な段階の 1 つは，周術期の検査結果を入手することである。FMEA の鍵となる要素は以下の 3 つの質問に答えることである。

1. どのような失敗が起こりうるのか？(故障モード)：看護師が採血できなかった。
2. その失敗はなぜ起きたのか？(故障の原因)：患者の静脈が出にくい[訳注1]。患者には中心静脈ポートがあったが，看護師がポートへのアクセスの訓練を受けていなかったか，医療従事者が経験不足であったか，患者が採血を拒否した。
3. その失敗はどのような結果をもたらしたか？(故障の結果)：退院は遅れ，次の患者の入院は延期され，患者の待機時間は長くなり，患者の満足度は下がり，手術の遅延の潜在的な可能性が上がった。

故障モードでは，リスク優先度(risk priority number：RPN)が設定されている。これは 1〜10 までの主観的な数値で，「非常に起こりにくい」から「非常に起こりやすい」までをそれぞれ表している。まず初めに以下の 3 つの質問に数値で答える。

1. この故障モードはどのくらい起こりやすいか？(発生尤度)
2. その故障モードが起こった際の発見されやすさはどれくらいか？(検出尤度)
3. その故障が起こった際の重大さはどれくらいか？(重大さ)

次に，RPN を算出するために 3 つの値を掛け算する。そして，さまざまな故障モードの RPN を比較する。最も値の低いものが発生確率が低く，あらゆるプロセスに影響を与えにくい。一方で，値が高いほど大きな負担となるため，故障の発生を抑える手を打つべきである。採血の困難な患者に対しては，以下のような行動計画が立てられた。経験豊富な看護師により両側の上肢にて静脈穿刺を安全に試みる。うまくいかなければ，医師が両側の上下肢にて静脈穿刺を試みる。それでもうまくいかなければ，医師が動脈穿刺を行う。同時に，周術期の間は末梢挿入中心静脈カテーテル(PICC)を患者に提案することを検討し，手術室へ静脈路の確保が困難な旨を申し送る。

Healthcare FMEA(HFMEA)は，FMEA に基づいて退役軍人省の National Center for Patient Safety が作成した別のツールである。この方法は決定木分析(deci-

訳注 1：例えば高齢者や，過去に採血を頻繁にされた患者などが挙げられる。

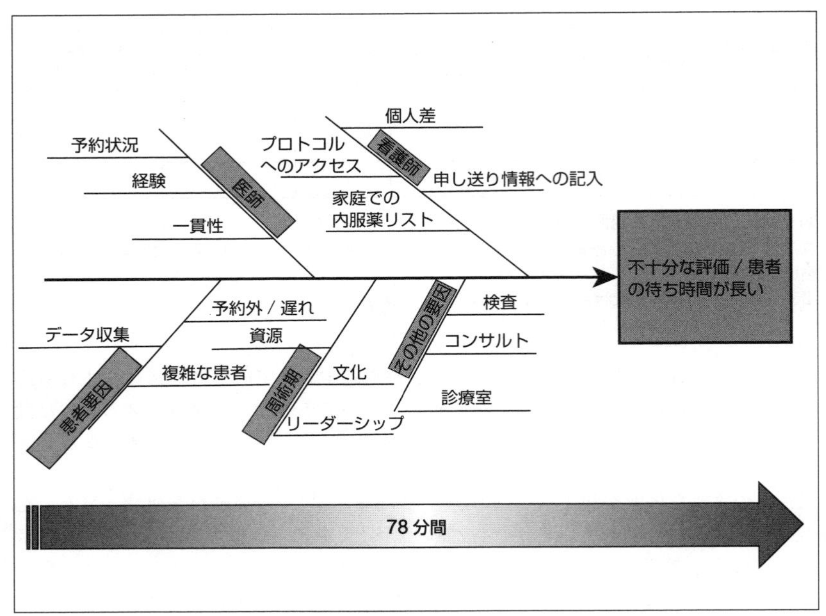

図 4-3　石川ダイアグラムないしは魚の骨図
主な要因と変動要因が外来での待ち時間にどのように影響を与えているかが示されている。

sion tree analysis）を行いながら危険分析（hazard analysis）を用いる[8]。

特性要因図（cause and effect diagram）は魚の骨図（fishbone diagram）ないしは石川ダイアグラム（Ishikawa diagram）として知られており，潜在的な差異に関する現在の情報を集め，体系化し，要約するために用いられる（**図 4-3**）。まず，右向きの矢印が示す先のボックスに問題点を書き込む。チームが認める主な要因を少なくとも 4 つ以上，幹となる矢印から枝分かれした部分に書き込む。さらに，主な要因に影響を及ぼす下位の要因を，チームメンバーと議論したうえで書き込む。この図は，プロジェクトを通じて更新される作業文書として機能する。

ドライバー図（driver's diagram）は 3 つ以上の段階からなる構造化論理図（structured logic chart）で，改善のために起こすべき変化は何かといった発想や理論を生み出すために用いられる。ドライバー図には，目標，主な要因，定められた目標を達成するために必要とされる変化に直接作用する因子が最低限含まれ，また変化を起こすために必要と考えられる具体的な活動も含まれる。さらに複雑なプロジェクトでは，段階の数が増える。

本章冒頭の症例に対する質改善プロジェクトでは，新たに招集されたチームで会議が開催された。看護スタッフからの反応は，サーベイランス機材を用いて集められた。特性要因図（石川ダイアグラム，魚の骨図）が，患者の待ち時間に影響を及ぼす主な要因を同定するために用いられた。医師や看護師が病歴や身体所見を電子カルテに記入する方法に，大きな差異が認められた。現場でのこの差異が周術期評価の不統一につながり，その結果，予定手術の中止が予測値より多くなってしまっている。そのため，自由入力部分を減らした統一評価フォームが新たに考案され，導入された。1週間で最も忙しいのが月曜日の午後，患者数が最も少ないのが木曜日の午前で一貫していることも明らかになった。これは，待ち時間の平均が最長の曜日(45分)と最短の曜日(25分)とも合致していた。チームは月曜日に別のレジデントを配置する変化を提案した。

変化を試行する：PDSAサイクル

PDSA〔計画(Plan)，実行(Do)，評価(Study)，改善(Act)〕サイクルは，先述した3つの質問に答えることで導かれた発想を，具体的な行動へ変えるために用いられる。変化を試行する際の細かなプロセスを提供し，分析的な思考を行うのに効果的なツールである。Demingによって提唱されShewartによって修正が加えられたPDSAサイクルは，変化を試行してから実行に移し，患者ケアを改善するために，数多くの医療団体によって用いられてきた[4,9]。PDSAサイクルを特徴づけるものとして，提案された変化(ないしは一連の変化)が実際に改善をもたらすことを証明するために，まず変化を試行するという原則がある。これは，改善がどの程度期待できるかの予測にも役立つだろう。変化が改善につながるのであれば，より大きな規模での実施が可能となる。また，変化が幅広く採用されるべきであるという確信が得られるまで，徐々にサンプルを大きくして試行を拡大していくという方法もある。したがって，複雑な事態を避けるため，小規模で試行することが望ましい。

名称の示すとおり，PDSAサイクルには以下の4つのステップがある。

a. 計画(Plan)の段階では，変化についての質問に答え，変化の結果を予測し，関連するデータを集める計画を立てる。計画では，チームメンバーが共通認識を持ち，後知恵バイアス(hindsight bias)を避け，それぞれのメンバーの役割を明確にする必要がある。
b. 実行(Do)の段階では，まず小規模で変化を試行し，介入後には観察が行われる。そのチームによる他の試行についても記録する。
c. 評価(Study)の段階では，介入前後のデータが集められて比較され，またその他の結果も評価される。
d. 改善(Act)の段階では，集められた情報に基づいて，新たな変化の計画の採用，修正，中止をチームで決定する。計画が修正される場合，別のPDSAサイクルが開始される。

PDSAサイクルは変化を連続的に試行するために用いられる。「評価」の段階で得られる情報と「改善」の段階での修正が，新たなサイクルを生むために用いられる。新たなサイクルでは，より大規模な変化を試行することができる。ある変化が改善につながると証明された場合は，採用されるべきである。前述したように，改善には多くの変化が求められる。したがって，多くの変化には数多くの試行と数多くのPDSAサイクルが必要となる。

新たな周術期麻酔評価フォームを導入し人員配置の変更を行った1カ月後に，外来で1人の患者が費やす平均時間が78分から63分に短縮するという明らかな改善が認められた。これに関連して，月曜日の待ち時間が45分から39分に短縮された。超過待ち時間発生数は30%減り，苦情は40%減った。患者の流れの改善により，木曜日の外来で患者が費やす時間も30分から26分に短縮された。チームは新たなフォームの導入と月曜日への医師の追加配置が周術期評価外来の改善に結びついたと結論した。周術期検査の一貫性を保つため米国麻酔科学会のガイドラインと推奨を診察室に掲示することを，チームはレジデントから学んだ。家庭での使用薬の正確なリストについても，改善事項であることをチームで確認した。患者の使用薬の正確な記録が周術期のβ遮断薬の投与を改善し，術後心筋梗塞の削減につながると期待される。そのためチームは，新たなPDSAサイクルを構築して変化を試行することを提案した。新たなサイクルでは，周術期心筋梗塞のデータ収集を支援してくれる周術期外科領域の看護師スタッフや麻酔科医と連携する必要があるだろう。

データをモニタリングするツール

変化の導入前後のデータを追跡して視覚的に示すことを容易に実践できる方法を提供するツールが数多く存在する。

ランチャート

ランチャート(run chart)は，変化から生じるデータを追跡して示す簡単で実践的な方法を提供する[10](**図4-4**)。ランチャートは基本的に折れ線グラフであり，x軸に時系列が，y軸に測定値がプロットされる。中央値と平均値は図中に示すことができる。まれにしか測定や結果が生じない2つのイベント間の日数については，ランチャートで図示するのが適している。変化がどの程度測定値に影響を及ぼしたか，どのような差異がプロセスを通じて認められたかについて，注釈を図中に示すことができる。目標ライン(達成目標とした測定値)を図中に示すことで，目標(ないしは目的)にどの程度近づいているかをより視覚化することができる。1つの変化の試行に複数の測定値が用いられるため，複数のランチャートが作成される。変化が改善につながっていることをランチャートが示しているのが理想的である。一方，ランチャートで改善が認められなければ，他の変化が必要であることを示している。

管理図

管理図(control chart)はより洗練された方法である。前述したように，管理図はシステムの現状を調査する手段として，主に用いられる。時間をかけて，プロセスがどのように変化するかが評価される(例：過去数年間，待ち時間がどのように変化したか)。言い換えると，既存のシステムでの差異を示して一般的な原因による差異と特別な原因による差異との区別を助けることが，管理図の第一の目標である。一般的な管理図では中心線が質測定の平均値(もしくは代表値)として示され，一方上下の管理限界線は，それぞれ中心線の上下3標準偏差(σ)に通常は設定される。

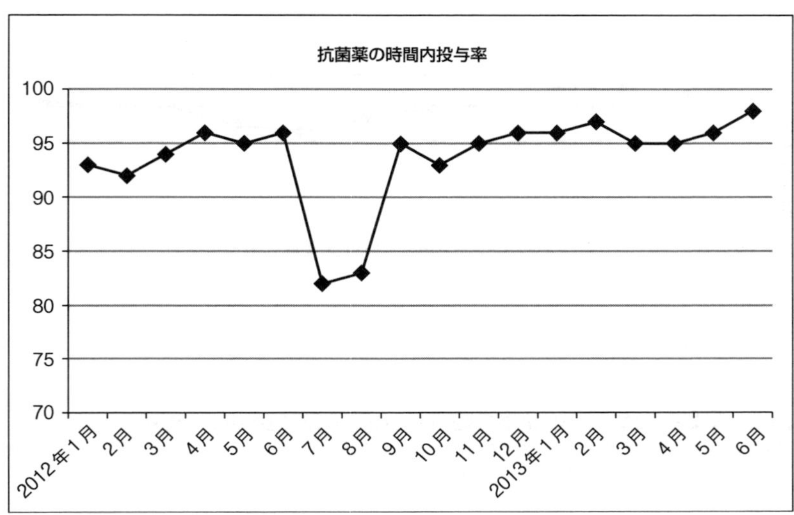

図 4-4　単純なランチャートの例

膝関節の置換術患者における周術期抗菌薬の時間内投与率を表している。2012年の7月と8月の投与率が最も低い。これは特別な原因による差異がシステムにあったことを示唆しており，追加調査が必要である。

プロセスが制御もしくは現状維持されていれば，上下の管理限界の間に測定値の99.7%がおさまる。測定値が管理限界の外側に認められる場合，一般的な原因による差異である可能性が低いことを統計学的に示している。

管理図には多くの種類があるが，どれを使うかは集められたデータの種類やその分布パターンごとに異なる。例えば，カテゴリカルデータに対してはp(不良率)管理図やnp(不良個数)管理図が，連続データに対してはx管理図や$\bar{X}$管理図が用いられる[10]。

本章冒頭の症例の患者の平均待ち時間をモニタリングした管理図を**図 4-5** に示す。測定値が管理限界の間におさまっていることに注意して欲しい。これは周術期外来の全面的な刷新が，待ち時間を削減する唯一の方法であることを示している。

質改善プロジェクトへのその他のアプローチ

質改善プロジェクトには改善のモデルとPDSAサイクルの組み合わせが最もよく用いられるが，他にも多くの工程表が用いられる。その多くが，特定の目的を達成するために開発してきた。例えばリーン方式は，ムダを同定し排除するための体系的な方法である。一方でシックスシグマ方式は，製造時不良の低減を支援する方法である。FOCUS-PDCAは改善のモデルを修正したもので，3つの質問を発見(Find)，組織(Organize)，分類(Clarify)，理解(Understand)，選択(Select)のプロセスの改善に置き換えている。これは前述したPDCAサイクルから派生したもので，改善のための一貫した枠組みを求めている場合に推奨される。

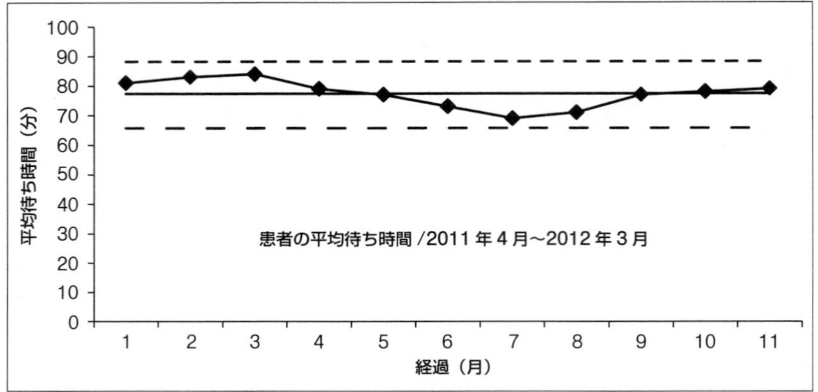

図 4-5　質改善プロジェクト開始前の過去 11 カ月間の患者待ち時間の管理図

上下に管理限界線を示してある。一般的な原因による差異は管理限界のなかでおさまっている。待ち時間を 30%削減すると掲げた目標が達成されるまで，システムの根本的な変化が必要となる。

まとめ

質改善は複雑なタスクである。質改善チームがプロセスを十分に理解しており，変化を推進している現場スタッフがチームに関与している場合は，質改善プロジェクトの運営は質改善チームが行うのが適している。トップダウン方式は抵抗にあうことが多く，一貫性のない短期的な利益しか見込めない。本章冒頭の症例に対する質改善プロジェクトは，周術期評価のための受診時の待ち時間の削減を達成した。チームは組織的に，さまざまな図表やデータ収集法を用いて問題を解析した。彼らは変化を繰り返し試行し，改善のモデルや PDSA サイクルを用いて分析を行った。また，ランチャートと管理図を用いて改善を注意深くモニタリングした。最終的に彼らは，次の改善のサイクルで試行する改善の発想を見出すことができた。こういった PDSA サイクルからの学びは，この施設に限らず他の同様の外来での診療プロセスや患者ケアの改善に用いることができるだろう。

KEY POINT

- 改善のモデルは，次の 3 つの設問からなる。何を成し遂げようとしているのか？　変化が改善であることがどうやってわかるのか？　質の改善につながる変化とは？　の 3 つである。
- PDSA サイクルは，計画（Plan），実行（Do），評価（Study），改善（Act）からなる。
- 一般的な原因による差異と特別な原因による差異を区別するために，管理図が用いられる。

（小坂 鎮太郎）

文献

1. Committee on Quality of Healthcare in America, Institute of Medicine. *Crossing the Quality Chasm: A New Health System for the 21st Century*. Washington, DC: National Academy; 2001.
2. Chassin MR, Kosecoff J, Park RE, et al. Does inappropriate use explain geographic variations in the use of health care services? A study of three procedures. *J Am Med Assoc*. 1987;258:2533-7.
3. Deming WE. *The New Economics*. 2nd ed. Cambridge, MA: Center for Advanced Educational Services, Massachusetts Institute of Technology; 1994.
4. Nolan TW, Provost LP. Understanding variation. *IEEE Eng Manag Rev*. 1996;24:65-74.
5. Langley GJ, Moen RD, Nolan KM, et al. *The Improvement Guide: A Practical Approach to Enhancing Organizational Performance*, Epub Edition. 2nd ed. San Francisco, CA: John Wiley & Sons Inc; 2009.
6. Hughes R. *Patient Safety and Quality: An Evidence-based Handbook for Nurses*. Rockville, MD: Agency for Healthcare Research and Quality, US Dept. of Health and Human Services; 2008.
7. Institute for Healthcare Improvement. http://www.ihi.org/resources/Pages/Tools/FailureModesandEffectsAnalysisTool.aspx. Accessed 11/22/15.
8. Institute for Healthcare Improvement. http://www.ihi.org/resources/Pages/HowtoImprove/default.aspx. Accessed 11/22/15.
9. Donabedian A. *Evaluating the quality of medical care. Milbank Mem Fund Q*. 1966;44:166-206.
10. Wheeler DJ. *Understanding Variation: The Key to Managing Chaos*. 2nd ed. Knoxville, TN: SPC Press; 2000.

5 医療の質のモデル

David Vollman, Gokul Kumar, Michael Stock

症例

85歳男性が，外来で白内障手術を受けることになった。手術前夜，外科医は手術で移植する適切な眼内レンズを選ぶため，術前測定値を確認した。手術当日の朝，外科医は自分が選んだレンズの在庫が切れていることに気づいた。やむを得ず，手術には似たような屈折率のレンズを用いて対応した。のちに，眼内レンズの補充を担当するスタッフが，その都度ではなくある程度まとめて発注していたことが明らかになった。最終的に，患者には害はなかった。

- 患者安全を保証する医療システムを改善するために，どのような方法論を用いることができるか？
- 医療において，どのように無駄を排除することができるか？
- シックスシグマ(six sigma)とリーン(lean)はどのように質を改善するか？

はじめに

医療におけるコストの増大と要求の高まりに伴い，病院，診療所とそれらに付帯するサービスの現場では，現在の資源のもとでのコスト削減とより質の高いサービスの提供を同時に達成する解決策が求められている。持続可能な解決策を見出すため，質改善のための2つの主要なモデルであるシックスシグマとリーンが，医療界で用いられている。

シックスシグマの基本的な目標は，企業運営を継続的に改善することにある。もともとは1980年代にモトローラ社で開発され，90年代には数多くの企業で採用されて，営業利益に大きな恩恵をもたらした。2000年代に入って多くの論文で，シックスシグマが医療界に適用可能であることが指摘された[1]。過去数年にわたって，さまざまな医療環境でのシックスシグマ戦略の実践例が数多く報告されている。そのなかにはいくつかの有効な側面と，医療界への応用に際して必要ないくつかの修正点が示されている。

リーンとは，組織が顧客に提供する価値を創造することに焦点を絞って，その生産時における資源の無駄の排除を可能にするための多彩なツールを備えた哲学である。このシステムは自動車製造業のトヨタで生み出された。この洗練されたシステムでは，製造業の専門用語が多数用いられている。しかし，リーンの基本原理とツールは，患者ケアのあらゆる側面のデザイン，導入，継続的な実施に有用である。

本章では，質改善を達成し医療へ実際に応用するための鍵となる概念と手段を概説することによって，これら2つの質改善の方法論に焦点を当てる(**図5-1**)。

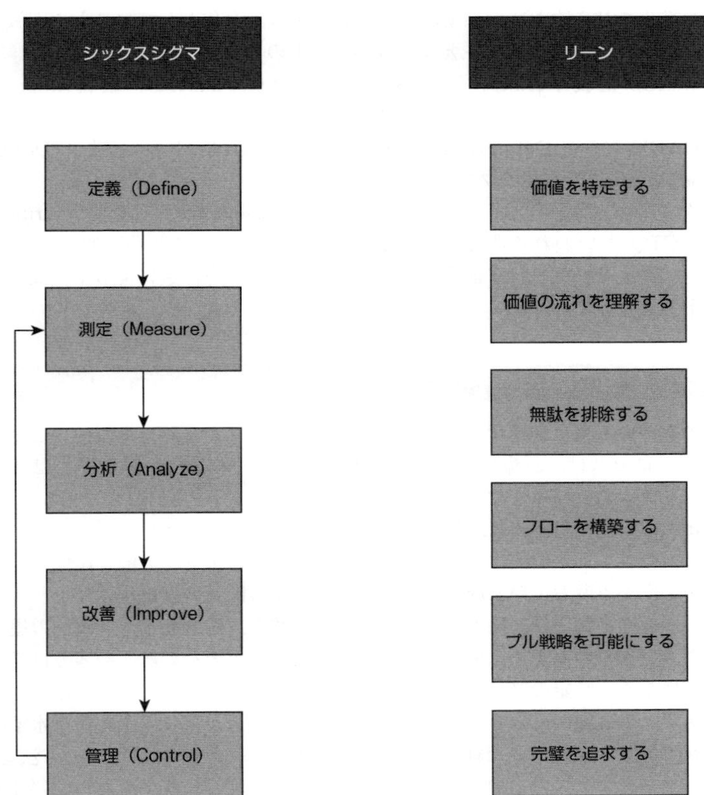

図 5-1　シックスシグマモデルとリーンモデル

出典：Langley GJ, Moen R, Nolan KM, Nolan TW, eds. The Improvement Guide: A Practical Approach to Enhancing Organizational Performance. 2nd ed. San Francisco, CA: Jossey-Bass; 2009 より。

シックスシグマ

シックスシグマの方法論

「シグマ（σ）」という用語は，統計学者によって定義されているように，平均からの標準偏差を表している。製造や生産においては，製造工程で生じうる欠陥品の量が，シグマの倍数を用いて表される[2]。シックスシグマのプロセスで広く受け入れられているのは，100 万のうち欠陥品がわずか 3.4 という数値である。シックスシグマを実際に応用した際，すべてのプロセスが必ずしもこの統計学的確率になる必要はないが，エラーの可能性の大幅な削減を追求していくことを，この用語は象徴している。

背景となる論理は単純明快で，欠陥品はコストの増大を招く，ということである。

欠陥品の発生を減らすための系統的なアプローチは，全体としてコストを削減する。

シックスシグマでは2つの主要なプロジェクトの方法論が用いられる。

1. DMAIC〔定義(Define)，測定(Measure)，分析(Analyze)，改善(Improve)，管理(Control)〕：既存のプロセスに用いる(**図 5-1**)
2. DMADV〔定義(Define)，測定(Measure)，分析(Analyze)，設計(Design)，検証(Verify)〕：新規のプロセスに用いる

シックスシグマのプロジェクトは，質に重大な影響を与える要因(critical to quality：CTQ)といわれる関連指標を定義して組み入れることから始まる[3]。そしてプロジェクトリーダーは，前述の適切なプロジェクト方法論に従って質改善プロジェクトを遂行していく。

シックスシグマの医療への応用

製造業のものを医療に応用するには適切な改変が必要になるが，全般的にシックスシグマのプロセスは，医療に非常に応用しやすい。一般的に，医療界では4つの指標がシステムのパフォーマンスを定義し，プロジェクトのCTQとなる[4]。

■サービスのレベル：例えば，待ち時間，サービスの時間，ケアへのアクセス
■サービスのコスト：例えば，サービス単位あたりのコスト，労働生産性
■顧客満足度：患者および家族の満足度と，紹介元の医師の満足度
■臨床の卓越性：例えば，院内感染症の発生率低減や，処方ガイドラインの遵守率

シックスシグマの原理を医療に応用するにあたって重要なのは，顧客とは必ずしも患者ではなく，特定のプロセスに影響を受ける人は誰でも顧客たりうるという考え方である。どの顧客にとっても指標のパフォーマンスがどれも平均的な水準のことはまれであり，ばらついた経験をする傾向にある[4]。シックスシグマの方法論は，指標のパフォーマンスの平均が優れていたとしても，ばらつきがもたらす“欠陥品”を減らそうとするものである。

シックスシグマの医療への応用を遅らせる要因の1つは，自動化された製造工程と，本質的に社会的な相互作用である医療との間の相違とされるものに起因する。つまり，医療は人間によって動かされているということである[4]。人間によるばらつきはより繊細で多様であることが多く，そのためプロセスの失敗の原因を特定することが難しい。医療においてシックスシグマをうまく実現するには，戦略的な文化の転換を並行して行うことと，改革を実行に移すための確固たる運営戦略が必要であることが，多くの報告で示されている[4]。

DMAIC

DMAIC〔定義(Define)，測定(Measure)，分析(Analyze)，改善(Improve)，管理(Control)〕の方法論に従うシックスシグマのプロジェクトでは，CTQが特定されたら，顧客の声を測定可能な応答変数に変換する必要がある。例えば，定量可能な臨床の卓越性の変数とは，再受診率であったり放射線科読影の所要時間であったりする。次に，CTQに対する既存のプロセスの性能を測定して，100万回あたりの

失敗(defects per million opportunities：DPMO)数を算出する[4]。

分析の段階でシックスシグマのチームは，先ほど特定して測定した応答変数に最も影響を与えると考えられる要因を特定する。そしてこれらの要因を，応答変数への寄与に応じて，制御できる要因とできない要因に分類する[4]。ある応答変数の平均値が許容範囲内だったとしても，ばらつきのために DPMO が高い値となる場合は，ばらつきの原因を特定しなければならない。なぜなら，それこそが指標が不完全な原因だからである。制御できる要因に対しては，原因を直接コントロールする戦略を用いることができる。制御できない要因に対しては，ばらつきの大きさに対処するための新たなプロセスを設計する必要がある[4]。

DMAIC プロトコルに従うと，次の段階は改善と管理である。これらは，医療においては最も難しいと感じられる段階である。組織の構造が，プロセス重視の思考を阻害する可能性がある。また，必要な監督とインフラストラクチャーが得られなければ，変化への推進力は制限されうる[4]。管理の段階では，行動変容と，隔離された環境下で成功したプロジェクトを応用可能な別の環境に置き換えることが求められる。なぜなら，医療における多くの部門や領域は，まとまって機能する必要があるからである。

DMADV

前述のとおり，シックスシグマにおける DMAIC アプローチの目標は，内在するばらつきによるエラーをおかしがちなプロセスを改善することである。しかし，医療機関は既存のシステムの改善だけでは実現できない大きな変革を必要とすることもある。こういった事例では，全く新しいプロセスをデザインする必要がある。既存のシステムの最適化が達成されても，変化による利益がプラトーに達した時点が閾値となる。およそ 4.8 σ の時点で会社は壁にぶつかり，利益をさらに上げるには変化が必要となる[5]。医療界では旧態依然としたシステムや構造が多く残っているため，早い時期にこの壁にぶつかるようである[4]。

このプロセスは，頭文字をとって DMADV〔定義(Define)，測定(Measure)，分析(Analyze)，設計(Design)，検証(Verify)〕と表される。プロセスを最初から適切にデザインするため，この場合の設計プロセスでは，システム設計の要件を下位システムの要件へと分解することを繰り返していく[4]。例えば，人員配置の要求，報奨制度，コミュニケーションに必要なもの，IT の必要性などは，プロセスのなかで特定と設計が繰り返される。

DMADV への準備状態を評価する

DMADV プロジェクトで極めて重要な要件の 1 つに，組織がこういった大規模プロジェクトに対して準備ができているかを見極めることがある。運営やサービスの提供プロセスが不安定な施設では，DMAIC プロジェクトによってまずプロセスを安定させ最適化する必要がある。最適化が生じると，組織は必ず前述した「壁」にぶつかる[4]。顧客の期待が増す一方で，旧態依然としたシステムがそれ以上の改善を妨げる。

そのためDMADV設計プロジェクトを進めるにあたっては，以下の要因を考慮に入れる必要がある。

■現行のプロセスはどの程度有効か？

■目標はばらつきを減らすことなのか？　それともプロセスの平均的なパフォーマンスを底上げする必要があるのか？

■現行のシステムを変えるにあたっての障壁(ITの必要性を含む)は何か？

■これから起こる変化，例えば施設の拡充，新しい治療法，行政の新たな要求などのうち，あらかじめ計画されていたものはどれか？

上記の条件が新たな設計プロセスを必要としているようであれば，DMADVプロセスを用いることができる[4]。

DMADVプロセス

DMADVプロセスのうち定義と測定の段階は，DMAICプロセスのものと同様である。しかし，目標は新しい製品やサービスのパフォーマンスを予測することである[4]。

このプロセスを促進する重要なツールは，品質機能展開(quality function deployment：QFD)である[4]。QFDでは，それぞれの応答変数は，システム要件に対して優先度に応じて重みづけをされて設定される。そして，これらのシステム要件がそれぞれの応答変数の変化をどの程度促すかが特定され，優先順位がつけられる。システムの要求を，優先度の高い応答変数に対する影響に基づいてランクづけするには，パレート分析が用いられる。この測定と分析を行うにあたっては，顧客データの声に耳を傾けることが重要である[4]。分析の段階がうまくいくと下位システムの要件を特定することができ，結果として定量可能な応答変数の改善につながる。

設計の段階は，QFDに基づいた顧客満足度と適切に関連づけるために，下位システムの要件を数学的に導き出すことにかかっている。これは，可能性予測(capability forecasting)といわれる。

検証の段階では下位システムのプロセスの実際のパフォーマンス，すなわち顧客満足度を測定し，予測されたパフォーマンスと比較する[4]。このシステムは製造業では単純明快かもしれないが，医療界では，下位システム一つひとつを試行するということは現実的ではないかもしれない。このプロセスは，人材募集，スタッフ教育，コミュニケーション，ITにおける，目標を定めた変化を内在している[4]。

シックスシグマの実施

大きな組織でシックスシグマの取り組みが成功するかどうかは，シックスシグマ以外の数多くの運用戦略の実施にかかっていると思われる。加えてこのシステムは，組織内で質を管理する専門家を明確にするという，独特な管理体制を採用している[6]。専門家には次のようなものがある。

■エグゼクティブリーダーシップ：継続的な質改善を監督することのできるCEO

や，他の経営陣

■チャンピオン：組織内全体のシックスシグマの実施を監督する。

■マスターブラックベルト：シックスシグマに100%専念する。統計解析，チャンピオンの補助，ブラックベルトの監督などの役割がある。

■ブラックベルト：チームを率いてプロジェクトを行う。グリーンベルト，イエローベルトを指導する。

■グリーンベルト，イエローベルト：データ管理や統計解析などのプロジェクトに参画する訓練されたメンバー

上記の役割は歴史とともに進化してきたが，厳格な組織化とシックスシグマへのコミットメントという基本的原則が，組織内でのプロジェクトの成功には不可欠である[7]。

リーン

リーンの哲学

リーンの哲学のあらゆる基礎は，トヨタ生産方式の父とされる工業エンジニアである大野耐一の次の言葉に端的に示されている[8]。

「トヨタ生産方式の基礎は，徹底的な無駄の排除である」

リーンの目標は，顧客に価値を提供する製品やサービスを特定すること，その価値を生み出すプロセスを定義すること，そしてそれ以外を排除することである。価値の創造に直接貢献しないものは，すべて排除するべきである。

無駄を排除する前に，「価値」を特定しなければならない。リーンでは，価値をもたらす活動は，以下の3つの基準を満たさなければならない[8]。

1. 顧客が喜んで対価を払おうと思う。
2. その活動は製品の形態，調和，または機能を変える。
3. その活動は初回で正しく実行される。

もしその活動がこれらの基準を満たさなければ，無駄とみなして排除するべきである。

リーンは，3種類の異なる無駄を定義している[8](**表5-1**)。最も重要なのは「ムダ」であり，価値をもたらさない作業を意味する。ムダには2種類が存在する。I型のムダは，価値をもたらさないものの，現時点で現行の技術が価値を創造するのに不可欠な作業である。例えば処方確認は，患者の視点からはなんら直接的な価値をもたらさないが，患者安全のツールとしては不可欠である。II型のムダは，価値をもたらさないうえに価値の創造にも不必要な作業である。例えば，正しく保管されていない，もしくはわかりにくい場所に保管されている備品を探すのに費やす時間が挙げられる。リーンのツールは，II型のムダを特定し排除することに注力する。

ムダのなかには，7つのオリジナルカテゴリー(その後いくつか追加されている)がある[9]。これらのカテゴリーを知ることで，多くの異なる視点からプロセスを俯

表 5-1　リーンにおける無駄の分類

無駄の種類	簡単な定義	医療における実例
ムダ	浪費	I 型：処方確認は入院患者の視点からはなんら直接的な価値をもたらさないが，患者安全のツールとしては不可欠である II 型：正しく保管されていない，もしくはわかりにくい場所に保管されている備品を探すのに費やされる時間
ムリ	過剰な負担	常に在庫切れを起こしているため，患者ケアで忙しいなか看護師が静注製剤を複数の病棟へ探し回らなければならなくなる
ムラ	不均一(ばらつき)	救急外来への来院患者数は予測できないため，人員配置を難しくしている

瞰して無駄を特定し，排除することができるようになる。オリジナルの 7 つのムダは，TIM WOOD という語呂で覚えることができる。

Transport(運搬のムダ)：資源を再配置するプロセス
Inventory(在庫のムダ)：目の前の課題のために必要とされる以上の余分な所有物
Motion(動作のムダ)：価値をもたらさない資源の余分な移動
Waiting(手待ちのムダ)：ヒト，情報，資源がすぐに利用できないために浪費された時間
Overproduction(つくりすぎのムダ)：不必要な作業，もしくは作業の重複
Overprocessing(加工そのもののムダ)：課題に対して用いられた間違ったツールや一連の工程
Defects(不良・手直しのムダ)：誤りを含む作業，もしくは価値のない作業

その他にも，顧客の需要が満たされていなかったり，人材が活用されていなかったりといったムダがある[10]。残る 2 種類の無駄である「ムラ」と「ムリ」は，「ムダ」ほど明白ではないかもしれないが，よりよいプロセスの創造に示唆を与える。「ムラ」，つまり不均一による無駄は，一貫性がないことと言い換えたほうがよいかもしれない。プロセスが標準化されていない，もしくはそれを実行する人が適切に訓練されていない場合には，そのプロセスは完了までにかかる時間についても，結果の質についても，一貫性がなく行われることになる。このプロセスの不均一は，ムダに直結する。

「ムリ」，つまり過剰な負担は，ショートカットを行ったり決定基準を非公式に改変しなければ処理できないレベルのパフォーマンスが，プロセスに求められた場合に生じる無駄である。この過剰に負荷がかかった状態は，結果の不均一に直結し(ムラ)，それが価値をもたらさない作業の原因となる(ムダ)。例えば，静脈カテーテル留置について新たなプロセスを策定する場合，看護師全員が新たなプロセスの訓練を受けていなければ(ムリ)，留置の結果には大きなばらつきが生じるだろう(ムラ)。このばらつきは，欠陥(ルート確保の失敗)，動作(再穿刺のために看護師が器具を準備する)，手待ち(別の看護師の手助けが必要となる)のムダとして現れる。

リーンには，価値と無駄とを見極め，無駄を排除するプロセスを支援する数多くのコンセプトとツールがある。リーンにとって最も重要なコンセプトは「カイゼン」，

つまり継続的な質改善である[8]。カイゼンとは，継続的に一歩一歩改善を重ね，着実に無駄を排除し，「完璧な」プロセスの実現に向けて努力する一連の作業である。組織のメンバーは，CEO から用務員に至るまで，無駄を排除する新たな方策を追求してカイゼンに貢献することが期待される。

リーンにおけるプル型生産方式

リーンにおけるもう１つの重要なコンセプトが，ジャストインタイム(just-in-time)生産方式としても知られる，プル型生産方式(Pull system)を構築することである[8,11]。プル型生産方式は，無駄，とりわけ「つくりすぎのムダ」を排除するために体系化されたリーン戦略である。バッチ生産方式(batch-and-queue manufacturing process)では，管理者は未来の製品需要を予測しようとする。このプッシュ型生産方式では需要に見合うとされた量の製品が生産され，在庫として保管される。需要が発生すると，製品は在庫から顧客に届けられる。需要予測は履歴データを用いても難しいため，的外れになることが多い。需要が予測より少なかった場合，過剰生産による大量のムダが生じる。需要が予測より多かった場合，製造プロセスがプル型生産方式になっていなければ，待ち時間が長くなり顧客を失うことになるだろう。

プル型生産方式では川下からの需要の合図が伝えられるまで，製品は生産されない。例えば，顧客がパン屋でパン１斤を注文したとする。パン屋へパン１斤を作れという川下からの需要が合図として伝えられ，パン１斤を作るために，パン屋は小麦粉，牛乳，卵を使う。これが農家に対する合図となり，製粉や搾乳へとつながる。プル型生産方式は，特に在庫という意味では明らかに無駄が少ない。しかしこのような方式は，時間的制約のある産業ではリードタイム(発注から納品までの時間)が増加するかもしれない。

リーンプロセスの理想型では，リアルタイムに需要の変動に対応できるほど，リードタイムは短縮されている。実際のリーンプロセスでは，川下からの合図に応答する間も川上のプロセスの稼働を続けるために，在庫が完全にゼロなのではなく，中間原料や資源を余分に持っている。プル型生産方式で重要なのは，川上のプロセスに対してリアルタイムに明確な合図の伝達(カンバンと呼ばれる[11])を行い，適切な数量を適切な時間で製造するように誘導することである。本章冒頭の症例を例にとると，ほとんどの施設では頻用される度数の眼内レンズを委託在庫として持っており(たいていは2～3個)，使用ごとに補充されるため，大きなスペースを割いて多くの在庫を抱える必要がない。手術でレンズが使用されると，レンズ外箱のシールが物流部門や発注部門に転送され，在庫数が維持されるのである。

リーンの哲学を実現する

リーンは応急的な解決策としても用いることができるが，その利益は長続きしない。真のリーンの実現には，組織内のすべてのレベルやチームのコミットメントが必要となる。組織は１つの有機体として「無駄の完全な排除」という目標を明確に掲げ

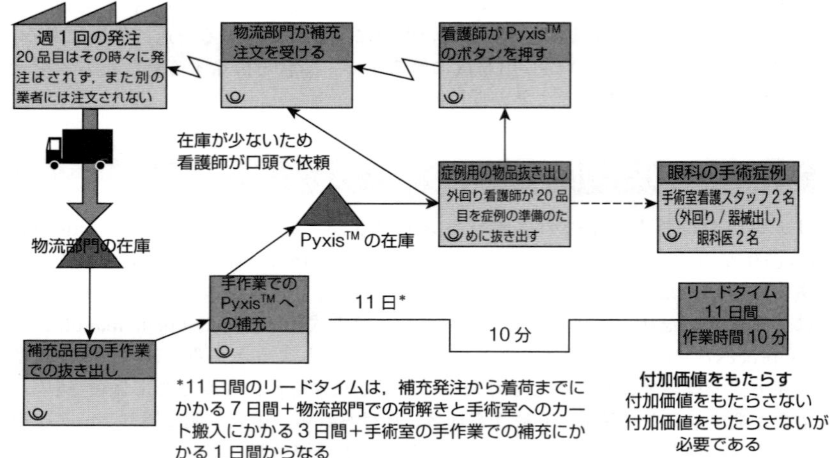

図 5-2　眼科手術用器具の補充発注の現状についてのバリューストリームマップ
訳注：Pyxis™ は BD（Becton, Dickinson and Company）の薬物・補充品管理システムである。

るべきである。設備部門から経理部門，手術室に至るまで，すべての利害関係者はその考え方と行動をこの目標に向けなければならない。

リーンの哲学は組織文化において，数多くのカイゼン活動を通じて種を蒔き育むことができる[12]。カイゼン活動という名称はその活動を適切に示すものではないが，それによって変化を起こすのに必要なステップのすべてを様式化し包含する。参加者はそういった活動を通じて，リーンの哲学，コンセプト，ツールを学ぶ。またそういった活動の場で，そのプロセスに親しんだ経験がある人とそうでない人とが交流することで，すべての人がカイゼンに一役買う必要があることが明らかになる。経験の乏しい参加者は，一連の「なぜ」を問わざるをえない[8]（なぜこの方法をとるのか？　なぜこれをする必要があるのか？）。経験豊富な参加者はこれらの問いに対して理由を明確に説明することを求められ，「なぜ」の積み重ねにより，特定の課題を特定の方法で行うことに大きな理由がないかもしれないことが浮き彫りになる。

「5 つのなぜ（5 Whys）」をはじめとして，リーンにはさまざまなツールがある。それぞれのツールは，リーンの哲学を用いて多種多様な問題を解決することを通じて，実践のなかで開発されてきた。リーンで用いられる主要なツールの 1 つがバリューストリームマップ（value stream map）である[13]（**図 5-2**）。このツールは，価値のある成果を提供するための材料，情報，資源の流れを分析し設計する目的で広く用いられている。あるプロセスを詳細に示すことで，どこで無駄が生じているかが明確となり，カイゼンのきっかけとなるのである（**図 5-3**）。

製造業からサービス業へ

使われる用語からも明らかなように，リーンは製造業で開発されてきた[14]。注意深

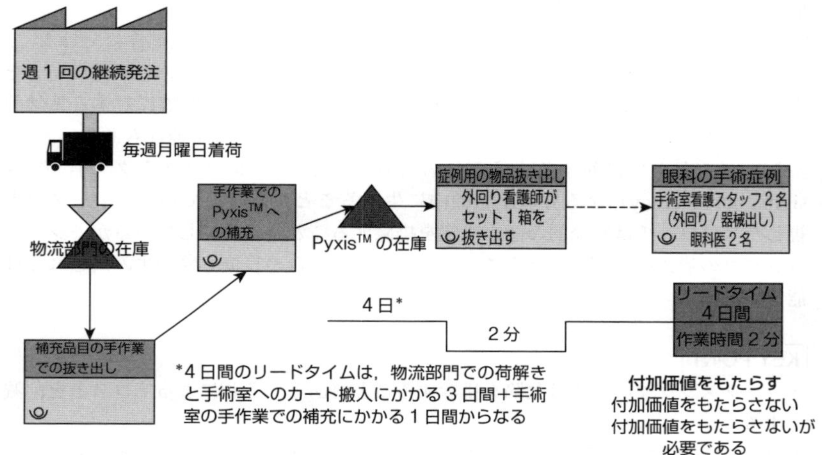

図 5-3　カイゼンによる事象分析を終えた後のバリューストリームマップ

く行えば，リーンのコンセプトは医療界を含む他の産業へも応用可能である[15]。この応用を行うにあたっては，サービスに関する重要な側面を損なわないよう，いくつかの定義を変換することが重要である。なかでも注目すべきは，患者ケアの技能において価値をもたらす側面を特定することは，製造業において製品に価値をもたらす要素を特定するよりもはるかに難しいということである。製造業では効率とスピードこそが命であるが，患者ケアにおける特定の側面のいくつかも同様に扱われるべきである。原則として，医療における「モノ（記録，手技，検査）」については「贅肉」を削ぎ落とすべきであるが，患者とのふれあいにかかわる側面については，直接的な交流や人間的なつながりそのものに価値がある。これを贅肉とみなしてはならない。

またサービス業では，ある特定の行動を価値もしくは無駄の源泉として重視することができるし，するべきである。快活さ，礼儀正しさ，敬意，身なりのよさといった態度は，プロセスを計画，実行，評価するなかで見落とすべきではない。

医療におけるシックスシグマとリーンの難しさと限界

シックスシグマもしくはリーンによるプロセスの改善を継続的に行っていくうえでの最大の障壁の1つが，経営陣による支援が求められる点である。シックスシグマにおいてはDMAICとDMADVの両方とも，経営陣による適切な支援が必要である。リーンが継続するためには，その考え方が組織全体に行き渡らなければならない[12,15]。経営陣は，トップダウンでなければ変化は起こらないと信じていることが多い。しかし，無駄はそれが生じている階層で認識するのが最も容易である。現場のスタッフは，プロセスにそれほど関与していない者よりもはるかに早くカイゼンの機会を認識するだろう。経営陣はプロセスを支援し，特定された無駄に対する取り組みを援助する資源を提供するべきである。

シックスシグマやリーンの確固たる本質は，直接的な組織の頑健性にではなく，方法やツールに焦点を当てることのようである[16]。モデルに基づいたアプローチを重視することで複雑な相互作用を単純化しすぎてしまい(特に医療に対する集学的アプローチにおいては)，実践的な問題解決を阻害してしまう可能性もある。

シックスシグマに対するもう1つの批判は，ときに「シックスシグマ官僚(six sigma bureaucracy)」なるものが組織内に生じることに基づいている。データを重視したアプローチは官僚的な意志決定を排除することを目的にしているが，シックスシグマの形式を強調しすぎることで，今度は別の形の官僚主義が生み出される可能性がある[16]。

KEY POINT

- シックスシグマの目標は欠陥を排除することであり，それによってコストを削減する。
- DMAIC〔定義(Define)，測定(Measure)，分析(Analyze)，改善(Improve)，管理(Control)〕は，既存のプロセスのためのものである。
- DMADV〔定義(Define)，測定(Measure)，分析(Analyze)，設計(Design)，検証(Verify)〕は，新規のプロセスのためのものである。
- リーンとは，価値を創造するプロセスから無駄を排除することである。
- カイゼン(継続的な質改善を意味する)とは，無駄を排除する一連のプロセスである。
- リーンではさまざまなツールを用いる。その1つが，プロセスを可視化して，どの無駄を排除すべきか決定するバリューストリームマップである。
- シックスシグマとリーンはいずれも，適切に実行され支援されるために経営陣の積極的な参画を必要とする。

(三高 隼人)

オンライン情報

- http://www.innovations.ahrq.gov/content.aspx?id=2148: AHRQ Web site with downloadable Six Sigma and Lean forms.
- http://www.ihi.org/knowledge/Pages/IHIWhitePapers/GoingLeaninHealthCare.aspx: Downloadable white paper by the IHI ongoing Lean in health care.
- http://theopenacademy.com/content/introduction-lean-six-sigma-methods: Video lecture series by Professor Earll Murman from MIT on introductory Lean Six Sigma methods.

文献

1. Snee RD. Six Sigma: the evolution of 100 years of business improvement methodology. *Int J Six Sigma Compet Adv*. 2004;1(1): 4-20.
2. Langley GJ, Moen R, Nolan KM, Nolan TW, eds. *The Improvement Guide: A Practical Approach to Enhancing Organizational Performance*. 2nd ed. San Francisco, CA: Jossey-Bass; 2009.
3. Van den Heuvel J, Does RJMM, Verver JPS. Six Sigma in healthcare: lessons learned from a hospital. *Int J Six Sigma Compet Adv*. 2005;1(4):380-8.

4. Stahl R, Schulz B, Pexton C. Healthcare's horizon: from incremental improvement to design the future. *Six Sigma Forum Mag*. 2003;1(3):17-25.
5. Harry M, Schroeder R. *Six Sigma: The Breakthrough Management Strategy Revolutionizing The World's Top Corporations*. 1st ed. New York, NY: Currency/Doubleday Publishing; 2000.
6. Harry MJ. *The Visions of Six Sigma*. 5th ed. Phoenix, AZ: Tri Star; 1997.
7. Jensen MC. *Foundations of Organisation Strategy*. Cambridge, MA: Harvard University Press; 1998.
8. Ohno T. *Toyota Production System*. Portland, OR: Productivity Press; 1988.
9. Bicheno J, Holweg M. *The Lean Toolbox*. 4th ed. Buckingham, UK: PICSIE Books; 2004.
10. Womack JP, Jones DT. *Lean Thinking: Banish Waste and Create Wealth in Your Corporation*. New York, NY: Free Press; 2003.
11. Japan Management Association. *Kanban: Just-In-Time at Toyota*. Portland, OR: Productivity Press; 1986.
12. Emiliani B. *Better Thinking, Better Results*. Kensington, UK: The Center for Lean Business Management; 2003.
13. Rother M, Shook J. *Learning to See: Value-Stream Mapping to Create Value and Eliminate Muda*. Brookline, MA: Lean Enterprise Institute; 2003.
14. Womack JP, Jones DT, Roos D. *The Machine That Changed the World*. New York, NY: Free Press; 1990.
15. Dean ML. *Lean Healthcare Deployment and Sustainability*. New York, NY: McGraw-Hill Education; 2013.
16. Jarrar Y, Neely A. *Six Sigma—Friend or Foe? Center for Business Performance, Cranfield School of Medicine*. http://yasarjarrar.com/wp-content/uploads/2012/07/Six-Sigma-Friend-or-Foe_paper.pdf

6 責任性と報告

Jonas Marschall，Emily Fondahn

症例

冠動脈疾患，糖尿病の既往がある 67 歳女性で，最近子宮内膜癌と診断され，産婦人科レジデントによる子宮付属器切除術目的に入院となった。内服薬にアスピリンがあり，入院日まで内服していた。患者のかかりつけ医は手術が予定されていることに気がついていたが，術前 7～10 日前に休薬させていなかった。産婦人科のレジデントはこのことを患者の手術を担当することになっていた産婦人科の上級医に報告することを忘れていた。アスピリンの内服歴は待機的手術の際の入院時に毎回確認する事項ではなかった。上級医は患者に会う前にカルテを確認していなかった。麻酔科医は薬の一覧にアスピリンがあることに気がついていたが，産婦人科上級医が患者の内服薬について認識していると思い込んでいた。翌日，手術はかなり出血が多く，焼灼が必要で，通常より 30 分以上長くかかった。産婦人科上級医は生じた組織障害により創部感染のリスクが高くなるであろうことを痛感していた。術後，彼は産婦人科のレジデントにどなり，アスピリンを休薬しなかったことを咎めた。「私に報告すべきだった。事前に聞いていたら手術を中止したのに！」と。産婦人科レジデントはこのことに気づけなかったことで自分を責めた。患者はその後，術後創部感染を起こした。

- 産婦人科レジデントは責任や説明する義務があり，咎められうるか？
- 誰が責任を強いられるか？
- この事象は報告されるべきか？
- この事象はシステムの改善の機会に使われたか？

はじめに

ほとんどの読者は「責任性と報告」の章を飛ばすものと思われるが，本章は患者安全の章のなかで最も重要な項目のうちの 1 つである。なぜなら標準化と患者安全の尺度のための枠組みを与えるからだ。患者安全と質にかかわる病院のスタッフは，この仕事の法的な意味を理解するためにいくつかの重要な概念を知っておくべきである。

- **責任性**(accountability)：過失と債務と密接に関係のある行動に責任を持ち，それを説明することの義務または意志
- **公的報告**(public reporting)：例えば，術後感染率や重篤な投薬エラー，入院患者の死亡率などの患者安全に関するデータを公にする義務
- **質の指標**(quality indicator)：医療の質を評価する際に用いられる医療のプロセスやアウトカムの尺度で，改善を促すきっかけとなる。
- **規制当局**(regulatory agency)：特定の分野における管理機能を有する政府機関

責任性

歴史

責任性の概念は古くから医学に存在する。米国医学協会(American Medical Association：AMA)の最初の倫理規定では，医師に「不注意や怠慢の罰の判断は自分自身の良心以外には裁くことはできない(AMA, 1847, Art. Ⅰ 1)」と述べている。しかし，焦点は個々の医師の良心ではなく，医療システム全体にシフトしている。個人主義の責任性の概念は今日までの医療の中心であった。19世紀前までは，医学的治療が特になかったため，主に評判と人格が医師の診療に影響を与えていた。20世紀初頭，科学技術の進歩に伴って，個々による医療改革に重きが置かれるようになった。例えば，医学教育の改革と標準化を提案したFlexnerと外科手術と病院の標準化を提唱したCodmanなどが挙げられる[1]。第一次世界大戦後，「船長」のような自立した医師のイメージが生まれた。

1970～80年代にかけて，医療費が上昇していることを危惧した保健医療資金局(Health Care Financing Administration)が，初めてメディケア死亡率など病院固有データを含む「評価制度」を導入した。以後，質の基準は責任性の報告のための一般的な方法として用いられるようになった[2]。1998年にはORYX戦略[訳注1]がJoint Commission(JC：米国医療施設認定合同機構)によって発足され，これは国家プログラムとして初めて病院の業績を報告するものとなった[3]。2002年から認定病院は治療の質の高さを測る指標(core measures)の報告を義務づけられ，これらの情報は2004年に公表された[4]。以後，規制当局から承認または報告された質の指標の数は急増した。例えば，National Quality Forum(NQF)は今や600以上もの質の指標を承認している。

システム型思考と責任性

患者安全運動は，危険だが回避可能なエラーを個人が起こすのは，システムの欠陥によるという想定に基づいている。システムを再編することで，このような問題をなくす，あるいは少なくとも発生率を下げるものと考えられている。バーコードの導入やコンピュータによる医師のオーダー入力システムは，このようなシステム再編の一例である。一方，ひとたび問題が発生すると，誰かがその責任を負って，改善に努め，問題の詳細と今後について説明し患者を支援できるようにしなければならない。その責任を負うのは医師でも組織全体でもよい。それらは「システム的なアプローチ(systems approach)」という概念の中では相互に関連しているからだ。システム型思考は，フィードバックのサイクルから発展し，要素の関連性という前提によって成り立っている[5]。つまり，システムにはさらなる改善の余地があるということを示唆するのがエラーであると考えることもできる。

訳注1：臨床指標を病院機能評価に利用する事業。

個人と組織の責任性

医療従事者は，非難こそされないが自らの行動に対する責任は求められるような環境で仕事を続けられるだろうか？　現在の医療システムでは，エラーを起こして逃げ切ることはどれほど容易だろうか？　危険行動が繰り返されていると知っても適切に対処することができるだろうか？　これらの疑問は，我々に責任性という言葉について考えさせてくれる。責任性はよく知られている言葉であるが，特徴づけることが困難である。一般的には規範的な概念として認識され，システムを学ぶメカニズムを説明するために使うこともできる[6]。責任を追及することで各個人は自身の行動を見直し，負の結果を回避するために，愚かな行動は変更が必要であることを理解することができる。医療従事者個人にとって，このような対応は1回の行動を正すよい機会となることだろう。しかしシステムにとっては，個人が事象を報告しなければ学び続ける機会はなくなってしまう。他の医療従事者が同様の問題を引き起こす可能性がある。ゆえに，医療機関の対応が将来的に同様の問題が生じる可能性を下げるようなシステムの改善をもたらすというのが，理想的な状況といえる。“Striking a Balance”という論文で，Etchellsらは個々の行動は個人と組織の双方に開示されるべきであると責任の共有について述べている[7]。

しかしながら，個々の医療従事者が似たようなミスやエラーに遭遇しても学習せず，患者にとって危険をはらむ状態となると物事は厄介となる。「非難のない」方法ではこのような状況が起こりうる。そこでDavid Marxが提唱したのが「ジャストカルチャー(公正な文化)」という考え方である。ジャストカルチャーとは，患者安全の問題を積極的に報告できるような信頼された環境と，それを超えたら医療従事者でも注意，指導，相談または訓練されるような明確な許容範囲とのバランスをとることである[8]。非難がない状況でもベストプラクティスを提供し，個々の知識やパフォーマンスの差やシステムの脆弱性に注意しているべきである。また，罰することが問題の根本的解決にならないとしても，他の方法がうまくいかないのであれば懲戒処分は行われるべきである。危険をはらんだ行動について，組織はいかに対応すべきかにはさまざまな意見がある[7~9]。多くのエラー(一部は問題行動と呼ばれるもの)は行動的介入により制御することができる一方で，薬物乱用や故意の過失などは常に懲戒処分が必要だと考えられる例である。

責任性の要素

個人レベルでは，責任性(accountability)とは自分の行動とその行動の説明について責任を持つという概念である[6]。システムレベルでは，さまざまな要素が影響して複雑な責任転嫁が横行している。1人の患者に対して1人の医師が責任を負うというモデルは，医療システムの多岐にわたる団体との多彩な関係へと置き換えられてきた。複数の組織が従事すれば個々の患者，医師，看護師，その他の医療従事者や病院，政府，その他の関連機関についての責任を共有できるようになる。Gammは「医療機関の責任性とは政治的，商業的，社会集団的，臨床/患者目線の関心と期待について考慮，対応することである。責任性は，医療現場のリーダーが効率性や質，公的な関心や期待への対応力を追求していく過程である」と述べている[10]。

責任性の意識の醸成

医療における新たな安全文化を築くため，数々のアイデアが導き出されてきた。その共通目的は医療従事者に権限を与えることである。例えば，同僚の危険をはらんだ態度や行動について積極的に言及し，疑問を呈することができるような若手の専門家を教育することである[11]。自分自身のエラーについて言及する場合はひときわ難しくなる。しかし，医療従事者が自分自身のエラーを報告しなかった場合，システム改善のための大きな機会を失うことになる[12]。Agency for Healthcare Research and Quality（AHRQ：米国医療研究・品質調査機構）と国防総省は，コミュニケーションに勝る患者安全を高めるためのツールを開発してきた。その中核となるのは次の能力である。

1. リーダーシップ
2. 状況観察能力
3. 相互支援能力
4. コミュニケーション能力[13]

これは，同僚の監視が責任の一部であることを示唆している。より難しい別の方法として，デンマークの患者安全法のように，医療従事者を束縛しない範囲で患者安全にかかわるインシデント報告を法的義務とするという方法もある[14]。医療従事者が安全への関心について発言するようになることも重要であるが，それ以前に，次のようなことについて十分配慮できるようにならなくてはならない。

1. 失敗の可能性について常に意識すること。
2. 立場や役職によらず専門的知識を尊重すること。
3. 不測の事態に対応できる能力を持つこと。
4. 大きな視点を持ちながら，作業に集中できる能力を持つこと。
5. 特定の状況下において優先順位を柔軟に変動させる能力を持つこと[15]。

責任性の実施方法

熟練して思慮深い医療従事者であれば，責任性を問われて病院により罰せられることはないだろう[訳註2]。しかし，Wachter と Pronovost は，安全を保証し，同時に患者安全への利益が明確に実証されていないところで罰することを避けるために，厳格な監査の戦略を提言している[16]。罰則や非難への恐怖心があると医療従事者はインシデントの開示を渋るだろう。監査方法にはビデオサーベイランスやコンピュータによるアラートシステム，コンプライアンスモニターなどがある。一方，監視体

訳注2：責任性とは，熟練した思慮深い医療従事者が自然に身につけるものであり，病院に強制するものではない。

制にどの程度外部の監査を組み込むべきか，あるいは医療界で完結してしまう場合などについては未だ不明瞭である[17]。医師たちが同僚の行動が不適切か否かという明確な線引きをして，その基準を自身にも適用するような調和のとれた新たな安全文化を築き上げることができないうちは，JC のような規制当局やメディケアのような保険業者が，さらに認定基準を要求してくるだろう。

規制当局，国家機関とその条件

規制当局

規制当局(regulatory agency)は，個人から病院全体まで，医療システムのさまざまな要素を監督している。規制当局は乱立しており，その役割は非常に複雑である。関係団体には連邦政府機関，州政府機関，および民間団体などがある(**表 6-1**)。この独立したシステムの由来は，連邦政府，州政府，地方政府と民間組織の統合の間の長年にわたる緊張関係にあることがわかるだろう。規制当局の乱立に伴う複雑さの一例は，個々の医師が診療を許されるまでのプロセスである。Field が指摘しているように，医師は，「民間団体の認定を受けた医学部を卒業し，別の非政府組織が実施する国家試験を受け，州医事局から免許を取得し，民間または公立病院でレジデンシーを修了し，民間の専門委員会からの認定試験に合格し，民間または公立病院で仕事をするための権利を獲得し…実際にメディケアから支払いを受ける」[18]。

安全と質の報告

患者安全と質の報告にかかわる関係機関は数多く存在する。これらの機関は，事象の測定および記述，介入デザイン，尺度およびアウトカムの報告，または規範の提案を支援することによって，患者安全を改善する目的を有する。そのなかには，JC，NQF，AHRQ，米国卒後医学教育認定評議会(Accreditation Council on Graduate Medical Education：ACGME)，Institute for Healthcare Improvement(IHI：米国医療の質改善研究所)，メディケア・メディケイドサービスセンター(CMS)，米国医学研究所(IOM)が含まれる。

これらの機関のうち，JC は，毎年更新される全国患者安全目標(National Patient Safety Goals：NPSG)を設定している。詳細は http://www.jointcommission.org/assets/1/6/HAP_NPSG_Chapter_2014.pdf. で閲覧できる。2014 年の病院目標を p.68 の表に示す。

表 6-1　規制当局

連邦政府機関	保健福祉省(DHHS)	各部局を通じて連邦レベルでの医療行政を所管
DHHS の組織	米国医療研究・品質調査機構(AHRQ)	医療の質に関する研究
	疾病管理予防センター(CDC)	健康に関する信頼できる情報の提供と，アウトブレイクの調査，公衆衛生上の脅威の研究
	メディケア・メディケイドサービスセンター(CMS)	メディケア，メディケイド，児童医療保険プログラムの管理
	司法省(DOJ)	反トラスト法(独占禁止法)の遵守や不当な条件つき取引の禁止
	労働省(DOL)	1974 年に制定された，従業員福利制度を規定する従業員退職所得保障法(Employee Retirement Income Security Act of 1974：ERISA)の施行
	国立科学財団(NSF)	科学・工学分野に対する支援
	退役軍人省(VA)	退役軍人用医療施設，医療給付サービスを管理
州政府機関	保健局	公衆衛生上の脅威の調査，州によっては住宅建設免許，健康管理やプログラムの認定，マネジドケア制度による医療内容の管理
	医事委員会	医師免許交付や教育訓練
	他の各委員会(多職種)	コメディカルの免許交付や教育訓練
	福祉局	メディケイドの管理
	保険局	ERISA 法優先を除いたマネジドケアを含む個人健康保険の売り上げや引き受けの規制
地方機関	地方保健局	公衆衛生上の脅威の調査や，レストランや公共施設の視察
民間団体	米国卒後医学教育認定評議会(ACGME)	医師卒後臨床研修プログラムを評価・認証する
	米国専門医認定機構(ABMS)	専門医認定機構の活動の連携
	医療専門学校協会(ASAHP)	医療関連専門スタッフのトレーニングプログラムの免許管理
	外国医学部卒業生のための教育委員会(ECFMG)	外国医学部卒業生が ACGME のレジデンシーやフェローシップでの臨床研修を許可する
	医事審議会連合(FSMB)	教育訓練を受けた医師の記録管理など，州医師免許団体との活動の連携
	医療施設認定合同機構(JCAHO または JC)	病院や医療施設および医療プログラムの認定
	医学教育連絡委員会(LCME)	医学部の認定
	各専門医学会	専門医として高度な医療行為を行うことを許可する
	国立医療試験審議会(NBME)	全米で行われる医師免許試験の開発や主催
	全米医療プラン評価委員会(NCQA)	国のマネジドケアプランや関連する組織を評価し報告する

出典：Field RI. Health Care Regulation in America: Complexity, Confrontation and Compromise. New York, NY: Oxford University Press; 2007 より〔Oxford University Press, USA(www.oup.com)より許可を得て掲載〕。
訳注：米国では，マネジドケアという，医療の質を担保しながら，限られた予算で効率の良い医療を提供し，医療費全体を抑制することを目的とした保険制度が一般的である。保険サービス提供側(本邦での保険者に相当)が医療サービスの内容の規制を医療機関にかける形となることが多く，医者は検査や処方を行う際，あらかじめ承認を得る必要がある。

NPSG 01.01.01	ケアや治療，サービス提供時に少なくとも 2 つの方法で患者確認を行う
NPSG 01.03.01	患者取り違えによる輸血エラーをなくす
NPSG 02.03.01	重大な検査や診断の結果は迅速に報告する
NPSG 03.04.01	周術期や処置時に清潔・非清潔野のすべての薬物，容器，溶液にラベルを貼る
NPSG 03.05.01	抗凝固薬投与による有害事象を減らす
NPSG 03.06.01	患者の正確な医薬品情報を保管し伝達する
NPSG 06.01.01	臨床アラームシステムの安全性を改善する
NPSG 07.01.01	CDC または WHO の手指衛生ガイドラインに従う
NPSG 07.03.01	急性期病院での多剤耐性菌による医療関連感染を防ぐため，根拠に基づいた医療を実践する
NPSG 07.04.01	中心静脈カテーテル関連血流感染症(CLABSI)を防ぐため，根拠に基づいた医療を実践する
NPSG 07.05.01	手術部位感染症(SSI)を防ぐため，根拠に基づいた医療を実践する
NPSG 07.06.01	カテーテル関連尿路感染症(CAUTI)を防ぐため，根拠に基づいた医療を実践する
NPSG 15.01.01	患者の自殺リスクを評価する
UP 01.01.01	処置前に確認プロセスを実行する
UP 01.02.01	処置部位をマーキングする
UP 01.03.01	処置前にタイムアウトを行う

NQF は報告すべき重大な事象(serious reportable events：SRE)のリストをまとめている(last updated in 2011：http://www.qualityforum.org/Topics/SREs/Serious_Reportable_Events.aspx)。SRE は，手術や侵襲的な処置，医療機器，患者保護，ケアマネジメント，環境，放射線，犯罪にかかわる事象のカテゴリーに分類される。

AHRQ は患者安全指標(patient safety indicator：PSI)を確立した(last updated in 2015：http://www.qualityindicators.ahrq.gov/Modules/PSI_TechSpec.aspx)。PSI には，術後合併症，処置中の異物遺残，外科手術または低死亡率の患者の死亡，分娩時外傷，輸血による副作用，褥瘡，中心静脈カテーテル関連血流感染症などが含まれる。

報告

多くの国の医療機関は，患者の安全を脅かす事例の院内報告システムを構築している。「インシデントレポートシステム」として知られているこれらのシステムでは，危険な事例を検出し，分析可能にすることが想定されている。目的は質改善に取り組むことである。一方で，病院の質の指標として患者の安全性に関する事項の公的報告を実施する傾向がある。これは現在，米国の大半で義務づけられている院内感染の公的報告が増加していることに対応している(http://www.ncsl.org/documents/health/haireport.pdf)。ここでは，院内報告と院外報告に分けて述べる。

組織内報告

インシデントレポート(IR)は受動的サーベイランスの一形態であり，医療従事者による自発的な報告に依存し，標準化された客観的基準に頼らない[19]。したがって，さらなる分類や労働集約的な分析が必要なデータを大量に生成することが多い。インシデントレポートシステムは研究がまだ足りていないため，患者の安全性にどのような影響を与えるかは不明である[20,21]。労働集約性とは別に，IR システムの主要な問題の 1 つは，過少報告と過大報告の両方に悩まされる可能性があり，したがって信頼できる発生率を生み出すことができないことである[22]。その他に機能的報告システムに必要な要件が抽出され，以下のものがある。(1)機密性を保護する支援環境，(2)すべての職種の医療従事者の参加，(3)適切な時期にフィードバックされること，(4)問題に対応したり，介入をデザインしたりするための構造的アプローチである[23]。さらなる要件として，「使いやすさ」と「施設内の最大限の普及」を加えるべきである。しかし，現在の IR システムは，それぞれの施設で，学習機会として十分に活用されていない可能性がある。その後の改善を伴わない取り組みの報告は無駄といえるかもしれない。専門家は，少数の事例だけを調査することを推奨するが，それらの説明に貴重な情報が含まれることが多いため，徹底的に行うことを推奨している[24]。

公的報告

前述のように，患者安全および医療の質改善の分野には数多くの関係者がいるが，単一の国家規制当局は存在しない。したがって，施設外への有害事象の報告は，主に各州によって規制されている(http://oig. hhs.gov/oei/reports/oei-06-07-00471.pdf)。アプローチは，医療エラーの幅広い報告を要求することから，NQF の「報告すべき重大な事象(SRE)」に焦点を当てることにまで及ぶ。例えばミネソタ州では，注目する事象としてこれらの SRE を使用している(http://www.health.state.mn.us/patientsafety/ae/09aheeval.pdf)。報告システムを開発した組織の例としては，投薬エラーに関するデータベースを運営する薬物安全使用協会(ISMP：Institute for Safe Medication Practices)が挙げられる(https://www.ismp.org/orderforms/reporterrortoismp.asp)。

要するに，患者安全事象の公的報告に関する最善のアプローチは依然として不明である。目標は，明確に定義されたいくつかの事象から最大限の情報を抽出し，外部への報告と組織の学習の両方に使用することである。

法と政策

法律は変更される可能性があり，本章の目的は患者安全に関するすべての関連法律を見直すことではない。注目すべきは，米国において患者の安全性の指標と測定を**義務づけている**法は存在しないことである。関連する法律は以下のとおりである。

- 2005 年の**患者安全法**(Patient Safety Act)は，患者安全に関する画期的な法律である(http:// archive.ahrq.gov/news/newsroom/press-releases/2008/psoact.html)。この法律の目的は，患者に悪影響を与える事象の自発的かつ機密的な報告を促すことによって患者の安全性を改善することである。
- 2008 年 10 月以降，米国の病院が償還を受けられない，**メディケアの償還不可能な事象**[訳注 3]は次のとおりである。ステージⅢおよびⅣの褥瘡，重症の転倒または

訳注 3：メディケアは 65 歳以上の高齢者を対象とした高齢者医療保障制度である。償還不可能な事象に含まれるものに対しては医療費が支払われない。

外傷，血管カテーテル関連感染症，カテーテル関連尿路感染症，処置中の異物遺残，手術部位感染，空気塞栓症，血液型不適合，血糖コントロール不良による特定の症状，特定の深部静脈血栓症，または肺塞栓症である。

KEY POINT

- 責任性は個人とシステムのレベルで存在する。
- 医療には多数の規制当局が連邦政府，州政府，地方レベルそして民間団体で存在する。
- 病院は安全と質の指標に基づいて多種多様の機構に評価されている。

（藤田 佑紀）

オンライン情報

- Joint Commission National Patient Safety Goals: http://www.jointcommission.org/assets/1/6/HAP_NPSG_Chapter_2014.pdf
- National Quality Forum Serious Reportable Events: http://www.qualityforum.org/Topics/SREs/Serious_Reportable_Events.aspx
- Agency for Healthcare Research and Quality Patient Safety Indicators: http://www.qualityindicators.ahrq.gov/Modules/PSI_TechSpec.aspx
- NASA's patient safety reporting system (PSRS), which is based on their experience with the Aviation Safety Reporting System: http://www.psrs.arc.nasa.gov/

文献

1. Sharpe VA. Behind closed doors: accountability and responsibility in patient care. *J Med Philos*. 2000;25(1):28-47. Epub March 25, 2000.
2. Chassin MR, Loeb JM, Schmaltz SP, et al. Accountability measures—using measurement to promote quality improvement. *N Engl J Med*. 2010;363(7):683-8.
3. Lee K, Loeb J, Nadzam D, et al. Special report: an overview of the joint commission's ORYX initiative and proposed statistical methods. *Health Serv Outcomes Res Methodol*. 2000;1(1):63-73.
4. Williams SC, Schmaltz SP, Morton DJ, et al. Quality of care in US hospitals as reflected by standardized measures, 2002-2004. *N Engl J Med*. 2005;353(3):255-64.
5. Waterson P. A critical review of the systems approach within patient safety research. *Ergonomics*. 2009;52(10):1185-95. Epub September 30, 2009.
6. Emanuel EJ, Emanuel LL. What is accountability in health care? *Ann Intern Med*. 1996;124(2):229-39.
7. Etchells E, Lester R, Morgan B, et al. Striking a balance: who is accountable for patient safety? *Healthc Q*. 2005;8 Spec No:146-50. Epub December 13, 2005.
8. Marx D. *Patient Safety and the "Just Culture" : A Primer for Health Care Executives*. New York, NY: Columbia University; 2001. http://www.safer.healthcare.ucla.edu/safer/archive/ahrq/FinalPrimerDoc.pdf
9. Leonard MW, Frankel A. The path to safe and reliable healthcare. *Patient Educ Couns*. 2010;80(3):288-92. Epub August 7, 2010.
10. Gamm LD. Dimensions of accountability for not-for-profit hospitals and health systems. *Health Care Manage Rev*. 1996;21(2):74-86. Epub January 1, 1996.
11. O'Connor P, Byrne D, O'Dea A, et al. "Excuse me:" teaching interns to speak up. *Jt Comm J*

Qual Patient Saf. 2013;39(9):426-31. Epub October 24, 2013.

12. Moller JL. Leadership, accountability, and patient safety. *J Obstet Gynecol Neonatal Nurs* 2013;42(5):506-7. Epub December 9, 2013.
13. King HB, Battles J, Baker DP, et al. TeamSTEPPS: team strategies and tools to enhance performance and patient safety. In: Henriksen K, Battles JB, Keyes MA, Grady ML, eds. *Advances in Patient Safety: New Directions and Alternative Approaches. Vol 3: Performance and Tools.* Rockville, MD: Agency for Healthcare Research and Quality (US); 2008. http://www.ncbi.nlm.nih.gov/books/NBK43686/
14. Svansoe VL. Patient safety without the blame game. *BMJ.* 2013;347:f4615. Epub 2013/07/26.
15. Boysen PG, II. Just culture: a foundation for balanced accountability and patient safety. *Ochsner J.* 2013;13(3):400-6. Epub September 21, 2013.
16. Wachter RM, Pronovost PJ. Balancing "no blame" with accountability in patient safety. *N Engl J Med.* 2009;361(14):1401-6. Epub October 3, 2009.
17. Wachter RM. Personal accountability in healthcare: searching for the right balance. *BMJ Qual Saf.* 2013;22(2):176-80. Epub September 4, 2012.
18. Field RI. Why is health care regulation so complex? *Pharm Ther.* 2008;33(10):607-8.
19. Tamuz M, Thomas EJ, Franchois KE. Defining and classifying medical error: lessons for patient safety reporting systems. *Qual Saf Health Care.* 2004;13(1):13-20. Epub February 6, 2004.
20. Anderson JE, Kodate N, Walters R, et al. Can incident reporting improve safety? Healthcare practitioners' views of the effectiveness of incident reporting. *Int J Qual Health Care.* 2013;25(2):141-50. Epub January 22, 2013.
21. Pronovost PJ, Thompson DA, Holzmueller CG, et al. Toward learning from patient safety reporting systems. *J Crit Care.* 2006;21(4):305-15. Epub December 19, 2006.
22. Roehr B. US hospital incident reporting systems do not capture most adverse events. *BMJ.* 2012;344:e386. Epub January 17, 2012.
23. Farley DO, Haviland A, Champagne S, et al. Adverse-event-reporting practices by US hospitals: results of a national survey. *Qual Saf Health Care.* 2008;17(6):416-23. Epub December 10, 2008.
24. Vincent C. Incident reporting and patient safety. *BMJ.* 2007;334(7584):51. Epub January 16, 2007.

7 医療 IT

Feliciano B. Yu Jr.

症例

ビアンカは喘息の既往歴がある15歳の少女で，呼吸困難のため近所の病院の救急外来(emergency department)を受診した。患者は過去2日間，喘息の吸入器を使っていたが，症状が緩和されることはなかった。救急外来では，呼吸の狭窄音と著明な呼吸努力が認められた。気管支拡張薬のネブライザー治療と経口ステロイドの投与が行われた。救急科の医師は，患者の既往歴を電子カルテで確認した。また医師は電子カルテから喘息について現時点における最良のガイドラインへアクセスすることができた。患者の容体は改善せず，追加的な処置のため入院となった。病院に2日間入院した後，容体は改善し，帰宅可能となった。電子カルテにて医師たちが電子処方システムを使い，患者の定量吸入器(metered-dose inhaler：MDI)の再処方と，今後の再発を防ぐための5日分の経口ステロイドと吸入ステロイドの処方箋を印刷した。患者は，1週間以内にかかりつけ医を受診して，治療が奏効しているかをみてもらうように言われた。

- どうすれば医療 IT はビアンカのような患者の治療について改善を促すことができるか？
- 医療の質改善と患者安全における医療 IT の役割は何か？

はじめに

21世紀の医療において，医療 IT(healthcare information technology)は治療の提供に不可欠であり，現在の臨床現場で急速に普及しつつある。医療 IT は，医療提供のエコシステム内で動くコンピュータのハードウェアとソフトウェアの集合体である。医療 IT は，適切に実行されれば，プロセス改善や医学的研究だけでなく，医療の質と安全性を向上させる手助けとなる。医療 IT が不適切に設計されれば，患者安全において非効率や無駄，危険が生じる。医療 IT の利用が成功する秘訣は，より広範な文化的背景や組織の枠組みにある。そこでは，技術とコミュニケーションシステムが意識的に設計され，調和的に最適化されており，効率的な利用者のワークフローの提供，意思決定方法の改善，医療システムの学習に対するサポートが行われる。タイムリーに提供される医療データは，すべての医療関係者(医療従事者，患者，家族，意思決定者)に，よりよい意思決定，治療の改善，公衆衛生や研究を促すのに必要な情報や知識をもたらし，「学習する」環境を支援するのである[1]。

背景

2001年に米国医学研究所(Institute of Medicine：IOM)が出版した"Crossing the

Quality Chasm: A new Health System for the 21st Century（医療の質—谷間を超えて 21 世紀システムへ）"では，米国の医療システムにおける医療の質の格差について解説されている。この報告書では，質と安全における格差に対処するための不可欠な要素として，医療 IT の採用が確認された。具体的には，最新の医療情報技術インフラストラクチャーは，臨床情報，エビデンスに基づく臨床判断支援システム（CDSS），質の評価，医学的研究，医学教育にタイムリーにアクセスできるようにサポートする必要がある[2]。2003 年，IOM は異なる組織とコンピュータシステムにまたがった医療情報の取得，保存，伝達について管理を行うデータ標準に基づく国の医療情報インフラストラクチャーモデルについて解説した "Patient Safety: Achieving a New Standard for Care" を発表した[3]。医療の質と患者安全との乖離に対処するために，医療 IT の枠組みは，医療行為の判断が行われる際に臨床情報を提示すべきである。そうすれば医療従事者は患者安全と医療の質に関するリスクについて，有害事象が起こる前に気づいて回避したり，対処することが可能となる[4]。2004 年，ジョージ・W・ブッシュ政権は保健福祉省のなかに医療 IT 全米調整官室（Office of the National Coordinator for Health Information Technology：ONCHIT）を設立した。その目的は，米国人に 2014 年までにより本格的な生涯型の電子医療情報である，生涯型電子医療情報（electronic health record：EHR）へのアクセスを提供できるよう，米国の医療 IT インフラストラクチャーの導入に向けた足がかりとすることであった。

医療 IT のミーニングフル・ユース（意義ある利用）

バラク・オバマ政権下で施行された，2009 米国復興・再投資法（2009 American Recovery and Reinvestment Act：ARRA）には，医療情報の安全性とプライバシーを保ちながら，EHR を採用することが盛り込まれた。医療情報交換制度（health information exchanges：HIE）と相互運用のサポートを目的として，ARRA の一部として，別の医療 IT 関連の法律が制定された。経済的および臨床的健全性のための医療情報技術に関する法律（Health Information Technology for Economic and Clinical Health Act：HITECH Act）[5] を通じて，強固で相互接続された医療システムをサポートするため，医療 IT を早急に発展させるための奨励金プログラムが施行された[6]。このプログラムには，州による HIE の採用，認定された EHR を医療従事者が採用すること，地域における新たな医療 IT 従事者育成のサポートが含まれている。なかでも EHR のミーニングフル・ユース（Meaningful Use：MU，意義ある利用）インセンティブプログラムでは，医療 IT の全体的な機能や性能を徐々に改善するための「ステージ」が示されている[7]。2015 年 9 月には，米国の 548,000 人を超える医療従事者（病院や医療従事者）がこのプログラムに署名し，同時に 3,100 億ドルを直接的な財政援助として受け取っている[8]。米国では，約 40％の診療所（2012 年現在）と 85％の病院（2013 年 3 月現在）が，連邦政府の医療 IT 制度の目標をサポートするための EHR 技術を導入したと推定される[9,10]。ミーニングフル・ユースを満たした場合，メディケアのインセンティブ支払い最終年は 2016 年，メディケイドのインセンティブ支払い最終年は 2021 年の予定である[11]。この相当な額の国による投資は，我々が米国の医療システムのなかで，医療の質と患者安全において医療 IT の利用について考える際に考慮すべき重要な試金石である。

医療 IT と臨床診療

電子診療記録(EMR)は臨床現場における医療の提供方法を変えた。うまく設計されたEMR システムは，紙の診療記録と比較して，医療の質と利便性を強化し，患者が医療に参加する能力を向上させ，医療費を下げ，サービスの連携を強化し，そして医療のプロセスと結果を改善することが示されている。EMR による利点の例を**表 7-1** に示す。

全体として，臨床現場での医療 IT の利用実績は現状として好ましい方向に傾いている[12]。医療 IT 導入の現在の割合からすれば，我々は医療 IT が医療に与えうる影響の表面をようやく擦ったにすぎない。医療 IT を導入することは，今日の医療の手法を変える旅の第一歩にすぎないのである。医療 IT 導入後の文化の変化は，人間中心設計，ヒューマンファクター，人間工学，臨床のコンピュータソフトウェアとアルゴリズムの安全な実装，システム実装のために高度に進化した社会技術的枠組み，臨床現場での効果的な医療 IT の利用のためのより強固な支援政策が含まれる[13]。

電子診療記録と生涯型電子医療情報

電子診療記録(electronic medical record：EMR，いわゆる狭義の電子カルテ)はよく生涯型電子医療情報(electronic health record：EHR)と言い換えられる。本書では，EMR を「実務の範囲内での患者の医療情報がデジタルに集積されたもの(メモ，投薬，検査結果，生理学的測定値など)」と定義する。一方で，EHR を「複数の組織にまたがる患者の医療情報の編集されたもの」と定義する(**表 7-2**)。EMR は，ある診療所における患者の紙の資料と同様である。EMR は非常に具体的な臨床ワークフローと情報要件のために設計されたコンピュータのハードウェアとソフトウェアのセットによってサポートされている。EMR システムを保有するのは通常，医療従事者である。EMR の主な業務上の利益は，文章の読みやすさ(スペルチェックも欠かせない！)，患者の記録へのアクセスのしやすさ，資料保管場所の節約，電子処方，CDS である。しかし，患者の医療情報のうち，指定された範囲以外の情報は含まれない。例えば，診療所や病院の EMR には患者の医療情報の一部しか含まれず，別の医療機関の EMR に保存された情報も含まれない。

対照的に，EHR には医療機関や医療関連会社を超えた豊富な患者情報が含まれている。患者の個人健康記録(personal health record：PHR)[訳注 1] からの医療情報をも含む。EMR と EHR の関係を**図 7-1** に示す。言い換えれば，EHR は異なるデータソースや EMR 間に散らばる患者情報をつなげることで，患者の統合されたデジタル医療情報を保有する。EHR は地域，州，国までもが対象範囲となる。EHR を維持するために必要とされる臨床ワークフロー，情報と機能的に必要なもの，ガバナンス構造は非常に複雑である。さらに重要なのは，参画する EMR と医療機関の

表 7-1　電子診療記録(EMR)の利点の例

臨床	
判読しやすい臨床メモ	読みにくい手書き文字の問題を解決する
アクセスしやすい診療記録	患者の記録を迅速に検索可能。診療記録を探す手間が省ける
診療記録への同時アクセス	同時に多数のユーザが患者の記録にアクセスできる
タイムリーな検査結果	検査室のシステムや機器に接続(インターフェース)されていれば，EMR で直ちに結果を入手することができる
タイムリーな X 線検査結果	X 線や画像システム，機器に接続(インターフェース)されていれば，EMR で直ちに結果を入手することができる
投薬の臨床での意思決定支援	医薬品データベースが整っていれば，EMR は投薬，投薬範囲，薬物相互作用の確認といった CDS ルールをいくつも扱うことができ，投薬指示プロセスの助けとなる
アレルギーの臨床での意思決定支援	アレルギーのデータが整っていれば，EMR はアレルギー，不耐性，多数の薬物・食物・環境因子に対する感度を確認することができる
電子処方	EMR システムは，電子処方箋を作成し，標準的な通信プロトコルを介して地元の薬局に送信することができる
プロブレムリストの管理	患者に関する最新のプロブレムリストの提供が可能
生理パラメータと成長パラメータの管理	バイタルサイン，成長チャート，医療に関連するその他の指標の記録と，それらのデータを時間を追って追跡が可能
予防医療サービスの改善	適切な文書化と臨床での意思決定支援の利用によって，医師は医療スクリーニングおよび検体検査，マンモグラフィ，予防接種などの予防的サービスを必要とする患者を特定することができる
よりよい申し送りプロセス	文書化や報告書の改善によって，医師はケアの移行中に判読可能な患者記録の提供が可能となり，コミュニケーションの改善によって不必要な検査を排除することができる
財務	
転写サービスの節約	電子カルテ化は転写サービスの必要性を最小化する。またそれによって，医療記録を紙でやりとりする必要がなくなる
紙の記録を物理的に保管する必要性を最小化する	紙の図表を保管する必要がなくなる
紙の記録の保管に必要なスタッフを減らす	人手によって紙の記録を管理する必要性をなくす
課金プロセスの改善	文書化の改善は正確な料金の把握と請求プロセスにつながる。また，診断，評価，管理をより正確にプログラム化することができる
その他	
インセンティブの有資格者	提供者は「ミーニングフル・ユース」や「リープ・フロッグ」というインセンティブプログラムの有資格者となる
競争力の維持	最近の医療従事者は EMR を導入している職場を探す
医療記録の安全性	患者記録をより安全に運用できる環境，災害からの復旧戦略遂行能力

表 7-2　EMR と EHR の相違点

電子診療記録(EMR)	生涯型電子医療情報(EHR)
単一の医療機関にある患者への臨床サービスの記録	患者が診察を受けてきた別の医療機関の臨床情報が集積されたもの
通常は病院や診療所のような医療機関で保存されている	患者によって個人健康記録(PHR)に保存される，または地域や地域医療機関など他の医療関係者によって保有される
システムは通常，民間の業者から購入し，病院，医療システム，診療所に実装される	システムは民間の業者や，地域健康情報機関(RHIO)のような地域や州の関係者によって実装される
ポータルサイトを通じて患者が情報にアクセスできる	患者が情報を追加できるなど，双方向のアクセスが可能
患者が別の医療機関を受診したときの情報は含まれない	医療情報交換制度(HIE)や他の標準的な情報共有メカニズムを通じて，別の医療機関での患者の情報が含まれる
特定の医療機関に対する法的な医療記録	
検査室や調剤システムなど別のシステムへの接続と同様にスケジュール管理や請求書の発行といった業務を管理できる	
診療所や病院での紙の資料のデジタル版である	

EHR：electronic health record，EMR：electronic medical record，HIE：health information exchanges，PHR：personal health record，RHIO：Regional Health Information Organization

間に業務上の調整と同様に相互運用が存在するときにだけ EHR が定着することができることである[14]。ミーニングフル・ユースのインセンティブプログラムの目標は，医療サービス提供者の間で EMR 導入が進み，医療情報交換制度(HIE)標準の発展がサポートされることによって EMR がシームレスに相互接続され，それによって理想の国家的 EHR に国が近づくことである。EHR は，適切に実装されれば，医療の質改善，いくつかの医療エラーの削減，医療機関の収益の強化，医療費の削減，公衆衛生の促進，科学研究に貢献することができる[15]。

電子オーダーエントリーシステム

臨床現場では，EMR の主要な機能は電子オーダーエントリーシステム(computerized provider order entry：CPOE)を推進することである。CPOE は医師，看護師，そしてその他の臨床関係者が紙の資料を使っていたのと同じように，電子的に注文を入力することを可能にする。電子注文は，検査室の注文や投薬指示のための情報システムと同様に他部門に自動的に送信される。察するとおり，CPOE を可能にするためには，医療機関が EMR を多くのサポートする臨床情報システムとつなげておくことが必要である。接続されたシステム間の非互換性の程度は，プロセスの複雑性(とコスト)に影響を与える。適切に実装された CPOE の便益はサポートす

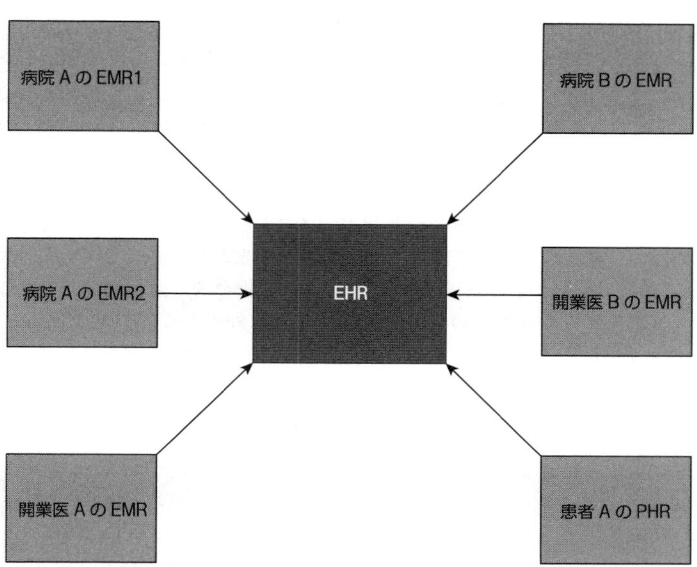

図7-1　EMRとEHRの関係

EHR：electronic health record（生涯型電子医療情報），EMR：electronic medical record（電子診療記録），PHR：personal health record（個人健康記録）

るシステムへの早期のコンタクト（検査室，調剤室），転写ミスの回避，EMRの注文の迅速な統合，そしてアレルギー，薬物相互作用，投薬の臨床での注意喚起を行えることである[16]。

医療ITと臨床判断支援システム

臨床判断支援システム（clinical decision support system：CDSS）が医療提供のプロセスを改善したことを強いエビデンスが示している[17]。CDSSは，特別なコンピュータアルゴリズム（臨床判断支援システム，CDSルールと呼ばれる）を持っており，特定の臨床的な指標をもとに医学的判断を行うことを支援するために設計されている。具体的には，アレルギーへの警告，投薬時期や薬物の相互作用のポップアップ通知，自動計算や通知，そして関連する患者の情報の特別な電子画像を含む。CDSルールはアレルギーへの警告のようにシンプルなものから，診療計画やガイドラインに従うような複雑なものまで，さまざまである。

医師の支援

CDSSの目的は，医学的知識を改善し，意思決定の際に人間の認知能力を助けるこ

訳注1：患者が，電子カルテとは別に自身の健康データを電子媒体で管理しているもの。

とである。例えば，CDSS を EMR ワークフローに統合することで，医師は患者が来院したときに必要となる臨床サービス(例：予防やスクリーニング)の通知を受けることが可能となる。EMR を通じて薬を注文した際に，患者の記録のなかに腎機能の悪化(例：クレアチニンの増加)や他の潜在的な薬物反応のような特別な情報を通知するために CDS ルールを実装することができる。また，CDSS は医師に，最新のエビデンスに基づいた治療ガイドラインなど，患者の状況に合った，望ましい，または選択すべきよく認められた実務アドバイスを提供するために使うことができる[18]。ただし，医師の行動を変えることに CDSS がどれほど成功しているかは，どれくらい容易に医師が CDSS を使えるかによる。物理的，認知的なワークフローを妨げる CDS ルールは医師の実務を変えることに効果がない傾向がある。事実，見境のない EMR によるアラートは医師の間で「アラート疲労」を招き，患者に有害な結果を招くことがある[19]。EMR によるアラートや通知はときに情報過多で，意思決定支援の重要性について医師を鈍感にさせる原因となる[20,21]。

患者の支援

CDSS が医師の実績を向上させることが証明されている一方で，患者への直接的な効果はあまり理解されていない[17,22]。CDSS は，(1)予防医療の促進や合併症の回避など，医師が最良の方法を忠実に実行する，(2)プロセス計測と取り組みの監視のために解析や情報技術を使って大きなデータセットを統合する，あるいは(3)薬物の有害事象を最小化するといった方法で，臨床の結果に影響を与える[23]。しかし，直接的な患者への効果は CDSS を開発し実行するのと同様にシステムを利用する医師の手法に依拠する[24]。医療 IT を導入しても，よりよい結果は必ずしも保証されない。事実，コンピュータシステムの不適切な設計により生じた患者安全に関する望ましくない結果もある[25](下記「医療 IT の弊害(e 医原病)」参照)。

医療 IT の弊害(e 医原病)

医療サービスが提供されればされるほど，コンピュータに依存する。そのため，ハードウェアとソフトウェアを合わせた機能は医療にとってプラスになるよう最適化されなければならない。しかし，医療 IT を臨床現場に実装する科学は未だ初期段階である。コンピュータによる医原病，すなわち e 医原病といわれるように，こうした新たなタイプの医療エラーは臨床現場での人間とコンピュータのやりとりから生じるものである[25]。EMR システムは絶えず医師のワークフローを変化させる。(物理的にも認知的にも)その変化が利用者にとって負担が大きすぎる場合はうまくいかず，代わりの施策を探すことになる。人間中心設計，ヒューマンファクター，人間工学システム設計を活かすことは，臨床現場での EMR ワークフローの利用を成功させるうえで不可欠である。さらに重要なのは，EMR の設計そのものによるエラーが起こる！　医療 IT における，データの表示方法の悪さ，わかりにくいユーザインターフェース，システムナビゲーションのフィードバックの欠如，データの省略，トレーニングとコミュニケーション不足，アクセスの障壁，システムパフォーマンスの問題は，ユーザーと患者安全に対し問題を起こす[26]。医療IT産業は，直感的で人間の認知とワークフローを促進するシステムを設計をするために早急に発展する必要がある。電子システムが患者安全にどのように影響するかに関する研究をさらに推進することは，医療ITの成功に不可欠である。2011年，IOMは，“Health IT and Patient Safety: Building Safer Systems for Better Care”のなかで，医療ITベンダーとユーザーが医療ITに関する有害事象を報告することや，臨床現場で安全に使えるシステム開発を進めるための情報を業界内で交換できる仕組みを提唱した[27]。

医療ITと質の評価

改善努力には，よい評価方法が欠かせない。医療の質を改善するには，臨床プロセスとアウトカムについての実践的で意味のあるデータが必要である。コンピュータシステムにはもともと，大きなデータを貯めておく能力がある。臨床プロセスとアウトカムのデータは，臨床現場での医療情報システムの出現により，これまで以上に記録され，電子データベースに保管されていく。EMRシステムから生成された臨床データ(患者，診断，治療，医療従事者など)には，特定の患者集団の研究に必要とされる変数がしばしば含まれる。加えて，EMRからのデータは，疫学研究だけでなく医療の効果の評価にも縦断的に関連づけることができる[28]。臨床データは，医療と結果の変化について理解し，改善努力をする際の進捗を管理するための，管理と財務データを増強することに使用できる。

情報学の意味

現時点では，EMRのほとんどは，質の評価や改善努力をサポートするために特別に作られているわけではない。EMRは医療の管理や処理を記録し，患者への治療を計画し，請求や払い戻しを行うための，主に特定の臨床ワークフロー(診療所や病院のプロセス)をサポートするために作られている。2009年のミーニングフル・ユース(MU)の出現により医療従事者にはプロセス改善努力にも「意味をなすような」EMRが導入されるように動機が与えられた[29]。

EMRが乗り越えなければならない大きな試金石の1つは，臨床情報を「コンピュータ化」することである。つまり，臨床情報は人間によって読むことができることに加え，コンピュータシステムによって処理される必要がある。臨床データは体系化される必要があり，そうすればコンピュータによってより効率的に処理することができる。できれば，標準化され管理された語彙となっていることが望ましい[30]。標準データセットは同じコンセプトを使ってシステムのデータベース全体にデータをエンコードする。例えば，患者の性別は一様に，男性は“M”，女性は“F”，あるいは男性は“1”，女性は“2”と表現される。どのエンコーディングシステムを使用していても，データの概念表現には一貫性が不可欠である。このような一貫性により，横断的かつ長期的に，分析と研究にも使用することが可能となる。加えて，エンコードされたデータはCDSルールを作動させるために使うことができる。今日では診断，治療，臨床検査，投薬などの医療概念を表す多くの医学用語(LOINC, SNOMED, ICD-9, RxNorm など)がある。これは，複数の異なる臨床情報システム間で臨床データを正確に表現できるようにするための重要なステップである。

分析の意味

情報処理と相互運用にはデータの標準化が不可欠であるにもかかわらず，質の改善に必要なデータはEMRシステムに記録されるべきである。しばしば，質の評価に必要なデータ(例：特定の臨床的介入，研究結果，有害事象など)は非構造的であり，コンピュータ化される準備ができていない。EMRにおいて，これらの種類のデータは，口語調の文章やスキャンされた資料，会話を書き取ったメモに埋まっており，コンピュータによる分析を難しくしている。光学式文字認識(OCR)や自然言語処理(NLP)のような特別なコンピュータ技術は，口語調の臨床データを「掘り出す」のに活用することができる。しかし，医療機関はこうしたツールを活用する適切な資源(スタッフ，ソフトウェア，資金)を持っているべきである[31]。なかには，品質改善に必要となるデータがEMRにない場合もある。したがって，これらのデータがEMR内に作成・保管されるよう努める必要がある。そうすれば，データの保存場所に個別のデータとして格納して測定プロセスに使うことができる。例えば，入院患者の状況で静脈血栓塞栓症の治療の経過と結果を測るために，品質測定方法を考案するのに必要な特定のデータ要素(例：静脈血栓塞栓症の禁忌)を記載する必要がある。より重要なのは，EMRの推進を支援する情報システム関係者はデータ収集，保管，回復の開発力と組織のデータ探索能力を維持しなければならないことである。分析プロセスを維持するために必要なスキルセットは，EMRを導入し維持するためのものとは異なる。分析ツールもまた，臨床への応用とは異なる。加えて，データ収集と回復支援に必要な費用は決して少額とは言えず，莫大な費用に圧倒されることもある。

医療 IT 従事者の変化

2015年11月の時点で，臨床での分析，医療情報交換制度(HIE)と医療の書類作成の連続性(HIMSS U.S. EMR Adoption Model Stage 7としても知られる)をサポートするEMRインフラストラクチャーの最高レベルに達したのは，5,454の米国の病院のうち4.1%，35,364の外来クリニックのうち7.79%にすぎなかった[32]。幸運にも，現在，圧倒的な数の医療従事者がEMRを導入したり，より堅牢な医療ITシステムを急速に発展させている。米国の約90%の医師と約70%の病院が2019年までに堅牢なEMRシステムを導入するだろうと予測されている[33]。

情報学者

医療機関がEMRを導入するにつれて，医療情報システムを実装に移すうえで鍵となる，臨床の素養を持った新たな人材ニーズが大きくなってきている。臨床情報学

(clinical informatics)は，科学，実践，医療ITの医療への実装を進めるための新しい医学領域である。臨床情報学は，ITと臨床医学をつなぐパイプの役割を果たす学際的な学問領域であり，医学や看護学，薬学の技能とITスキルが求められる[34~36]。効果的なEMRの実装には，臨床医学と経営学とITスキルの融合が必要とされる。この領域を専門とする人材の需要に応えるため，米国専門医認定機構(American Board of Medical Specialties)は2013年10月に医療情報学の準専門家の初の協会認定制度を開始した。

IT文化

医療文化とIT文化の違いを橋渡しすることはITの最適な利用に必須である。医療サービスがIT技術に依拠するにつれて，ITシステムの些細な変更が医師と患者に大きな影響を及ぼす可能性が生じている。EHRのソフトウェアの更新により，臨床ワークフローに重大な変化が起こる可能性が生じる。例えば，コンピュータによる投薬の突き合わせ方法の変更は医師，看護師，薬剤師のワークフローに大きな影響を与える。ITが職場に適応できていると認識されることが関係者にとって必要である。医療システムは，EMRの更新と変更について医師に効果的かつ効率的に情報を提供する必要がある。加えて，医師はIT部門にサポートや質問，EMRのワークフロー改善案について連絡ができる必要がある。医学は，新たな情報と新たなワークフローの絶え間ない流れの渦中にある。ITシステム(それゆえITサポートも！)は医療の改善に向けて絶えず進歩しつつ，移り変わりにも対応する必要がある。医療ITは技術的側面よりも臨床的側面の進歩が必要であり，財産よりも健康に影響を与えるべきであり，キャッシュフローよりも臨床ワークフローをサポートすべきである。

まとめ

医療コミュニティーは，医療ITの利用という観点では重大な局面に来ている。臨床現場ではコンピュータの利用が急速に増加している。にもかかわらず，EMR全体の活用は未だ初期段階にある。医療が情報の時代へと変化するにつれて，ワークフローの改善，プロセス測定のサポート，CDSや分析を通じた意思決定の促進，医療のコーディネートと公衆衛生のためのHIEプラットフォームの構築によって，医療の安全と質を改善できる明るい兆しがある。今後，医療IT分野がこれらの目的を達成するために，まずはいくつかの制約を克服する必要がある。最初に，機能的要請と相互運用の基準が採用される必要がある。それにより，臨床システムは医療のプロセスをサポートし，患者のプライバシーと安全を確保しながら，相互に「対話する」ことができる。次に，ユーザインターフェースのデザインは人間とコンピュータのやりとりをサポートするために進化しなければならない。それにより，医師はシステムを直感的，容易に感じることができる。EMRシステムを改良して慣習や実務に適合させる能力を持つことは，その導入を進め，医療をサポートする能力を強化することができる。加えて，EMRシステムは質改善のための指標や患者安全，研究に使われるための能力と柔軟性を持つべきである。最後に，導入を増やすために，医療ITシステムを獲得し維持する障壁(コストや資源など)を減らさなければならない。ミーニングフル・ユース(MU)のようなインセンティブプログラムは，医療ITを導入するにあたって医療従事者が直面する資源の不公平な状態をなくす力となるよい出発点である。ITが他の産業をどのように大きく変えたかを見れば，我々はまだ医療ITが医療コミュニティーに与える影響を認識し始めたところにすぎないのである。

KEY POINT

- 電子診療記録(EMR，いわゆる狭義の電子カルテ)は患者のデジタル医療情報の集合である。一方，生涯型電子医療情報(EHR)には複数のEMRと個人健康記録(PHR)からの情報が含まれる。
- 臨床判断支援システム(CDSS)は，医療現場での意思決定に役立ち，適切に実装されていれば臨床でのパフォーマンスの向上に効果的である。
- 「e医原病」とは，臨床現場での人間とコンピュータの「コミュニケーション」によって起こる医療エラーである。
- ミーニングフル・ユース(MU)は，質を評価・改善するための臨床データの取得に対して，インセンティブを付与している。
- 臨床情報学は医師とITの橋渡しをする新しい分野である。

(塩野 誠)

文献

1. National Research Council. *Best Care at Lower Cost: The Path to Continuously Learning Health Care in America*. Washington, DC: The National Academies Press; 2013.
2. Corrigan JM, Donaldson MS, Kohn LT, eds. *Crossing the Quality Chasm: A New Health System for the 21st Century*. Washington, DC: National Academy Press; 2001.
3. Aspden P, Corrigan J, Wolcott J, et al., eds. *Patient Safety: Achieving a New Standard for Care*. Washington, DC: National Academies Press; 2004.
4. Institute of Medicine. IOM report: patient safety—achieving a new standard for care. *Acad Emerg Med*. 2005;12(10):1011-2.
5. *The American Recovery and Reinvestment Act of 2009*. http://www.healthit.gov/sites/default/files/hitech_act_excerpt_from_arra.pdf. Accessed 12/11/13.
6. Centers for Medicare and Medicaid Services. *Medicare and Medicaid EHR Incentive Program Basics*. https://www.cms.gov/Regulations-and-Guidance/Legislation/EHRIncentive-Programs/Basics.html. Accessed 12/11/13.
7. Centers for Medicare and Medicaid Services. *Meaningful Use*. https://www.cms.gov/Regulations-and-Guidance/Legislation/EHRIncentivePrograms/Meaningful_Use.html. Accessed 12/11/13.
8. Centers for Medicare and Medicaid Services. *Data and Programs Reports*. https://www.cms.gov/Regulations-and-Guidance/Legislation/EHRIncentivePrograms/DataAndReports.html. Accessed 11/18/15.
9. Robert Wood Johnson Foundation. Health information technology in the Unites States: better information systems for better care; 2013. http://www.rwjf.org/content/dam/farm/reports/reports/2013/rwjf406758/subassets/rwjf406758_1. Accessed 12/11/13.

10. Office of the National Coordinator(ONC)for Health Information Technology. *ONC Data Brief, No. 9*. 2013. http://www.healthit.gov/sites/default/files/oncdatabrief9final.pdf. Accessed 12/11/13.
11. Centers for Medicare and Medicaid Services. *Electronic Health Record(EHR)Incentive Program FAQs*. https://www.cms.gov/Regulations-and-Guidance/Legislation/EHRIncentivePrograms/downloads/FAQsRemediatedandRevised.pdf. Accessed 12/11/13.
12. Buntin MB, Burke MF, Hoaglin MC, et al. The benefits of health information technology: a review of the recent literature shows predominantly positive results. *Health Aff (Millwood)*. 2011;30(3):464-71.
13. Institute of Medicine. *Health IT and Patient Safety: Building Safer Systems for Better Care*. Washington, DC: The National Academies Press; 2012.
14. Garets D, Davis M. *Electronic Medical Records vs. Electronic Health Records: Yes, There is a difference. HIMSS Analytics White Paper*. 2006. http://www.himssanalytics.org/docs/wp_emr_ehr.pdf. Accessed 12/11/13.
15. Menachemi N, Collum TH. Benefits and drawbacks of electronic health record systems. *Risk Manag Healthc Policy*. 2011;4:47-55.
16. Aarts J, Koppel R. Implementation of computerized physician order entry in seven countries. *Health Aff (Millwood)*. 2009;28(2):404-14.
17. Lobach D, Sanders GD, Bright TJ, et al. Enabling health care decision making through clinical decision support and knowledge management. *Evid Rep Technol Assess (Full Rep)*. 2012;(203):1-784.
18. Kawamoto K, Houlihan CA, Balas EA, et al. Improving clinical practice using clinical decision support systems: a systematic review of trials to identify features critical to success. *BMJ*. 2005;330(7494):765.
19. Carspecken CW, Sharek PJ, Longhurst C, et al. A clinical case of electronic health record drug alert fatigue: consequences for patient outcome. *Pediatrics*. 2013;131(6):e1970-3.
20. Singh H, Spitzmueller C, Petersen NJ, et al. Information overload and missed test results in electronic health record-based settings. *JAMA Intern Med*. 2013;173(8):702-4.
21. Farley HL, Baumlin KM, Hamedani AG, et al. Quality and safety implications of emergency department information systems. *Ann Emerg Med*. 2013;62(4):399-407.
22. Garg AX, Adhikari NK, McDonald H, et al. Effects of computerized clinical decision support systems on practitioner performance and patient outcomes: a systematic review. *JAMA*. 2005;293(10):1223-38.
23. Chaudhry B, Wang J, Wu S, et al. Systematic review: impact of health information technology on quality, efficiency, and costs of medical care. *Ann Intern Med*. 2006;144(10):742-52.
24. Ash JS, Sittig DF, Dykstra R, et al. The unintended consequences of computerized provider order entry: findings from a mixed methods exploration. *Int J Med Inform*. 2009;78(Suppl 1):S69-76.
25. Weiner JP, Kfuri T, Chan K, et al. "e-Iatrogenesis" : the most critical unintended consequence of CPOE and other HIT. *J Am Med Inform Assoc*. 2007;14(3):387-8.
26. Campbell EM, Sittig DF, Ash JS, et al. Types of unintended consequences related to computerized provider order entry. *J Am Med Inform Assoc*. 2006;13(5):547-56.
27. National Research Council. *Health IT and Patient Safety: Building Safer Systems for Better Care*. Washington, DC: The National Academies Press; 2012.
28. Aronow DB, Coltin KL. Information technology applications in quality assurance and quality improvement, Part Ⅰ. *Jt Comm J Qual Improv*. 1993;19(9):403-15.
29. Silow-Carroll S, Edwards JN, Rodin D. *Using Electronic Health Records to Improve Quali-*

ty and Efficiency: The Experiences of Leading Hospitals. The Commonwealth Fund. 2012. http://www.commonwealthfund.org/~/media/Files/Publications/Issue%20Brief/2012/Jul/1608_SilowCarroll_using_EHRs_improve_quality.pdf. Accessed 12/11/13.

30. Cimino JJ. Data storage and knowledge representation for clinical workstations. *Int J Biomed Comput.* 1994;34(1-4):185-94.
31. Aronow DB, Coltin KL. Information technology applications in quality assurance and quality improvement, Part Ⅱ. *Jt Comm J Qual Improv.* 1993;19(10):465-78.
32. *HIMSS Analytics Ambulatory EMR Adoption Model.* http://www.himssanalytics.org/emram/AEMRAM.aspx. Accessed 11/19/15.
33. Steinbrook R. Health care and the American Recovery and Reinvestment Act. *N Engl J Med.* 2009;360(11):1057-60.
34. Lawrence D. Clinical tech trends. Trend: clinical informaticists. *Healthc Inform.* 2010;27(2):34, 36.
35. Leviss J, Kremsdorf R, Mohaideen MF. The CMIO—a new leader for health systems. *J Am Med Inform Assoc.* 2006;13(5):573-8.
36. Detmer DE, Munger BS, Lehmann CU. Clinical informatics board certification: history, current status, and predicted impact on the clinical informatics workforce. *Appl Clin Inform.* 2010;1(1):11-8.

8 回避可能な傷害

Thomas Ciesielski, Emily Fondahn, Keith F. Woeltje

症例

軽度の認知症，糖尿病，高血圧の既往がある 79 歳女性の JV は，急性腎障害により入院となった。診察で不安定な歩行を認めた。看護師の評価で転倒のリスクが高いと判断された。看護師は，患者が離床するごとにスタッフに知らせることができるセンサーを設置した。患者は，必ず介助下に起き上がるように指導された。入院 4 日目の夜，患者はトイレに行くために自力でベッドから起き上がった。目撃者のない転倒が起こり，右腕を骨折した。

- 患者の入院中，どのような回避可能な傷害が起きたか？
- 回避可能な傷害のリスクに対して，病院はどのような方策を講じることができるか？

回避可能な傷害

本書の第 1 章で述べたように，患者に「まず害をなすなかれ」が医学の基本原則である。医療が複雑化し，高齢化が進み，医療環境のなかで，最も脆弱な患者に害が及ぶリスクがある。それらの傷害により患者に重大な合併症や死亡が起こるだけでなく，医療費も大幅に増大する。回避可能な傷害とは，「識別可能で修正可能な傷害」と定義できるだろう[1]。メディケア・メディケイドサービスセンター（CMS）は，公開された根拠に基づいたガイドラインに準じて，医原性の疾患は合理的に予防できると定義している。しかし，例えば静脈血栓塞栓症（venous thromboembolism：VTE）のように，患者の多くは適切な予防をオーダーされていたという未公開のデータもある。何が真に予防できるイベントかを調べ，より有効な予防法の開発につなげるためには，さらなる研究が必要であることがうかがえる。

病院は医原性疾患に対して罰せられる可能性がある。そのような疾患は，回避可能な傷害にあたる。CMS は，患者のカテゴリーをよりコストのかかる診断別疾病分類（DRG）カテゴリーに上げるのを認めないことによって，入院時にはなかった一部の疾病に対する病院への支払いを 2008 年より中止した。そのリストには，転倒，深部静脈血栓症（deep venous thrombosis：DVT），肺塞栓（pulmonary embolism：PE）（何らかの整形外科手術後に起こる場合），ステージⅢ/Ⅳの褥瘡（pressure ulcer）が含まれる[2]。医原性の合併症を減らすため，CMS は，3 つの質評価〔Patient Safety Indicator（PSI）90 composite，中心静脈カテーテル関連血流感染症，カテーテル関連尿路感染症〕を用い，下位 4 分の 1 に該当する病院を直接罰するというプログラムを 2014 年から開始した[3]。本章では，回避可能な傷害について幅広く概説し，主な傷害のリスク因子や傷害の発生を最小限にする方法を同定する。

静脈血栓塞栓症

はじめに

深部静脈血栓症(DVT)と肺塞栓(PE)を含めた静脈血栓塞栓症(VTE)は，術後の患者や心筋梗塞や脳梗塞を含む特定の内科疾患のリスク因子としてよく知られている[4]。膝関節置換術や股関節置換術後にDVTもしくはPEが起こると，メディケア・メディケイドサービスセンター(CMS)は医原性疾患と考える。最近のレビューによれば，若い救急患者は除外されているが，院内で発生するVTEのリスクは入院患者の約2%と考えられる[4]。PEは院内死亡の重大な原因である。全入院患者の死亡の5～10%はPEによるとされる[5,6]。米国の医療制度は，回避可能な，入院中に生じたVTEのために，年間450～1,420億ドルを支払っている[7]。

定義

VTEはDVTとPEからなる。DVTでは1つ以上の血液の固まり(血栓)が，大きな静脈に作られる。最も一般的な静脈は下肢やふくらはぎである[8]。血栓は，完全にもしくは部分的に循環を遮断する原因となりうる。疼痛や腫脹，色調変化，発赤が起こりうるが，多くの患者では無症候性である。多くの患者ではDVTによる長期的影響は受けないが，著明な疼痛，下肢腫脹，皮膚損傷，有痛性潰瘍になることがある。より深刻な場合には，重大な合併症やPEによる死亡につながることがある[8]。

PEは，1つまたは複数の血栓が肺の血管に存在する。下肢の血栓の一部が剝がれ，血液に乗り，心臓から肺に運ばれることによってPEが起こりうる。症状は，呼吸困難感，胸痛(特に深呼吸をした際)，頻脈，喀血，低血圧による失神である[9]。血栓により肺動脈が完全に閉塞すると死亡することがある。

リスク因子

入院患者の多くは，少なくとも1つのDVTのリスク因子を持っている[10]。先天性のリスク因子には，第V因子Leiden変異といった血栓素因，プロトロンビン遺伝子変異，プロテインCやプロテインSの欠損が挙げられる[11]。後天性因子として，最近の大手術，中心静脈カテーテル，外傷，固定，悪性腫瘍，妊娠，経口避妊薬やホルモン剤の使用，骨髄増殖性疾患，抗リン脂質抗体症候群，肥満，心不全，血栓症の既往がある[12～14]。Virchowの三徴として，VTEには以下の3つの因子が原因とされる。

1. 血流の変化(停滞)。例：長期臥床や固定
2. 血管内皮の障害。例：手術や外傷
3. 過凝固状態

    例：a. 先天性(VTEを形成しやすい遺伝的傾向形成)

    b. 後天性(悪性腫瘍，妊娠，エストロゲンの使用)

表 8-1　Chest 誌の VTE 予防のガイドライン

患者群	推奨
血栓症のリスクが高い急性期の内科患者	低分子量ヘパリン(LWMH)，少量未分画ヘパリン(LDUH)を 1 日 2～3 回，フォンダパリヌクス[10]
血栓症のリスクが低い急性期の内科患者	薬物的予防，機械的予防は推奨しない[10]
非整形外科手術患者	特定の手術や患者リスクに対しては，2009 年の Chest 誌の非整形外科手術患者の VTE 予防に対するガイドラインを参照[15]
整形外科手術患者	特定の手術・関節に対しては，2009 年の Chest 誌の整形外科手術患者の VTE 予防に対するガイドラインを参照[16]

患者はしばしば VTE のリスク因子を複数有することがある。これらのリスクは退院後も残存する。

予防

VTE の予防ガイドライン

米国胸部医学会は，エビデンスを網羅した結果，整形外科手術患者，非整形手術患者，非手術(内科)患者に対する VTE の予防ガイドラインを 2009 年に Chest 誌に発表した(**表 8-1**)。

VTE 予防の保証

適切な予防を行うことで入院患者の VTE は減少するが，実施されていた場合に限ってのことである。VTE の予防は，対象となる患者の 30～50％にしかなされていない[17]。ガイドラインの普及を含む受動的な戦略では，予防の遵守が不十分となる。高い予防率を誇る施設では，コンピュータによる臨床判断支援や紙を使ったリマインダー，監査やフィードバック，能動的監視などを用いている。VTE ガイドラインの実施と普及は，教育，通知，多角的取り組みなどからなる。

- ある三次医療機関でもある臨床研修病院では，4 年にわたって，教育，リマインダー，意思決定支援に加え，月例の監査やフィードバックを行うことにより，VTE 予防の実施率を 63％から 96％に上昇させた[18]。残念ながら，6 病院で同様の介入を行った SENTRY(Strategies to ENhance venous ThRonboembolism prophYlaxis in hospitalized medical patients)試験では，VTE 予防の実施率は上昇しなかった[19]。簡潔にまとめると，VTE のリスク評価と適切な予防を促すための 3 項目によるチェックリストにより，リスク評価を受ける患者数は有意には増加しなかった($p=0.06$)が，VTE 予防を適切に受けた入院患者数は有意に増加した($p=0.006$)[20]。
- 最近行われた Cochrane レビューでは，54 の研究を対象として，コンピュータによるものを含む通知やカルテにシールを貼ることは VTE の予防率を 13％上昇させ，多角的アプローチ(教育と通知)はさらに VTE の予防率を上昇させると結論づけた[21]。

教育は医療従事者に変化の必要性を納得させることができるが，持続的な運用を保証するには，強制的な働きかけが必要かもしれない[22]。VTEのリスク評価と予防の選択を各々の患者に対して必要とし，医療従事者のワークフローに組み込むことは選択肢である。例えば，強制的にオーダーのセットを使わせるようにすることで，VTEの予防の実施率が35〜55%から70〜85%に増加した[17]。

転倒

はじめに

転倒は入院患者にとって重大な問題であり，リハビリテーション病院の全入院患者の12%にものぼる。年齢調整を行うと，入院患者の18〜20%で転倒が生じる[23]。大規模な教育機関では，転倒率は1,000人日あたり3.38件と推測される[24]。何らかの損傷が入院患者の転倒の約26%で生じ，中等度から重度の損傷が全転倒の2.4%で生じた[25]。入院患者の転倒は，多くが夕方〜夜間，介助を受けていない患者，バランスを崩し，トイレに関連して起こる[24]。傷害の程度にかかわらず，入院期間の延長が，転倒に伴う費用に大きな影響を与える[26]。転倒し重大な外傷を負った患者は，転倒をしなかった患者に比べて高額な費用(13,000ドル以上)がかかる[27]。

定義

転倒は，受傷の有無にかかわらず，予期せず床へ落ちることと定義できる[訳註1]。受傷には，骨折，裂創，内出血などがある[28]。米国看護質指標データベース(National Database of Nursing Quality Indicators)は，受傷を以下のようにカテゴリー化している[28]。

- なし：転倒による二次的な損傷を受けなかった。
- 軽度：簡単な介入が必要となった。
- 中等度：縫合や副子が必要となった。
- 重度：手術やギプス，追加検査(神経学的障害など)が必要となった。
- 死亡：転倒による損傷の結果，患者が死亡した。

リスク因子

転倒には複数のリスク因子があり，各々の患者に独自のリスク因子の組み合わせがある。病院にいること自体も転倒のリスク因子となる。転倒のリスクは，患者因子，環境因子，高リスク薬物に分けられる。

患者因子：

- 年齢75歳以上〔粗オッズ比(cOR)：2.6(95%CI：1.2〜5.60)〕[29]
- 意識変容(鎮静や意識障害)〔cOR：3.8(95%CI：1.2〜11.9)〕[29]
- 転倒歴〔調整オッズ比(aOR)：2.73(95%CI：1.79〜4.16)〕[30]
- 歩行補助具の使用〔aOR：3.17(95%CI：1.47〜6.80)〕または歩行介助者の利用

〔aOR：2.08(95%CI：1.31～3.31)〕[30]

■BMI 18.5 以下〔aOR：2.35(95%CI：1.17～4.74)〕または BMI 30 以上〔aOR：1.58(95%CI：1.01～2.48)〕[30]

■めまい〔aOR：2.12(95%CI：1.05～4.28)〕[30]

■失禁〔aOR：1.53(95%CI：1.00～2.33)〕[30]

環境因子：

■トイレの位置，床材，濡れた床，照明，家具のすべてが要因となりうる[31]。

■老年精神病棟〔cOR：3.7(95%CI：1.8～7.4)〕[29]

高リスク薬物

■ヒダントイン系抗けいれん薬〔aOR：3.25(95%CI：1.33～7.95)〕[30]

■ハロペリドール〔aOR：2.80(95%CI：1.16～6.77)〕[30]

■三環系抗けいれん薬〔aOR：2.43(95%CI：1.21～4.90)〕[30]

■ベンゾジアゼピン系薬〔aOR：2.19(95%CI：1.46～3.29)〕[30]

■インスリン〔aOR：1.46(95%CI：1.01～2.13)〕[30]

■選択的セロトニン再取り込み阻害薬(SSRI)〔OR：1.04(95%CI：1.04～2.97)〕[32]

■オピオイド〔OR：1.59(95%CI：1.4～2.20)〕[32]

■非降圧利尿薬〔OR：1.53(95%CI：1.03～2.26)〕[32]

転倒のリスクをすばやく一貫して評価できる複数のツールが開発されてきた。リスク因子の評価は，基本的なリスク因子を特定することに役立ち，患者を是正するための予防的介入を定め，ケアプランニングを助け，医療従事者間のコミュニケーションを助けることで，転倒の予防に対する重要なステップとなる[33]。ツールには，Maine Medical Center Falls Risk Assessment/Interventions(MMC)，New York-Presbyterian Fall and Injury Risk Assessment Tool(NY)，St. Thomas Risk Assessment Tool in Falling Elderly Inpatients(STRATIFY)，Morse Fall Scale(MFS)，Hendrich Ⅱ Fall Risk Model Sensitivity(HFRM)，Johns Hopkins Fall Risk Assessment Tool などがある。これらのツールは，既知のリスク因子の異なった組み合わせからなり(**表 8-2**)，急性期医療の現場で比較されてきた[34]。今までのところ，急性期医療の現場でどのツールが最も有用かに関するコンセンサスはなく，施設ごとに各々の必要性に合ったツールを選択すべきである。

重要なのは，これらのツールは，臨床意思決定の補助として用いるべきであり，それに代わるものではないという点である。それぞれの患者は，これらのツールには使用されていない特有の転倒のリスク因子を持っていることがあり，感度と特異度はそれぞれの患者集団により変化しうる[34～36](**表 8-3**)。

予防

■病院での転倒を減らすために多数の介入が行われてきたが，効果が証明されたものはほとんどない。長期高齢者ケア施設で退院を待っているような高齢者に対するカルシウム/ビタミン D(コレカルシフェロール)のサプリメントは，転倒を

訳注 1：本邦での「転落」を含む。

表 8-2　転倒リスク評価ツール

カテゴリー	MMC	NY	Morse	Hendrich Ⅱ	STRATIFY	Johns Hopkins
2 つ以上の内科疾患の診断			○			
年齢	○					○
不穏状態					○	
歩行補助具			○			
寝たきり，もしくは椅子に座るだけ	○					
入院日数	○					
うつ				○		
めまい				○		
排泄様式	○			○		○
抑制具						○
静注療法やヘパリンロック			○			
頻回のトイレ					○	
性別		○		○		
Get up and go テスト				○		
転倒の既往	○	○	○		○	○
意識状態/認知	○	○	○	○		○
歩行障害や移動度	○	○	○		○	○
視力障害	○				○	
薬物	○	○		○		○
抗けいれん薬				○		○
ベンゾジアゼピン				○		
鎮静薬	○	○				○
循環器系薬物	○					
麻酔	○					
鎮痛薬	○					○
9 つ以上の薬物	○					
降圧薬						○
利尿薬						○
睡眠薬						○
下剤						○
向精神薬						○

表 8-3　転倒リスク評価ツールの感度と特異度

	MMC	NY	Morse	Hendrich II	STRATIFY	Johns Hopkins
感度(%)	64.9	78.9	55〜77.2	64.9〜70	55	100
特異度(%)	65.8	58.4	72.8〜91.2	61.5〜69	75.3	47.3〜65.9[a]

[a] カットオフ値による。

49%減少させた〔Poisson 回帰推定：−0.68(95%CI：14〜71%，$p=0.01$)〕[37]。

■患者教育：対象とした介入を印刷したケアプランを用いることで，急性期病院と市中病院の病棟での転倒を RR：0.79(95%CI：0.65〜0.95)で減少させた[38]。

■運動：転倒を減らすには運動単独では不十分な可能性が高い。13 のランダム化比較試験(RCT)によるメタ分析では，指導を受けた運動は，通常のケアに比べて転倒率は低下しなかった〔RR：1.03(95%CI：0.81〜1.31)〕[39]。

■薬物調査：薬物調査とポリファーマシーと向精神薬について処方を調整することは有用だろう。大規模 RCT において，薬剤師が老人ホームでの薬物リストの再検討を行うことで転倒の減少を認めた〔RR：0.62(95%CI：0.53〜0.72)〕[40]。

■ヒッププロテクターは転倒リスクの高い患者にとって役立つだろう。しかし，全員に対しヒッププロテクターをつけることを支持するエビデンスはなく，また装着のアドヒアランスも悪い[41]。

■ベッドアラーム(離床センサー)：離床センサーの使用が転倒を減らすかどうかは十分にわかっていないが，広く使われている。1 つの問題として，「偽陽性」のアラームがスタッフや患者を苛立たせることがある。

患者・環境・薬物によるリスク因子が多岐にわたるため，転倒予防の万能の方策はない。例えばトイレについての介入や靴など，他の方法も行われている。これらの方法には，使用の有用性を認める信頼性の高いエビデンスはないが，常識的なものである。基本的な安全対策として，転倒予防教育，部屋の通路を綺麗に保つ，滑らない靴を履く，ナースコールを患者の手の届くところに置く，個人の持ち物を手の届くところに置く，ベッドを低くしブレーキをかける，部屋のオリエンテーションをし，1 時間ごとに巡回を行う，適切な照明を置くことが挙げられる。原則的に，転倒のリスク評価で得た情報は，それぞれの患者に対し適切な介入と対になるべきである(**図 8-1**[42])。

身体抑制

身体抑制は「簡単には外すことができない，身体に装着もしくは設置された何らかの物理的もしくは機械的装置，材料，機材」と定義される。これらの装置は自由な動きや患者本人の身体に対して通常どおりに触ることを制限する[43]。抑制は，転倒の現象や不穏状態にあるなど問題のある患者に対して用いられる。抑制の使用が転倒予防につながるとは証明されていない。また実際に，入院中の転倒した時点において，抑制のオーダーと抑制についての関連は乏しいものの，抑制をオーダーされた患者は，オーダーされていない患者に比べて，より転倒しやすい〔オッズ比(OR)：6.3(95%CI：1.8〜22.3)〕[44]。身体抑制は，行動について重大な問題がある

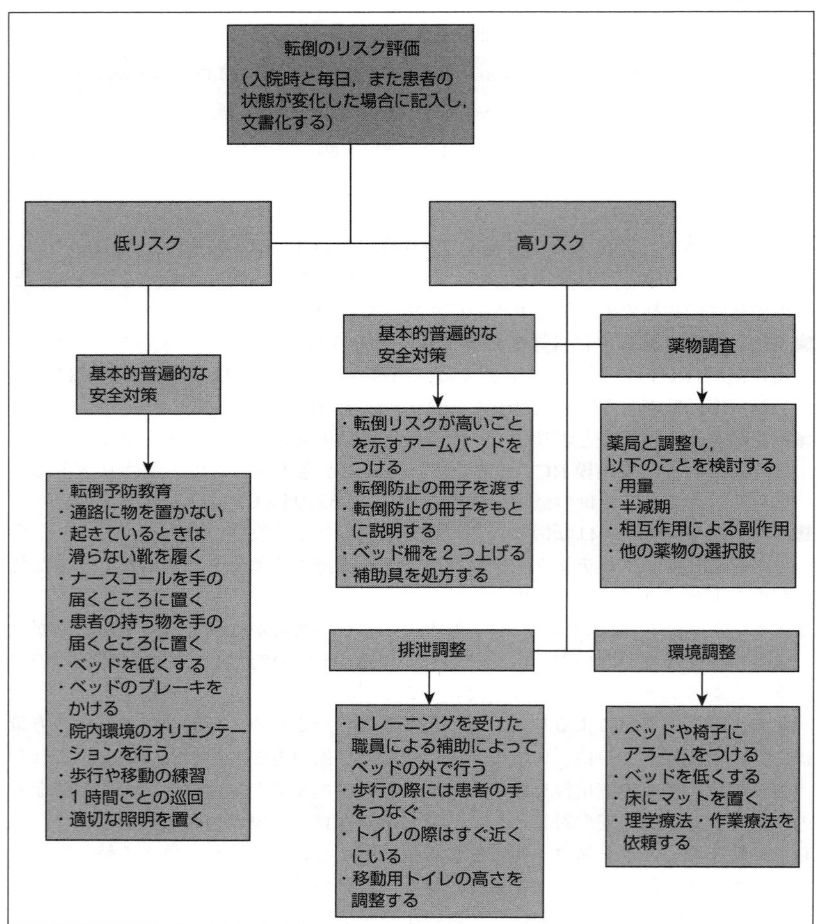

図 8-1　転倒のリスク評価と介入

出典：Wolf L, Costantinou E, Limbaugh C, et al. Fall prevention for inpatient oncology using lean and rapid improvement event techniques. HERD Health Environ Res Des. 2013;7(1):85-101 より。

と考えられる患者や自傷の可能性がある患者に対しても使われる。しかし，最近のシステマティックレビューでは，以下の不良転帰に関連していることが判明した[45]。

■自宅に退院ができない〔統合オッズ比：12.42(95%CI：16～21.52)〕
■入院中の死亡〔統合オッズ比：11.24(95%CI：6.07～20.83)〕
■院内感染〔統合オッズ比：3.46(95%CI：1.93～6.22)〕
■入院中の転倒〔統合オッズ比：6.79(95%CI：3.44～13.39)〕

最近のシステマティックレビューの著者らは，結論で，身体抑制の使用について「身体抑制は最終手段としてのみ用いるべきであり，最小限のレベルかつ最短の期間の抑制を用い，抑制された患者は注意深く見守る必要がある」と述べている[45]。この推奨は CMS による「拘束や隔離は，患者，医療スタッフ，その他の人たちの身体安全を速やかに確保するときのみに行ってもよく，可能な限り早く中止すべきである」という勧告と合致している[46]。

薬物拘束

薬物拘束は，不穏な患者に対して行動を抑制するために投与される薬物である。一般的な薬物として，抗精神病薬(例：ハロペリドール)，ベンゾジアゼピン系抗菌薬(例：ロラゼパム)の単独もしくは併用での投与などが挙げられる。これらの薬物には，死亡を含む重大な副作用がある。高齢者に対し 2 剤が同時に投与されていると合併症のリスクがさらに増加する[43]。現在のところ薬物拘束の適切な使用についてのガイドラインはなく，薬物拘束の使用は控えめに行われるべきである。

褥瘡

褥瘡は骨突起部の軟部組織にかかる持続的な圧迫により起こる好ましくない状態である。一般的には，臀部や踵部に起こる。褥瘡は，皮膚の軽微な発赤から，組織の全層にわたる欠損により骨が露出している場合まで多岐にわたる[47]。褥瘡の最も一般的な合併症は感染であり，潰瘍周囲の局所の感染から骨髄炎(骨の感染)まで，さまざまである[47]。褥瘡は 2～6 時間で発症しうる[48]。

最近の研究では，メディケアの患者で入院中に新規に褥瘡を発症するのは 4.5% と推定される[49]。特定の患者群はさらに高いリスクを持ち，より重篤な合併症になる。ある研究では，脊髄損傷や脳梗塞による褥瘡患者の 17% が骨髄炎となった[50]。褥瘡患者は院内死亡率，入院日数，再入院率が高い[49]。適切なシステムにより，褥瘡のリスクを減らすことができる。

定義

米国褥瘡諮問委員会(National Pressure Ulcer Advisory Panel：NPUAP)は，ステージングシステムを使っている[51](**表 8-4**)。潰瘍は，大きさ，深さ，瘻孔(sinus track)，壊死組織，滲出液，肉芽組織の存在を評価する。皮膚の関与が少なく最も大きい部分が深部にある「氷山の一角」現象を認めることがあり，外観では進行度を過小評価することがある[52]。写真は経時的変化を記録するうえでは有用だが，写真を撮る技術が一定に保たれ，かつ患者を特定できるような印や日付，部位がわかるようにする必要がある[48]。

入院中にステージⅢ/Ⅳの褥瘡に進行すると，病院は罰せられる。皮膚の損傷が入院時に認められたことを記録することが極めて大切である。

リスク因子

褥瘡に進行する最も重要なリスク因子は，不動と栄養不良，灌流低下，感覚障害で

表 8-4　NPUAP 褥瘡ステージングシステム

潰瘍カテゴリー/ステージ	特徴
カテゴリー/ステージⅠ	消退しない発赤，皮膚欠損なし，通常は骨突起部
カテゴリー/ステージⅡ	真皮の部分層欠損，浅い開放潰瘍，薄赤色の創底
カテゴリー/ステージⅢ	全層組織欠損，皮下脂肪が見えることがある。骨，腱，筋肉は露出していない
カテゴリー/ステージⅣ	骨，腱，筋肉の露出を伴う全層組織欠損
米国での追加カテゴリー	
判定不能	スラフ(軟らかく黄色調の壊死組織)またはエスカー(乾燥した硬い壊死組織)で覆われている深さの不明な全層組織欠損
深部組織損傷疑い	限局性の紫色もしくは栗色の変色を認める皮膚損傷のない領域もしくは血疱

表 8-5　褥瘡発生のリスク因子[47]

患者因子		環境因子
■年齢(>65 歳) ■活動性の制限(例：脳梗塞，脊髄損傷，術後など) ■栄養障害 ■糖尿病 ■うつ/精神病 ■認知症	■末梢血管疾患 ■ステロイド/免疫不全 ■うっ血性心不全 ■悪性腫瘍 ■末期腎不全 ■慢性閉塞性肺疾患(COPD)	■硬い表面からの圧力(例：床など) ■湿度(例：便失禁や尿失禁) ■摩擦 ■ずり応力(shear stress)

ある。100 以上のリスク因子が特定されている[47,48](**表 8-5**)。感染，炎症，浮腫により進行しうる[53]。

さらには，Braden Scale，Norton Scale，Waterlow Scale といった褥瘡に進行するリスクを評価するスコアリングシステムがあるが，現在のところ，これらを用いて褥瘡の発生を減らすことができたという質の高いエビデンスはない[54]。NPUAP は以下のリスク評価を勧めている[55]。

■褥瘡に進行するリスクがあるかどうかを判定するために可能な限り早く(遅くとも入院から 8 時間以内に)構造化されたリスク評価を実施する。
■病勢が変わるごとにリスクの再評価を行う。
■状況に何らかの変化があれば再評価を行う。
■リスクアセスメントごとに正常の皮膚ではないか評価するために包括的な皮膚の評価を行う。
■すべてのリスク評価を文書化する。
■リスクがあると判明した患者に対し，リスクに応じた予防策を計画し実行する。

予防

基礎にある要因を管理することが，予防という側面において最も大切である[56]。褥瘡を減らすための製品は多数ある。次の方法は，最もエビデンスに基づいた予防法である。

- ■フォームマットレス，低圧マットレス，上敷(マットレス)は，病院の「通常」のマットレスに比べ，リスクを減らすことができるだろう[57]。
- ■適切な栄養は，創傷治癒に重要であり，栄養不足を評価し，栄養補給を行うべきである[48]。しかし，栄養不良でない患者に対して栄養補給を行うことのエビデンスはほとんどない[56]。
- ■発赤がある部位での姿勢保持を避け，皮膚を清潔に乾いた状態にし，潰瘍のリスクがある皮膚に対し激しく擦ることやマッサージすることを避け，過剰な湿潤から皮膚を守り，失禁に対する管理策を計画し，乾燥した皮膚に水分補給を行うために保湿剤を検討するようにNPUAPは推奨している[55]。
- ■頻繁な(例：少なくとも2時間ごと)体位交換により，身体の弱い部位にかかる圧力の時間と大きさを減じることができる。しかし，基礎疾患によってはすべての患者に適応することはできないだろう。踵部は圧から解放されるべきであり，膝は若干(5〜10度)の屈曲位をとるべきである[55]。
- ■質改善プロジェクトにより褥瘡を追跡し監視することは，病院ごとや医療制度で実行されており，一般的に重症の褥瘡の減少につながっている[58,59]。

まとめ

本章で述べた回避可能な傷害の共通のテーマは，最もリスクの高い患者群を特定するために患者個々のリスクを評価し，それにより適切な予防や最も効果的な介入が行えるようになるということである。ここに述べた傷害を軽減する介入とその介入を導入するための戦略がある。これは，これらのシステムを効果的に強めることができる質改善の取り組みとなりうる。

KEY POINT

- 回避可能な傷害とは，潜在的に避けられる可能性のある傷害である。
- 予防のガイドラインにかかわらず，病院において傷害を避けるための戦略の普及と実行が必要である。

（鍋島 正慶）

オンライン情報

- ACCP Antithrombotic Guidelines: http://www.chestnet.org/Guidelines-and-Resources/Guidelines-and-Consensus-Statements/Antithrombotic-Guidelines-9th-Ed
- AHRQ Preventing Falls in Hospital Toolkit: https://www.ahrq.gov/professionals/systems/hospital/fallpxtoolkit/index.html
- National Pressure Ulcer Advisory Panel: http://www.npuap.org/

文献

1. Nabhan M, et al. What is preventable harm in healthcare? A systematic review of definitions. *BMC Health Serv Res*. 2012;12:128.
2. Hospital-Acquired Conditions (Present on Admission Indicator). 2014 [cited October 9, 2014]. http://www.cms.gov/Medicare/Medicare-Fee-for-Service-Payment/HospitalAcqCond/index.html
3. Hospital-Acquired Condition (HAC) Reduction Program. QualityNet. March 25, 2015; https://www.qualitynet.org/dcs/ContentServer?c=Page&pagename=QnetPublic%2FPage%2FQnetTier2&cid=1228774189166
4. Dunn AS, Brenner A, Halm EA. The magnitude of an iatrogenic disorder: a systematic review of the incidence of venous thromboembolism for general medical inpatients. *Thromb Haemost*. 2006;95(5):758-62.
5. Sandler DA, Martin JF. Autopsy proven pulmonary embolism in hospital patients: are we detecting enough deep vein thrombosis? *J R Soc Med*. 1989;82(4):203-5.
6. Alikhan R, et al. Fatal pulmonary embolism in hospitalised patients: a necropsy review. *J Clin Pathol*. 2004;57(12):1254-7.
7. Mahan CE, et al. Thromboprophylaxis patterns, risk factors, and outcomes of care in the medically ill patient population. *Thromb Res*. 2013;132(5):520-6.
8. Kearon C. Natural history of venous thromboembolism. *Circulation*. 2003;107(23 suppl 1): I-22-30.
9. Piazza G, Goldhaber SZ. Acute pulmonary embolism. Part I: Epidemiology and diagnosis. *Circulation*. 2006;114(2):e28-32.
10. Kahn SR, et al. Prevention of vte in nonsurgical patients: antithrombotic therapy and prevention of thrombosis, 9th ed: american college of chest physicians evidence-based clinical practice guidelines. *Chest*. 2012;141(2_suppl):e195S-226.
11. Martinelli I. Risk factors in venous thromboembolism. *Thromb Haemost*. 2001;86(1):395-403.
12. Heit JA, et al. Relative impact of risk factors for deep vein thrombosis and pulmonary embolism: a population-based study. *Arch Intern Med*. 2002;162(11):1245-8.
13. Goldhaber SZ, Tapson VF. A prospective registry of 5,451 patients with ultrasound-confirmed deep vein thrombosis. *Am J Cardiol*. 2004;93(2):259-62.
14. Huerta C, et al. Risk factors and short-term mortality of venous thromboembolism diagnosed in the primary care setting in the United Kingdom. *Arch Intern Med*. 2007;167(9):935-43.
15. Gould MK, et al. *Prevention of VTE in nonorthopedic surgical patients: antithrombotic therapy and prevention of thrombosis, 9th ed: American College of Chest Physicians evidence-based clinical practice guidelines. Chest* 2012;141(2_suppl):e227S-77.
16. Falck-Ytter Y, et al. *Prevention of VTE in orthopedic surgery patients: antithrombotic therapy and prevention of thrombosis, 9th ed: American College of Chest Physicians evidence-based clinical practice guidelines. Chest* 2012;141(2_suppl):e278S-325.
17. Maynard G, Stein VF. Designing and implementing effective venous thromboembolism prevention protocols: lessons from collaborative efforts. *J Thromb Thrombolysis*. 2010;29(2):159-66.
18. Bullock-Palmer RP, Weiss S, Hyman C. Innovative approaches to increase deep vein thrombosis prophylaxis rate resulting in a decrease in hospital-acquired deep vein thrombosis at a tertiary-care teaching hospital. *J Hosp Med*. 2008;3(2):148-55.
19. Pai M, et al. Strategies to enhance venous thromboprophylaxis in hospitalized medical pa-

tients (SENTRY): a pilot cluster randomized trial. *Implement Sci*. 2013;8:1.
20. Colborne NR, et al. Using a venous thromboembolism checklist significantly improves VTE prevention: a junior doctor led intervention. *Int J Clin Pract*. 2013;67(2):157-60.
21. Kahn SR, et al. Interventions for implementation of thromboprophylaxis in hospitalized medical and surgical patients at risk for venous thromboembolism. *Cochrane Database Syst Rev*. 2013;(7):Cd008201.
22. Streiff MB, et al. Lessons from the Johns Hopkins multi-disciplinary venous thromboembolism (VTE) prevention collaborative. *BMJ*. 2012;344:e3935.
23. Vlahov D, Myers AH, al-Ibrahim MS. Epidemiology of falls among patients in a rehabilitation hospital. *Arch Phys Med Rehabil*. 1990;71(1):8-12.
24. Hitcho EB, et al. Characteristics and circumstances of falls in a hospital setting: a prospective analysis. *J Gen Intern Med*. 2004;19(7):732-9.
25. Krauss MJ, et al. Circumstances of patient falls and injuries in 9 hospitals in a midwestern healthcare system. *Infect Control Hosp Epidemiol*. 2007;28(5):544-50.
26. DunneTJ, Gaboury I, Ashe MC. Falls in hospital increase length of stay regardless of degree of harm. *J Eval Clin Pract*. 2014;20(4):396-400.
27. Wong CA, et al. The cost of serious fall-related injuries at three Midwestern hospitals. *Jt Comm J Qual Patient Saf*. 2011;7(2):81-7.
28. Montalvo I. *The National Database of Nursing Quality Indicators® (NDNQI®)*. American Nurses Association. [cited November 4, 2014] ; http://www.nursingworld.org/mainmenucategories/anamarketplace/anaperiodicals/ojin/tableofcontents/volume122007/no3sept07/nursingqualityindicators.aspx
29. Fischer ID, Krauss MJ, Dunagan WC, et al. Patterns and predictors of inpatient falls and fall-related injuries in a large academic hospital. *Infect Control Hosp Epidemiol*. 2005;26(10):822-7.
30. O'Neil CA, et al. Medications and patient characteristics associated with falling in the hospital. *J Patient Saf*. 2015. http://journals.lww.com/journalpatientsafety/Abstract/publishahead/Medications_and_Patient_Characteristics_Associated.99688.aspx
31. Ferris M. Protecting hospitalized elders from falling. *Topics Adv Pract Nurs eJ*. 2009;9(1):8p. http://web.b.ebscohost.com/ehost/detail/detail?vid=4&sid=57727d8d-6462-40da-85a4-003db5cb3d1%40sessionmgr112&hid=116&bdata=JnNpdGU9ZWhvc3QtbGl2ZQ%3d%3d#AN=105421926&db=jlh
32. Mion LC, et al. Is it possible to identify risks for injurious falls in hospitalized patients? *Jt Comm J Qual Patient Saf*. 2012;38(9):408-13.
33. Ganz DA, Huang C, Saliba D, et al. *Preventing Falls in Hospitals: A Toolkit for Improving Quality of Care. (Prepared by RAND Corporation, Boston University School of Public Health, and ECRI Institute under Contract No. HHSA290201000017I TO #1.)*. Rockville, MD: Agency for Healthcare Research and Quality; 2013.
34. Kim EA, et al. Evaluation of three fall-risk assessment tools in an acute care setting. *J Adv Nurs*. 2007;60(4):427-35.
35. Chapman J, Bachand D, Hyrkas K. Testing the sensitivity, specificity and feasibility of four falls risk assessment tools in a clinical setting. *J Nurs Manag*. 2011;19(1):133-42.
36. Hnizdo S, et al. Validity and reliability of the modified John Hopkins Fall Risk Assessment Tool for elderly patients in home health care. *Geriatr Nurs*. 2013;34(5):423-7.
37. Bischoff HA, et al. Effects of vitamin D and calcium supplementation on falls: a randomized controlled trial. *J Bone Miner Res*. 2003;18(2):343-51.
38. Healey F, et al. Using targeted risk factor reduction to prevent falls in older in-patients: a

randomised controlled trial. *Age Ageing*. 2004;33(4):390-5.

39. Cameron ID, et al. Interventions for preventing falls in older people in care facilities and hospitals. *Cochrane Database Syst Rev*. 2012;(12):Cd005465.
40. Zermansky AG, et al. Clinical medication review by a pharmacist of patients on repeat prescriptions in general practice: a randomised controlled trial. *Health Technol Assess*. 2002;6(20):1-86.
41. Gillespie WJ, Gillespie LD, Parker MJ. Hip protectors for preventing hip fractures in older people. *Cochrane Database Syst Rev*. 2010;(10):Cd001255.
42. Wolf L, Costantinou E, Limbaugh C, et al. Fall prevention for inpatient oncology using lean and rapid improvement event techniques. *HERD Health Environ Res Des*. 2013;7(1):85-101.
43. Mott S, Poole J, Kenrick M. Physical and chemical restraints in acute care: their potential impact on the rehabilitation of older people. *Int J Nurs Pract*. 2005;11(3):95-101.
44. Shorr RI, et al. Restraint use, restraint orders, and the risk of falls in hospitalized patients. *J Am Geriatr Soc*. 2002;50(3):526-9.
45. Evans D, Wood J, Lambert L. Patient injury and physical restraint devices: a systematic review. *J Adv Nurs*. 2003;41(3):274-82.
46. CMS. *CMS Manual*. 2008. https://www.cms.gov/Regulations-and-Guidance/Guidance/Transmittals/downloads/R37SOMA.pdf
47. Bluestein D, Javaheri A. Pressure ulcers: prevention, evaluation, and management. *Am Fam Physician*. 2008;78(10):1186-94.
48. Lyder CH. Pressure ulcer prevention and management. *JAMA*. 2003;289(2):223-6.
49. Lyder CH, et al. Hospital-acquired pressure ulcers: results from the national medicare patient safety monitoring system study. *J Am Geriatr Soc*. 2012;60(9):1603-8.
50. Darouiche RO, et al. Osteomyelitis associated with pressure sores. *Arch Intern Med*. 1994;154(7):753-8.
51. Panel NPUA. *NPUAP Pressure Ulcer Stages/Categories*. 2007 [cited October 9, 2014]. http://www.npuap.org/resources/educational-and-clinical-resources/npuap-pressure-ulcer-stagescategories/
52. Bauer J, Phillips LG. MOC-PSSM CME article: pressure sores. *Plast Reconstr Surg*. 2008;121(1 Suppl):1-10.
53. Cushing CA, Phillips LG. Evidence-based medicine: pressure sores. *Plast Reconstr Surg*. 2013;132(6):1720-32.
54. Pancorbo-Hidalgo PL, et al. Risk assessment scales for pressure ulcer prevention: a systematic review. *J Adv Nurs*. 2006;54(1):94-110.
55. Haesler E, ed. *Prevention and Treatment of Pressure Ulcers: Quick Reference Guide*. Perth, Australia: National Pressure Ulcer Advisory Panel, European Pressure Ulcer Advisory Panel and Pan Pacific Pressure Injury Alliance; 2014.
56. Reddy M, et al. Treatment of pressure ulcers: A systematic review. *JAMA*. 2008;300(22):2647-62.
57. McInnes E, et al. Support surfaces for pressure ulcer prevention. *Cochrane Database Syst Rev*. 2011;(4):Cd001735.
58. Zaratkiewicz S, et al. Development and implementation of a hospital-acquired pressure ulcer incidence tracking system and algorithm. *J Healthcare Qual*. 2010;32(6):44-51.
59. Harrison MB, Mackey M, Friedberg E. Pressure ulcer monitoring: a process of evidence-based practice, quality, and research. *Jt Comm J Qual Patient Saf*. 2008;34(6):355-9.

9 医療関連感染症

Rachael A. Lee, Bernard C. Camins

症例

6週間前に左膝の人工関節置換術を施行したばかりの65歳男性が，左膝人工関節の抜去・デブリードマン目的で病院に入院中であった。術中の創部培養からはメチシリン耐性黄色ブドウ球菌(methicillin-resistant *Staphylococcus aureus*：MRSA)が検出された。人工関節は抗菌薬含有のスペーサーに置換され，静注抗菌薬による治療後に新しい関節の置換術が計画されていた。病院疫学者と感染対策チームは，他の人工関節感染症の症例をレビューするなかで，あることに気づいた。この患者が最初の人工関節置換術を行う2カ月前に，別の患者がMRSAの右膝人工関節感染症に対して手術を行っていたのである。2人の患者の検体をパルスフィールドゲル電気泳動および遺伝子解析すると，2つのMRSAは一致した。2人の患者の入院期間は重なっておらず，最初の患者のMRSAが後者の患者に病院の環境もしくは医療従事者を介して伝播していることが推測された。

- 医療現場において，どのような種類の医療関連感染症が存在するか？
- 手術部位感染症(SSI)はどのように定義されるか？
- 医療関連感染症はどのように予防できるか？
- 手指衛生率を向上させるためには，どのような手段があるか？

はじめに

医療関連感染症は，入院患者の患者安全において主要な脅威の1つである。米国の報告では，25人に1人の頻度で起き，合併症や死亡率，医療費に多大な影響を与えている[1]。年間44,000件の医療関連感染症が起き，約98億ドルもの費用がかかっていると推定されている[2]。医療関連感染症には，中心静脈カテーテル関連血流感染症，カテーテル関連尿路感染症，手術部位感染症，人工呼吸器関連肺炎がある。1件あたりの費用では中心静脈カテーテル関連血流感染症が最も高額であるが，頻度についてはSSIが全体の1/3以上を占める[2]。MRSAによる医療関連感染症は高い合併症発生率と死亡率につながり，MRSAが定着した患者の多くは，その後MRSA感染症を発症する[2]。医療関連感染症は介入により減少し，少なくとも50%は予防可能と推定されている[2]。

医療関連感染症の予防

手指衛生

Ignaz Semmelweis医師が1800年代に，適切な手洗いにより産褥熱の頻度が劇的に減少することを証明して以来，手指衛生が最も効果的に院内の感染症を予防・コ

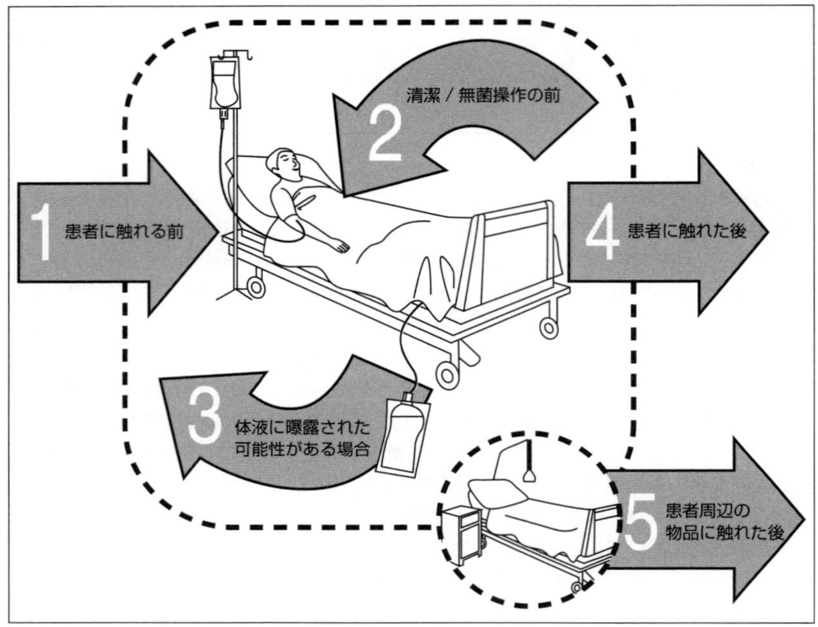

図 9-1　WHO による 5 つの手指衛生の機会

出典：World Health Organization: Your 5 Moments for Hand Hygiene, Copyright 2006 より（http://www.who.int/gpsc/tools/Five_moments/en/，2015 年 5 月 15 日アクセス）。

ントロールする手段であることが知られている。アルコールによる手指衛生により，医療従事者の手指衛生遵守率は以前よりも改善したが，それでも手指衛生遵守率は40％程度と低いままである[3]。

手指衛生遵守率をモニターすることは，米国の急性期病院では標準的に行われているが，継続することは非常に大変であり，現状として国全体では標準的な測定法が確立していない。直接観察法がゴールドスタンダードであり，手指衛生に関する詳細な情報を入手することができる[4]。頻用されている手指衛生のタイミングに関するフレームワークとして，WHO の 5 つの手指衛生のタイミングがある（**図 9-1**）。

■タイミング 1：患者に触れる前―手指を介して伝播する病原微生物から患者を守るため。

■タイミング 2：清潔/無菌操作の前―患者の体内に微生物が侵入することを防ぐため。

■タイミング 3：体液に曝露された可能性がある場合―患者の病原微生物から医療従事者と医療環境を守るため。

■タイミング 4：患者に触れた後―患者の病原微生物から医療従事者と医療環境を守るため。

■タイミング 5：患者周辺の物品に触れた後―患者の病原微生物から医療従事者と

医療環境を守るため[3]。

手指衛生率を向上させるための手段はさまざまだが，それぞれの方法に利点と欠点がある。

- 直接観察法：手指衛生率をみるためのゴールドスタンダードである。医療従事者が手指衛生をするすべてのタイミングを識別する唯一の方法である。欠点として直接観察法は非常に労力がかかり，Hawthorne 効果(観察者が観察していることに気づき，被験者の行動変容が起きてしまうこと)が知られている[3]。
- 機器を使用しての直接観察法(モバイル機器やビデオモニタリングなど)：欠点としてビデオモニタリングは迅速なフィードバックが難しく，患者のプライバシーを侵害する可能性がある[3]。
- 手指衛生剤の消費量，event count measurement(例：すべての手指衛生剤の使用量を測定するなど)：間接的な手法として使用される。例えば，手指衛生剤の空のボトルを数えることが挙げられる。観察者によるバイアスを減らし，石鹸や泡のディスペンサーの最適な位置を決めるのに有用かもしれないが，欠点としては手指衛生の的確性については評価が難しく，さらには個々の手指衛生のタイミングについては区別ができないことが挙げられる[3]。
- intelligent hand hygiene system：最近導入された手法である。医療従事者が，モバイル装置を装着し，すべての手指衛生の機会を記録することができる。利点として，個々の医療従事者へフィードバックをすることができる。欠点としては，装置導入には高額の費用を要すること，細かな患者との接触が区別できないことが挙げられる[3]。
- 医療従事者個人の自己申告：個々の医療従事者の意識を高めることはできるが，遵守率は過大評価されて報告されるため，信頼度が低い[3]。

細菌に対する手指衛生の効果については，アルコール濃度が 62～95%であれば抗菌薬含有石鹸よりも効果的であることがいくつかの研究で指摘されている[3]。ウイルスについても同様の報告がある。

アルコールによる手指衛生に要する時間は一般的に 15～20 秒と短くてすむが，最近の報告では 15 秒の手指衛生では，質の高い手指衛生は十分に行えないという報告がある。WHO は 2009 年に，約 20～30 秒で手のすべての表面を消毒するマルチステップの手指衛生のガイダンスを発表している[3]。

手指衛生と手袋は，院内感染症の伝播を補完的に防ぐことが知られている。一方で，未滅菌手袋の前に手指衛生をする必要性については議論がある。CDC のガイドラインでは，患者への接触や患者周辺の環境に接触する場合の手指衛生が強調され，WHO は手袋を装着するような患者への接触の前に手指衛生を行うべきであると推奨している[3]。

カテーテル関連尿路感染症

はじめに

カテーテル関連尿路感染症(catheter-associated urinary tract infection：CAUTI)は

最も頻度の多い医療関連感染症の1つであり，医療関連感染症全体の12.9%程度を占めるとする報告がある[5]。最近の調査では，入院患者の23.6%に尿道カテーテルが挿入され，カテーテル関連尿路関連症の70～80%は挿入式カテーテルの使用に起因しているといわれている[5~7]。

細菌尿の患者の3%未満の患者しか尿路系からの二次性菌血症に至らないが，カテーテルの使用率が高いと，急性期病院においてカテーテル関連尿路感染症は二次性の菌血症に至る最も頻度が多い疾患の1つである[5]。米国ではカテーテル関連尿路感染症の致死率は2.3%であるが，カテーテル関連尿路感染症からの血流感染症の死亡率は9%，敗血症については25～60%というデータがある[8]。

カテーテル関連尿路感染症による直接的な費用は年3億4,000万～3億7,000万ドルといわれている。2008年からメディケア・メディケイドサービスセンター(CMS)では，カテーテル関連尿路感染症の予防・管理を各病院に徹底させるために，カテーテル関連尿路感染症に関連する医療費の支払いを中止した[9,10]。

定義

カテーテル関連尿路感染症の臨床診断は未だに難しい。また，膿尿や細菌尿は，症候性尿路感染症を示唆する信頼できる指標にはならない[10]。National Healthcare Safety Network(NHSN)では，カテーテル関連尿路感染症は2暦日以上カテーテルが挿入された状況における尿路感染症と定義している[8]。尿路の症状・所見は，実際に問診・診察をしていないことや認知症などの合併症の問題でコミュニケーションがとれない場合には認識されない場合がある。最もよくある診断根拠のパターンとしては，「発熱と尿培養陽性」がある。原則として，カンジダ属はカテーテル関連尿路感染症の起炎菌とはしない。また，膿尿は炎症を示唆することもあるが，膿尿の有無でカテーテル関連尿路感染症の判断は行わない[9]。この定義は，細菌尿が高率である場合に特異度に欠けており，カテーテル関連尿路感染症の発生率を過大評価してしまうことがある[6]。

リスク因子

最大のリスク因子はカテーテル挿入期間であり，同時に細菌尿となる最も重要な因子である。1日あたり3～7%ずつ細菌を獲得するという報告もある。細菌尿は，数週間カテーテルを挿入されている患者では必ずと言っていいほど認められる[5,6,8]。細菌尿が出現すると，その後バイオフィルムを形成し，尿中の蛋白と微生物が複雑に絡み合い，カテーテル表面に付着する[5,10]。微生物はバイオフィルムのなかで抗菌薬や宿主免疫から免れた形で成長を続ける。

カテーテルの損傷や閉塞が起きると，カテーテル関連尿路感染症につながるといわれている。その他のリスク因子として，女性，重篤な基礎疾患，手術の不要な疾患，50歳以上，手術室以外でのカテーテルの挿入，糖尿病，腎機能障害などが挙げられる[9,10]。尿路由来の菌血症に進展するリスク因子として，好中球減少，腎機能障害，男性などと関連していることがわかっている[5]。

予防

唯一かつ最も重要な介入は，適応患者以外にカテーテルを使用しないことである。適応は，重症患者での尿量測定，排尿障害や尿路閉塞，術前にカテーテル挿入が必要，褥瘡の治療で皮膚の治癒を促すために必要などが挙げられる[5]。残念ながら，医師の38%は自分の患者に尿道カテーテルが使用されていることに気づいていない。日々の仕事のなかにカテーテルの必要性について考える状況が生まれれば，カテーテルの使用を減らすことは可能かもしれない。さらに，すべての医療機関でカテーテルの使用，挿入，維持管理に関するガイドラインを利用するべきである[6,9]。

カテーテルは不要であれば抜去すべきである。看護師主導の多角的アプローチを使って不適切な尿道カテーテルの使用を大幅に減らせることが知られている[9]。また，システマティックレビューでは，カテーテルを減らす戦略により使用期間が1.06日，カテーテル関連尿路感染症の頻度が53%減少したと報告されている[5]。

カテーテルは，尿道損傷をなるべく起こさないように，さらに清潔器具を使用して無菌操作で挿入しなければならない。きちんとした手指衛生が推奨されているが，多くの尿路由来の菌によるアウトブレイクは手指衛生が不十分な状況で起きている[10]。カテーテルとバッグの閉鎖系が壊れた場合はカテーテル・バッグともに交換しなければならない[9]。

予防的抗菌薬が細菌尿を減らすというエビデンスは非常に少ない。しかし，耐性菌を生み出すことはよく知られている[9]。最近行われたメタ分析では，6つの試験を対象に，短期間(最長2週間)カテーテルを留置された患者における予防的抗菌薬の使用を比較しているが，細菌尿は減らせたが，症候性カテーテル関連尿路感染症の頻度は変わらなかったと報告している[8]。

神経系ICUにおいて，尿路感染症バンドル(カテーテルの挿入は原則控える・挿入した場合は清潔状況を維持する・製品の標準化・早期に抜去)の導入によりカテーテル使用を100%から73%へと減少させ，カテーテル関連尿路感染症の頻度が5.9症例/カテーテル日数2.6へと減ったと報告されている[6]。

中心静脈カテーテル関連血流感染症

はじめに

中心静脈カテーテルは，全米で年間1,500万カテーテル日数使用されている[11]。約250,000件の中心静脈カテーテル関連血流感染症(central line-associated bloodstream infection：CLABSI)が起き，30,000〜60,000人がそれに関連して死亡していると推測されている[11]。中心静脈カテーテル関連血流感染症1件で3,700〜39,000ドルが医療費として必要となり，入院日数の増加の原因になっている[12]。

定義

NHSNの定義では，中心静脈カテーテル関連血流感染症は，血液培養が採取された時点で中心静脈カテーテルが2暦日数以上留置されていた場合，培養検査で菌が確認された血流感染症と定義している。

培養検査で血流感染症の定義を満たすためには，下記のうち1つを満たさなければならない。

■血液培養1セット以上から病原菌が検出される。

■患者に発熱，悪寒，血圧低下などの症状・所見が少なくとも1つあり，他の感染症を示唆する検査結果がない状況で，常在菌(例：コアグラーゼ陰性ブドウ球菌，ジフテリアを除くコリネバクテリウム属，*B. anthracis* を除くバシラス属)が陽性の場合は，2セット以上が同じ暦日以内に陽性とならなければならない。

この定義には，血液から培養された細菌が，同じ細菌が培養で陽性となった尿路感染症または腹腔内感染症などの別の部位の感染症と関連しないということが含まれている。

リスク因子

表9-1に示す多くのリスク因子が中心静脈カテーテル関連血流感染症に関連している[13]。主要な因子としては，マキシマムバリアプレコーションを行わずにカテーテルを挿入する，もともと挿入された部位へガイドワイヤーを使用して交換する，カテーテルハブが汚染している，7日以上のカテーテル留置が挙げられる[13]。

予防

カテーテル挿入時の予防バンドルの使用が効果的で，かつ費用対効果も優れている[12]。一方で，バンドルの成功は個々の医療従事者のアドヒアランスに依存している(**図9-2**)。

カテーテルの挿入・管理・維持に関する教育もカテーテル血流感染症を減らすといわれている[12]。中心静脈カテーテルを挿入する医療従事者は1人で挿入する前に手技の習得を評価する資格過程を受けるべきであり，シミュレーショントレーニングが効果的であることがいわれている[12]。

チェックリストを使用することで，カテーテル挿入時の感染症予防を遵守させることが可能となる。医療従事者は，適切な無菌操作が維持されているかを確認すべきである[12]。チェックリストには，手指衛生からカテーテル挿入操作までが含まれることが望ましい。

中心静脈カテーテルを挿入する部位としては，大腿静脈，鎖骨下静脈，内頸静脈が選択されることが多い。以前の報告では，大腿静脈は中心静脈カテーテル関連血流感染症のリスクが増加する部位といわれていたが，最近のメタ分析では，他の部位と比較して差がないとされている[11]。現時点での推奨では，肥満患者では大腿静脈は避けることが推奨されている[12]。内頸静脈に留置する際は，超音波を使用してのカテーテル挿入が，中心静脈カテーテル関連血流感染症や合併症のリスクを減らすため推奨されている[12]。

マキシマムバリアプレコーションがカテーテル挿入時には推奨されており，マス

表 9-1　中心静脈カテーテル関連血流感染症（CLABSI）に関与するリスク因子

CLABSI を増加させるリスク因子	CLABSI を減少させるリスク因子
カテーテルの留置前に長期入院している	女性
長期のカテーテル留置	抗菌薬の使用
挿入部位やカテーテルのハブの汚染	抗菌薬含有カテーテル
ガイドワイヤーによるカテーテルの交換	マキシマムバリアプレコーションでのカテーテルの挿入
カテーテル挿入者の経験不足	カテーテル挿入前のクロルヘキシジンの使用
好中球減少	
早産児	
ICU における患者対看護師比率が低い	
中心静脈栄養	
標準的でないカテーテルケア	
輸血	

医療従事者向け

毎日カテーテルの必要性を検討し，不要であれば迅速に抜去する

適切なカテーテル挿入
□カテーテル挿入前の手指衛生
□無菌操作の遵守
□マキシマムバリアプレコーション（マスク，キャップ，清潔ガウン，滅菌手袋，全身を覆える滅菌ドレープ）
□ 0.5%以上のクロルヘキシジンとアルコールの消毒剤での皮膚消毒
□感染症や機械的合併症が最小限となるような場所の選択（成人では大腿は避ける）

適切なカテーテルの管理・維持
□手指衛生を適切に行う
□適切な消毒剤〔クロルヘキシジン，ポビドンヨード，iodophor（イソジンベースの消毒剤），70%アルコール〕を使用して，ポートやハブを使用前に適切に拭って消毒を行う
□カテーテルは無菌的な装置につなげる
□ドレッシング材は，濡れたり，汚れたり，剝がれたりしたら交換する
□清潔手袋または滅菌手袋を用いて，無菌的操作でドレッシングの交換を行う

病院向け

□適切な手技ができない状況であれば，カテーテルの挿入を中止するようにスタッフに指導する
□バンドル手技ができるキットを院内のどこでも使えるように配備しておく
□すべてのカテーテル挿入手技が確認できるようにチェックリストを医療従事者に配布する
□手指衛生がきちんとできる環境を整える
□手指衛生遵守のために手指衛生の観察と迅速なフィードバックを行う
□中心静脈カテーテル挿入，管理，維持のための教育的なセッションを提供する

図 9-2　中心静脈カテーテル関連血流感染症（CLABSI）予防のチェックリスト
出典：2011 CDC guidelines for prevention of intravascular catheter-associated BSIs（http://www.cdc.gov/HAI/pdfs/bsi/checklist-for-CLABSI.pdf）より。

ク，キャップ，滅菌ガウン，滅菌手袋を，介助する医療従事者を含めて全員が身につけるという内容である。また，患者には全身を覆う滅菌ドレープを敷くことが推

奨されている。カテーテル挿入時の Seldinger 法は，気胸や血管損傷のリスクをより低くすることが可能になる方法である。前向き研究では，ガイドワイヤーを使用してのカテーテル交換はカテーテル関連血流感染症のリスクが2倍になることが報告されている[13]。

カテーテル挿入部位の重度の細菌の定着は中心静脈カテーテル関連血流感染症に関連しており，挿入部位の候補となる部位の微生物を減らしておくことは重要である。クロルヘキシジン含有の消毒剤は，アルコールだけやイソジンベースの消毒剤と比べて皮膚表面の抗菌効果を長持ちさせるといわれている。また，すべてのカテーテルのハブ，コネクター，注入部位は使用前にアルコール入りクロルヘキシジン，70%アルコール，またはポビドンヨードで消毒してから使用すべきである。5秒以上しっかりと拭うことでコンタミネーションが減る[12]。

消毒剤含有や抗菌薬含有カテーテルは中心静脈カテーテル関連血流感染症の頻度は減らすが，下記状況でのみ推奨されている。(1)基本的な中心静脈カテーテル関連血流感染症に関する原則が遵守されているにもかかわらず，中心静脈カテーテル関連血流感染症の頻度が高い病棟や患者集団。(2)血管確保の部位が限られ，中心静脈カテーテル関連血流感染症を繰り返している患者。(3)中心静脈カテーテル関連血流感染症による後遺症のリスクが重度な患者[12]。

人工呼吸器関連事象

はじめに

人工呼吸器関連肺炎(ventilator-associated pneumonia : VAP)の真の頻度は実はよくわかっていない。サーベイランスの定義は日々変化し，特異度に乏しいのが現状である。多くの施設が低い頻度で報告しているが，毎年1,000入院患者あたり約5～10件の医療関連肺炎があり，人工呼吸器使用患者の10～20%が人工呼吸器関連肺炎を発症していると予想されている[14,15]。人工呼吸器関連肺炎の死亡率は10%と予想されているが，患者因子に依存している。

経鼻および経口挿管管理されている患者は，急性呼吸窮迫症候群(acute respiratory distress syndrome：ARDS)，気胸，肺塞栓，無気肺，肺水腫などさまざまな合併症のリスクにあり，これらをまとめて人工呼吸器関連事象(ventilator-associated events : VAE)と定義した。人工呼吸器使用患者の約5～10%がこの人工呼吸器関連事象を発症しているといわれている[14]。人工呼吸器関連事象は，費用についてはあまり検討されていないものの，人工呼吸器使用期間，集中治療，入院期間，死亡率の上昇につながるといわれている[14,16]。

定義

以前，人工呼吸器関連肺炎は，臨床所見，画像所見，微生物学的所見で定義されていたが，感度も特異度も低い状況であった[14]。CDC は既存の人工呼吸器関連肺炎の定義にある限界を考慮し，2011～12年に人工呼吸器についての新たなサーベイ

表 9-2 CDC による人工呼吸器関連事象の定義

用語	定義
人工呼吸器関連状態(VAC)	最低 PEEP が横ばいもしくは減少した状況が 2 日以上，PEEP≧3 以上で F_{IO_2} が維持される状況，F_{IO_2}≧0.2 以上で 2 日以上安定している状況
感染関連性人工呼吸器関連合併症(IVAC)	上記状況で発熱(>38℃)，または低体温(<36℃)，もしくは白血球≦4,000/mm³ か≧12,000/mm³ で 1 つ以上の抗菌薬が 4 日以上使用された感染症
人工呼吸器関連肺炎(VAP)	
probable VAP	喀痰が膿性で，かつグラム染色で菌が見える，もしくは病原菌が培養で陽性の場合
possible VAP	膿性喀痰のグラム染色で菌が見え，かつ定量的もしくは半定量的に病原菌が検出された場合

ランスを開発し，3 つの事象を定義した(**表 9-2**)。

リスク因子

人工呼吸器関連肺炎のリスクは，挿管して最初の数日が最も高く，ハザード比は 5 日目で約 3%，15 日目で 1%/日まで減少する。しかし，人工呼吸器管理下である限り，蓄積リスクは増加していることを認識している必要がある[17]。

予防

人工呼吸器関連肺炎や人工呼吸器関連事象の予防のガイドラインは成人と小児に分かれているが，本章では成人について説明する。非侵襲的陽圧換気療法(non-invasive positive pressure ventilation：NIPPV)を使用することは慢性閉塞性肺疾患(COPD)患者や心不全患者の高炭酸血症や低酸素血症には効果的である。NIPPV は人工呼吸器関連肺炎のリスク，挿管期間，入院期間，および死亡率の低下に寄与することが報告されている。しかし，適応外の患者に使用することで挿管が遅れてしまい，有害となるかもしれない[14]。

挿管中の管理では，ベンゾジアゼピン系抗菌薬などの鎮静薬の使用を避けることが推奨されている。2 つのランダム化比較試験では，毎日の鎮静薬の使用量が減少し，機械換気の平均日数が 2〜4 日短縮された[14]。毎日の自発呼吸トライアル(spontaneous breathing trial：SBT)は，通常のケアと比較して，抜管が 1〜2 日早くなることが知られている[14]。

もし可能であれば，48〜72 時間以上挿管が必要な患者については，チューブの上の分泌物の貯留を最小限にしたほうがよい。あるメタ分析では，喉頭部分のドレナージつき挿管チューブは人工呼吸器関連肺炎の頻度を 55%減らし，挿管期間を平均 1.1 日減少させ，ICU 滞在日数を 1.5 日減少させた[14]。

30〜45 度のベッドアップについても，3 つのランダム化比較試験とメタ分析で人工呼吸器関連肺炎の頻度を減らすと指摘されている[14]。

人工呼吸器の回路の交換は，見た目にわかる固形物が詰まった場合，機械の故障があった場合にのみ行うべきである。定期的な回路交換は人工呼吸器関連肺炎の発生率や患者予後に何のインパクトもなかった[14]。

もし人工呼吸器関連肺炎の頻度が高いことが病院として問題であれば，下記のことが，挿管期間，入院期間，死亡率を減少させることが示されている。

- ■塗布抗菌薬を使用した口腔咽頭の選択的除菌や経口抗菌薬・静注抗菌薬を併用した口腔咽頭および消化管の選択的除菌は死亡率をそれぞれ 14%，17%低下させたというオランダの研究があるが，米国では耐性菌や *Clostridium difficile* 感染症への懸念から適応は承認されていない[14]。
- ■クロルヘキシジンによる口腔内ケアについては，心臓手術の患者においては多くの研究で術後の呼吸器感染症を減らすことが示されている[14]。
- ■予防的プロバイオティクスが人工呼吸器関連肺炎を低下させた 4 つのメタ分析がある。ただし，死亡率については差が示されていない[14]。

一般的には推奨されていないアプローチとしては，銀コーティングの挿管チューブ，自動体位変換ベッド，腹臥位などがある。潰瘍予防に使用されるプロトンポンプ阻害薬などは消化管出血のリスクを減らすが，肺炎の発生率，入院期間，死亡率についてはインパクトがないことがメタ分析で明らかにされている[14]。早期の気管切開も人工呼吸器関連肺炎の発生率についてはほとんどインパクトがない[14]。

手術部位感染症

はじめに

手術部位感染症(surgical site infection：SSI)は，入院で手術を行った患者の 2〜5%，米国では年間 16〜30 万件が起きている[18]。SSI は，医療関連感染症のなかで最も頻度が高く，そのため合計して費用がかかる感染症であるが，60%は予防可能といわれている[18]。SSI により入院期間は 7〜11 日延び，毎年 35〜100 億ドルの費用がかかっている[18]。さらに患者は SSI により 2〜11 倍の死亡リスクを抱え，77%の SSI の患者の死亡は感染症に直接起因しているといわれている[18]。

定義

- ■SSI は深達度により分類される(**図 9-3**)。
- ■浅部切開創 SSI は，皮膚・皮下組織だけに及んだものをいい，外来では最も頻度が高い。
- ■深部切開創 SSI は，筋膜・筋層に及んだものをいい，さらに一次・二次感染症に分類される。深部切開一次感染症は，1 つ以上の切開部を有する手術を受けている患者の一次切開部で同定された SSI である。深い切開二次感染は，複数の切開を有する患者の二次切開において同定された SSI である。

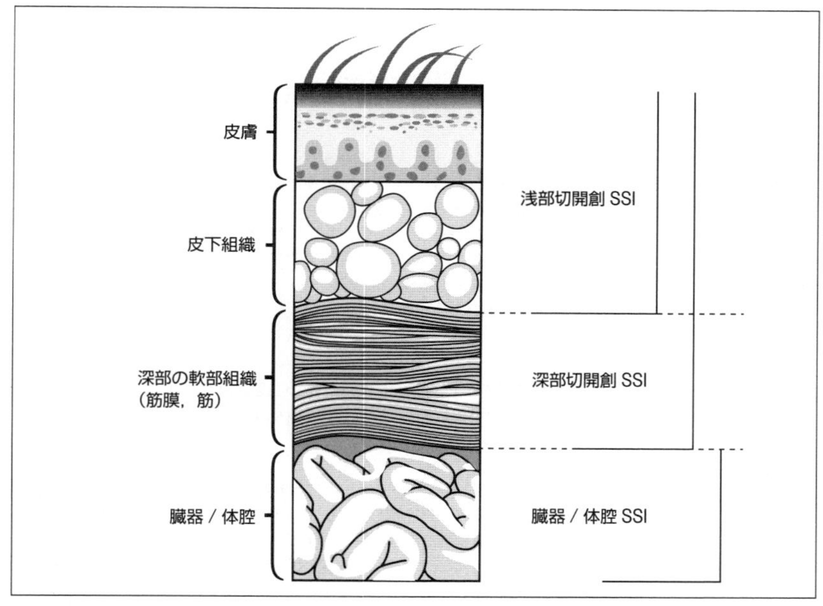

図 9-3 CDC の手術部位感染症（SSI）の分類を示した腹壁の横断面図

出典：Mangram AJ, Horan TC, Pearson ML, et al. The hospital infection control practices advisory committee. Guideline for the prevention of surgical site infection, 1999. Infect Control Hosp Epidemiol. 1999;20:247-80 より改変．http://www.cdc.gov/hicpac/pdf/guidelines/SSI_1999.pdf（2015 年 5 月 15 日アクセス）

■臓器/体腔 SSI は，開腹した部分やドレーンされた部分に起こる感染症であり，皮膚，筋膜，筋層を除いた部位と定義されている[18]。深部切開創 SSI や臓器/体腔 SSI は典型的には再入院が必要となる。

■SSI の疫学的定義を**表 9-3** に示す。

リスク因子

リスク因子は患者由来の内因性と，手技などの外的因子に由来するものに分類する。

■患者由来：年齢，手術部位の放射線照射，皮膚感染症の既往は，修正不可能なリスク因子である。修正可能なリスク因子としては，血糖コントロール（HbA_{1c} 7% 未満），肥満，禁煙，周術期の免疫抑制薬の使用を控える，低アルブミン血症がある[18]。

■外的因子：外科の着衣（スクラブ），皮膚処置，術前の予防抗菌薬，輸血を避ける，手術時間，手術室の人の往来，蒸気による滅菌による緊急使用を最小限にし，ガイドラインに沿った手術器具の消毒がある[18]。

MRSA は，医療関連感染症の主要な原因菌である。手術を受ける患者は MRSA による感染症のリスクを常に持っている。黄色ブドウ球菌の身体への定着は約

表 9-3　NHSN による手術部位感染症(SSI)の定義

浅部切開創 SSI
- 術後 30 日以内に起きている，かつ，切開創の皮膚や皮下組織に限定された感染症
- さらに少なくとも下記 1 つを満たす

a. 切開創からの膿性排液がある
b. 切開創から無菌的に採取した排液や組織の培養から病原微生物が検出される
c. 外科医により再度切開された創部からの検体[1] が培養陽性，もしくは培養が提出されていない場合で，感染を示唆する症状・徴候(疼痛または圧痛，局所の腫脹，発赤または熱感)のうち，少なくとも 1 つを満たす場合。ただし，培養陰性の場合はこの項目は満たさない
d. 外科医，外科医・感染症医・他科の医師・救急医の指導医，医師の指名した者(ナースプラクティショナーや医師の診療補助)などの限られた人による診断

深部切開創 SSI
- 人工物留置がない場合は術後 30 日以内，人工物留置がある場合は術後 90 日以内に起きた感染症。かつ，筋膜・筋層の切開創深部の軟部組織に感染が及ぶ。かつ患者は下記のうち少なくとも 1 つを満たす

a. 切開創の深部から膿性排液がある
b. 38℃以上の発熱，局所の痛み，腫脹などの感染を示唆する徴候が少なくとも 1 つあり，かつ深部まで及び切開創が自然に離開するか外科医が再切開したなどで，そこからの検体の培養陽性もしくは培養がされていない場合。ただし，培養陰性の場合はこの項目は満たさない
c. 診察や病理学的，画像検査で膿瘍もしくはそれ以外の感染症が深部に存在することが確認された場合

臓器/体腔 SSI
- 人工物留置がない場合は術後 30 日以内，人工物留置がある場合は術後 90 日以内に起きた感染症で，かつ，皮膚，筋膜，筋層以外で手術操作が及んだ体の部分に感染症が生じ，かつ以下の項目のうちの少なくとも 1 つを満たす

a. 臓器/体腔に刺入されているドレーンから膿性の滲出物がみられる
b. 臓器/体腔から無菌的に採取された排液や組織の培養から病原微生物が検出される
c. 診察所見，再手術時の所見，あるいは組織病理学的検査または画像検査から，臓器/体腔に膿瘍や他の感染症の証拠がみられる

NHSN：National Healthcare Safety Network
出典：NHSN Module(http://www.cdc.gov/nhsn/pdfs/pscmanual/9pscssicurrent.pdf)より。

30%といわれている[19]。近年，術前に黄色ブドウ球菌のスクリーニングを行い，術前に適切な抗黄色ブドウ球菌の軟膏による除菌治療が行われている。最近のメタ分析では，MRSA，メチシリン感受性黄色ブドウ球菌(methicillin sensitive *Staphylococcus aureus*：MSSA)や，他のグラム陽性菌による SSI の予防には除菌治療は効果的であることがわかっている[18,20]。さらに除菌，選択的なバンコマイシンの予防的使用によるバンドルが MRSA による SSI を著明に減少させることが報告されている[21]。

予防

SSI に関するガイドラインはいくつか発表されている。CMS により 2002 年に Surgical Infection Prevention(SIP)プロジェクトが設立され，適切なタイミングで体重に合わせた適切な期間の術前の予防的抗菌薬についてステートメントが発表さ

れた。2003年にはSIPを拡大する形でSurgical Care Improvement Project(SCIP)が設立され，適切な除毛，術後の血糖管理，適切に体温を維持することが強調された。SCIPの目標を遵守することでSSIのリスクが18%減少することがわかっている[22]。CMSは，現在，医療機関に対して7つのSCIPの尺度に関するデータを入院患者の質評価システムにおいて提出することを義務づけている[18]。

エビデンスやガイドラインに沿った術前の予防抗菌薬は，切開をする組織の抗菌薬濃度が最大限になるように切開前1時間以内に投与する(バンコマイシン，フルオロキノロン系抗菌薬は切開前2時間以内)。術前の予防抗菌薬は，24時間(心臓手術の場合は48時間)以内に中止すべきであり，閉創後に抗菌薬投与の利点はない。むしろ，長期の抗菌薬の使用は耐性菌を誘導し，*Clostridium difficile* 感染症のリスクを増加させる[18]。

毛が手術の邪魔にならない限り，手術部位の剃毛は行ってはならない。もし除毛が必要であれば，剃毛ではなく，クリッパーでの剃り込みが推奨されている。

血糖値は，術後18〜24時間以内は180 mg/dL以下に管理すべきである。より厳密な血糖コントロールはSSIのリスクを減らすことは示されていないばかりか，低血糖などの有害事象のリスクを高めるだけである[18]。

周術期に正常体温に維持することは必須事項である。軽度な低体温でもSSIの頻度は増加する。低体温は，直接的に好中球機能に影響し，間接的に皮下の血管を収縮させ，組織の虚血が起き皮膚の修復過程が障害される[18]。

アルコール含有の消毒は，非常に殺菌性があるため推奨されているが，アルコールだけでは持続効果がないため，クロルヘキシジン，ポビドンヨードが推奨されている。

挿管管理が必要な手術の間や術後の酸素投与は，付加的予防効果があると考えられる。周術期の酸素投与はSSIのリスクを相対的に25%減少させることが，5つの研究を含むメタ分析で示されている[18]。

教育も院内での予防を実行するうえで非常に重要である。もし1人の外科医もしくは外科のチームがSSIの増加に気づいたら，1人1人にエビデンスに基づいた教育を提供することでSSIの頻度は減ることが知られている[18]。

Clostridium difficile 感染症

はじめに

Clostridium difficile は，院内で伝播する重要な病原体である。*C. difficile* 感染症(CDI)は入院患者の下痢の原因として最多である[23]。最近の米国の調査では，消化管感染症は医療関連感染症の第3位であり，70.9%は *C. difficile* が関与している[7]。近年になり，CDIは頻度が上昇し，さらには重症化，治療抵抗性などの問題がある。2000〜09年の間にCDIの頻度は2倍になり，院内ではMRSAより頻度が高い[24,25]。CDIは入院期間を2.8〜5.5日延長させ，1件あたりの費用が3,006〜15,397ドルほどかかり，米国全体では1年で10〜49億ドルとなっている[25]。CDIの死亡率は5〜10%と想定され，1年に14,000〜20,000人が死亡している[25]。

表 9-4 *Clostridium difficile* 感染症(CDI)の分類

症例タイプ	定義
医療機関発症・医療関連 CDI	入院後 3 日以降の症状出現
市中発症・医療関連 CDI	入院後 3 日以内に症状が出現し，かつ前回の退院から 4 週間以内の場合
市中関連 CDI	入院後 3 日以内に症状が出現し，かつ前回の退院から 12 週以上経過している
不明確な発症の CDI	CDI の症状は 1 カ月以上あるが，12 週間以内の退院がない場合
不明	情報不足のために曝露歴が不明の場合
再発 CDI	前回のイベントから 8 週間以内の発症

定義

CDI は，臨床的な下痢もしくはほかに原因がないような中毒性巨大結腸症および検査で *C. difficile* トキシンが陽性，内視鏡または病理学的な偽膜形成の確認により定義される(**表 9-4**)[25]。トキシン陽性が CDI を診断する最も多い診断方法である。患者は *C. difficile* を保菌している可能性があり，下痢があるときのみトキシン検査は行うべきである[25]。

予防

C. difficile は，芽胞を形成する病原体であり，その芽胞はアルコールでは死滅しないため，手指衛生や環境清掃上，問題となる。芽胞を除去するうえではアルコールは効果的ではないが，アルコールによる手指衛生をメインに行った場合でも CDI の増加がなく，逆に石鹸と水による手洗いを主に行うことで CDI の頻度が減ったというデータもない[25]。いくつかの研究では，アルコールによる手指衛生は手の *C. difficile* の芽胞の状況には効果的でないといわれている。最近の研究でも，アルコールによる手指衛生を 60 秒しても菌量は 1 log 未満しか減らないという報告がされている[25]。なお，患者に触れる前に手袋を装着すると手への汚染はあまり起きないといわれている。

抗菌薬使用の制限や抗菌薬適正使用は CDI の予防において重要である。フルオロキノロン系抗菌薬は CDI 発症に関連する抗菌薬の 1 つであるといわれている。しかし，セファロスポリン，アンピシリン，クリンダマイシンを含むすべての抗菌薬が関連している。アウトブレイクの状況においては広域抗菌薬の制限は効果的である[25]。

接触感染対策と手指衛生は間接的に医療従事者による伝播を予防する。CDC は現時点では，下痢が改善して 48 時間までは接触感染対策を推奨している。CDI の患者はその後も芽胞を拡散させることがあり，環境への汚染が起こりうる。しかし，下痢が改善して 48 時間以降の接触感染対策で CDI の頻度が低下するというデータはない[25]。最近の ICU の研究では，以前 CDI 患者が入院していた部屋に入院することが CDI 獲得のリスクといわれている。しかし CDI を発症する患者の 90%はそのリスク因子はない。

CDI が依然として高い頻度である場合には，CDI のリスクアセスメント，接触感染対策や手指衛生による感染予防の強化，部屋の清掃の適切性についての評価を行うべきである。清掃時の塩素（500〜1,000/μL）の使用は寄与するかもしれない。

KEY POINT

- 手指衛生の遵守は医療関連感染症の減少に極めて重要な要素である。
- 尿道カテーテル，中心静脈カテーテルの使用の期間を制御し，不要な場合に使用しないことは尿道カテーテル関連尿路感染症，中心静脈カテーテル関連血流感染症のリスクを減少させる。
- 抗菌薬適正使用を通して抗菌薬の適切な使用を促すことは *Clostridium difficile* 感染症の予防に重要な要素である。
- バンドルやチェックリストの使用により医療関連感染症は予防可能である。
- 感染対策チームによる医療関連感染症の調査および，すべての医療従事者への適切な情報共有は，病院内での医療関連感染症を減少させる。

（田頭 保彰）

オンライン情報

・CDC Healthcare-associated Infections: http://www.cdc.gov/hai/
・IDSA Infection Prevention: http://www.idsociety.org/Infection_Control_Policy/

文献

1. Yokoe DS, et al. A compendium of strategies to prevent healthcare-associated infections in acute care hospitals: 2014 updates. *Am J Infect Control*. 2014;42(8):820-8.
2. Zimlichman E, et al. Health care-associated infections: a meta-analysis of costs and financial impact on the US health care system. *JAMA Intern Med*. 2013;173(22):2039-46.
3. Ellingson K, et al. Strategies to prevent healthcare-associated infections through hand hygiene. *Infect Control Hosp Epidemiol*. 2014;35(8):937-60.
4. Boyce JM. Update on hand hygiene. *Am J Infect Control*. 2013;41(5 Suppl):S94-6.
5. Nicolle LE. Catheter associated urinary tract infections. *Antimicrob Resistance Infect Control*. 2014;3(23). http://www.aricjournal.com/content/3/1/23
6. Lo E, et al. Strategies to prevent catheter-associated urinary tract infections in acute care hospitals: 2014 update. *Infect Control Hosp Epidemiol*. 2014;35(5):464-79.
7. Magill SS, et al. Multistate point-prevalence survey of health care-associated infections. *N Engl J Med*. 2014;370(13):1198-208.
8. Tenke P, Koves B, Johansen TE. An update on prevention and treatment of catheter-associated urinary tract infections. *Curr Opin Infect Dis*. 2014;27(1):102-7.
9. Tambyah PA, Oon J. Catheter-associated urinary tract infection. *Curr Opin Infect Dis*. 2012;25(4):365-70.
10. Chenoweth C, Saint S. Preventing catheter-associated urinary tract infections in the intensive care unit. *Crit Care Clin*. 2013;29(1):19-32.

11. Marik PE, Flemmer M, Harrison W. The risk of catheter-related bloodstream infection with femoral venous catheters as compared to subclavian and internal jugular venous catheters: a systematic review of the literature and meta-analysis. *Crit Care Med.* 2012;40(8):2479-85.
12. Marschall J, et al. Strategies to prevent central line-associated bloodstream infections in acute care hospitals: 2014 update. *Infect Control Hosp Epidemiol.* 2014;35(7):753-71.
13. Safdar N, Kluger DM, Maki DG. A review of risk factors for catheter-related bloodstream infection caused by percutaneous inserted, noncuffed central venous catheters. *Medicine.* 2002;81(6):466-79.
14. Klompas M, et al. Strategies to prevent ventilator-associated pneumonia in acute care hospitals: 2014 update. *Infect Control Hosp Epidemiol.* 2014;35(8):915-36.
15. Wilke M, Grube R. Update on management options in the treatment of nosocomial and ventilator assisted pneumonia: review of actual guidelines and economic aspects of therapy. *Infect Drug Resist.* 2013;7:1-7.
16. Piazza O, Wang X. A translational approach to ventilator associated pneumonia. *Clin Trans Med.* 2014;3(26). http://www.clintransmed.com/content/3/1/26
17. Bouadma L, Wolff M, Lucet JC. Ventilator-associated pneumonia and its prevention. *Curr Opin Infect Dis.* 2012;25(4):395-404.
18. Anderson DJ, et al. Strategies to prevent surgical site infections in acute care hospitals: 2014 update. *Infect Control Hosp Epidemiol.* 2014;35(6):605-27.
19. Kavanagh KT, et al. The use of surveillance and preventative measures for methicillin-resistant *Staphylococcus aureus* infections in surgical patients. *Antimicrob Resist Infect Control.* 2014;3(18). http://www.ncbi.nlm.nih.gov/pmc/articles/PMC4028005/
20. Schweizer M, et al. Effectiveness of a bundled intervention of decolonization and prophylaxis to decrease Gram positive surgical site infections after cardiac or orthopedic surgery: systematic review and meta-analysis. *BMJ.* 2013;346:f2743.
21. Schweizer ML, Herwaldt LA. Surgical site infections and their prevention. *Curr Opin Infect Dis.* 2012;25(4):378-84.
22. Munday GS, et al. Impact of implementation of the surgical care improvement project and future strategies for improving quality in surgery. *Am J Surg.* 2014;208(5):835-40. doi: 10.1016/j.amjsurg.2014.05.005. Epub Jul 1, 2014.
23. Gabriel L, Beriot-Mathiot A. Hospitalization stay and costs attributable to Clostridium difficile infection: a critical review. *J Hosp Infect.* 2014;88(1):12-21.
24. Miller BA, et al. Comparison of the burdens of hospital-onset, healthcare-facility-associated *Clostridium difficile* infection and of healthcare-associated infection due to methicillin-resistant *Staphylococcus aureus* in community hospitals. *Infect Control Hosp Epidemiol.* 2011;32(4):387-90.
25. Dubberke ER, et al. Strategies to prevent *Clostridium difficile* infections in acute care hospitals: 2014 Update. *Infect Control Hosp Epidemiol.* 2014;35(6):628-45.

10 コーディングと診療録記載

Melissa Sum，Robert J. Mahoney

症例

既往に腎不全がある 33 歳女性。血液透析のグラフト部位の腫脹および発赤が 5 カ月持続しているため来院した。感染性慢性血栓症と診断され，抗菌薬静注の投与目的にて入院となった。入院時，いくつかの抗菌薬にアレルギーがあり，「〜マイシン」と名がつく抗菌薬はすべて拒絶していた。まず，セファゾリンとメトロニダゾールが開始された。このレジメンに沿って治療を開始したところ，患者はメトロニダゾールにもアレルギー反応が出たかもしれないとスタッフに伝えた。しかし，診療録には「全身状態良好，バイタルサイン正常，身体所見上はアレルギー反応の徴候なし」とだけ記載されていた。同日，患者は手術室でデブリードマンの処置を受け，ゲンタマイシン，メトロニダゾール，セファゾリンを静脈投与された。回復室での診療録には，「患者は痒いとわめいており，ファモチジン，ジフェンヒドラミン，ヒドロキシジンを投与」と記載されていた。その日の夕方，患者は気分不良を訴え，プレドニゾロンの投与を希望していたが，診療録には患者の希望も医師による患者の評価も記載されていなかった。患者には「アレルギーと痒み」に対して，ジフェンヒドラミンとプレドニゾロンが投与された。翌朝，ベット上で脈が触れなかったため，コードブルーが発令され，心肺蘇生が施行されたが，蘇生されなかった。当直医が診療録を確認し，患者の死亡を伝えるために家族を呼んだ。

- 診療録記載を改善すれば，よりよい医療行為，または安全な医療行為につながったか？
- 診療録記載の改善は，予測できない事態のトラブル対策に有効か？

はじめに

診療録記載の質の改善は長い間，議論されてきた。19 世紀の終わり，ウィリアム・オスラーの時代，研修医は病院に寝泊まりし，指導医に直接プレゼンをしなければならなかった。それゆえ，診療録記載はしばしば提供された診療のほんの表面的なことしか反映されていなかった。それだけでなく，オスラーや他の上級医はほとんど診療録に署名をしなかった[1]。

現代の医療行為は複雑である。多くの医師の協力を必要とし，複雑な検査が含まれる。診療録は今や重要なコミュニケーションツールとして，あるいは臨床情報の宝庫として，重要な役割を果たしている。

近年，診療録は患者の医療行為に関連した情報を他の医師，保険支払者，医療従事者に伝えるものとして位置づけられている。診療録の情報から，どのような診療行為がなされたか，その行為の正当性はどうかが要約される。

また，診療録は患者安全の中核をなし，重要な法的機能を果たす[2]。診療録に記載された内容は，病気の重症度や予期せぬ転帰の可能性の評価に日常的に利用される。

患者の経過の把握と伝達において診療録記載が中心的な役割を果たすこと，そして，多くの医療従事者が簡単にアクセスしたり追記したりできることを考えると，質の高い診療録記載は質の高い医療行為と同義である。

質の高い記載の原則

正確性

何よりまず，臨床記録(clinical documentation)には患者診療の観察と経験が限りなく正確に反映されていなければならない。診療の間に記載されたものは将来の治療決定の根幹をなし，診療録を忠実なものにする。可能な限り，診療録の記載は診療中に同時に行われるべきである[3]。

特異性

本章でみられるように，多くの情報が，疾患の重症度，予測される死亡率，診断，医療費を算定するのに使用される治療方針のデータを含む臨床上の記載から抽出される。よって，診療録における所見と診断の記載は可能な限り特異的でなければならない。多くの施設では，診療録改善に関与する職員〔clinical documentation improvement (CDI) personnel〕を雇用して，診療録上で診断の特異性に関する記載を改善する目的で医師と協力している。米国ではICD-10がコーディングのために採用されており，診断を正確に選定するために，ある程度の特異度が要求され，理論上，記載から抽出されたデータは特異度を増加させることが期待されている[4]。

可読性

ありがたいことに，電子カルテの普及により解読不能な手書きの診療録の問題は減少した。にもかかわらず，多くの施設では手書きの記録が一部使われ続けている。そのような手書きの記録が診療録に存在する以上，判読可能なものにするように，最大限の努力をしなければならない。

指導医と研修医の手書きの診療録に関するある研究によると，診療録におけるかなりの部分が判読不能であったという報告がある[5]。手書きの記録の16%は判読不能で，完璧に理解できた診療録はわずか58%にすぎなかった。判読不能な手書きの指示または他の書類による医療エラーを防ぐことに加え，判読可能な記録を残すことは，近年，医師の就労時間規制や患者の引き継ぎの必要性の高まりを受けて，1日の大まかな流れについて他者に伝達するうえでも大切である。

重複記載を避ける(コピーアンドペースト)

多くの電子カルテでは，利用者が別の日や別の利用者の記録をコピーして，自分の記録へ使用することができる。便利になり，より記載が安定した一方で，不正確あるいは時代遅れの情報が蔓延する可能性がある[6]。さらに，患者に行われた医療行為を記録から抽出するため，重複した記載は不正確または不正な医療費請求につながる可能性がある。

重複した記載による加重精算の可能性を恐れ，米国保健福祉省(US Department of Health and Human Service：HHS)の，監察総監室(Office of the Inspector General：OIG)は 2013 年の方針として重複記載を含めた「不適切な支払いの可能性がある記載の慣行」の証拠がある記載を検閲すると発表した[7]。

質の構成要素としての記載

質の指標，疾患の重症度，死亡のリスク

1992 年以降，厚生省医療財政局(Health Care Financing Administration)，現在のメディケア・メディケイドサービスセンター(CMS)は米国における医療の質改善に力を注いできた。

患者の治療の際に，医師の直感基準に頼るのではなく，医師監視機構(peer review organization：PRO)はケアのパターンと予後を評価するためにわかりやすく，全国的に統一した基準を活用している[8]。医師監視機構プログラムは，容易に得られる病院の入院患者データを使った医療の質を評価するための品質指標(quality indicator)を開発した。

Agency for Healthcare Research and Quality(AHRQ：米国医療研究・品質調査機構)は 4 つの品質指標を開発した。

- ■入院患者のための質の指標(Inpatient Quality Indicators：IQI)：入院医療行為の質を反映する 32 の項目がある。そのなかには，7 つの特定の内科疾患と 8 つの外科的処置における入院死亡率，11 の特定の処置の活用率，6 つの複雑な処置における病院の症例数などが含まれる。各々の指標は施設ごとの，診療または死亡率のエビデンスをもとに選択され，それらは通常の監査より有用だろう。
- ■患者安全指標(Patient Safety Indicators：PSI)：27 の回避可能な合併症または入院患者に関連したその他の有害事象
- ■予防のための質の指標(Prevention Quality Indicators：PQI)：入院が外来患者の医療行為の財源不足を反映するかもしれない 14 の健康状態における入院率
- ■小児患者のための質の指標(Pediatric Quality Indicators：PDI)：小児患者に適応される，入院患者のための質の指標，予防のための質の指標，患者安全指標に類似した 18 の指標である。

上記質の指標はいずれも，退院時における診療録記載に由来している。もともとは研究と質の改善活動のためのものであったが[9]，これらの指標は現在，公に利用可能であり，階層型保険商品のための等級づけや，“pay for performance(P4P)[訳注 1]”

のための指標のために使用される。

質の指標を開発する他に，診療録はその他の重要な指標を決定するのにも使用される。本章ですでに示したように，入院中に記載された診断や行われた処置は，疾患の重症度という基本変数を決定するのに使用される。疾患の重症度は査閲者に病院資源の使用や患者の臓器機能の異常または生理的非代償性をカテゴリー分類(軽症，中等症，重症，致死的)された予後の基準を提供する。これにより，患者の疾患の程度を調整下で病院間で比較することができる。

死亡リスクは，疾患の重症度を調整された状況での入院患者の患者別の生存尤度比を大まかに表す。死亡リスクは，しばしば質の指標として参照され，年齢や疾患の重症度といった個々人のリスク因子の影響を説明するとともに，同様の施設の比較を行うために全国の病院や質の検査機関で使用される。特筆すべきは，二次的な診断コードの一貫性や特異性の増加はリスクを調整した入院死亡率の正確性を改善させることが示唆されているという点である[10]。

医療行為の質における影響

医療行為の質の正確な評価を促進するうえで，適切な記載は医療行為の質の改善につながるかもしれない。例えば，慢性腎臓病のステージの適切な記載は，医師が薬物の投与過剰または投与不足を防ぐうえで用量調節の必要性に気づかせてくれる。手術部位の取り違えに関する研究では，これらの前兆の 3 分の 1 は記載の誤りや読影結果の不正確な表示など，手術の数週間前のエラーに起因している[11]。癌患者を対象とした別の研究では，症状の適切な記載は症状の管理改善につながり，最終的には患者の健康に関連した QOL の改善につながると報告されている[12]。

一方で，記載の改善が本当に医療行為の質の改善につながるかどうかを調査した研究は少ない。ある研究の著者らは電子カルテの導入後，予防接種やマンモグラフィーといった推奨される予防医療の施行数が相当数増加したことを発見した[13]。しかし，外来における最近の研究では，外来診療録には，実際に提供された医療行為の質に関する項目が正確に記載されていない可能性が示唆されている。ある研究では，研究者は市販の診療録を用いて，2008 年に連邦政府認可の医療センターにおいて，すべての成人患者を対象に，12 の医療の質の指標を評価した。この研究によれば，それぞれの指標における電子カルテの報告の感度は，実際に提供されたものと比較して，46～98％であった。結果として，高い質の提供を賞賛することを目的とした奨励は，高い質を提供している医療従事者に与える必要はなく，最も質の高い診療録の記載者に与えるべきものなのかもしれない[14]。

臨床現場における診療録記載の最も大切な役割の 1 つは，ケアの移行時のコミュニケーションであり，退院時に最も顕著になる。患者の入院経過を患者のかかりつけ医に伝達することは退院経過において非常に重要である。しかし，あるシステマティックレビューによれば，かかりつけ医は退院後の初回外来の時点でわずか 12～34％しか退院サマリーを手にしていないとの報告があり，重要な情報がしばしば退院サマリーから抜け落ちている[15]。これらのコミュニケーションギャップは患者と外来主治医の混乱を招き，有害事象または再入院の潜在的な過程となりうる。

クロスカバー（代診）ノート
呼ばれた理由：
評価の時間：
症状：
バイタルサイン：
医師の診察と検査・画像データ：
評価：
方針（実際にとられた行為，オーダーされたもの）：
経過観察は必要か：

図 10-1　代診ノートのサンプルテンプレート

入院診療が断片化され，他の主治医チームの医療行為下にある患者のために呼ばれるクロスカバー(代替)の医師が増えてきている。医師が患者の重大な状況や状態の変化で呼ばれるとき，代替診療はその都度，診療録に記載されなければならない。記載には，医師が呼ばれた臨床上の問題の要点，主観的かつ客観的に関連のあるデータ，医師の評価と方針，その後のフォローアップが含まれている必要がある。この記載された情報により，主治医チームは患者が医師の評価を必要とするような状態であったことを知ることができる。また，主治医チーム(そして，患者を診ている他のチーム)がクロスカバーによる医療行為の根拠を理解する際に役立ち，チームに経過観察が必要かどうかを知らせてくれる。代診ノートのサンプルテンプレートを**図 10-1** に示す。

本章冒頭の症例に戻ると，もしこの患者の症状の記載を改善すれば，患者の不調の認識につながり，さらに評価を行う必要性が生じたであろう。そうすれば，アレルギーの可能性のある症状に対して治療を調整できた可能性がある。少なくともモニタリングのレベルを上げ，有害転帰を避けることができたかもしれない。

医療過誤訴訟

医療過誤訴訟に巻き込まれることは医師にとって最もトラウマになる経験の 1 つである。医師の生涯において 42%以上の医師が訴えられる(American Medical Association survey, 2010, covering years 2007 to 2008)。ただし，裁判で判決まで至ったものは医療事故の 8%よりも少なく，80〜90%のケースで医師が勝訴している。

訳注 1：医療機関が，高質で効率的な医療サービスを提供した場合に，高い診療報酬を支払うというインセンティブ制度。

Indian Health Service (IHS) の"Risk Management Manual"によると,「診療録は我々を医療過誤訴訟から守ってくれる最高の道具である」[16]。

医療過誤訴訟(malpractice lawsuit)から我々を守ってくれる診療録の特徴は**完成度**,**客観性**,**一貫性**,**正確性**が挙げられる。とりわけ,記載の質がほとんどの訴訟の成功または失敗における最も重要な要素であることには変わりがない[17]。レビューによると,産科医療過誤訴訟における記載は許容範囲(2%)よりも標準以下(13%)と評されることのほうが多い[18]。しばしば裁判になるのは医療行為が施されてから何年も経ってからなので,患者の初診時からの正確な記載が存在していなければならない。記載内容には,医学的に必要と考えられる医療行為に対するインフォームドコンセントまたはその拒否もが含まれていなければならない。

非公式または通りがかりのコンサルト(コンサルトされた側は患者を見たこともなく,診療録を見てもいないかもしれない)は往々にして医療行為の一部となるが,そのような非公式のコンサルトについては,適切な記載方法に関するコンセンサスは得られていない。一般的に,そのようなコンサルトは完全に「オフレコ」である。医師は,非公式なコンサルトや助言などについては,了解を得ない限り,コンサルトを受けてくれた同僚の名前を記載すべきではない[19]。カルテに名前が記載されている医師は例外なく法的な訴訟に巻き込まれる。

医師は,そのような非公式なコンサルトを頼まれたら,適切な対応方法として,すぐに正式なコンサルトを依頼すべきである。最後に,非公式なコンサルトを提供する場合,患者特異的なものよりは学術的で一般的な情報を提供すべきである。

トラブル解決の道具としての記載

エラーや有害事象では何を記載するか

エラーや有害事象からの学びは,将来に起こりうる同様のことを予防するための礎となる。エラーの報告と分析については第12章と第13章で述べるが,エラーを適切に記録することは診療録の鍵である。全例において施設の方針に従うことを肝に銘じなければならない。

診療録記載は,エラーがわかった時点でできるだけ早く完成させなければならない[20]。私見や憶測ではなく,事実のみを患者の診療録に記載すべきである。事象は明確に記載し,どのような追加の治療が行われたかについても記載する。患者や家族と医療過誤の可能性に関してどのような話し合いが行われたのかを記載することも同様に大切である。

多くの施設では,エラーまたは有害事象を詳細に報告するインシデントレポートを義務づけている。ここでも,患者の診療録と同じように,結論,私見,憶測,責任転嫁については記載しないのが無難である。ほとんどの病院では,守秘義務で守られたインシデントレポートをリスクマネジメント部門で使用しているが,守秘義務で守られていない州もある。

インシデントレポートが一施設のトラブル回避の道具として大切である一方,真の安全改善には最終的には広く報告する必要がある。興味深いことに,全国調査を使った研究では，医師が 21％なのに対して，一般人口の 62％が重大な医療エラーを州当局に任意に報告することは将来のエラーを減らすと信じている[21]。

再び本章冒頭の症例に戻る。患者が繰り返していた主張や不安は，医療従事者に対して薬物の副作用である可能性を警告できたかもしれない。もしも患者評価内容やスタッフ間での引き継ぎに関する議論，追加の治療・モニタリング方法が適切に記載されていれば，より質の高い医療を提供できた可能性がある。さらに，もし患者が死亡した状況に関する詳細な情報があったのなら，医師は遺族に伝えるべき大事な情報を提供できたかもしれない。

KEY POINT

- 診療録はすべての面において正確で読みやすくなければならない。
- 診療録の記載内容は，医療行為の質の評価に使用される。
- 診療録の記載内容の改善は，医療行為の質の改善につながる可能性がある。
- 適切な記載は，訴訟から医療従事者を守ってくれる。
- エラーや有害事象の記載と開示は大切である。
- クロスカバー(代診医)は患者の急変や重大な事象は必ず記載しなければならない。
- 適切な記載は，医師にとってトラブル解決の道具となりうる。

（蟹江 健介）

オンライン情報

・http://www.qualityindicators.ahrq.gov

文献

1. Kirkland LR, Bryan CS. Osler’ s service: a view of the charts. *J Med Biography*. 2007;15(Suppl 1):50-4.
2. Wood DL. Documentation guidelines: evolution, future direction, and compliance. *Am J Med*. 2001;110(4):332-4.
3. Russo R. Documentation and data improvement fundamentals. *2004 IFHRO Congress & AHIMA Convention Proceedings*, Washington, DC. October, 2004.
4. Custodio M, Dixon G, Endicott M, et al. Using CDI programs to improve acute care clinical documentation in preparation for ICD-10-CM/PCS. *J AHIMA*. 2013;84(6):56-61.
5. White KB, Beary JF, Ⅲ. Illegible handwritten medical records. *N Engl J Med*. 1986;314(6):390-1.
6. Dimick C. Documentation bad habits: shortcuts in electronic records pose risk. *J AHIMA*. 2008;79(6):40-3.
7. Robb D, Owens L. Breaking free of copy/paste: OIG work plan cracks down on risky documentation habit. *J AHIMA*. 2013;84(3):46-7.
8. Jencks SF, Wilensky GR. The health care quality improvement initiative. A new approach to quality assurance in medicare. *JAMA*. 1992;268(7):900-3.
9. Remus D, Fraser, I. *Guidance for Using the AHRQ Quality Indicators for Hospital-level Public Reporting or Payment*. Rockville, MD: Department of Health and Human Services, Agency for Healthcare Research and Quality; 2004. AHRQ Pub. No. 04-0086-EF.
10. Pine M, Jordan HS, Elixhauser A, et al. Modifying ICD-9-CM coding of secondary diagnoses to improve risk-adjustment of inpatient mortality rates. *Med Decis Making*. 2009;29

(1):69-81.

11. Kwaan MR, Studdert DM, Zinner MJ, et al. Incidence, patterns, and prevention of wrong-site surgery. *Arch Surg*. 2006;141(4):353-7; discussion 357-8.
12. Williams PD, Graham KM, Storlie DL, et al. Therapy-related symptom checklist use during treatments at a cancer center. *Cancer Nurs*. 2013;36(3):245-54.
13. Gill JM, Ewen E, Nsereko M. Impact of an electronic medical record on quality of care in a primary care office. *Del Med J*. 2001;73(5):187-94.
14. Kern LM, Malhotra S, Barron Y, et al. Accuracy of electronically reported "meaningful use" clinical quality measures: a cross-sectional study. *Ann Intern Med*. 2013;158(2):77-83.
15. Kripalani S, LeFevre F, Phillips CO, et al. Deficits in communication and information transfer between hospital-based and primary care physicians: implications for patient safety and continuity of care. *JAMA*. 2007;297(8):831-41.
16. Heath SW. *Risk Management & Medical Liability: A Manual for Indian Health Service and Tribal Health Care Professionals*. 2nd ed. Rockville, MD: Indian Health Service; 2006.
17. Weintraub MI. Documentation and informed consent. *Neurol Clinics*. 1999;17(2):371-81.
18. Entman SS, Glass CA, Hickson GB, et al. The relationship between malpractice claims history and subsequent obstetric care. *JAMA*. 1994;272(20):1588-91.
19. Curbside Consultations. *Psychiatry (Edgmont)*. 2010;7(5):51-3.
20. Selbst SM, Korin JB. *Preventing Malpractice Lawsuits in Pediatric Emergency Medicine*. Dallas, TX: American College of Emergency Physicians; 1998.
21. Blendon RJ, DesRoches CM, Brodie M, et al. Views of practicing physicians and the public on medical errors. *N Engl J Med*. 2002;347(24):1933-40.

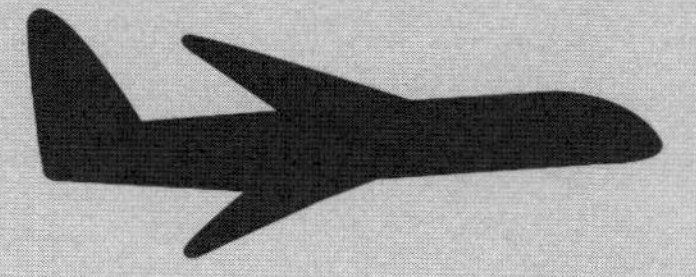

2.
患者安全

11 患者安全序論

Noah Schoenberg, Emily Fondahn, Michael Lane

症例

ノロウイルスの蔓延により病院の看護スタッフは人手不足の状態だった。健康なスタッフが病院管理者から追加の勤務シフトをカバーするよう依頼されたが，多くのシフトが人手不足のままだった。Rob は病棟のオリエンテーションを最近終えたばかりの新しい看護師で，体調もよく，同僚たちを助けたいと，やる気に満ちていた。Rob は夜勤を終え疲労困憊していたにもかかわらず，今より 2 倍のシフトで勤務することを志願した。Joan は，Rob がオリエンテーションの間，よく一緒に働いた看護師で，彼女は状態の悪い他の患者の対応で忙しかったため，Rob に彼女の受け持ち患者“Jon Smith”への降圧薬の配薬を頼んだ。Rob が Pyxis™ 訳注1 から薬物を受け取っている最中，Jones 医師に 2 号室の患者のことを聞かれ，理学療法士からも 8 号室の患者がリハビリテーションを行える状態であるかを聞かれ，作業が中断した。これらの中断後，Rob は Jon Smith への薬物を取り出した。彼は同じ病棟に 2 人の似通った名前の患者がいることに気づいていなかった。1 人は Jon Smith で，もう 1 人は“John Smythe”だった。Rob は 12 号室に行き，患者に自分の名前を名乗ってもらった。その患者は John Smythe であると応えた。Joan がその患者（Jon Smith）を呼んだときとは異なるように患者が自分の名前を発音したことに Rob は違和感を少し覚えたが，その患者で間違いないと思った。Rob は学校で正しい患者への配薬のための適切な確認手順を学んでいたが，病棟のオリエンテーションを受けた看護師からは，これらの手順は不要で時間の無駄と言われていた。Rob はその患者に配薬した後，他の患者をみるために戻っていった。約 1 時間後，John Smythe はベッドから起き上がる際に失神を起こし，血圧が下がった状態で発見された。この出来事を追求した結果，Jon Smith に渡るはずであった薬物が John Smythe に渡ってしまい，血圧が低下したことが判明した。

- 今回のエラーにどのような要因が寄与したか？
- 今回のようなエラーを防ぐためにどのようなシステムと過程を整備することが可能だったか？

はじめに

患者が病院で医療を受けることで医療エラーによる被害を受けるのは望ましいことではない。しかしながら，米国医学研究所（IOM）の報告書“To Err is Human”によると，毎年約 44,000～98,000 人が病院にて被害を受けていることになる[1]。誰もが一生に 1 度は誤診されるともいえよう[2]。これらの驚くべきデータは，医療がどの

訳注 1：BD（Becton, Dickson and Company）の薬物・補充品管理システム。

ように提供されているかを評価し改善していく必要性を強く示唆する。患者安全は，安全科学の手法を用い信頼できる医療提供システムの達成を担うための，医療部門内の学問分野である。事故を最小限に抑え，有害事象からの影響を最小限として回復を最大限にする[3]。患者安全は医療における比較的新しい学問分野であり，患者への害を防ぐことに焦点を当てている。患者安全の構成要素には，当事者への個人攻撃の制限，高い信頼性を作り出すためのシステムの改変，透明性の促進，医療エラーからの学び，そして回避可能な傷害をなくすような医療システムの構築がある[3]。患者安全を分析するアプローチにはDonabedianの「構造-過程-結果(Structure-Process-Outcome)」モデル，Reasonの「スイスチーズ」モデル，Rasmussenの「システムの移行(System's Migration)」モデル，そしてエラー解析がある。

患者安全モデル

Donabedian 構造-過程-結果モデル

1966年，Avedis Donabedianは"Evaluating the Quality of Medical Care"と題した画期的な論文を公表し，そのなかで，今では構造-過程-結果モデルとして知られることになった，患者安全と質の改善への形式化されたアプローチを概説した[4]。

■**結果(outcome)**は病気からの回復，機能回復や生存といった，患者や住民への医療の効果すべてを含む。結果を吟味することは質を評価するうえで最も自然で直感的な手段である。なぜなら良質な医療の目標は肯定的な結果だからである。どのような結果も，定義上，一連の行動に結びついており，その行動は医療が提供される構造と過程に依存している。

■**構造(structure)**は医療現場の環境を形づくる。構造は医療を提供するための物理的基盤，スタッフ，資材と供給，そしてさまざまなサポートシステムからなる[5]。医療の質は本質的に，医療が提供される構造に左右される。構造の欠陥は拡散し，エラーを導き，ひいては悪い結果に至ることもある。上記の症例では，その病棟の構造上，看護師Joanが，スタッフ不足のため，あまりにも多くの患者に時間を割かざるをえなかった。構造は医療の過程と結果における骨格をなす。

■**過程(process)**は上記で定義された構造内で医療従事者の行う行為，介入のすべてを含む。過程は結果に至るまでの判断，操作，指示，そして手技がある。医療が提供される過程は医療現場の構造に依存するが，同時に過程は結果への独立した要因でもある。例えば，配薬の過程は独自の手順とその手順を持つ病棟の構造に影響される。先の例では，Rob看護師による，適切な薬物が適切な患者に与えられたかを確認しなかったのは，過程の失敗と考えられる。ときとして，過程は構造上の欠点を相殺したり，是正することに役立つ。例えば，Pyxis™は病棟の多忙なエリアにしばしば配置されるため，看護師が薬物を得る作業の間に頻繁に中断させられる。しかし，Pyxis™周囲に「中断禁止領域」を作ることで，Robが薬物を得ている間に中断されないようにすれば今回のようなエラーを防止できたであろう。

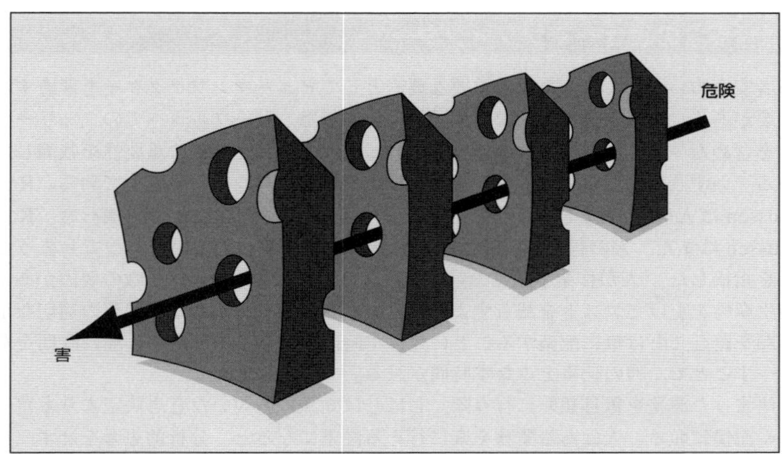

図 11-1　Reason のスイスチーズモデル

出典：Reason J. Human error: models and management. BMJ. 2000;320:768-70 より。

スイスチーズモデル

James Reason は 1990 年の論文"The Contribution of Latent Human Failures to the Breakdown of Complex Systems"でスイスチーズモデルを提唱した[6]。近年の人類の歴史は，航空業，原子力産業，医療界を含め，悪い結果を防ぐために多数の安全機構を発達させた非常に複雑でリスクの高いシステムの進化を多数みてきた。医学は，その多くの複雑でリスクの高いシステム同様に，有害な可能性を最小限にするための安全機構を永続的に考案，修正している。多重の安全機構が，被害が発生する前にエラーを認識することがある。スイスチーズモデルでは，エラーが患者に到達するには，複数の安全装置での失敗が起こる必要がある。それぞれの失敗はどれも害を及ぼすには不十分である。複数の失敗が安全機構のシステムにおいて並んで起こる必要がある[6]。このモデルの命名は，薄切りにしたスイスチーズの一枚一枚を悪い結果を防ぐためのバリア(防壁)に，チーズの穴をそれぞれのバリアを打ち負かすエラー，環境，出来事に見立てていることに由来する。薄切りチーズの列で十分な数の穴が並んだ場合，悪い結果が起こりうる(**図 11-1**)。

冒頭の症例では，配薬ミスを防ぐためにデザインされた複数の安全機構が機能しなかった。非常に似通った名前の 2 人の患者がいたこと，配薬時の決まり事を守れなかったこと，ノロウイルスの蔓延により病棟のスタッフが不足していたこと，薬物を回収する作業中の中断が複数存在したことが，スイスチーズの穴にあたる。通常とは異なる環境，意図的な選択，そして意図せぬエラーの組み合わせが有害事象を起こした。システム内に複数の安全機構を作成していても，システム上の失敗が都合よく並んでしまった場合，バリアを打ち負かし，患者への害に至ることを今回の例は示している。

患者安全のヒューマンファクター

患者安全のいかなるモデルでも重要な要素としてヒューマンファクターを考慮する必要がある。チェルノブイリでの原子炉の炉心溶融，ゼーブルッヘでのフェリー事故を含めた一連の有名な事故は，安全のヒューマンファクターの重要性を強調している。いずれの例においても人が故意に標準手順とは異なる行為をしている。Rasmussenは人は安全域ギリギリで行動を起こす傾向があることを指摘した。Rasmussenはまた，人の行為が，許容範囲の境界線に自然と近づいていってしまうことを指摘した[7]。人が作業手順において手抜きをしてしまうのには多数の要因がある。

■生産性を上げてコストを減らすようにとのプレッシャーがある。配薬の適切な手順を踏むことは単に配薬することに比べて時間がかかる。配薬の手順に時間を費やすことで，他の仕事をこなす時間が減る。

■決まった業務を毎日頻繁に行う際，しばしば知識に基づいた意思決定よりも習慣や記憶に頼る。人はある業務を楽に行える段階になると，分析的思考をせず，正確な手順にこだわらなくなってくる。

■決まり事を守らないような人は，患者への害にも通常目を向けないであろう。エラーが患者に到達する前に一連の安全機構によりエラーが排除されるため，危害の可能性に気づかないかもしれない。標準作業から逸脱していても危害が毎回及ぶわけではないことから，その行動が促進されるかもしれない[7]。多くの人がシステムや過程において確立された作業から逸脱していくと，システム全体の安全性が失われ，最終的に事故や悪い結果が起き，安全作業全般の再評価，再編成が余儀なくされる[7]。Amalbertiらは Rasmussenの考えを，医療の安全性が時間とともに失われていく傾向に当てはめて考えた[8](図 11-2)。

■legal zone は業務のスタート地点であり，すべての規則が守られている。

■illegal-normal zone では安全業務の些細な変化があっても，許容範囲であるだけでなく，状況によってはときに奨励されることもある。よりよい成績(水平軸)と個人の利益(垂直軸)を目指して移動(migration)が起こる。許容境界相(borderline tolerated conditions of use：BTCU)は，許容可能な最小限の害が起こる可能性を伴うものの，最大限の利益を提供すると考えられる(安全な領域からの)逸脱した領域である。本症例の病棟では，標準手順に従わずに配薬を行うことは許容範囲で，仕事の効率を上げ，患者への害の可能性は低いと考えられていた。

■illegal-illegal zone では安全業務は極端化し，ほとんどの業務が基本的にすべての状況下で禁止されているものとみなされる。“illegal-normal”と“illegal-illegal”の境界でヒヤリハットが起きる。“illegal-illegal”の領域(zone)で，大部分の事故と悪い結果がもたらされる。

■よく使われる例えで，多くの人が速度制限をどのように守るか，というのがある。速度制限が 30 マイル/時の場合，通常の状況ではほとんどの人が 30 マイル/時以下の法定速度では走行しない。多くの人が“illegal-normal”である 30～40 マイル/時で走行している。45 マイル/時以上で走行する人は“illegal-illegal”の範疇とみなされる。

医療界では，長時間労働，患者ケアの大きな負担，財政面での大きな重圧が合わ

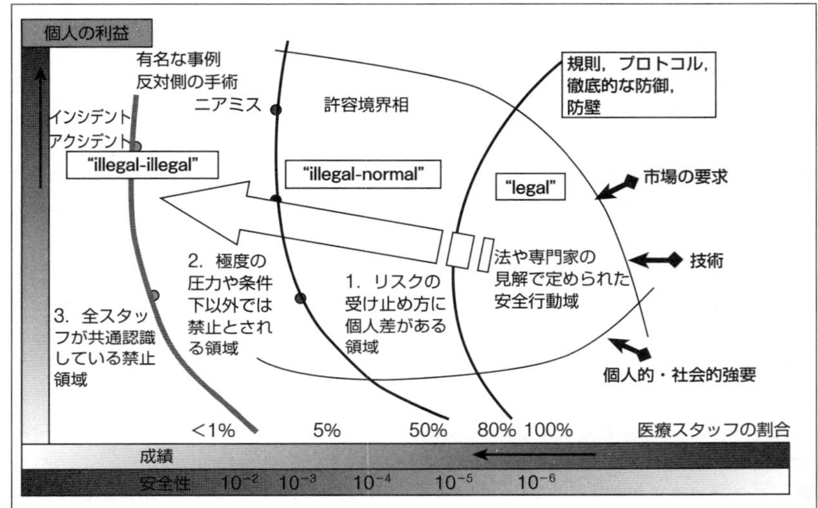

図 11-2　医療の安全性が時間とともに失われていく傾向
出典：Amalberti R, et al. Violations and migrations in health care: a framework for understanding and management. Qual Saf Health Care. 2006;15:i66-71 より。

さることで，許容可能な最小限の安全業務になってしまう流れがある。この問題は麻酔の領域において，手術室での麻酔業務を観察した 2010 年の論文でより詳細に検討されている[9]。著者らは 2 つの異なるタイプの安全規制があると述べている。"need to follow 守る必要がある規制" と "nice to follow 守るほうがよい規制" である。"nice to follow 守るほうがよい規則" を守らないことがしばしば "need to follow 守る必要がある規則" の違反につながり，患者を危険にさらし，さらに重大な事故，悪い結果をもたらすことになる。

エラーの定義

エラーのタイプ

悪い結果を表現するのに，多くの異なった用語がしばしば使用されている。これらの用語を明確にすることは，誤った解釈を防ぎ，より効率的な情報交換を促すために重要である。正しい用語を使用することは，エラーの原因と悪い結果の本質に関して情報をやり取りする際に極めて重要である。悪い結果を議論する際に，人はそれを有害事象，ニアミス，あるいは単にエラーと表現することがあるが，これらの用語は互いに置き換えできない。

■**有害事象（adverse event）**は医学管理に基づく悪い結果で，間違いやシステム上の欠陥の結果である可能性があるが，必ずしもそうでないこともある。誰も本人にアレルギーの確認をしなかったために，ペニシリンアレルギーの患者がアモキシシリン訳注2を受け取った場合，これは有害事象であろう。また，ペニシリンを受け取ったことがない患者がアモキシシリンにアレルギー反応をきたした場合も有害事象である。この場合，アレルギー反応を予見し防ぐ方法はない。この用語は因果関係を含まず，単に医療システムとの相互作用による望ましくない結果を意味する。

■**悪い結果**(bad outcome)は病気の経過そのものによる望ましくない結果である[10]。敗血症性ショックの患者が適切な抗菌薬，医学的治療を受けたにもかかわらず死亡したのは悪い結果であり有害事象ではない。

■**エラー**(error)は意図的でない出来事や間違いを意味する。エラーは必ずしも結果を伴わない。エラーは患者に到達する前に認識および修正され患者に危害を起こさないこともあり，到達しても害をもたらさないこともあれば，直接悪い結果を引き起こすこともある。ペニシリンアレルギーの患者が実際に薬物を受け取ったか否かにかかわらず，アレルギーの患者に薬物を処方したこと自体がエラーである。エラーを予防することは患者安全における中心的な着目点であり，新たな安全機構や予防措置の発展への原動力である。

■**ニアミス**(near miss)は有害事象にまで至らなかったエラーである。もし，ペニシリンアレルギーの患者がアモキシシリンを処方されても，看護師が配薬前にエラーに気づき，医師に注意喚起し，医師がオーダーをキャンセルして新たな薬物を処方するなら，これはニアミスに分類される。ニアミスは追跡と対処が困難であり，最も多いエラーの部類である。過剰に重複する安全機構を持つ複雑なシステムにおいて，システムのデザインの多くは有害事象を起こさない代わりにニアミスを「起こすように」作られてはいる。しかしながら，ニアミスはその性質上，気づかれにくく，追跡困難である。加えて，医療従事者には事件を報告することに対して抵抗感があり，それはエラーを起こした当事者のばつの悪さや，ニアミスを発見した人が他人をトラブルに巻き込むことへの躊躇によるものである。実際に起きてしまった有害事象と比べ，ニアミス自体を大したことではないとみなす傾向がある。結果として，ニアミスは，うまく作られた一連の安全機構から得られた産物にもかかわらず，しばしば過少に報告され，曖昧なままで終わってしまう。

人間行動の分類

エラーや有害事象を評価する重要な一面として，エラーを導く行為のもとになる意図の分析がある。医療界ではジャストカルチャーを重視するようになってきており，個人ですべてエラーの責任を負うわけではないが，各々の行為に対しては責任がある。エラーを導く個人の行為は3つの異なるカテゴリーに分類される。ヒューマンエラー，危険行為，そして無謀行為である。それぞれのカテゴリーの重要な違いは，その行動と選択に伴うリスクに当事者がどれくらい気づいているかである。当事者の意図を評価することは，同様のエラーを防ぐために必要なシステム改変を見出すための事象分析において，重要なステップである。

■**無謀行為**(reckless behavior)，意図的なリスクの無視は，定義が最も簡単なカテゴリーで，最も明瞭に当事者へ結果をもたらす。通常，この行為はリスクが伴うことを知っているにもかかわらず，安全機構を無視し行動を進めるときに起こり，患者と同僚を故意に危険にさらす。当事者には過失があり，状況を修正するためには当事者のとった選択と行動を明白に示す必要がある。意識的な無謀行為に対しての安全機構の作成は非常に困難である。

■**危険行為**(at-risk behavior)は，安全ではないと認識されていなかった危険な業務を通じて，患者や同僚を危険にさらす人物が関与している。この行為は通常，時間を節約したり効率を上げる努力に伴って起こり，そのことで，偶発的に安全でない状況を導く。看護師が輸血のための交差適合試験の採血を行い，規則どおりに血液検体へのラベル付けを直ちに行わない場合，危険行為に従事していることになる。無謀行為と危険行為の区別は，無謀行為は当事者がみずからの行為により他人を故意に危険にさらすが，危険行為は，それに伴った危険に気づかれないまま安全でない行為が行われる，という事実に焦点が絞られる。しかしながら，それでもなお安全でない行動をとる以上は，当事者に過失があると言える。危険行為を防ぐためには適切な安全業務のトレーニングと，業務と規則が守られていることを保証するための十分な監視が頻繁に必要となる。

■単純な**ヒューマンエラー**(human error)には，当事者が安全と信じて行った行為にもかかわらず悪い結果となりうることを含む。疲労，誤算，注意不足がしばしばこのタイプのエラーの原因になっている。これらのエラーには，滅菌野をうっかり汚染させてしまうこと，検体へのラベルの付け間違い，誤った反対側の手術や，薬物の量を間違ってオーダーすることなども含まれる。多くのシステムの安全機構や重複はヒューマンエラーを防いだり修正することに焦点を当てている。採血時の立会い，手技時のチェックリスト，手術部位のマーキングはヒューマンエラーを防ぐことを意図した一般的な安全業務となる。注目すべきは，ヒューマンエラーのカテゴリーは機械のエラーや技術のエラーを含まないことである。点滴ポンプの故障，不適切な検査結果，コンピュータの故障は，人間行動に直接由来するわけではないので，ヒューマンエラーにはカウントされない。手が滑った，計算違い，記憶違いはシステムにつきもののリスクである。これらのリスクは，ヒューマンファクターを含み，人が存在する以上は内在するエラーであり，患者安全分野における多くの発展を推進する可能性がある。

積極的失敗と水面下の状況

スイスチーズモデルを提唱した論文のなかで，Reason は有害事象に至る失敗の多くは，人としての本質であり，しばしば実際に出来事が起きるずっと前から存在すると述べている。彼は，有害な結果が生じる前に 2 つの異なったタイプのエラーが起きると述べている[6]。

■**積極的失敗**(active failure)は即座に有害事象をきたすエラーや違反である。積極的失敗は通常，(手術室，ベッドサイドなどの)臨床現場で起きる出来事で，直接

訳注 2：βラクタム系抗菌薬の 1 つで，ペニシリン系抗菌薬に属する。

的に有害事象に至る。

■**水面下の状況**(**latent condition**)は，有害となる結果が長い間休眠しており，局所的な誘因と合わさって有害事象をきたして初めて明らかになるような決断や行為を含む。水面下の障害は破綻への状況を促すエラーやミスである。

ほとんどの場合，有害事象は両者の出来事が起きることによる。外科医が間違った反対側の腕の手術をするのは積極的失敗である。しかしながら，この積極的失敗は水面下の状況に依存している。その病院内で適切な側の腕に前もって印をつける規則がなかったという状況である。複数の安全機構を備えた高度に複雑なシステムの多くでは，スイスチーズの穴がすべて並んだただ1つの通り道が水面下の状況(あるいはその一部)を作り出し，積極的失敗が作用する状況を作り出す。

まとめ

冒頭の症例において，患者は誤った薬物を受け取ることで，防ぎうる医療エラーによる害を受けた。通常，患者は病院で毎日安全に薬物を受け取っている。それではこの患者には何が起こったのか？　それに関して何がなされうるか？　本章で概説した考えと患者安全モデルシステムを用い，何が悪かったかをひもとくためにその出来事を振り返ってみよう。この病棟の構造と薬物提供の過程が悪い結果をもたらした。最小限の安全水準へと流れる自然な傾向により，規則や手順が守られなかった。過労により疲弊した看護師による積極的失敗が複数ある水面下の状況と合わさり，エラーが患者に及んだのである。本章で示した患者安全モデルは，このエラーを分析・分類すること，防ぎうる患者への害を排除するシステムを作り直すことに役立つだろう。

KEY POINT

- エラーが患者まで到達し害を及ぼすのを防ぐために，複数の安全機構がある。しかしながら，スイスチーズのすべての穴が並んだ場合，エラーは患者に到達することがある。
- エラーは害を及ぼす可能性を有するが，そのすべてが不注意な行動によるものではない。
- 積極的失敗と水面下の状況が合わさり，患者への害を起こしうる。
- 患者への害へ寄与する要因を完全に理解するには，人間行動，医療提供システムと過程について完全な理解が必要である。

(鶴田 好彦)

オンライン情報

・Institute for Healthcare Improvement: http://www.ihi.org/Topics/PatientSafety/
・VA National Center for Patient Safety: http://www.patientsafety.va.gov/media/factsheets.asp
・National Patient Safety Foundation: http://www.npsf.org/?page=professionals
・Agency for Healthcare Research and Quality: http://www.ahrq.gov/professionals/quality-patient-safety/index.html

文献

1. Kohn LT, Corrigan JM, Donaldson MS, eds. *To Err Is Human: Building a Safer Health System*. Washington, DC: The National Academies Press; 1999.
2. National Academies of Sciences, Engineering, and Medicine. *Improving Diagnosis in Health* Care. Washington, DC: The National Academies Press; 2015.
3. Emanuel L, Berwick D, Conway J, et al. What exactly is patient safety? In: Battles JB, Henriksen K, Keyes MA, et al., eds. *New Directions and Alternative Approaches*. Rockville, MD: Agency for Healthcare Research and Quality; 2008.
4. Donabedian A. Evaluating the quality of medical care (Reprinted from The Milbank Memorial Fund Quarterly, vol 44, pp 166-203, 1966). *Milbank Q*. 2005;83(4):691-729.
5. Runciman WB, et al. Tracing the foundations of a conceptual framework for a patient safety ontology. *Qual Saf Health Care*. 2010;19(6):1-5.
6. Reason J. The contribution of latent human failures of the breakdown of complex-systems. *Philos Trans Royal Soc London Ser B Biol Sci*. 1990;327(1241):475-84.
7. Rasmussen J. Risk management in a dynamic society: a modelling problem. *Saf Sci*. 1997:27(2-3):183-213.
8. Amalberti R, et al. Violations and migrations in health care: a framework for understanding and management. *Qual Saf Health Care*. 2006;15:i66-71.
9. De Saint Maurice G, et al. The natural lifespan of a safety policy: violations and system migration in anesthesia. *Qual Saf Health Care*. 2010;19(4):327-31.
10. World Alliance for Patient Safety. *WHO Draft Guidelines for Adverse Event Reporting and Learning Systems: From Information to Action*. Geneva, Switzerland: World Health Organization; 2005.

12 安全文化

Richard A. Santos, Myra Rubio

症例

Mさんは高血圧の56歳女性で，黒いタール便を主訴に受診した。貧血であることが判明し，消化管出血の精査のため入院となった。準個室の，ドアに最も近いベッドAに移動した。彼女の主治医は血液型の検査を行い，交差適合試験を行った赤血球輸血2単位をオーダーした。彼女は窓際の庭の見えるベッドBが空いたため，看護師にそちらに移動したいと申し出た。担当看護師はその患者がベッドAからBへ移動することを了承した。その夜，病棟では同時に数人の新患の受け入れがあり，担当看護師はMさんがベッドを移動したことついて，病院の電子オーダーエントリーシステムへの入力を忘れていた。加えて，その担当看護師は時間外の6時間を2倍の給与で承諾し，15時間勤務をこなしていた。その間に，新しい認知症患者は空だと思われていたベッドAに到着した。その間，患者のケアにあたった検査技師はベッドAにいる間違った患者の採血をし，Mさんではないのにもかかわらずさんの名前がコンピュータに残ったままであった。その技師は，血液検査前に，患者の身元を確認するプロトコルに従わなかった。その夜遅くに，Mさんの担当看護師は，部屋を移動したことの報告をし忘れたことに気づき，部屋の変更を認め部屋の割り当てを修正するために入院業務課に連絡した。Mさんの担当看護師は，誤って他の患者の血液に交差適合試験を行った血液で，輸血を続けてしまった。Mさんには重度の輸血反応が起こり，その後，ICUでの治療が必要となった。

- 我々は安全文化のなかでこの有害事象にどのように対処すればよいか？
- 入院患者受け入れ病棟では，どのように患者安全が評価されうるか？
- 将来起こりうる同様の事例を防ぐために，この一件に関する情報をどう周知させるか？

はじめに

今日，医療チームのリーダーにとって，急性期病院における安全文化を基盤とするインフラストラクチャーの開発とサポートには課題が多い。1983年，安全文化の基本はUttalにより「共有価値観(何が重要か)と信念(物事はどのように作用するか)に相互作用する行動規範を作り出すための組織の構造と制御システム(我々のやり方)である」と定義された[1]。急性期病院における安全文化は，以来，このように「特定の単位，部門，病院，または病院システムで働く人々の規範，慣行，価値観，信念」と記述されてきた[2,3]。"Human Error"の著者として知られるJames Reasonによると「安全文化は，現場の状況，過去の出来事，リーダーシップの特徴，労働力の意向などに応じて徐々に進化していく」[4]。医療の安全文化を確立するためにこれらを戦略的に配置することは難易度が高いことが証明できるであろう。組織がエラーを防止するための手段において構築された，「新しい標準」として根づいている態度，行動，慣行を確立する必要があることを，多くの人が提唱してきた[5]。

安全文化の発展には，現場作業者の認識，および彼らの労働環境におけるチームワーク，行動，仕事の満足度，リーダーシップ，ストレス認識，資源の入手可能性，学習環境，エラー報告，フィードバック，コミュニケーションなど多面的な場面における認識に関して十分な見解を持つことが必要である[4]。研究と実習の実施を通じて安全性と質を改善することを目標とする米国連邦政府機関である Agency for Healthcare Research and Quality（AHRQ：米国医療研究・品質調査機構）は，患者安全文化における 4 つの重要な特徴を特定した。信頼できる業務を獲得するためのリスクの高い行動の認識，エラーやニアミスを報告する際に非難されない環境，安全上の問題解決策を特定するための訓練，患者の安全上の懸念に取り組むためのリーダーシップを挙げている[5]。AHRQ は組織の安全文化を「個人や集団の価値観・態度・認識・能力による産物，責任決定するための行動様式，組織の健全度や安全管理の形式や熟練度」と定義している[6]。

脆弱な安全文化は，コミュニケーションをとらない医療従事者が安全方針，作業手順，ツールを守らないこと，また「責任と恥」を理由にミスの報告がされないことを例示している[3]。医療安全への意識の高い施設では，継続的に学習環境を促進できるよう間違いやニアミスからの報告システムまたは根本原因分析を活用することで，効果的にコミュニケーションをとり，強力な連携意識を持ち，エラーに対応可能な信頼できる医療スタッフが従事している。

ジャストカルチャーを確立する

ハーバード大学公衆衛生大学院の Lucian Leape 教授は，2001 年 5 月 24 日，健康に関する上院委員会で「労働者が間違いを犯して処罰される場合，システム上の失敗の特定とその是正は行われない。安全な産業は，非懲罰的な環境を作り出す。また，時間，作業負荷，労働条件，チームの人間関係など，パフォーマンスに影響を及ぼす要因にも注意を払い，医療はそれを議題として本腰を入れて取り組まれなければならない」という声明を発表した[7]。みずからの利点と欠点を率直に認めて検証して学習・改善すべき安全文化を構築することが，医療上の誤りを防止するうえでの優先事項である。しかし，これらが起こりうる環境は，脅威ではなく，懲罰的でもなく，個人の責任性とバランスがとれていなければならない[8]。安全文化はまた，相互の尊重と誠実さを期待し，学習や労働にとって不利な破壊的かつ不適切な行動に対処するための行動規範であり，プロフェッショナリズムに沿って取り組まれなければならない[9]。

米国の弁護士かつ技術者である David Marx は「ジャストカルチャー」の先駆者であり，患者アウトカムを改善するための重要な要素である隠しだてのない報告と責任性を確立するための安全文化モデルに重点を置いている[10]。医療エラーが生じた場合，個人の責任性はジャストカルチャーを尊重するうえで重要な役割を果たす（人間行動の分類についての詳細は第 11 章参照）。Marx によると，責任に応じてエラーは以下に分けられる。

1. 人的または偶発的なエラー
2. リスクを伴う行動選択によるエラー
3. 意識的な無謀な行動によるエラー

本モデルでは，ヒューマンエラーは，システム，プロセス，トレーニング，およびデザインに関して注意深く調べる必要がある。行動選択がエラーに関与している場合，肯定的および否定的なインセンティブを管理し，状況認識を高めることを検討していく。しかし，意識的で無謀な行動が関与している場合，是正措置を講じなければならない。懲戒モデルは，規則，結果，リスクに基づくべきである[10]。組織がシステムを改善し患者への害を減らすために，エラーを報告する際の心理的安全性のクッションとともに，許容可能な行為と許容不可能な行為との線引きの均衡が保たれるときに，ジャストカルチャーは確立すると考えられている[11]。

患者安全の文化を評価するためのツール

医療現場における患者安全の文化の測定と分析は，患者の安全問題に関する組織の利点と欠点を特定するため，重要な役割を果たす。安全文化の評価により，介入が開始される前の基準データ，安全努力に向けた関連分野の優先順位づけ，介入された後の安全文化の傾向または変化の監視を可能にする。患者安全の文化を測定するために役立つツールがいくつか開発されている。

患者安全の文化に関する調査

2004年にAHRQは，患者安全に関する病院調査〔Hospital Survey on Patient Safety (HSOPS) Culture〕として知られるツールを開発して，安全文化に関する12の要素を探った[12]。

1. 開放型コミュニケーション
2. エラーに関するフィードバックとコミュニケーション
3. 報告された事象の頻度
4. 引き継ぎと移行
5. 患者安全のための管理サポート
6. エラーに対する非懲罰的な対応
7. 組織的学習—継続的改善
8. 患者安全に関する全体的な認識
9. スタッフ(職員)
10. スーパーバイザー・管理者の安全を促進するための期待と行動
11. 部署を越えたチームワーク
12. 部署内のチームワーク

病院が患者安全の文化を他の組織と比較するために，AHRQは，自発的に参加した382以上の米国病院と，108,621人以上の病院スタッフにより，2006年にデータベースを確立した。2007年に，AHRQは最初に調査結果を発表した。これはその後，2008年にHSOPS Cultureの比較データベースレポートとして更新された。

この報告書には，519 以上の病院と 160,176 人の病院スタッフが回答している[13]。このデータベースにより，医療機関が相互に患者安全の文化に関する調査を比較すること，また施設内および施設間で患者安全の文化の傾向を監視することを可能にした。

患者安全の文化を確立することは，病院や急性期ケアにおいて特有なものではない。外来や診療所でも，医療エラーまたは回避可能な有害事象が発生しやすい[14]。診療所での安全文化の創造は，広く関心を集めている。2009 年に AHRQ は，Medical Office Survey on Patient Safety Culture を発表した[15]。これは HSOPS Culture と同様に，以下の 13 分野を調査したものである。

1. 患者の安全と医療の質の問題のリスト
2. チームワーク
3. 他の施設との情報交換
4. 仕事のプレッシャーと速度
5. スタッフの訓練
6. オフィスのプロセスと標準化
7. 開放型コミュニケーション
8. 患者ケアフォローアップ(追跡調査)
9. エラーに関するコミュニケーション
10. 患者安全のためのリーダーシップ支援
11. 組織的学習
12. 患者の安全と医療の質に関する全体的な認識
13. 医療の質と患者の安全に関する総合評価

2010 年に AHRQ は，診療所における患者安全の文化における結果のデータベースを開発した。2012 年に更新されたこのデータベースには，米国の 234 の診療所と 23,679 以上の医療スタッフが回答している。AHRQ は，病院や診療所に加えて，それ以外の医療施設での患者安全の文化を改善させるため，介護施設や薬局に合った患者安全文化の評価ツールも開発している[16,17]。

患者安全の風土と安全性に関するアンケート

安全文化のなかには，各部署または医療の分野に固有の複数の構成要素を持つ，ユニークな患者安全の風土が存在する。患者安全の問題に関連する態度や信念の測定は，広く関心が高まってきている。Robert Wood Johnson 財団と AHRQ によって資金提供された安全性に関するアンケート(Safety Attitudes Questionnaire：SAQ)は，2006 年に Bryan Sexton，Eric Thomas，Bob Helmreich らによって開発された[18]。安全性に関するアンケートの変更と安全風土のための調査の変化は，組織内で，個々の分野における安全文化の認識の全体像を提供するために頻繁に利用されている。SAQ にはさまざまな様式があり，手術室，入院・外来，ICU での使用のために改良されている。これらアンケートの変更は，チームワーク，ストレス，コミュニケーション，資源，規律，労働条件，職務満足度，組織，リーダーシップなど，患者安全を取り巻く中心的なテーマを対象としている。これらのアンケート結果は，特定の分野における医療機関の利点と欠点を示すためによく利用されている。これらの分野は，患者安全の風土を改善するための将来の介入に焦点を当てることができる。

エラー報告を通して安全性を生み出す

エラー報告システムの実施と使用

1999 年に米国医学研究所(IOM)は，医療機関にエラー報告システムを導入するよう呼びかけた[19]。当時，サウスカロライナ州で 1976 年に義務づけられた有害事象報告システムが，8 州で実施されていた。医療施設認定合同機構(JCAHO，現在は JC)は，1996 年に警鐘事象(センチネルイベント)と定義した事象に関して自発的な報告を行うための警鐘事象の報告システムを構築した。このシステムの目的は，加盟組織がイベントそのものの詳細だけでなく，実施された根本原因分析と医療機関が行った対応を提出することだった。当時の他の報告システムには，1975 年に FDA と製薬会社とのエラー報告を共有した医薬品エラー報告(medication errors reporting：MER)プログラムなどが存在した。これらの報告システムは，多くの点で制限されていた。州の有害事象の報告システムと JC の警鐘事象システムは，主に重大な損害や死に至ったイベントに集中していた。MER のようなプログラムでは投薬エラーに注目しており，医療提供システムの他の側面のエラーを捕捉していない可能性が高い。これらの報告システムは，より一般的な害を与えない事象やニアミス事象をとらえるためのものではなく，患者の害は発生していないが，実際には医療提供システムの脆弱性により焦点を当てるものであった。

IOM は，エラー報告システムに想定されている二重の役割について述べている。医療提供者がパフォーマンスの責任を負うことと，エラーから学習することで患者の安全性を改善することである。エラー報告システムの 2 つの層が提案された。強制的な報告システムは重大な損害または死亡につながるエラーに焦点を当てることにより，パフォーマンスの責任を担うことが想定されている。これらのシステムは，特定のケースを調査し，適切とみなされた場合，課徴金または罰金を科す権限を持つ州規制プログラムによって運営される。これらのシステムの原型は，有害事象に対する州の強制的な報告システムとしてすでに構築されていた。そのような報告システムの目標は，医療機関がその行為に対して責任を負うことで患者を保護する一定の基準を設け，患者の安全と質の改善の取り組みに投資するようインセンティブを与えることだった。

監察総監室(Office of Inspector General：OIG)は，有害事象報告システムを備えた州を同定し，この情報が州によってどのように利用されたかを調査した[20]。2008 年までに，26 州の病院で有害事象報告システムが存在し，27 州で暫定的なものとして有害事象報告システムが導入されていた。これらの報告書で，OIG は報告される必要がある各州の有害事象に大きな相違があることを明らかにした。例えば，報告を必要とする有害事象のタイプは，患者にもたらされる害のレベルに基づき変化する。すべての州は，死亡につながる少なくとも 1 つの有害事象を報告可能な事象として列挙した。しかし，特定のニアミスを報告可能な有害事象として扱っていたのはペンシルベニア州のみであった。同様に，ある州では，目的どおりに機能しなかった医療機器に関連する有害事象は，死亡，身体障害または身体の部分喪失が生じた場合には報告する必要があるとしたが，他の州では死亡した場合にのみ報告する必要があるとした。3つの州だけが，National Quality Forum(NQF)によって作成された報告可能な重大イベントの標準化リストを使用していた[21]。NQFは非営利の公的機関で，標準化された医療におけるパフォーマンス指標の使用を推奨する。州の義務報告システムは，報告システムのなかった，少なくとも半分の州では顕著な改善をきたしたが，情報収集による州の格差は，このようなデータを国の傾向として集積することを非常に困難にしている。IOMは，この問題を，有害事象が発見された経緯，有害事象についての詳細，寄与因子，原因分析，およびこの分析から得られる推奨事項といった基本的な必須要素を含む標準化された報告形式を集約させて認識した[22]。このような標準化された報告書はまた，同様の事象の分類および比較を可能にするために，有害事象の分類の標準化が重要である。このような標準化によって，国の傾向を集積し，分析することが可能になる。

自主的な報告システムは当初IOMにより想定され，患者の安全と医療の質を改善するための義務化された報告システムを補完する役割を果たした。このようなエラー報告システムは，被害の重大性にかかわらず，また患者に何らかの害が発生する前に是正されたニアミスであるにもかかわらず，すべてのエラーを捕捉しようとする。現場にいた複数の報告者からの情報収集を通じて，医療提供の潜在的な傾向または永続的な脆弱性が明らかになることが期待される。IOMによって引用された潜在的なモデルの1つは，航空業界向けに米国航空宇宙局(National Aeronautics and Space Administration：NASA)によって運営されている航空安全報告システムである[23]。このシステムは，安全性に影響する可能性がある飛行機の操縦について機密的に提出された事故報告を収集する。すべてのインシデントレポートは，個人情報は匿名化され保管されるが，データベース内で索引データ化され，一連の専門家によって分析される。さらなる専門家分析によって潜在的なリスクまたはシステムの改善が識別された場合，この情報は，速報や安全性に関する月報を通じて航空業界に広められる。現在，このモデルは，患者安全報告システム(Patient Safety Reporting System：PSRS)を通じて退役軍人省(VA)管轄の医療(在郷軍人病院)で使用されている。

州が有害事象報告システムを持っているかにかかわらず，連邦規則では，メディケアへの参加条件としてQuality Assessment and Performance Improvement Programの継続を病院に求めている[24]。この規約では，病院は患者の有害事象などの質の指標を測定し，このデータを使用して安全性および医療の質改善のための分野を同定する必要がある。ほぼすべての病院には，病院職員全員が利用可能な院内インシデントレポートシステムがあり，有害事象が報告されている。しかし，システムの機能と利用率は異なり，患者への有害事象の重症度を記録できるのは79%，患者の病歴を収集できるのは58%，匿名の報告が可能であるのは47%である[25]。

エラー報告の障壁

残念なことに，多数の研究で，エラー報告に対する多くの障壁の存在が指摘されている。エラー報告の障壁として，報告システムに関する知識の欠如，エラー報告にかかる時間，報復の恐怖・非難の文化，そして患者に害を及ぼさないエラーなら報告する必要はないとする信条がある[26]。南オーストラリア州で実施された調査では，これらの障壁を指摘し，報告されたエラーからのフィードバックの欠如が，詳細なエラー報告を阻害する主要因であることを挙げている[27]。現在のエラー報告の大部分は，看護師によってなされ，医師，セラピスト，または医療チームの他のメンバーによるものではない。ある調査では，病院の96%で，看護師がほぼすべてのエラー報告をしており，研修医が2%，主治医が1%であった[25]。上記の障壁は，実際のものであろうと，知覚されたものであろうと，有害事象，エラー，ニアミスの過少な報告につながる。

フォローアップ報告書のOIGはさらに，エラー報告システムにおける有害事象の過少報告の問題を定量化した[28]。OIGは，2008年10月に入院した780人のメディケアを有する入院患者のカルテ審査を実施し，内部エラーを報告するシステムを備えた189病院で293件の有害事象を確認した。審査では，これらの出来事のうち，病院の事故報告システムによって実際に確認できたのは35件(14%)にすぎないことが判明した。大部分の有害事象が報告されなかった最も一般的な理由は，病院職員が日頃，エラーであるという認識の欠如または起こりうる治療の副作用であるという信念から，それらを報告可能な事象として認識していなかったことである。有害事象を州の強制的な報告システムによって得られたデータと比較したとき，60%の事象は強制的な報告システムを有する州で発生し，12%のみが州の報告要件を満たし，1%(3事象)のみが実際に州に報告された[29]。3つの事象はすべてペンシルベニア州で報告されているが，これは前述したように，患者の害の重症度に関係なく特定の事象の報告を必要としたものである。したがってこの研究では，有害事象のわずか1%のみが強制的に報告され，それはすべての有害事象を捕捉することに関して，医療には大きな欠点があり，さらに，損害のない有害事象またはニアミスの報告はほとんどされないことを示している。

理想的には，エラー報告システムは，すべての医療の場において普遍的であるべきである。エラー報告を積極的に収集することで，組織は経験から学ぶことができる。システムには有害事象，エラー，またはニアミスの報告を奨励するような支持的で非懲罰的な環境がなければならない。ジャストカルチャーは報復の恐怖を減らすべきだが，匿名の報告は支援的環境の確保とエラー報告の促進のために許容されるべきである。報告システムでは，患者だけでなく報告者の機密性をも保護すべきである。報告は，すべての医療スタッフがその過程において従事し，複数の視点から医療機関で観察されることを保証するため，さまざまな職員から提出されるべきであろう。最後に，現場の医療従事者からの詳細なエラー報告を促進するために，迅速なフィードバック，専門家による分析，報告から学んだ教訓の共有がなされるべきである。NASAの航空安全報告システムの創設者の1人であるCharles Billings博士は，最高のエラー報告システムとは安全(非懲罰的)，かつシンプルで(報告しやすい)，価値あるもの(時宜を得たフィードバックと普及を伴った専門家分析)と述べた[30]。

エラーから学ぶ

透明性

前項で説明したように，エラーから学ぶにはエラーを報告する必要がある。医学教育の初期段階から，我々は間違いから学び，経験から学ぶことを求められる。報告の公開を通じて，我々は患者への過ちを繰り返す前に，他人が行ったエラーから学ぶこともできる。しかし，この透明性の原則において，我々はエラーを起こしやすいということを認める必要があり，医療の場で容易ではない透明性は，医療従事者が事実に基づいたエラーをエラー報告システムと患者の両方に報告するよう求めている。エラーの完全な解析による質の改善は，報告者からの完全な透明性から恩恵を受けられる。匿名の報告は支持的な環境下で許容されるべきであるが，匿名では，質問といった形で報告者から内容の詳細を得ることはできない。また報告者にフィードバックを提供することもできない。有害事象，対応状況，および発生したエラーに関する第一報告者からの完全な透明性の担保は，有害事象の根本原因を決定するうえで重要である。患者へのエラーの認知による透明性もまた，患者との信頼を確立する際になくてはならないものである。

透明性は，自発的なエラー報告に対する認識された別の障壁でもあり，責任との間に，対立構造を作る可能性がある。医療従事者は，エラー報告がしばしば民事責任事件の証拠開示に利用されることを懸念している。患者へのエラーの完全な開示は，医療エラーの賠償請求を促進するものとして認識されていたが，そのような請求の増加は，完全開示を行った医療機関では認められていない[31]。ジャストカルチャーが存在しない状況では，制裁，評判や生計の喪失といったものへの懸念が透明性の完全な障壁となる[32]。

これらの問題に取り組むために，米国議会は 2005 年に患者安全および医療の質改善法(Patient Safety and Quality Improvement Act：PSQIA)を可決した。PSQIA は証拠開示から法的保護を受け，患者安全の産物である患者安全プログラムに関連するデータを定義した。この法律はまた，AHRQ が医療機関からのエラー報告データを受け取り，分析する外部機関である患者安全組織(patient safety organization：PSO)を設けることを認可した。患者安全組織は，航空安全報告システムが果たした役割と同様に，質の改善を推進するために，その結果を医療全体に広めることができた。注目すべきは，患者安全産物(patient safety work products：PSWP)の法的保護は，特に患者安全組織に報告されたデータのためのものであった。内部利用されるデータは患者安全と質の改善法で抜け落ちることはないが，州規則のピアレビューで抜け落ちる可能性がある[33]。

法的に保護された PSWP を使用した PSO の確立は，エラー報告と分析の全国的なデータベースの作成に必要なより大きな透明性の獲得を可能にするかもしれない。認定された PSO は，複数の医療機関からのエラー報告を分析し，医療全体を通じて存在する共通のシステムにおける弱点を特定することができる可能性がある。制裁の懸念なしに外部組織とPSWPを共有できれば，より包括的なエラー報告を促進できるかもしれない。最終的には，その後の有害事象分析の結果を広範囲に普及させることは，理想的ではあるが医療機関が同じ誤ちを繰り返すのを防ぐことにつながるだろう。

M&Mカンファレンス

morbidity and mortality(M&M)カンファレンスは，有害事象から学ぶための重要な機会の1つである。患者アウトカムから学ぶことを初期から主唱した1人は，20世紀初頭に「最終結果システム」を強力に支持したErnest Codman博士であった。このシステムでは，手術室に入る外科患者すべてに，初期診断，手術の詳細，術後診断，および直後の合併症が記録されたカードを作成する。その後，手術ごとの「最終結果」を評価するために最新の情報を用いて，毎年カードを見直していく。望んだ最終結果が達成されなかった場合には，症例をさらに分析して，最適ではない最終結果をもたらす原因および可能性のあるエラーを決定した[34]。最終結果システムは，最初に記録された手術システムの1つであり，医師の教育と質の改善を促進するために患者アウトカムを用いている。

現代のM&Mカンファレンスの前身は，1935年にフィラデルフィアで創設されたAnesthesia Mortality Committee(のちにAnesthesia Study Commissionに改名)であった[35]。この委員会は，外科医，麻酔科医，そして麻酔後にその郡(county)で発生した死亡を非自発的に報告した(solicited report)内科医で構成されていた。すべての主治医，レジデント，インターンが招待され，毎月会合が開かれた。この委員会の委員長は，審査のために選択された症例をグループに提示し，委員長のガイダンスのもとに公開討議が行われた。この議論が行われた後，死亡が予防可能であったかどうか，もし可能であったならば，有害事象にどのような要因が関与していたかについて投票した。委員会の調査結果は書記によって記録され，公的報告書が作成された。また，参加した医師は，これらの会議で得られた知見を所属する施設に報告し，委員会の調査結果をさらに広めることが奨励された。

M&Mカンファレンスは，1983年以来，米国卒後医学教育認定評議会(Accreditation Council for Graduate Medical Education：ACGME)により認定されたトレーニングプログラムの必要条件であった[36]。内科および外科の研修医プログラムの最近の調査によると，M&Mカンファレンスは実際に，研修医のトレーニングのなかで開催されている。M&Mカンファレンスもしくは質の改善カンファレンスが内科プログラムの多くで少なくとも月1回，外科プログラムのほとんどでは毎週1回開催されている[37,38]。これらのカンファレンスは，Anesthesia Study Commissionが最初に作成したフォーマットとほぼ同じように記述されており，症例はグループに提示，レビューされ，エラーや有害事象から学ぶために主治医，研修医およびカンファレンスの参加者間でオープンな議論が行われる。ある研究で，カンファレンスへの参加が強制ではなくても，引き続き参加すると回答した外科専門研修医の80%が述べているように，M&Mカンファレンスの参加者はこのカンファレンスの教育的価値を非常に高く評価している[38]。

しかしながら，これらの調査はまた，M&Mカンファレンスにおける改善の可能性のある分野を示している。内科のM&Mカンファレンスのある調査では，事例選択の根拠が統一されていないことと選択された症例の半分以下が予期せぬ後遺症や死亡によるものと述べている[37]。プレゼンテーション形式とディスカッションの練習は統一化も標準化もされておらず，多くのプログラムで公開討議のための時間は10分未満を割り当てているだけである[39]。過少報告の継続的な障壁は症例の選択にみられ，訓練された看護師による退院後のレビューが，その組織で施設ごとのM&Mカンファレンスで同定，発表されるものと比較して，死亡で2倍，後遺症で4倍以上を占めている[40]。支持的なジャストカルチャーの呼びかけにもかかわらず，レジデントは依然として，M&Mカンファレンスにおいて，さらなる開示性と，防御や非難の発言が少なくなることを改善すべき最優先事項として挙げている[36]。

これらの欠点に対処するために多くの研究が試みられている。前述のように，過少報告に対処する方法の1つは，訓練された看護師が，カルテ審査，コンピュータによる病院での診断コード，および手紙と電話による患者のフォローアップを通じて死亡と後遺症を評価することである[40]。別の研究では，すべての外科患者は，入院時にカルテに組み込まれる潜在的な合併症入力フォームを用いている。この入力フォームを用いることで入院中に発生した合併症は速やかに記録される。6週目に全患者を調査し，退院後30日まで合併症を追跡した。この方法で，死亡の10%増加と合併症の106%増加が調査により判明した[41]。

一貫したプレゼンテーションに関して，M&Mカンファレンスの標準化されたフォーマットを使用することの有益性を評価した研究がある[42]。この研究では，カンファレンスの発表者はSBAR(Situation, Background, Assessment, Recommendations)を応用したフォーマットを活用した。具体的には，すべての発表を，状況(入院時診断，手術手順，有害事象)，背景(患者の病歴，手技の詳細，入院中の経過，合併症の認識と管理)，評価(エラー分析，根本原因分析)，推奨(改善すべき分野，学習のポイント)に分割した。測定された介入前後のアウトカムは，フォーマット使用者の満足度，プレゼンテーションの質，教育成果であった。すべての指標で介入後は改善したが，最も興味深いのは，カンファレンス後に行った多肢選択テストでの成績に基づく教育成果の大幅な改善であった。また別の研究では，内科M&Mカンファレンスにおいて，症例ごとにレビューし分析するためのフレームワークを参加者に与える「システム監査」が作成された[43]。このシステム監査では(1)文書すべてのレビュー，(2)利害関係者全員へのインタビュー，(3)質改善ツールを使用した根本原因分析，(4)ケア全般および有害事象のコスト計算，(5)システム上の問題の特定，(6)システム改善の提案および介入の優先順位づけ，が必要である。この監査を通じて，レジデントのシステムに基づく診療意識が高まり，複数のシステム介入が提案され，施設内で実施された[43]。これらの研究は，M&Mカンファレンスの教育的価値とシステム改善の可能性を示している。また，M&Mカンファレンスに必要な要素に対する標準化されたフォーマットおよび正式なガイドラインの必要性を述べている。

要約すると，M&Mカンファレンスは，特に医師教育の分野で，エラーから学ぶための不可欠な要素である。標準化されたフォーマットは，教育的価値が最大化されることを保証する。M&Mカンファレンスの到達目標に正式なガイドラインの作成があるべきである。少なくとも，M&Mカンファレンスは，有害事象を特定し，エラーがどのように発生するかについてのオープンで非難のない議論をうみだし，そのようなエラーの根本原因を特定することを試みるべきである。学んだ教訓として，その後，すべての医療従事者に広く普及されるべきである。つまり，理想的なM&Mカンファレンスは，医学が困難であることを認め，質の高い医療を提供する責任を自覚し，エラーはさらなる学習と質の改善を可能にすることを認識することである[39]。

変化の拡散と維持

拡散

前述したように，エラーの報告と分析から苦労して得られた教訓は，その後，これらの教訓からの最大限の価値を見出すために普及される必要がある。外部の報告システムについては，NASAが運営する航空安全報告システムが1つの理想形である。NASAから安全に関するニュースレターが毎月発行され，事例のレポートについて議論され，航空安全報告システムの警告に関して毎月更新されたものが報告される。また，安全性を損なう可能性のある状況や環境に関するインシデントレポート分析によって発生した事例を述べるため，必要に応じてアラート速報が出される[23]。

現在の医療用外部エラー報告システムは，同様の方法で情報を発信しようとしている。VA（退役軍人省）の患者安全報告システムは，安全に関するニュースレターを四半期ごとに配布し，事故の評価から学んだ教訓を広めている。JCの警鐘事象システムでは，Sentinel Event Alertを公表して，エラー報告のデータベースで特定された潜在的なシステムの問題を明らかにし，可能性のある改善策を提示する。2013年，このシステムを通じて50のSentinel Event Alertが出され，会員に配信された。これらの警報はレビュー用に入手可能である（www.jointcomission.org）。薬物安全使用協会（ISMP：Institute for Safe Medication Practices）は，Medication Safety Alert Acute Careと呼ばれる電子メールのニュースレターを隔週で配信している。これは，病院，薬局，製薬会社，FDAの加入者に配信され，投薬や機器のエラー，および薬物の副作用に関する最新情報を届けている。

内部の自発的なエラー報告から学んだ知識の普及は，安全文化を確保するうえで非常に重要である。前述したように，自発的なエラー報告に対する1つの妨げは，エラー報告に価値がないという認識へのフィードバックの欠如である[27]。最低限，成功したエラー報告システムは，質の改善と将来の報告を促進するために，報告者にタイムリーなフィードバックを与える[30]。病院の全スタッフへのニュースレターと電子メールは，有害事象から学んだ教訓を普及させるための効率的な手段となるかもしれない。しかし，これらの情報ツールは，典型的な病院環境において日常的に電子メッセージが飛び交う慌ただしさのなかで見失われる場合，その影響力を減じてしまうだろう。効果がみられるプログラムとして，“executive walk rounds”の活用がある。これは院長や看護師長などの管理者が上級の患者安全担当者とともに院内のさまざまな場所を週に1回のラウンド(見回り)を開催するものである[44]。各部署で，その場にいた医師，看護師，およびスタッフとともに非公式なラウンドを開催し，システムの脆弱性やニアミスなどの潜在的な安全問題に関する情報を入手する。また，スタッフは，患者の安全性を改善するために，解決可能な策について議論したり，自身の業務を説明したりすることが奨励される。このプログラムの目的は，安全問題に関する情報の入手，医療の提供における安全の重要性の強化の両方によって，安全文化をさらに推し進めることである。少なくとも1つの研究では，これらのラウンドの実施により，患者の安全を絶えず強化させることと，上級指導者が適切に患者安全を優先させていることを強く認識できるという看護師の報告があり，施設の安全風土の改善につながることが示されている[45]。

介入

安全文化の最終的な目標は，有害事象やエラーから学んだ教訓を生かして，大幅な変更と質の改善の実施である。第13章で説明するように，患者の安全性を高めることができるシステムの改善を決定することに重点を置いて，有害事象について事象分析を実施しなければならない。有害事象を引き起こす元となる無数の原因を特定することに焦点を当てた根本原因分析は，不十分な過程の特定と修正を可能にする。このプロセスを通じて，組織は，患者に最も安全かつ効率のよい，効果的な医療の提供を継続的に改善するよう促すことができる。

しかし，組織自体がプロセスの改善を維持するために変更を受け入れることを喜びかつ熱望していなければならない。広範囲にわたる安全性の改善を実施している医療機関を説明する一連の事例に関する報告書では[46]，これらすべての組織の共通テーマは，期待の高まりとともに，価値ある安全性の改善を目指し，内部および外部から得られたデータに基づいた改革が進展するよう学びの文化を支援することで，既存の文化を変えていくことが必要である，としている。エラー報告と事象分析から得られた改善を導入し，フィードバックのループを閉じることで，すべての関係者にエラー報告は価値があるもので，重大な変化につながる可能性があるということを明確に発信できる。上級指導者からのフォローアップにより，根本原因分析によって作成された行動計画が確実に実行され，責任性が確保されるだけでなく，組織のリーダーシップのすべてのメンバーが安全文化に重点を置いて強化される[47]。

要約すると，変化を維持することは，進化するシステム全体のコミットメントが存在する場合にのみ可能である。組織は変化を受け入れ，現在の状態が満足できるものではないことを認識する用意ができていなければならない。患者の安全の重要性を明確かつ一貫して伝え，過程の改善を実施するためには，強力なリーダーシップが必要である。タイムリーかつ継続的なフィードバックは，エラーを減らし，最適ではないシステムプロセスが特定されたときに対処する技法の使用を奨励するものでなければならない。最後に，改善へのコミットメントは，改善が行われるにつれて揺れ動くことはない。さもなければ，安全文化への所望の恒久的変化が起こらないであろう[45,48,49]。

KEY POINT

- 安全文化に関する調査は，患者アウトカムを改善するために使用される介入の前に，現在の文化環境に関する基本データを得るために必要である。
- ジャストカルチャーを確立するには，エラー報告時の均衡，非難の回避，システム分析，個人の責任性，そしてエラーやニアミスを防ぐための高いプロフェッショナリズムが必要である。
- エラー報告システムは，報告が簡単で実行が容易な非懲罰的環境，および報告者に明確なフィードバックが提供された場合に最適化される。
- 有害事象およびエラーの報告システムは，根本的な原因と潜在的なシステム改善に焦点を当て，事象のタイムリーかつ専門的な分析を必要とする。
- M&Mカンファレンスは，責任と質の改善を促進するために，まだ十分には活用されていないが，絶好の機会となる。
- 有害事象やエラーの報告から苦労して得られた教訓は，これらの教訓による十分な価値を得るために広く普及されなければならない。
- 持続的な変化は，患者の安全の重要性を強調する強力なリーダーシップによってのみ達成することができる。

（吉田 いづみ，上 昌広）

オンライン情報

- Agency for Healthcare Research and Quality（AHRQ）: http://psnet.ahrq.gov/primer.aspx?primerID=5
- Safety Attitudes Questionnaire（SAQ）: https://med.uth.edu/chqs/surveys/safety-attitudes-and-safety-climate-questionnaire/

文献

1. Uttal B. The corporate culture vultures. *Fortune*. 1983;108(8):66–72.
2. Wachter R, Sexton JBS. Conversation with…J. Bryan Sexton, PhD, MA. http://www.webmm.ahrq.gov/perspective.aspx?perspectiveId=143. Cited July/August 2013.
3. Sexton JBS, Grillo S, Fullwood C, et al. Assessing and improving safety culture. In: Frankel A, Leonard M, Simmonds T, Haraden C, Vega KB, eds. *The Essential Guide for Patient Safety Officers*. Oak Brook, IL: Joint Commission Resources; 2009:11–9.
4. Reason J. Achieving a safe culture: theory and practice. *Work Stress*. 1998;12(3):293–306.
5. Hoff TJ. Establishing a safety culture: thinking small. http://webmm.ahrq.gov/perspective.aspx?perspectiveID=35. Cited December 2006.
6. Patient Safety Primer. http://psnet.ahrq.gov/primer.aspx?primerID=5
7. Prepared Statement of Lucian L. Leape, MD. Harvard School of Public Health Subject—Reporting and Prevention of Medical Errors Before the Senate Committee on Health, Education, Labor and Pensions. http://md-jd.info/leap2001.html. Cited May 2001.
8. Wachter RM. Personal accountability in healthcare: searching for the right balance. *BMJ Qual Saf*. 2013;22(2):176–80.

9. DuPree E, Anderson RM, Brodman M. Professionalism: a necessary ingredient in a culture of safety. *Jt Comm J Qual Patient Saf.* 2011;37(10):447-55.
10. Marx D. Patient safety and the "just culture:" a primer for health care executives medical event reporting system—transfusion medicine (MERS-TM). http://www.safer.healthcare.ucla.edu/safer/archive/ahrq/FinalPrimerDoc.pdf. Cited April 2001.
11. Frankel AS, Leonard MW, Denham CR. Fair and just culture, team behavior, and leadership engagement: the tools to achieve high reliability. *Health Serv Res.* 2006;41(4):1690-709.
12. Westat R, Sorra J, Nieva V. Hospital survey on patient safety culture. AHRQ Publication No. 04-0041. http://www.ahrq.gov/professionals/quality-patient-safety/patientsafetyculture/hospital/resources/hospcult.pdf. Cited September 2004.
13. Hospital Survey on Patient Safety Culture Comparative Database. http://www.ahrq.gov/professionals/quality-patient-safety/patientsafetyculture/index.html
14. Clancy CM. New patient safety culture survey helps medical offices assess awareness. *Am J Med Qual.* 2009;24:441-3.
15. Agency for Healthcare Research and Quality. Medical office survey on patient safety culture. http://www.ahrq.gov/professionals/quality-patient-safety/patientsafetyculture/medical office/
16. Agency for Healthcare Research and Quality. Nursing home survey on patient safety culture. https://www.ahrq.gov/sops/quality-patient-safety/patientsafetyculture/nursing-home/index.html
17. Agency for Healthcare Research and Quality. Pharmacy survey on patient safety culture. http://www.ahrq.gov/professionals/quality-patient-safety/patientsafetyculture/pharmacy/index.html
18. Sexton JB, Helmreich RL, Neilands TB, et al. The safety attitudes questionnaire: psychometric properties, benchmarking data, and emerging research. *BMC Health Serv Res.* 2006;6:44.
19. Kohn L, Corrigan J, Donaldson M, eds. *To Err is Human: Building a Safer Health System.* Washington, DC: National Academies Press; 1999.
20. Office Inspector General. *Adverse events in hospitals: state reporting systems.* OEI-06-07-00471, 2008.
21. National Quality Forum. *Serious Reportable Event in Healthcare 2006 Update.* Washington, DC: National Quality Forum; 2007.
22. Aspden P, Corrigan JM, Wolcott J, et al., eds. *Patient Safety: Achieving a New Standard for Care.* Washington, DC: National Academies Press; 2004.
23. National Aeronautics and Space Administration. Aviation Safety Reporting System. ASRS: the case for confidential incident reporting systems. *NASA ASRS Pub.* 60. 2001.
24. Condition of participation: quality assessment and performance improvement program, *42 C.F.R. Sect. 482.21*, 2011.
25. Farley DO, Haviland A, Champagne S, et al. Adverse-event-reporting practices by US hospitals: results of a national survey. *Qual Saf Health Care.* 2007;17:416-23.
26. Uribe CL, Schweikhart SB, Pathak DS, et al. Perceived barriers to medical-error reporting: an exploratory investigation. *J Healthc Manage.* 2002;47(4):263-80.
27. Evans SM, Berry JG, Smith BJ, et al. Attitudes and barriers to incident reporting: a collaborative hospital study. *Qual Saf Health Care.* 2006;15:39-43.
28. Office Inspector General. Hospital incident reporting systems do not capture most patient harm. *OEI-06-09-00091*, 2012.
29. Office Inspector General. Few adverse events in hospitals were reported to state adverse

event reporting systems. *OEI-06-09-00092*, 2012.
30. Leape LL. Reporting of adverse events. *N Engl J Med*. 2002;324(20):1633-8.
31. Kraman SS, Hamm G. Risk management: extreme honesty may be the best policy. *Ann Intern Med*. 1999;131(12):963-7.
32. Paterick ZR, Paterick BB, Waterhouse BE, et al. The challenges to transparency in reporting medical errors. *J Patient Saf*. 2009;5(4):205-9.
33. Fassett WE. Patient safety and quality improvement act of 2005. *Ann Phamacother*. 2006;40:917-24.
34. Kaska SC, Weinstein JM. Historical perspective: Ernest Armor Codman, 1869-1940. *Spine*. 1998;23(5):629-33.
35. Ruth HS. Anesthesia study commissions. *JAMA*. 1945;127(5):514-7.
36. Harbison SP, Reghr G. Faculty and resident opinions regarding the role of morbidity and mortality conference. *Am J Surg*. 1999;177:136-9.
37. Orlander JD, Fincke GF. Morbidity and mortality conference: a survey of academic internal medicine departments. *J Gen Intern Med*. 2003;18:656-8.
38. Gore DC. National survey of surgical morbidity and mortality conferences. *Am J Surg*. 2006;191:708-14.
39. Orlander JD, Barner TW, Fincke GF. The morbidity and mortality conference: the delicate nature of learning from error. *Acad Med*. 2002;77(10):1001-6.
40. Hutter MM, Rowell KS, Devaney LA, et al. Identification of surgical complications and deaths: an assessment of the traditional surgical morbidity and mortality conference compared with American College of Surgeons-National Surgical Quality Improvement Program. *J Am Coll Surg*. 2006;203(5):618-24.
41. McVeigh TP, Waters PS, Murphy R, et al. Increasing reporting of adverse events to improve the educational value of the morbidity and mortality conference. *J Am Coll Surg*. 2013;216(1):50-6.
42. Mitchell EL, Lee DY, Arora S, et al. Improving the quality of the surgical morbidity and mortality conference: a prospective intervention study. *Acad Med*. 2013;88(6):824-30.
43. Szostek JH, Wieland ML, Loertscher LL, et al. A systems approach to morbidity and mortality conference. *Am J Med*. 2013;123(7):663-8.
44. Frankel A, Graydon-Baker E, Neppl C, et al. Patient safety leadership WalkRounds. *Jt Comm J Qual Patient Saf*. 2003;29(1):16-26.
45. Thomas EJ, Sexton JB, Neilands TB, et al. The effect of executive walk rounds on nurse safety climate attitudes: a randomized trial of clinical units. *BMC Health Serv Res*. 2005;5(28):1-9.
46. McCarthy D, Blumenthal D. Stories from the sharp end: case studies in safety improvement. *Milbank Q*. 2006;84(1):165-200.
47. Gandhi TK, Graydon-Baker E, Neppl Huber C, et al. Closing the loop: follow-up and feedback in a patient safety program. *Jt Comm J Qual Patient Saf*. 2005;1(11):614-21.
48. Narine L, Persaud DD. Gaining and maintaining commitment to large-scale change in healthcare organizations. *Health Serv Manage Res*. 2003;16(3):179-87.
49. Weaver SJ, Lubomski LH, Wilson RF, et al. Promoting a culture of safety as a patient safety strategy. *Ann Intern Med*. 2013;158(5):369-74.

13 事象分析

Rosalyn Corcoran, Katherine E. Henderson

症例

肺癌の既往がある67歳女性のWさんは呼吸困難で入院した。初診時の問診で自宅での転倒歴があることがわかった。標準的転倒予防策を実施した。午後9時40分，トイレに行くのを手伝ってもらおうとナースコールを押した。病棟事務員はすぐに誰かに向かってもらうと返答した。午後9時43分，担当の看護師は部屋へ入り，患者が床に倒れているのを発見した。患者の右肘に小裂創を認め，患者は右股関節痛を訴えていた。股関節のX線検査では右大腿骨頸部新鮮骨折を認めた。同室患者が患者の転倒を目撃していた。同室患者によると，患者はベッドサイドにポータブルトイレがあるにもかかわらずトイレに歩いて行こうとしていたとのこと。

- 誰がこの事例を届け出るべきか？
- 次にすべきことは何か？
- この事例はどのように分類すべきか？

はじめに

医療エラーは患者だけでなく医療従事者をも落胆させる出来事である。実際に起こる以前から，エラーが起きた際にあなたや所属施設がどのように対応するか熟慮された計画があると，より効果的に対応できる。本章では，エラーが起きたときの初期対応，事象分類，デブリーフィング，根本原因分析，危機管理を含めた事象分析の基礎について述べる。

エラーが起きたときにすべきこと

即時行動

- 主治医がまだ気づいていない場合，エラーはすぐに主治医に報告されるべきである。施設のインシデントレポートシステムへ詳細を入力することでリスクマネジメント部に報告，または，特に患者へ危害が及んだ場合は，直接リスクマネジメント部へ電話をかけて報告すべきである。
- わかっている事項については患者に開示されるべきである。記録責任者が患者に開示すべきである。開示についての詳細は第14章参照のこと。
- 事例に関連するすべての機器(例：輸液ポンプや管類，心電図モニターなど)をすぐに外し，検証へ回す。
  - 医療機器安全法(Safe Medical Devices Act of 1990, SMDA)(公法101-629)[1]によると，患者の死亡，または重大な傷害の原因または寄与因子と考えられるすべての医療機器は 10 営業日以内に FDA および製造元の両方またはそのいずれかに報告されなければならない。

- この報告義務に従わなかった場合，FDA は民事制裁を加える可能性がある。
- 安全評価を推進するために，多くの病院では傷害の程度にかかわらず不良医療機器の報告を奨励している。
- 不良医療機器による報告すべきイベント(事象)は下記のとおりである。
  - 診断機器の不具合：誤診または診断の欠落により死亡または重大な傷害を引き起こす可能性を十分に示唆する情報がある場合
  - 使用者によるエラーまたは機器の故障またはメンテナンスの不良
  - 手術で用いられる移植デバイスの不具合
  - 生命補助装置または生命維持装置の誤作動
  - 永久的な身体機能障害または身体構造損傷を避けるために内科的または外科的処置が必要な機器の誤作動または不具合
  - 永久的な身体機能障害または身体構造損傷を引き起こしている機器

■リスクマネジメントは緊急危機について評価を行うべきである。「緊急危機」とは，メディケア・メディケイドサービスセンター(CMS)の参加条件に対して病院が違反したことで，深刻な傷害，危害，損傷または死亡に至るまたは至る恐れのある状況である[2](**表 13-1**)。

■緊急危機的状況が存在する場合，その状況を排除し不十分な処置を正す是正措置がとられなければならない。病院が緊急危機通告を受けた場合，病院およびそのシステムに属するその他のいかなる病院も 23 日以内に調査を完了するか，もしくはメディケア・メディケイドの資金提供を失うリスクを負う。注目すべきは，たった 1 人の患者が傷害された(傷害されそうになった)だけでも調査機関は病院に設置される。CMS の参加条件に対して違反した場合，以下のことが起こりうる。

- メディケアやメディケイドの中断
- 関連団体により認定された地位の喪失。結果として州当局へ司法権の移行
- 公的な信用と信頼の喪失
- 加入しているメディケア参加に関連している場合，第三者機関からの支払いの喪失

事象調査

■エラーが起こった後，イベント周囲の事実関係を明らかにすることが重要である。デブリーフィングが最もよい方法である。デブリーフィングは，患者ケアに直接かかわる人々すべてのミーティングである。イベント発生後 48〜72 時間，記憶が薄れる前に行うのが最もよい。デブリーフィングは，患者に危害が及ぶような医療提供システムの脆弱性(スイスチーズモデルの穴)を理解し特定するという目的で事実確認するものである。デブリーフィングは決して個人を責めたり責任を負わせる場ではない。デブリーフィングを行う際は，イベント中に何が起こったのかすでに周知されていると思って司会進行しないことが重要である。よくある

表 13-1 メディケア・メディケイドサービスセンター(CMS)のリスク誘発因子

事例	誘発因子
A. 虐待からの防御の失敗	1. 頭部外傷や骨折などの重篤な傷害 2. 非合意による性交渉(例：セクシュアルハラスメント，性行為の強制や性的暴行) 3. 調査されていない説明のつかない重篤な傷害 4. スタッフの攻撃や手荒い扱い 5. スタッフの怒声，ののしり，身振りや蔑称での呼称 6. 胸や会陰部周辺の皮下出血や疑わしい傷害(例：眼瞼皮下血腫，索状痕，煙草によるやけど，説明のつかないあざ)
B. ネグレクト防止の失敗	1. 傷害後の迅速な評価の欠如 2. 援助を必要とする障害を持つ患者の管理不足 3. 医師の指示の不履行 4. 転倒など介入のないまま繰り返される患者が傷害を受けるリスク 5. リスクのある患者の化学的または物理的リスクへの接触 6. 組織傷害を起こしうる熱湯への接触 7. 補償措置のない機能しなくなった呼出装置 8. 安全上のリスクを伴う監視されていない喫煙 9. 徘徊リスクのある障害患者の監視不足 10. 重度の自傷行為のある患者の適切な監視不足 11. 重篤な内科的/外科的状況に対する適切な監視や介入の欠如 12. 適切な監視のない薬物的/身体的拘束の使用 13. 幼児誘拐を防止するセキュリティーの欠如 14. 誤嚥リスクのある患者の不適切な食事介助/ポジショニング 15. 殴り合いを防止するための監視不足
C. 精神的障害防止の失敗	1. 臨床適応のない患者への薬物的/身体的拘束の適用 2. 最近または突然の患者の行動変化を引き起こすような脅迫や屈辱的な行為といったスタッフの行動で，恐怖を示したり意思疎通に難色を示すもの 3. 環境への恐怖形成から患者を守る介入を怠ること
D. 過度の薬害からの保護または処方された薬物投与の失敗	1. アレルギー反応歴がわかっている薬物の投与 2. 監視の欠如と深刻な薬物相互作用，副作用，拒絶反応の可能性の同定不足 3. 禁忌薬物の投与 4. 介入のないまま繰り返される投薬エラー 5. 深刻な低血糖または高血糖である(またはなりうる)糖尿病患者監視の欠如 6. 薬物漸増のために必要なタイムリーかつ適切な監視の欠如
E. 健康維持に必要な栄養と補液の欠如	1. 患者の必要栄養にそぐわない食事供給 2. 栄養と補液不足による栄養不良(例：重度の体重減少，血液検査での異常値) 3. 事前指示(advance directive)なしの栄養や補液投与の保留 4. 飲料水供給の欠如

表 13-1　メディケア・メディケイドサービスセンター(CMS)のリスク誘発因子(つづき)

事例	誘発因子
F. 院内感染拡大防止の失敗(例：標準的予防策の非実施，侵襲的処置時の清潔な操作維持の失敗，または院内感染同定と治療の失敗)	1. 感染症患者の体液または物質の蔓延させうる不適切な処理 2. 適切な報告，介入，ケアがない感染性または伝染性疾患が多数あること 3. 不適切な感染予防策パターン 4. スタッフまたは機器や供給物からの二次感染によって引き起こされた院内感染が多数あること
G. 正確な患者確認の失敗	1. 誤った患者への血液製剤投与 2. 誤った患者や誤った部位の外科的処置/治療 3. 誤った患者への薬物投与または治療 4. 誤った個人への新生児の引き渡し
H. 血液製剤の安全な投与や臓器移植の安全な監視の失敗	1. 誤った血液型の輸血 2. 血液製剤の不適切な保存方法 3. 高頻度の重度輸血反応 4. 誤った交差適合試験による輸血製剤の使用または臓器移植 5. 輸血中の輸血反応に対する監視の欠如
I. 火事，煙，環境災害からの安全確保の失敗または緊急事態を扱うスタッフの教育不足	1. 緊急物資または動力源の機能不全または欠如 2. 危険区域での喫煙 3. 電撃や火事などのインシデント 4. 非接地/安全ではない電気機器 5. 緊急処置に関するスタッフの知識の広範な欠如 6. 昆虫やネズミの蔓延 7. リスク患者に対し機能している換気や空調システムの欠如 8. 灯油，電気といった非認可の暖房具をレジデントや患者のいる場所で使用 9. 危険物質，化学物質，廃棄物の不適切な扱い/廃棄 10. NFPA 101 に合致しない方法での出入口の施錠 11. 退出を阻害するような廊下や出口の障害物 12. 火災または生命の安全システムの不備 13. 食中毒を起こす可能性の高い安全でない食事療法
J. 初期の医学的スクリーニング，緊急の医学的状況の安定化，Emergency Medical Treatment and Active Labor Act(緊急医療および出産法)を必要とする分娩妊婦の搬送の失敗	1. スクリーニング検査を受けることなく ER を立ち去る患者 2. 陣痛のある妊婦が分娩期の医学的スクリーニングを受けていない 3. 救急部や分娩室での診療スクリーニング記録の欠如 4. 応急処置を要する容態の安定化の失敗 5. 不安定な容態の患者の適切な搬送の失敗

出典：CMS State Operations Manual, Appendix Q—Guidelines for Determining Immediate Jeopardy (http://www.cms.gov/Regulations-and-Guidance/Guidance/Manuals/downloads/som107ap_q_immedjeopardy.pdf)より。

ことだが，最初の推測が間違っていたり不十分であったりするからである。Joint Commission(JC：米国医療施設認定合同機構)は「12 の最もよい方法集」を出版している(注目すべきは，これらの方法はデブリーフィング後の再発事例や医療エラーといった深刻なインシデントにも当てはまる)[3]。

- デブリーフィングは診断的でなければならない：使用しているシステムにある固有の弱点をよりよく理解するための学びの場であることをチームは理解しなければならない。
- デブリーフィングの環境は，すべてのメンバーが気持ちよく会話し見解や意見を出し合えるような支持的に学べる環境であること。チームのリーダーはデブリーフィングによって得られるものに重点を置き，メンバー全員が参加できるように時間を設けること。
- デブリーフィング中，連携，効果的対話，状況評価の共有，リーダーシップといったチームワークを意識して取り組むこと。
- デブリーフィングリーダーまたは進行役はデブリーフィング進行教育課程で教育を受け，進行役としての役割や責任を理解すること。
- メンバーがデブリーフィング中，心地よく感じられることが肝要である。平等な雰囲気と威嚇のない雰囲気であること。患者ケアチームのなかでの役割にかかわらずすべての参加者は平等な役割と発言権を与えられること(つまり，主治医，レジデント，看護師，医学生すべてが平等の発言権を持つこと)。理想的には，メンバーが，互いの声がよく聞こえる静かな環境で同じ目線で心地よく席を共にできるとよい。
- 重要な行動問題に焦点を当てること。特にデブリーフィングを行える時間は限られているため，イベントを構成しているすべての要素を引き出し浮き彫りにする必要がある。
- リーダーシップ，委託，コミュニケーション，課題評価など，チームとしてのパフォーマンスの主要要素であるチームワークの相互作用とプロセスを明文化する。
- 客観的なパフォーマンス指標を用いたフィードバックを支持する。
- プロセスを改善する機会が得られる成功した結果であったとしても，結果のフィードバックはプロセスのフィードバックよりも以降，頻度も少なくして行う。
- 個人とチームを基準としたフィードバックを行うが，それぞれの最も適したタイミングを見極める。
- 可能な限り課題履行とフィードバック間の遅れを短縮する。
- 将来のデブリーフィング時にフィードバックを促すため，また経時的進展を追えるよう，デブリーフィング中に出された結論と設定されたゴールを記録する。

デブリーフィングは実際のイベントと同様にニアミスにも使用されるべきである。なぜなら，ある患者のニアミスを取り囲む環境が同じだと次の患者にも傷害を引き起こす可能性があるからである。

事象分類

米国医学研究所(IOM)の報告書“To Err is Human”では「ある目的を達成するために計画したはずの行動を実行しない，または間違った計画を立てて実行してしまうこと」と定義している[4]。エラーに対峙し防ぐために，まず調査し，どうして起こったのかを理解しなければならない。医療エラー調査の手引きとなるいくつかの分類

表 13-2　参考となる JC(米国医療施設認定合同機構)の警鐘事象一覧

- 患者の病気や状態による自然経過に関係しない予期せぬ死亡，または主要な永久的機能障害を引き起こした事象
- 24 時間体制のケアや治療を受けた患者，または退院後 72 時間以内の患者の自殺
- 満期出産乳児の予期せぬ死亡
- ケア，治療，サービスを受けている患者の誘拐
- 誤った家族への新生児の引き渡し
- ケア，治療，サービスを受けている患者への強姦，暴行(死亡や永久的機能障害へつながるもの)，殺人
- 医療スタッフ，資格を有する独立した医師，訪問者，販売業者への強姦，暴行(死亡や永久的機能障害へつながるもの)，殺人
- 不適合血液型(ABO 式，Rh 式，その他の血液型)の血液または血液製剤の投与による溶血性輸血反応
- 患者・部位・手技を取り違えた手術を含む侵襲的処置
- 手術後またはその他侵襲的処置後の故意ではない異物留置
- 重度新生児高ビリルビン血症(ビリルビン値>30 mg/dL)
- 1 カ所への積算 1,500 rad 以上の放射線透視機器の使用，または誤った部位への照射，または計画より 25%以上高線量の放射線治療

出典：The Joint Commission Sentinel Event Policy and Procedures in the Comprehensive Accreditation Manual for Hospitals(http://www.jointcommission.org/assets/1/6/CAMH_2012_Update2_24_SE.pdf)より引用。

システムがある。

■JC の警鐘事象(センチネルイベント，sentinel event)

- JC は警鐘事象を「死亡または重度の身体的または精神的障害をもたらした予期せぬ出来事，またはそのような危険性」と定義している[5]。これらのイベント(**表 13-2**)に対して即時調査と対応が必要である。注目すべきは，すべての警鐘事象がエラーによって起こるとは限らずエラーのすべてが警鐘事象になるとは限らないと JC は認識している。
- 回顧可能なイベントへの対応：
  - イベント発生からまたはイベントに気づいてから 45 暦日以内に根本原因分析(後述の根本原因分析の項を参照)と行動計画を準備する。
  - イベントが起きたとされる日から 45 暦日以内に根本原因分析と行動計画を JC に提出する。JC は根本原因分析とそれに対する行動計画が適切であるかを決定する。

■WHO 分類

WHO は，インシデントを報告し分類する際，世界各国の機関で汎用できる標準的な概念を発表している(**表 13-3**)。International Classification for Patient Safety は，患者安全全般を改善できるよう，イベント傾向の洞察や観察，分析を促進させるための定義と用語を標準化するようデザインした概念的枠組みである[6]。

■アイントーベン分類モデル(Eindhoven Classification Model)

アイントーベン分類モデル[7]は，もともとは化学工業や製造業のために作られたが，医療界にも応用されてきた。このモデルはエラーを引き起こした因子を 3 つの異なるタイプに分類している。1 つ目は技術的(例：機器デザインや設置の問題，ソ

表 13-3　WHO による International Classification for Patient Safety の骨子

インシデントタイプ	共有，合意による共通の一般的なグループ分けをされた事象(例：臨床経過/処置または内服/経静脈薬インシデント)。1 つの患者安全インシデントは 1 つ以上のインシデントタイプに分類されうる
患者アウトカム	患者への影響に関係する概念であり，全体的または部分的にインシデントに関与しうるものである。傷害のタイプや程度，社会的・経済的影響によって分類される
患者の特徴	患者人口動態，患者がケアを必要としたもともとの理由と初期診断を分類する
インシデントの特徴	いつ，どこでインシデントが起こったのか，誰がインシデントにかかわっていたのか，誰が報告したのかなど，インシデントを取り囲む状況についての情報を分類する
寄与する因子/原因	インシデントの根源または過程に寄与またはインシデントのリスクを高めたと思われる状況，行動，または影響
組織アウトカム	組織への直接的影響であり，全体的または部分的にインシデントに寄与しているもの(例：患者ケアの資源使用の増加，メディアの注目，法律上の面倒な問題)。組織アウトカムは患者アウトカムとは異なり，臨床または治療の影響を含む
発見	インシデント発見につながった行動または状況。発見のメカニズムは非公式に形成されたり，公式の障壁としてのシステムへと構築される(例：モニターアラーム，監査)
緩和因子	患者を傷害する恐れのあるインシデントの進行を防止する緩和させるような行動または状況。ダメージコントロールのメカニズムを誘発することで，エラーが発生した後，患者への傷害を最小限に抑えるよう緩和因子はデザインされている。ともに機能する発見と緩和因子はインシデントの回復を表しており(二次予防)，インシデントが進行して患者へ到達するまたは傷害するのを妨げる
改善行動	インシデント発生後，患者や組織への傷害を補償するために実行された行動または改善された環境(例：開示と謝罪，患者傷害への臨床的対処，チームデブリーフィング)。改善行動はインシデント回復の救済期に用いられる(三次予防)
リスク軽減のためにとられた行動	同一または同様の医療安全インシデントの再発を予防するため，またシステム回復力を向上させるためにとられるステップであり，患者，治療薬，患者ケアにかかわる機器，または組織そのものに直接向けられることもある

出典：More than words: Conceptual framework for the international classification for patient safety, version 1.1. WHO Technical Report, January 2009 より引用。

フトウェア，構造)，2 つ目は組織的(例：組織の文化，信念，優先度)，3 つ目は人為的である。このモデルは事前に定義された作業順序であり，特にヒューマンエラーは最後に考慮されるべきとしている。この考えは，システム不良を引き起こす技術的または組織的エラーを考えずに雇用レベルで事象分析に焦点を当ててしまう伝統的偏見に対抗するものである。

■有害性または重症度のグレード分類

アウトカムの重症度に基づきエラーを分類する指標がある。

表 13-4　医療エラーまたは有害事象を報告するための NCC MERP Index 改定版

真のインシデントではないもの	
A	安全ではない状態
インシデントではあるが，無害	
B1	事象は患者に及ぶ恐れがあったのみで，実際には及ばなかった(ニアミス)
B2	医療提供者が自発的に回復するよう努力したため，事象は患者には及ばなかった(ニアミス)
C	事象は患者に及んだが，傷害は起こさなかった
D	事象は患者に及び，傷害を防ぐため監視の追加または治療が必要であった
インシデントであり，有害	
E	患者は一時的に傷害を経験し，治療や処置を必要とした
F	患者は一時的に傷害を経験し，入院または入院の延長が必要であった
G	患者は永久的傷害を被った
H	患者は永久的傷害を被り，生命維持のため介入が必要であった(例：ICU 搬送)
I	患者死亡

出典：Griffin FA, Resar RK. IHI Global Trigger Tool for Measuring Adverse Events. 2nd ed. IHI Innovation Series White Paper. Cambridge, MA: Institute for Healthcare Improvement; 2009(www.IHI.org)より引用。

● 薬物誤用報告および防止のための全国連絡協議会指標〔National Coordinating Council for Medication Error Reporting and Prevention(NCC MERP) Index〕

NCC MERP Index は当初は投薬エラーの分類のために作られたが，すべての医療エラーを分類する手法として広く応用されている。この指標は，無害であるが安全ではないレベルから死亡に至ったイベントまでを A から I まで格付けした尺度である[8,9](**表 13-4**)。

根本原因分析

1999 年 IOM の報告書“To Err is Human”が脚光を浴びたように，ほとんどの医療エラーは，非常に複雑な環境，それはさまざまな意味で失敗するようにできている環境であるが，そのなかで最善を尽くすために毎日やってくる善意のある優秀な人々によって引き起こされる。多くの症例で，誰でも，医師，医療スタッフ，患者自身でさえも医療エラーの当事者となりうる。もし再度同じような環境となった場合，同じ結果が起こるだろう。真に医療エラーを防ぐためには，医療エラーが起こった環境を変えることに焦点を当てなければならない。

JC は根本原因分析(root cause analysis：RCA)を「業務上，警鐘事象発生または発生する可能性を含めた多様性の根底にある因子を同定するプロセス」と定義している。根本原因分析では個人の行動よりも仕組みやプロセスに焦点を当てるべきであり，この分析の結果は将来類似したイベントが起こるリスクを低くする戦略を確立する行動計画であるべきである。行動計画には，計画の導入，監督，試験調査(必要時)，スケジュール，効果測定についての責任を明記すべきである。警鐘事象の基準を満たしているイベント(表13-2)は45日以内にJCに根本原因分析と行動計画を提出しなければならない。そして，JCは，根本原因分析を下記に概要した基準で，許容されるべきか，徹底しているか，信頼性があるかを評価する[5]。

■許容可能な根本原因分析は以下の特徴を持つ：
- 個人ではなくまず第一にシステムやプロセスに焦点を当てている分析。
- 臨床における特別な原因から組織的プロセスで一般的にみられる原因へと進められている分析。
- 「なぜ？」を何度も問い，より深く分析を繰り返す。
- 将来そのようなイベントが発生するリスクを減少させられるようなシステムやプロセスの変更(再設計または新しいシステムやプロセスの構築)を確立する分析。
- 分析は徹底しており信頼できるものである。

■徹底した根本原因分析とは以下を含んでいる：
- 警鐘事象発生に最も関与したヒューマンファクターやその他の因子や，その事象発生に関係しているプロセスやシステムの同定。
- どこを改変すればリスクを減らせるか判定するために一連の「なぜ？」の問いかけを通して根底にあるシステムやプロセスを分析。
- ある特定のタイプのイベントに適したすべての分野の調査(例：行動分析，患者確認，ケアの計画と維持，スタッフのレベル，オリエンテーション・トレーニング，能力評価・資格認定，監督，スタッフと患者や家族間のコミュニケーション，情報供給力，技術サポートの適正，機器メンテナンス・管理，身体的環境，セキュリティーシステム・プロセス，医薬品管理)。
- 危機となるポイントと，そのポイントがこのタイプのイベントの原因となる可能性についての同定。
- 将来同様のイベントが起こる可能性を低くできそうなプロセスやシステム上の改善の余地の同定，または分析した結果，そのような改善の余地はないと判断すること。

■信頼できる根本原因分析では以下のことがなされている：
- 審議中のプロセスやシステムに最も深くかかわってる個人や病院のリーダーによる参加を含む。
- 内部的に一貫している(それ自体が矛盾しない，もしくは明白は質問を未回答のままにしない)。
- 「該当なし」「問題なし」という結果のすべてに説明をつけること。
- 関連のある文献の考察を含めること。

近年，人間工学(ヒューマンファクターエンジニアリング)の研究は根本原因分析のプロセスを統合している。人間工学学会(Human Factors and Ergonomics Society)は人間工学を「人，その能力，特徴，限界について我々が知っていることを，使用機器，機能的環境，業務内容のデザインに適用すること」と定義している[10]。根本原因分析の際にパフォーマンスに影響を及ぼす取り組むべき因子(例：疲労，ストレス，課題の中断・妨害，課題の熟知)の表明は，エラーにつながったシステムやプロセスにチームが焦点を当てているということの確認に役立つ。強制機能，

表 13-5　臨床的危機管理の鍵

先進的計画	組織は最初の 1 時間，1 日，1 週間，1 カ月，その後それぞれに適した行動を促す作業計画を立てるべきである。危機管理における主要メンバーはあらかじめ指名されているべきである
経営幹部レベルのリーダーシップ責任と関心	最高経営責任者には，危機状況の迅速で継続的な可視化が必要であり，組織の反応としての論調を設定すべきである
患者，患者家族，スタッフ，組織の優先度の明確化	年長のリーダーは事象により傷害された人々と以前より敬意を表したコミュニケーションを図り，傷害された人々には患者や患者家族と同様にスタッフも含まれることを理解していなければならない
コミュニケーション戦略	利害関係者は組織の年長スタッフから頻回に直接話を聞くべきである
探求	根本原因分析はかかわりのあるすべての因子を系統的に分析するために用いられるべきである
学習と改善	進行中の危機における根本原因分析の結果は「学んだ教訓」に貢献することで組織の全分野において肯定的影響となる機会としてとらえるべきである

出典：Conway JB, Sadler BL, Stewart K. Planning for a clinical crisis. Healthc Exec. 2010;25(6):78-81 より引用。

チェックリスト，冗長なプロセスといった人間工学デザイン戦略を行動計画へ組み込むことは予期せぬイベントに対してより柔軟なシステムをデザインすることにつながる（医療における人間工学についての詳細は第 16 章「ヒューマンファクター」参照のこと）。

危機管理

Benjamin Franklin がかつて言ったように，「準備不足は，失敗の準備をしているようなもの」である。すべての医療機関は，どこかの時点で，自然災害であったり，大事故であったり，患者へ危害が及ぶ医療エラーといった危機を経験する。そのような場合，組織は実際の事象そのものへの反応と同じくらい危機への対応によって判断される。組織は，不測の危機に対してただ反応するというよりも事前に準備しておく必要がある。ほとんどの組織は，不測の不良医療機器や天災に対応するマニュアルを持っているが，患者安全事象に対してこのプロセスを適用する組織はほとんどない。Institute for Healthcare Improvement（IHI：米国医療の質改善研究所）は，組織が危機管理を行い有効な臨床的危機管理の主要素を明らかにする手助けとなるツールを掲載した白書を作成した[11,12]（**表 13-5**）。IHI の白書では，深刻なイベントが発生した際に計画を立て実行することの重要性を強調しており，「タイムリーかつ効果的な方法で深刻なイベントに対応しないことへのリスクには，これだけに限らないが，患者からの信頼喪失，組織の安全と質に対する責任の所在に関した被雇用者への矛盾したメッセージ，回復の欠如，学習や改善の欠如，規制措置や訴訟の増大する可能性，重篤な臨床事象を公表する準備が整っていない組織を嬉々としてとらえるメディアの存在などがある」と述べている[12]。

読者からのフィードバックに基づき，IHIの白書は2011年に改訂され，謝罪，償還と賠償，第二の被害者，変革のための「緊急を要する課題」の立案，の4つの重要分野をより深く掘り下げた内容となっている[13]。この改訂版は医療システムにとって危機管理のための先見性のある青写真を作るための優れた参考文献である。

リスクマネジメントの役割

歴史的には，リスクマネジャーの役割は，何か悪いことがすでに起こってしまった後，スタッフの援助と同様に組織を守る手段とされていた。品質管理スタッフとのパートナーシップは一貫して認められなかった。多くの場合，報告に関する構成要素は整っておらず，「情報の渦」となり，非効果的なコミュニケーションや業務改善がなされ，無駄な努力が繰り返される。伝統的なリスクマネジメント機能は組織の財政資源や評判の保護(例：損失防止，クレーム処理，理念や契約のレビュー，労働者の報酬)に集約していた。その一方で，質の管理者は一般的に，必ずしも財政損失や訴訟を心配してはおらず，患者ケアと治療成績の改善に焦点を当てていた[14]。

ここ10年で，リスクマネジメントと質の管理は，協調して患者安全の改善を目標としてパートナーシップを築くことに集束してきている。この新しい協力体制を促しているいくつかの鍵となる変化として以下のものが挙げられる[15]。

- ■リスクマネジメント，質の管理，患者安全の機能すべてが1つの部署に組み込まれた新しい組織モデルの構築
- ■伝統的な役割を網羅する新たな専門用語の開発(例：品質危機管理や臨床効果)
- ■患者安全事象に対する反応として，対応する文化から予測行動する文化への変換
- ■患者安全事象の調査と分析の共同
- ■絶えず拡大し進化し続ける外部規制団体からの要求への対応の必要性

どのようにして変更を実行するかにかかわらず，リスクマネジメントと質の管理の開かれたコミュニケーションが必須となってきている。現代の患者安全では，これらの役割は重複し始めている。患者安全がさらに発展するためには，リスク管理者と質の管理者が互いの活動について効果的に意思疎通を図り連携していかなければならない。

KEY POINT

- すべての医療エラーとニアミスは施設の医療安全報告システムに報告される。
- イベントに関連したすべての機器をすぐに停止し評価するため回収する。
- イベントが起きた場合，デブリーフィングを可及的速やかに開催し，患者ケアに直接かかわったすべての人が参加する。
- 根本原因分析はイベントを引き起こしたシステムやプロセスの問題の同定のために行う。
- すべての医療機関は患者安全事象への対応として予測行動計画を立てる。

（門磨 知恵子）

オンライン情報

- The Joint Commission Web site: http://www.jointcommission.org/
- Centers for Medicare & Medicaid Services (CMS) Web site: http://www.cms.gov/
- National Coordinating Council for Medication Error Reporting and Prevention: http://www.nccmerp.org/
- IHI whitepaper: "Respectful Management of Serious Clinical Adverse Events" : http://www.ihi.org/resources/Pages/IHIWhitePapers/RespectfulManagementSeriousClinicalAEsWhitePaper.aspx

文献

1. Safe Medical Devices Act of 1990. Government Printing Office. http://www.gpo.gov/fdsys/pkg/STATUTE-104/pdf/STATUTE-104-Pg4511.pdf. Accessed 8/25/13.
2. CMS State Operations Manual, Appendix Q—Guidelines for Determining Immediate Jeopardy. http://www.cms.gov/Regulations-and-Guidance/Guidance/Manuals/downloads/som107ap_q_immedjeopardy.pdf. Accessed 9/8/13.
3. Salas E, Klein C, King H, et al. Debriefing medical teams: 12 evidence-based best practices and tips. *Jt Comm J Qual Patient Saf* 2008;34:518-27.
4. Kohn LT, Corrigan JM, Donaldson MS, eds. *To Err is Human: Building a Safer Health System*. Washington, DC: National Academy Press, Institute of Medicine; 1999.
5. *The Joint Commission Sentinel Event Policy and Procedures in the Comprehensive Accreditation Manual for Hospitals*. Available at: http://www.jointcommission.org/assets/1/6/CAMH_2012_Update2_24_SE.pdf. Accessed 9/8/13.
6. More than words: Conceptual framework for the international classification for patient safety, version 1.1. World Health Organization Technical Report. January 2009. http://www.who.int/patientsafety/taxonomy/icps_full_report.pdf. Accessed 9/29/13.
7. Van Vuuren W, Shea CE, Van Der Schaaf TW. *The Development of an Incident Analysis Tool for the Medical Field. ETU Report*. Eindhoven, The Netherlands: Eindhoven Institute of Technology; 1997.
8. National Coordinating Council for Medication Error Reporting and Prevention. http://www.nccmerp.org/. Accessed 10/1/13.
9. Griffin FA, Resar RK. *IHI Global Trigger Tool for Measuring Adverse Events. 2nd ed. IHI Innovation Series White Paper*. Cambridge, MA: Institute for Healthcare Improvement; 2009. http://www.IHI.org
10. Human Factors and Ergonomics Society. *Educational Resources*. http://www.hfes.org/Web/EducationalResources/HFEdefinitionsmain.html. Accessed 10/3/13.
11. Conway JB, Sadler BL, Stewart K. Planning for a clinical crisis. *Healthc Exec*. 2010;25(6):78-81.
12. Conway J, Federico F, Stewart K, et al. *Respectful Management of Serious Clinical Adverse Events. 2nd ed. IHI Innovation Series white paper*. Cambridge, MA: Institute for Healthcare Improvement; 2011. Available at: http://www.IHI.org
13. Federico F, Conway J. Planning for a clinical crisis: next steps. *Healthc Exec*. 2011;26(6):74-6.
14. *Risk Management, Quality Improvement and Patient Safety*. Vol. 2. ECRI Institute; July 2009. http://www.scribd.com/doc/241454752/Risk-Quality-Patient-Safety#scribd. Accessed 10/3/13.
15. Perry DG, Bokar V. Different roles, same goal: risk and quality management partnering for patient safety. By the ASHRM Monographs Task Force. *J Healthc Risk Manag*. 2007;27:17-25. Available at: http://www.ashrm.org

14 有害事象と医療エラーの開示：患者・家族・医療従事者支援

Stephen Y. Liang, Mary Taylor, Amy D. Waterman

症例

79歳男性が多発性肺炎と敗血症でICUに入院した。患者は呼吸不全のため直ちに挿管され人工呼吸管理となった。右手に静脈ラインが1本だけ確保されており，そこから静脈内補液と抗菌薬を投与されていた。血圧低下の治療に難渋したため，昇圧薬の投与のため中心静脈ラインが必要であると判断された。5回以上失敗した後，内科レジデントはようやく右鎖骨下静脈に中心静脈カテーテルを挿入することに成功し，ノルアドレナリンを開始することができた。30分後，患者は急速に低酸素状態に陥り頻脈となった。人工呼吸器は気道内圧の上昇を示し，看護師は右胸部で呼吸音が減弱しており，気管が左へ偏位していることに気づいた。胸腔穿刺による減圧がなされ若干のバイタルサインの改善が得られた。ポータブル胸部X線撮影で大きな右肺の気胸が判明した。

はじめに

臨床現場では予期しない有害事象や医療エラーは不運にもしばしば起こる。**有害事象**（**adverse event**）とは基礎疾患の経過というより医療行為（例：薬物関連のアナフィラキシー，造影剤腎症，中心静脈カテーテル挿入による気胸）に起因する傷害と定義される。結果が望ましくないとはいえ，有害事象はエラー，怠慢，不十分なケアという意味ではない。**医療エラー**（**medical error**）は，予定された行動が意図したとおりに完遂されなかったときや，間違った行動によって望ましい結果を得られなかったときに起こる（例：薬物アレルギーがあると記載された患者にその薬物をオーダーする，急性腎障害のある患者に造影剤の静脈内投与を行う，間違った肢に整形外科手術を行う）。医療エラーは一般に意図的ではないが，誤診，複雑な経過，デザインが不十分なシステム，訓練や臨床経験の不足，チーム内のコミュニケーションが破綻した状況などでよく起こる。

有害事象と医療エラーの患者やその家族に対するインパクトは一時的傷害から死に至る場合もあり，経済的，感情的，肉体的な代償を払うことになる。米国では医療エラーだけで年間44,000～98,000件の回避可能な院内死亡の原因となっている[1]。有害事象や医療エラーは頻繁に起きるため，医療従事者が職務を全うしている間，1つ以上の医療エラーに遭遇する可能性は非常に高い。

医療エラーを患者と家族に開示することと，その余波にプロとしてかつ個人として向き合っていくことの2つは医療従事者にとって最もつらい局面といえる。本章では臨床現場での開示についての倫理的根拠を探索し，有害事象や医療エラーが生じた際に医療従事者ひとりひとりがとるべき最良の事後対応を同定していく。患者とその家族の間に明確で正確なコミュニケーションを容易にする効果的な戦略が重要である。また，有害事象と医療エラーが「第二の被害者」として医療従事者に降りかかることについても論じる。潜在的に有効な非正規および正規支援サービスと戦略に関する議論を含むこれらのストレスの多い専門的状況において，推奨される解決策について概説する。エラーを開示する際に構造的アプローチと事前のサポートを求める戦略を立案することで，医療従事者がそのような事象に関連したストレスによりよく対処でき，悲惨な有害事象や医療エラーの後，患者が回復するのを全力で支援することに集中できるようになる。

開示の倫理的根拠

> 医師が常に正直かつ率直に患者と向き合い仕事をしなければならないということは基本的な倫理的必要条件である。患者には過去と現在の医療状況を知る権利，彼らの状態を憂慮するような誤解が生じないようにする権利がある。医師の間違いや判断に起因する明らかな医学的合併症により患者が苦しむ状況がしばしば生じる。これらの状況では，医師は生じたことを確実に理解してもらうよう，すべての事実を患者に知らせることが倫理的に要求される。患者が将来の医療に関する情報に基づく意思決定を行うことができるのは完全な開示があってこそである。
>
> 医師倫理規定，米国医師会[2]

患者への有害事象や医療エラーを開示する概念は新しいものではないが，2000年に米国医学研究所(Institute of Medicine：IOM)から出版された歴史的な報告書[1] “To Err is Human：Building a Safer Health System”以来，医療界では関心と受容が高まってきており，その1年後，Joint Commission(JC：米国医療施設認定合同機構)による新しい患者安全と開示についての基準が採用された。最も基本的なレベルでは，開示はすべての医療従事者が共有する患者に対する倫理的責任に根ざしている。患者の自律性の尊重とインフォームドコンセントを遵守することは予期しない結果の開示が必要な根本的な理由である。医療従事者が患者に率直で正直に対処するための職業上，道徳上の義務により真実のコミュニケーションが得られる。それにもかかわらず，多くの医療従事者は有害事象や医療エラーを開示することに消極的である。

開示の共通の障壁は訴訟の恐れである。しかし，医療過誤訴訟(malpractice lawsuit)の早期解決のため協調して開示を促進するプログラムを持ついくつかの著名な機関の事例において状況はさまざまである。開示，誠実さ，透明性は賠償責任の軽減，訴訟費用，場合によってはクレームや訴訟件数の減少にも関連している[3~5]。このような積極的な戦略は，有害事象または医療エラーの発生後の患者の公平で正当な補償を進める傾向があり，合理的な医療を守り，費用のかかる懲罰的請求を抑制する。実際，多くの医療過誤訴訟の根幹にあるのは脆弱な医師–患者関係である[6]。家族が情報を得ることができなかった，医師が誤解していた，誠実でなかったという認識，他の医師が聞く耳を持たず，質問にも答えてくれなかったという感覚が，訴訟に至る重要な要因であるとされている[7]。このような視点からみると，開示は患者とその家族に多くの必要な情報を提供する唯一の機会であり，患者や家族，医療従事者間の緊張を和らげる役割を果たす。

訴訟とは別に，懲罰の懸念，また患者，同僚間での評判の失墜は多くの医療従事者にとって開示を同様に恐れさせるものである。M&M カンファレンスやピアレビュー委員会は歴史的にある程度の恥や非難と関連してきたものの，それらは長年，医師に有害転帰について検討する機会を提供してきた。エラーを公然と議論することができ，非難されずに正当に議論することができる「ジャストカルチャー」の規範は，他の信頼性の高い産業における主力であり，近代的な医療のために必要な基盤としてますます受け入れられている。うまくいけば，開示は，患者が評価し，病院が継続的な質改善の一部として価値を感じる医療への新しい段階での透明性と責任性をもたらす。加えて，患者は理想的な医療の相互作用を望んでいるものの，ある程度の医療エラーは起こりうることをその多くが理解しているとの研究結果がある[8,9]。患者は実際に開示を維持することで，医師の誠実さに対する信頼を深め，ケア全体をみてもらっていることに安心する。

医療エラーが生じた後，どの情報を患者に開示するかは，医師によって大きく異なるため，開示の標準的なアプローチが必要である。これは単に患者の期待に応えるだけでなく，医師の責任性を守るためでもある[10]。監督下の練習を伴った正式な開示教育は，レジデントや医学生を含む研修生にとって将来起こりうるエラーの開示に対する不安を解消するだけでなく，積極的な開示にもつながるため特に有益である[11,12]。

また医療従事者は開示によりさらに不要な苦悩が患者にもたらされることを憂慮する。悲しみ，不安，そして怒りといった強い感情が医療エラーの後にはよく生じるが，どのように開示が行われるかも患者の反応に直接影響を及ぼす。ときには，医師が医療エラーをなかったかのように見せかけるため，情報の自由な流れを妨げるだけでなく曖昧な様相を形成し医療従事者に対する不信を増大させることになる[8]。正直かつ同情的に医療エラーが開示され，誠実に謝罪される場合，患者は動揺しにくい，といわれている[8]。

要約すると，開示は有害事象や医療エラーの発生後に患者と医療従事者間の率直な談話において極めて重要な部分である。開示は患者の苦しみを正式に認めるとともに，その感情的な経験を正当化する。また，医療従事者が医療エラーから学び始め，再発防止策を特定し，前進するための専門的なサポートを見出すための唯一の出発点ともなる。

開示のプロセス

一般原則

有害事象や医療エラーのために一時的または恒久的傷害を生じたとき，ICU への搬送，追加手術や加療を必要としたときに開示を行うことは適切である。より主観的ではあるが簡単な基準は，あなたや家族の一員に起こった場合，特定された有害事象または医療エラーについて知りたいかどうかである。開示の指針となる基本原則は，患者自身の健康と幸福に影響を与える可能性のある重要な事象について知るための権利でなければならない。患者に害を与えていない重要ではない事象の開示は医療従事者の臨床的判断によってなされる。開示は比例責任とみなされることが多い。事象によって引き起こされる傷害またはそのリスクが大きいほど，患者に開示する義務が重くなる。

有害事象または医療エラーを経験した患者は一貫して以下のことを求めている[8]。

■医療エラーが生じたことを明確にすること
■何が悪かったのかの説明とその理由
■健康に対する臨床的影響の評価
■経過についての謝罪
■将来の再発防止策についての説明

患者は，医療従事者が共感と思いやりを持って有害事象や医療エラーを話し合う準備をすることを期待している。回復して，より多くの情報が明らかになるにつれて対話を共有し支援，フォローアップを求める。患者はまた医療従事者が医療エラーから学んだこととプロセスが改善されたことを知りたいのである。しかし開示の多くはこれらの基本的なニーズと期待に応えることができていない[13,14]。

開示の準備

開示前から準備を行うことにより正確で一貫性のあるメッセージが確実に伝達される。複数の医療従事者が関与している場合，患者や家族との議論に先立ち，開示について調和のとれた会話が成り立つための準備には努力を惜しむべきではない。レジデントやフェローは上級医と連携して業務を行うべきである。どのような基本情報が開示されるかについて事前に合意に至るべきである。各医療従事者は個人的に責任を負うエラーのみを開示すべきである。医師は自身がエラーに個人的に関与していない場合は会話のなかで他の医療従事者によるエラーについて，論じるべきではない。患者や家族がする可能性のある質問を予測し医療従事者間で回答を統一しておくことは有用である。安全な環境のもとで開示の会話をシミュレーションし練習することで自信を深め，改善すべき領域を特定することができる。多くの機関でこのプロセスを支援するコーチングプログラムが開発されている。リスクマネジメントと患者安全の専門家に早期から相談し関与してもらうことで，開示についての会話を洗練させ有害事象や医療エラーの真のリスクを理解するうえで貴重な指導と支援を得ることができる[15]。

適切かつ可能であれば，有害事象の事実を確認しケアチームと複数の臨床サービス部門全体で正確で一貫したメッセージを確認するために，患者ケアチーム(医師，看護師，薬剤師，技師，ソーシャルワーカー，ケースマネジャーなど)をまとめることは役に立つだろう。患者と家族の心理状態と，彼らの理解度と医学的素養に関する洞察は貴重であり，チームメンバーの異なる視点から得ることができる。文化や言葉の障害も特定することができ，会話を最も容易にするために対処することができる。

誰が実際の開示の会話に参加すべきか決定するには医療従事者の有害事象への関与の程度，話し合いに積極的に参加する能力，彼らの感情といったものを考慮する必要がある。会話をリードする医療従事者，なるべくなら患者との信頼関係が確立

表 14-1 開示を成功させるためのガイドライン

1. 有害事象あるいは医療エラーが発生したとする明らかな声明とともに会話を開始する
2. 有害事象の事実を明快かつ思いやりのある簡単な言葉で説明する。医学用語を避ける。事象の原因が不明確な場合は予想や仮説で話をしない
3. 事象の原因をより深く理解するためには再調査が必要で，進行中であることを患者に伝え，追加の調査結果が得られた場合は知らせるようにする
4. 患者の健康における潜在的な臨床的影響について患者にアドバイスする。医療における次のステップを特定し，どの治療オプションが使用可能で推奨されているか概説する
5. 患者や家族が受ける苦しみに対する後悔や同情を誠実に表現する。医療エラーが発生した場合は謝罪する。謝罪は思いやりと責任の所在を表明する行為である
6. 患者/家族に追加の質問がないか尋ね，現時点で入手可能な事実に基づいて答える
7. 患者/家族に手を差し伸べ，いつでも彼らと話をする意欲があることを強調する。患者/家族との今後の話し合いや質問の連絡窓口として医療従事者(例えば，上級医)を指定し，その個人に連絡する確実な方法があることを確認する
8. その患者のケアが誰に引き継がれるかを明らかにする。有効な医療従事者-患者関係の維持が困難な場合は他の医療従事者にケアを引き継ぐ
9. 会話の終わりには内容を要約するとともに有害事象についてなされた重要な質問を繰り返す
10. 次回はいつ患者/家族と再び面会して，事故調査の結果と同様の事象が将来起きないよう再発防止策についての最終報告を行うか，を明確にする

している者を特定することは重要である。これは通常上級医であるが，看護師や他の医療従事者も有害事象の性質によっては貢献できるかもしれない。開示の会話を計画する際は患者が会話中に家族や友人の指示を得て，それに応じて患者の存在を調整できることを認識すべきである。言葉の障害がある場合は，牧師，ソーシャルワーカー，患者支援者，通訳者に関与してもらうのが多くの状況で適切であろう。

コミュニケーション

有害事象や医療エラーが発生した後，時期を逸せず誠実なコミュニケーションを継続することは重要である。理想的にはこれは一連の話し合い(会話)である。患者が提示された情報を理解するのに状態が十分安定し話し合いをはじめる適切な準備が整い次第，会話を開始すべきである。場合によっては患者自身が参加できない場合，家族の代表者と最初の話し合いを始めることがある。有害事象の完全な分析を待つまで，最初の話し合いを遅らせるべきではない。

最初の話し合いの場を設ける際，開示は責任を主張したり，弁解をしたり，他の医療従事者のケアを批判することではないことに留意することは重要である。臨床情報の明白な交換，患者と家族の質問と懸念に対する積極的な聞き取りと認識，患者の現況に対処し将来の出来事を防ぐための建設的な解決策を特定することに焦点を当てた公的な直面といえる。さらに議論を続け，最後に誰がこの件についての第一連絡者となるかを特定することは重要なメッセージである。開示への構造的アプローチにより患者のニーズが満たされやすくなる。開示についての話し合いの質を上げ，成功に寄与するガイドラインを提示する(**表 14-1**)。

開示の話し合いをしている間，医療従事者は患者と同じ目の高さで着席する。

ゆっくり，はっきりと話さねばならない。患者には質問する十分な機会を与える。提示された情報と提供されたケアの両面で患者や家族のニーズが満たされたかどうかを尋ねることは合理的である。有害事象や医療エラーを修正する努力が進行中であり，その後の話し合いを通じて適時更新されることを伝えるべきである。

医療エラーの文書化

患者の診療記録には日付，時間，場所など正確な事象の記録がなされていなければならない。有害事象発生の直前，直後の患者の病状に続いて，どのような医療介入（例：診断の経緯，薬物療法，処置。適切であればコンサルテーション）を開始したかを患者のこれらの介入に対する反応とともに明確に記載すべきである。今後の治療計画についても概要を記載すべきである。

患者，家族となされた開示や重要な医療に関する会話は，時間，日付，場所などの情報を含め常に診療記録に記載する必要がある。話し合いの参加者の名前と関係，会話の内容，患者や家族の反応について詳細に記載しなければならない。このような方法で医療従事者の後に続くメンバーのすべてが，患者と家族が何を伝えられたかを知り，患者とチーム内の透明性を強固にする。

医療エラー発生後の患者支援の提供

開示後，患者や家族，医療従事者間にオープンなコミュニケーションを保つことが重要である。最初の会話の後に患者が他の質問をすることは一般的であり，正直かつ適時に対応する必要がある。有害事象や医療エラーが発生し，それに対応するために何が行われているかを知って満足する患者がいる一方，入手次第さらに詳細な情報を求める患者もいる。加えて，牧師，精神科医，セラピスト，ソーシャルワーカー，患者支援者，その他の専門スタッフによる精神的なサポートや慰めが必要となるため，彼らの関与は歓迎されるべきである。

多くの場合，有害事象や医療エラーに直接関与した医療従事者が，被害者の診療に従事し続けることは妥当かつ適切である。そうすることでケアの連続性が維持されるばかりでなく医療従事者と患者の治療上の結びつきが強化される。しかし，その結びつきのなかで信用と信頼を回復するために，ケアを他の従事者に移行する必要がある場合もある。結論として，エラーを開示するためには医師は患者と家族を支援する方法を前もって慎重に計画し，オープンかつ誠実にエラーを開示し，患者と家族の迅速で継続的なニーズを傾聴しそれに反応する必要がある。

第二の被害者へのケア

ほぼすべての医師と看護師には自分自身の物語，症例経験，忘れられない夜の記憶がある。10年前でも20年前であってもまるで昨日のことのように一部始終を覚えているものである。彼らは語り手と聞き手の両方の目に涙をもたらす強い感情で語るだろう。多くは誰ともその話を共有したことはなく，あるにしても配偶者や親しい友人とだけであろう。通常これらの話は，羞恥や孤独を伴い，終結の表現なしに終わる。事故の発生時に得られる助言としては，あったとしても「よくあることさ」，「くよくよ考えることはない」，「次はうまくやらなきゃ」，「仕事に戻ろう」程度のものだ……大多数のエラーが悪人によるものではなく間違ったシステムによって発生するとすれば，治療上の難しい問題を扱う立場にある医師やスタッフを支援することは，敬意を表した温情に満ちた行為である。

James B. Conway，Institute for Healthcare Improvement[16]

伝統的に，有害事象や医療エラーの発生後の焦点は，患者および家族の身体的，感情的ニーズを支援することであり，医療従事者が人知れず，忘れ去られるように「第二の被害者」になることは認識されていなかった[17]。多くの医療従事者にとって，深刻な医療エラーは，悲しみ，怒り，羞恥，そして恐怖の深い感情で満ちた人生最悪の経験の 1 つに挙げられる[18,19]。自信を失ったり，仕事上の満足度が低下したり，睡眠障害を起こしたり，将来のエラーに対する不安が増えることは一般的であり，気力を失う原因となることもある[20]。医師は深刻なエラーの後，否定的な開示経験を有している場合に訴訟のリスクが高いと心配したり，またはエラーの後に自分は支援されていないと感じる場合に苦しみを増す傾向がある。

事故後，多くの医師が直面する最大の課題の 1 つは，エラーを起こした自分自身を許すことを学ぶことである[8]。医師は，彼らの判断や行動が患者に何らかの悪影響を及ぼすことを望んでいない。罪悪感と自己批判により，医療従事者が孤立したり，仕事上の燃え尽きや情緒疲労を引き起こしたり，臨床を離れるという選択に至ることさえある[21]。最も深刻な状況では，医療従事者が医療エラー発生後，みずからの命を絶ったという報告もある[22]。

医師，看護師および他の医療従事者への質的インタビューに基づいて，医療従事者による有害事象や医療エラーの発生後の回復の自然経過が概念化されてきた[23,24]。事故発生直後は医療従事者はまず，何が起こったのかを理解するために苦悩（混乱のなかでの事故対応）する。場合によっては患者のケアを続けている間でさえ「自省」により取り乱すことがある。第一の危機が落ち着くと，医療従事者は「タラレバ」の質問（侵入反射）を何度も何度も繰り返す。この行動は不完全さと孤立感を増長させる。医療従事者は個人的な整合性を回復するために，信頼できる同僚，上司，友人または家族からの支援が頻繁に必要である。自分のキャリアの将来への不安を抱き，同僚が自分のことをどう思うか，患者ケアにおいて再び信頼されるようになるか心配している。全面的に事故の影響を受けるため，医療従事者は失職したり免許が失効するような不安定な将来に直面したり，厳しい取り調べに耐える訴訟に直面する。彼らは信頼できて「安全な」人物からの安心と指導（感情の応急処置）を求める。最終的に医療従事者はドロップアウトするか，生き残るか，成功する（先へ進む）ことになる。第一段階では医療従事者は別の仕事を見つけたり，別の職場で働いたり，全く違った職業につく。第二段階では，医療従事者は働き続けるが，事故により慢性的に悩まされることになる。後者の場合，医療従事者はおそらく個人，部署，病院単位での臨床行為の変化を通じてエラーに伴うネガティブな経験をポジティブなものに変換していくだろう。

表 14-2 第二の被害者のための支援システム

正規の支援システム	非正規の支援システム
・以前に同様の事故を経験し訓練された医療従事者によるピアサポートシステム ・従業員支援プログラム ・患者安全と危機管理プログラム ・地域に密接したメンタルヘルスプログラム ・精神科医またはセラピスト ・牧師	・臨床現場で働く信頼する同僚 ・上司や上級医 ・配偶者やパートナー ・家族 ・親友

過去の研究から明らかなように，深刻な有害事象や医療エラーの後にほとんどの医療従事者が強いストレスやネガティブな感情を抱くのは自然なことである[25]。しかし，特に日々の臨床の現場で共通する困難でストレスの多い状況に対処している経験豊富な医師にとって，支援を求めるという選択は困難であるかもしれない[20,26]。一般的にメンタルヘルスケアまたは施設による支援システム(従業員支援プログラムなど)に伴う社会的汚点は沈黙と匿名により隠蔽されることでさらに苦しみが助長される。医療従事者は支援を求める行為が雇用記録に記載され，将来のキャリアに悪影響を与えることをしばしば心配する。さらに，医療過誤訴訟の際にどのようなサービスが利用可能か，アクセス方法，機密情報であるかどうかを知ることはすべてが恐るべき障壁となる。最後に，使用可能であっても支援を受け入れるのが困難な場合がある。支援の受け入れ難さが，他人を定期的にケアする役割への慣れによるものか，もしくは脆弱な恐怖によるものだとしても，多くの医師や医療従事者は自分の医学的・感情的なニーズに対して否定的である。孤立していたり，支援されていないと感じている医療従事者は医療エラーからの回復が最も困難な傾向がある[20]。

これらの障壁にもかかわらず，医師と他の第二の被害者は医療エラーの後，非正規あるいは正規支援サービスから支援を探して受けている(**表 14-2**)。第二の被害者の知識と意識が成熟していけば，早期の認識と迅速な介入に有利となる積極的な戦略は，医療チームとしての我々の貴重なメンバーが保護されることに確実に役立つだろう。

非正規支援

医師にとって，事故について信頼できる同僚医師と話すことは，従業員支援プログラムや精神保健サービスなどの従来の支援機構にアクセスするより，はるかに一般的な方法である[26]。共通文化，臨床経験，責任負担は事故について話し合うための誠実で脅威のない場を設定することができる。支援している側の医師が有害事象や医療エラーで同様に個人的な経験をしている場合，この支援はさらに強化される。医師はまた部長などの指導医から支援を求めることもある。気軽な非正規支援のために信頼できる同僚や管理者を頼る同様の行為は，看護師や他の医療従事者の間でもみられる。

医療従事者はしばしば自分の経験を配偶者やパートナーと共有する[25]。この種の関係や親友との関係を支える無条件の受容により，開放型の共有と感情の脆弱性が許容される。

正規メンタルヘルス支援

信頼できる同僚，配偶者，パートナー，親友との打ち解けた話し合いだけでは十分でないこともある。医療事故が最初に報告される患者安全と危機管理部門は貴重な支援のよりどころとなりうる。事故後に不眠，うつ，不安を経験した医療従事者は訓練された精神保健専門家やカウンセラーと面会することで利益がもたらされるだろう。従業員支援プログラムはアルコールや薬物の乱用・中毒，職場における紛争，ストレス，結婚，親子関係，高齢化，資産運用などの問題を扱う幅広い支援を提供している。これらの包括的なプログラムに従事する人材は臨床心理学，カウンセリング，ソーシャルワークの素養を備えている。特に第二の被害者に向けられているわけではないが，これらのプログラムにより特に重大な感情的苦痛やトラウマを伴った事故の後に必要とされる専門的なカウンセリングと治療が提供される。医学的あるいは，その他の専門的治療が考慮される重症例において精神科医に相談することが必要となるであろう。牧師などの精神的あるいは宗教的カウンセラーの助言を求めることにより慰めとなる場合もある。

他の医療従事者によるピアサポートシステム

正規支援の新たな資源(方策)として，第二の被害者をケアするためのピアサポートシステムが米国における多くの病院で成熟してきた[27,28]。もともと警察と救急サービスからの最初の対応者が外傷事故に対応するのを助けるために設計された成功モデルであり，メンタルヘルスの専門家の代わりに医療従事者がピアサポートを提供するという点でピアサポートシステムは従来の従業員支援やメンタルヘルスプログラムとは異なる。ピアサポートの提供者とは，有害事象や医療エラーが発生した後，第二の被害者やその可能性のある者を特定できるように訓練された医師を含む，尊敬するに足る院内の医療従事者である。ピアサポートの提供者となる医療従事者がいることで，医療エラーが真に正常化され，検証された後に感情的な経験が共有できるようになる。他の医師を活用することで個人の「恥と責め」からジャストカルチャーへ重点を移し，システムやプロセス全体が医療エラーに寄与することをより効果的に認識できる。ピアサポートはまた第二の被害者が早期に，積極的かつ継続的にかかわるかもしれない孤立感に打ち勝つことを目指している。

ピアサポートのアプローチは従来の治療とは異なる。ピアサポートの提供者は傾聴し共感するように訓練され迅速に感情の「応急処置」を提供する。ピアサポートの提供者には，以前に同様のエラーに関与しており，その経験がいかにストレスとなりうるか知っているのでボランティアで参加している者もいる。有害事象の報告，患者安全や危機管理部門からの紹介，またはみずからの申し出によりピアサポートのために第二の被害者が招聘されることもある。

医療エラーは医療界ではありふれたものであるが，個々の医療従事者はエラーにより広範な経験をすることはめったにないため，しばしば混乱し混沌とした状態に陥る可能性がある。経験豊富な案内人がいることでエラーの後に何が起こるか，どのように開示が行われるか，どのように病院がエラーに関連して次に何を予期すべきかを正確に予想し実践していくのか把握できる。守秘義務を維持するために，ピアサポートの提供者は一般的に傾聴するが，メモはとらないようにする。ピアサポートシステムがうまくいくためには，

- 安全な環境を整備する
- 事故の後，簡単かつ確実にアクセスできるようにする
- 第二の被害者の秘匿性を維持する
- 中立的な方法で共感と安心を与える
- 孤立させないように努める
- 事故後の分析の間に，必要に応じて指導や継続的な支援を提供する
- 必要に応じて追加の専門的資源を第二の被害者に紹介する（例：従業員支援プログラムやメンタルヘルスプログラム）

ピアサポートの重要な目的は，自己ケアが利己的ではなく，代わりに他人のケアに復帰するための重要なステップであることを保証することである。

ピアサポートの提供者はしばしば，危機管理，報告会，根本原因分析，医療の質改善会議，M&M カンファレンスでの話し合いで何が起きるかを説明しながら，有害事象や医療エラーが分析される過程について医療従事者に教育を行う。ときにはピアサポートの提供者や他の同僚が第二の被害者とともにこれらの会合への出席を申し出ることがある。第二の被害者は孤独ではなく，非正規支援ネットワークとピアサポートシステムの両方に頼って，この困難な時期を乗り越えられるように支えられていることを定期的に実感すべきである。

ピアサポートは協調的な取り組みである。第二の被害者ひとりひとりが自分だけの経験やニーズを持っている。かかわりの程度と性質は大きく異なる。ピアサポートの提供者はアイデアを共有し戦略を議論し同僚の支援をどのように続けていくか最良の方法を見出すために，他の提供者や患者安全の指導者と定期的に報告会を開く必要がある。

最後に，第二の被害者の支援への段階的アプローチを通して，医療従事者の選択を，限られたメンタルヘルス資源を最大限に活用するという責務において「自分自身のことである」かのように調整する[28]。有害事象や医療エラーが発生したときのピアサポートの提供者による感情の「応急処置」の演出により，第二の被害者のニーズをおおむね満たす可能性は高いが，数週間から数カ月にわたってより多くの指導や育成が必要な場合もある。必要に応じて，ピアサポートの提供者は従業員支援プログラムや専門カウンセリングを行う特別な医療サービス，縦断的なメンタルヘルスケアへの紹介を拡大し促進していく。

症例の再考

患者は右側に脱気チューブを挿入し X 線検査で気胸の改善を認めた。患者ケアにかかわる医師，看護師，呼吸療法士の間で短時間ではあるが会合が開かれた。鎖骨下静脈にカテーテルがうまく挿入される前にレジデントによる複数回の穿刺が試みられたことがすぐに判明した。さらに挿入後の胸部 X 線検査のオーダーはなされていなかった。医師は患者の家族と面会した。自己紹介の後，上級医は謝罪し，有害事象の詳細とそれを是正するために何が行われたかを説明した。事故後の状況を今後も引き続き見守ること，将来の再発防止のために何ができるかをさらに追求することを話した。

レジデントは当然のことながら取り乱し，同僚と妻にエラーの開示後にどのように感じたかを個人的に話した。彼はまた，事故後すぐにピアサポートチームの一員として積極的に従事し次に起こりうることについて詳細に話した。ピアサポートの提供者は 2 週間以上にわたりそのレジデントに連絡をとり続けた。彼らは最終的に患者安全会議に出席し根本原因分析を行った。中心静脈カテーテル挿入のベストプラクティス(最良の慣行)に関するレビューに基づいて，レジデントは 3 回の穿刺を試みても成功しない場合，立ち会っている看護師に手技を終了させる権限を与えるとしたプロトコルを作成した。レジデントはまたウェブアプリを開発し数カ月後には安全で適切な中心静脈カテーテル挿入法について他のレジデントを教育した。

一方，患者は有害事象の 1 週間後に抜管した。脱気チューブは無事抜去されそれ以上は何ら合併症も起こらず自宅退院した。チームは患者と家族に事象分析を継続的に報告し，ICU での中心静脈カテーテル挿入の安全性を改善する努力が行われていることに対して患者は喜んでいると語った。

KEY POINT

- 有害事象や医療エラーは頻繁に起こる。
- 開示は有害事象や医療エラーの後，患者の感情的な経験の透明性，責任性，妥当性を促進する。
- 開示の構造的なアプローチは，医療従事者-患者関係における明確かつ正確なコミュニケーションを促進する。
- 医療従事者は有害事象や医療エラーの第二の被害者になる可能性があり，悲劇的な結果を伴うこともある。
- 第二の被害者を特定，保護，支援するための資源(方策)がある。

(村田 聖一郎)

文献

1. Kohn L, Corrigan J, Donaldson M. *To Err is Human: Building a Safer Health System*. Washington, DC: National Academies Press; 2000.
2. American Medical Association. *Code of Medical Ethics of the American Medical Association: Current Opinions with Annotations, 2012-2013 edition*. Chicago, IL: American Medical Association; 2012.

3. Kraman SS, Hamm G. Risk management: extreme honesty may be the best policy. *Ann Intern Med.* 1999;131:963-7.
4. Boothman RC, Blackwell AC, Campbell DA, Jr., et al. A better approach to medical malpractice claims? The University of Michigan experience. *J Health Life Sci Law.* 2009;2:125-59.
5. Conway J, Federico F, Stewart K, et al. *Respectful Management of Serious Clinical Adverse Events. 2nd ed. IHI Innovation Series White Paper.* Cambridge, MA: Institute for Healthcare Improvement; 2011.
6. Levinson W, Roter DL, Mullooly JP, et al. Physician-patient communication. The relationship with malpractice claims among primary care physicians and surgeons. *JAMA.* 1997;277:553-9.
7. Hickson GB, Clayton EW, Githens PB, et al. Factors that prompted families to file medical malpractice claims following perinatal injuries. *JAMA.* 1992;267:1359-63.
8. Gallagher TH, Waterman AD, Ebers AG, et al. Patients' and physicians' attitudes regarding the disclosure of medical errors. *JAMA.* 2003;289:1001-7.
9. Burroughs TE, Waterman AD, Gallagher TH, et al. Patients' concerns about medical errors during hospitalization. *Jt Comm J Qual Patient Saf.* 2007;33:5-14.
10. Gallagher TH, Garbutt JM, Waterman AD, et al. Choosing your words carefully: how physicians would disclose harmful medical errors to patients. *Arch Intern Med.* 2006;166:1585-93.
11. White AA, Gallagher TH, Krauss MJ, et al. The attitudes and experiences of trainees regarding disclosing medical errors to patients. *Acad Med.* 2008;83:250-6.
12. White AA, Bell SK, Krauss MJ, et al. How trainees would disclose medical errors: educational implications for training programmes. *Med Educ.* 2011;45:372-80.
13. Iedema R, Allen S, Britton K, et al. Patients' and family members' views on how clinicians enact and how they should enact incident disclosure: the "100 patient stories" qualitative study. *BMJ.* 2011;343:d4423.
14. Mazor KM, Greene SM, Roblin D, et al. More than words: patients' views on apology and disclosure when things go wrong in cancer care. *Patient Educ Couns.* 2013;90:341-6.
15. Loren DJ, Garbutt J, Dunagan WC, et al. Risk managers, physicians, and disclosure of harmful medical errors. *Jt Comm J Qual Patient Saf.* 2010;36:101-8.
16. Conway JB, Weingart SN. Leadership: assuring respect and compassion to clinicians involved in medical error. *Swiss Med Wkly.* 2009;139:3.
17. Wu AW. Medical error: the second victim. The doctor who makes the mistake needs help too. *BMJ.* 2000;320:726-7.
18. Lander LI, Connor JA, Shah RK, et al. Otolaryngologists' responses to errors and adverse events. *Laryngoscope.* 2006;116:1114-20.
19. O'Beirne M, Sterling P, Palacios-Derflingher L, et al. Emotional impact of patient safety incidents on family physicians and their office staff. *J Am Board Fam Med.* 2012;25:177-83.
20. Waterman AD, Garbutt J, Hazel E, et al. The emotional impact of medical errors on practicing physicians in the United States and Canada. *Jt Comm J Qual Patient Saf.* 2007;33:467-76.
21. West CP, Huschka MM, Novotny PJ, et al. Association of perceived medical errors with resident distress and empathy: a prospective longitudinal study. *JAMA.* 2006;296:1071-8.
22. Cadwell SM, Hohenhaus SM. Medication errors and secondary victims. *J Emerg Nurs.* 2011;37:562-3.
23. Scott SD, Hirschinger LE, Cox KR, et al. The natural history of recovery for the healthcare

provider "second victim" after adverse patient events. *Qual Saf Health Care*. 2009;18:325-30.

24. Luu S, Patel P, St-Martin L, et al. Waking up the next morning: surgeons' emotional reactions to adverse events. *Med Educ*. 2012;46:1179-88.
25. Newman MC. The emotional impact of mistakes on family physicians. *Arch Fam Med*. 1996;5:71-5.
26. Hu YY, Fix ML, Hevelone ND, et al. Physicians' needs in coping with emotional stressors: the case for peer support. *Arch Surg*. 2012;147:212-7.
27. van Pelt F. Peer support: healthcare professionals supporting each other after adverse medical events. *Qual Saf Health Care*. 2008;17:249-52.
28. Scott SD, Hirschinger LE, Cox KR, et al. Caring for our own: deploying a systemwide second victim rapid response team. *Jt Comm J Qual Patient Saf*. 2010;36:233-40.

15 チームワークとコミュニケーション

Denise M. Murphy，James R. Duncan

症例

中心静脈ラインを留置する際，「ヘパリン 100 単位/mL」とラベルされているシリンジが 1,000 単位/mL のヘパリンで満たされていた。結果的にカテーテルフラッシュ時に，子どもに約 2,500 単位のヘパリンが投与された。エラーはチームメンバー間のコミュニケーションが機能していなかったため起きてしまった。すべてのメンバーは経験豊富であったが，つい最近一緒に働き始めたばかりであった。トレイを準備したスタッフは，ヘパリンが使用前に希釈されるだろうと思っていた。カテーテルをフラッシュした医師は，ヘパリンがすでに希釈されていると思っていた。

はじめに

チームワークは現代の医療において重要な要素である。スタッフ 1 人で必要な患者ケアのすべてを提供し，それらを効果的に実施する知識を持つことはできないし，毎日 24 時間週 7 日，長期間継続してケアを提供することもできない。したがって患者ケアは，人，プロセス，技術の巨大なネットワークに依存している。Whitt らは標準的な入院で，患者 1 人のケアに 17～26 人のスタッフが関与し[1]，これら現場のスタッフも，多くの補助職員や医療機器に支えられていることを見出した。チームが大きくなり行われうる介入が増加すればするほど，ケアの連携に必要な情報は指数関数的に増加する。このように，コミュニケーションとチームワークの機能停止が病院での有害事象の最も一般的な原因であることは驚くべきことではない[2]。

安全・質と同様に，コミュニケーションとチームワークはシステムとしての特性を持つ。やる気があり技術のある個人の雇用や採用が，良好なコミュニケーションや効果的なチームを保証するわけではない。むしろ医療システムは，これらの特性が高められ，継続的に改善されるように設計されるべきである。チームワークとコミュニケーションは互いに相関するが，本章ではそれぞれの基本となる原理を別々に検討していく。目標はうまく機能しないチームと貧しいコミュニケーションの問題点をよく知ることである。ひとたび「診断」がつけば，改善用のツールと戦略によりこれらの「病態の治療」が期待できる。

患者ケアチームのメンバー

患者ケアチームの核となるのは患者と彼らの支援者である。一部の病気や状態はこの核となる人々の能力を超え，患者は医療の専門家に援助を求める。医療施設に到着すると，チームは急に拡大し，そこには患者がこれから出る旅を通して出会うことになるすべての人々が含まれていく。病院の駐車場の係員，受付係，看護師，医師，技術者，薬剤師，清掃係の他，検査技師・管理者，医療物資製造者といった人々である。患者はすべてのメンバーが継ぎ目なく協調して仕事をすることを期待している。しかし，多くの人がかかわれば，最も単純な医療システムでさえ，マイクロシステム（極小組織）で機能する複数のチームが組織されることになる[3]。病院は巨視的なシステムであり，そのなかで複数の異なるマイクロシステムが患者ケアに関して協働している。

チームワークの利点

個人レベルでのパフォーマンスは立案と遂行で決まるが[4,5]，チームワークでは共通の計画を協調して遂行することが要求される。ほとんどの臨床状況では，パフォーマンスが高いチームは技術，知識，情熱においても個人の能力をはるかに上回る[6]。チームは多くの個人の知識を統合することで揺るぎのない計画を立てる。特に，最良の答えや手順が 1 つではない状況においてそうである[7,8]。そのような「たちが悪い」複雑な問題は，状況を分析し解決策を考え出す際にさまざまな視点が持ち込まれる多様性を持つチームで対処するのが最善である[9]。例えば，彼らの職域で最悪の出来事を想定し，その出来事を起こす状況を示すよう求められれば，チームは現在のシステムの脆弱性に関して多様な洞察を行う[10]。チームはそれぞれの活動を協働させて，互いに監視したり，または注意を分割して異なる情報源に焦点を当てたりすることで，長期にわたる警戒の強化を可能とする[11]。

共通の計画を協調して遂行するには，チームメンバーが個々の計画やメンタルモデルを共有する必要がある[12]。結果として生じる**メンタルモデルの共有（shared mental model）**は，全過程における各段階でインプットをアウトプットに変換するために必要な活動である。段階ごとに，チームメンバーは互いの活動を観察することが可能であり，活動は容易に伝えられ共有される。対照的に，それらの活動を促す計画やメンタルモデルは内面に保持される。それぞれのチームメンバーのメンタルモデル間の差を埋めるには，コミュニケーションにかなりの投資が必要となる[13]。つまり，パフォーマンスが高いチームを形成するのは困難なのである。チームが一体化し，差異を克服し，パフォーマンスを改善するには時間を要する（**図 15-1**）。

効果的なチームの特徴

チームは個々の集合または非公式のワーキンググループとして始動する。チームが発展していく初期段階では通常，パフォーマンスは低下する。予測されることではあるが，即座に改善しないと，個々にチームメンバーを無視したり，単独行動に走ったりする傾向を生じる。その時点ではこのような行為が正当であるかのように見えても，それらによりチームとして機能しなくなる。チームはまず信頼を構築できてから[13,15]，次の段階に進める（**図 15-2**）。

成功するチームは信頼の上に築かれる。信頼の定義はさまざまで，信用，誠実，予測可能性などの属性が含まれる。新しい人間関係は，いつでも小さな信頼を生み，いかなるチームにも蜜月期が形成される。誠実，熱心，能力を示すことで信頼が強

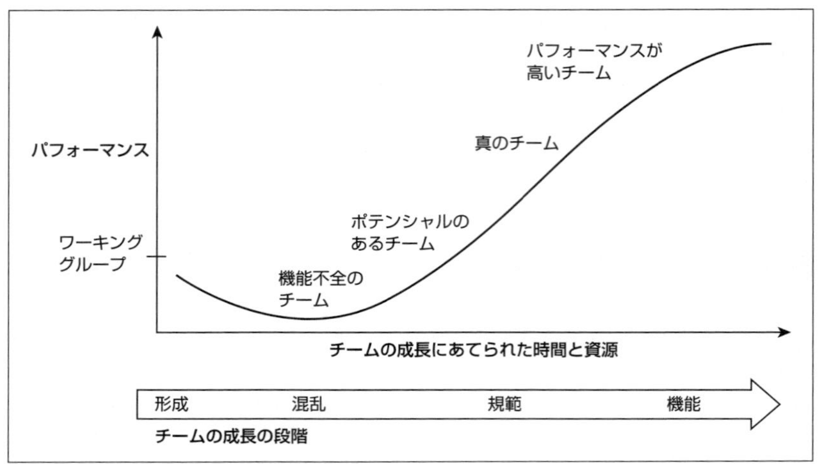

図 15-1　チームの成長に関する時間経過
個々の活動の大部分が独立したワーキンググループを形成する。チームの成長の初期段階では通常全体のパフォーマンスが低下し，場合によってはチームの形成を試みるよりもワーキンググループを継続するほうがよいことがある。チームの成長段階は Tuckman が最初に報告した[14]。

化されるとチームワークは向上する。しかし，信頼を失うのは得るよりも早い。この非対称性が，チームが脆弱であること，パフォーマンスの高いチームが相対的に少ないことの原因である。信頼の構築に長い時間がかかると，スタッフの離職率が高い時期に組織パフォーマンスが低下する原因になる[16,17]。

衝突はパフォーマンスを改善するうえで鍵となる原動力である。建設的な衝突は，目の前にある個々の課題を解決するために用いるメンタルモデルの共有や修正を促す。パフォーマンスが高いチームはメンタルモデルを共有し，過去の経験やまれな状況における危機管理計画から教訓を学んでいる。中等度の衝突は有益であるが，大きすぎたり小さすぎる衝突は有害である(**図 15-3**)。小さすぎる衝突は偽りの調和を生み，メンタルモデルを改善する機会を逃す。大きすぎる衝突はときに個人攻撃となり，信頼を失う。また過度な衝突では，時間と労力が問題の根本解決よりも衝突の解決へ費やされる。

成功するチームは共通の目標に対して全力で取り組む。これには決定に賛成はするが手放しでそれを支持するわけではないといった個人の同意(buy-in)がいる。こうした個人の同意は，グループとしての意見の一致や個人的なあきらめを意味するのではない。むしろ，広い心で積極的にチームメンバーが提案した道を進むことである。チームの意見が一致しない状態でも，全力を出せるようなチームの能力には，目標の明快さという支えが必要である。目標について，また目標がチームのメンバーに与える影響について共通した理解が得られる前に議論が終わることが極めて多い。はっきり明記された目標は曖昧さを減少させるが，見解の違いを残す。詳細さや現実社会とのつながりを欠くと混乱をきたす。完全な合意が得られる場合でも，時間の経過とともに，目標が組織全体に伝達されるにつれてずれが生じる。

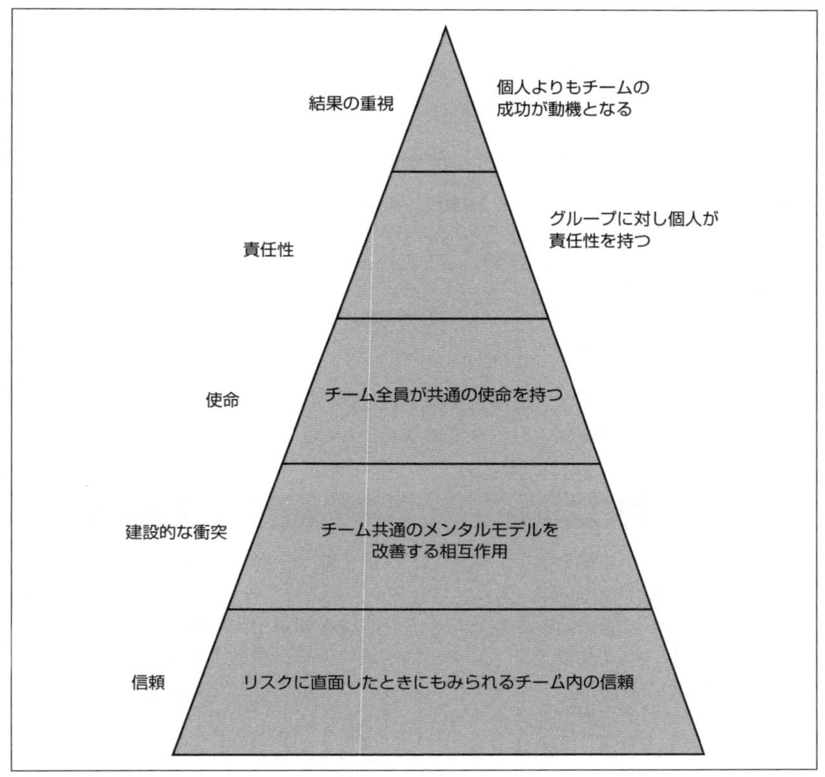

図 15-2　チームの成長に影響を及ぼす因子
複数の著者が効果的なチームを作るための必須条件として信頼の重要性を強調している[13,15]。その基礎の上に次に続く因子が築かれる。

パフォーマンスが高いチームでは，チームメンバーはグループによって設定された達成目標に対して互いに責任性を有する。仲間からの圧力，また信頼できるチームメンバーの期待を裏切ることへの恐怖は強力な動機づけとなる。それらはチームの外部から発せられる叱責よりもチームに大きな影響力を及ぼす。そのような責任性はチームリーダーから始まる。リーダーの行動はチームの目標と合致していなければならない。リーダーの行動と使命に少しでも食い違いが生じると信頼を損ねかねない。リーダーは組織風土を醸成して，チームメンバーからのフィードバックを求めるようにすべきである。そうすることで，チームはフィードバックの率直な要求につきまとう躊躇に打ち勝っていくのである。

成功しているチームは結果に注目する。彼らは個人の名声よりもチームの成功で功績を評価する。チーム全体のパフォーマンスを評価する試みは，いずれにしろ，どの測定基準を用いるか，どの程度厳密に評価するかといった問題を提起するが，鍵となる指標を測定し，それをチームで共有することについては他に代わるものが

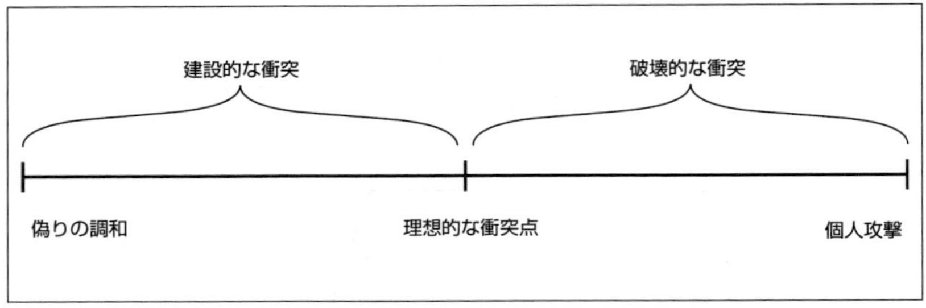

図 15-3　衝突のレベル

Lencioni は衝突がチームパフォーマンスの改善における重要な因子であることを同定し，衝突には理想的なレベルがあると仮説を立てた[13]。

ない。チームは多くの場合，成功を評価するための手段を自分たちで確立している。時間とともに，彼らは評価の方法を洗練させ，目標を修正していく。

チームの知識とリーダーシップ

どのようにチームが知識を学び，保持し，伝達するかを調べた研究によると，チームは経験を通して学び，知識が人，プロセス，テクノロジーに蓄えられる[16]。スタッフの交代，もしくは過去の教訓の忘却により有益な知識が失われるとパフォーマンスは損なわれる。成文化やテクノロジーは知識の保持を推進する道具である。しかし，他の分野とは対照的に，医療チームが毎日の仕事やそれを実行するときのメンタルモデルについて，新入りのチームメンバーでもこれを利用して即座に複雑な仕事を実践できるほど詳しく記載するのはまれである。むしろ，ギルドのような構造が残っており，重要な知識は個人に保持される[18]。成文化されたプロトコルやテクノロジーにみられる明示的な知識とは対照的に，明示できない知識は師匠から弟子へ長い見習い期間を経て伝えられる。成文化はメンタルモデルを共有させて知識の伝達とチームワークを促すが，明示できない知識を伝えるには非効率的で，多くの場合，チームメンバー同士が相反するメンタルモデルを持つことになる[12]。テクノロジーに蓄えられた知識の重要な利点は，デバイスの発達が問題点と解決法を明確に表していることである。例えば，かつて外科医は消化管吻合を手作業で行っていたが，今ではステープリング器具を使用する。現在のデバイスは明示的な知識の集成から恩恵を得，より標準的かつ効率的で効果的な解決策を提供する。個人が離職したり退職したりするとチームはそのメンバーの持つ明示的でない知識を失うことになる。対照的に，成文化された知識とテクノロジーに蓄えられた知識は時間を経て容易に他のチームメンバーや別のチームへ伝えられる。そのような共有は多くの場合，体系化した学習を加速させる[16]。

機能性が高いチームのメンバーは，継続的に情報を共有し解析する。これらの活動は「集合的マインドフルネス（collective mindfulness）」と表現され，共通理解を促進する[19,20]。そのような心理的過程では，予測されたパフォーマンスと観察されたパフォーマンスが繰り返し比較される。パフォーマンスを予測できるのは標準的な仕事であって，特にそのステップと理論的根拠が明示されている場合である。対照的に，標準的な仕事に対して繰り返し非標準的なアプローチを用いると，逸脱した結果の標準化が促進される[21]。マインドフルネスはそういったばらつきを同定し，原因を探索する。これらのアプローチは医療や別の分野において，チームパフォーマンスの改善に利用されてきた[20,22]。

チームメンバーは，任命の有無にかかわらずリーダーとなって仕事をまとめ，衝突を解決し，実例を提供し，全体の進捗を監視する。任命されたリーダーは組織図に記載されるが，任命されていないリーダーは裏方として骨を折る。効果的なチームは小さい（<10 人）ことが多く，小さすぎるシステムを除けば個人がリーダー的役割を担う機会は多い。あらゆる複雑な行動と同様に，知識，技術，指導力は生まれながらの性質ではなく，むしろ経験と訓練を通して学ばれるものである。リーダーシップに関する詳細な議論は本章の範囲を超えている。興味のある読者はリーダーシップ[23,24]とその育成[25]に関する成書を参照されたい。

コミュニケーション

コミュニケーションは医療全般において最も重要な要素であるが，チームワークにおいては特にそうである。その重要性は広く認知されているものの，医療においてコミュニケーションはめったに定義されない。コミュニケーションは厳格な理論に基づいたよく発達した科学の一分野であるにもかかわらず，上記のような傾向がある[26〜28]。どのようにしてコミュニケーションの機能停止が起こったか，どうしたらそれを防げたかを理解する枠組みを作るために，コミュニケーション理論を簡単にまとめる。

コミュニケーションには時間を経た情報の伝達という役割がある。医師の指示を薬剤師に伝えること，処置のリスクや利点，代替手段を患者に伝えることなどである。いずれの場合も，送り手は受け手に情報を伝えようと努める。Claude Shannon は情報の受け手の不確実性を減少させる能力と定義した[26〜28]。受け手がある内容に精通している場合，コミュニケーションの必要はない。あらかじめ内容の決まっている指示は，このような確実性に近く，その場合，コミュニケーションの焦点はその指示をいつ開始するかに絞られる。標準化された仕事では，長く複雑な一連の指示が，「今から始めよう」に簡単にまとめられる。そういった確実性がめったにない医療の場では，経験のあるチームメンバー間での一般的なやりとりが，「入院時に抗菌薬を開始しよう」になる。そこで受け手は前から持っている患者変数，臨床状況，過去の例に関する知識を用いてメッセージを解読し，特定の患者に対する薬物，量，経路，スケジュールに変換していく。

エンコード，伝達，デコード

それぞれの状況で，情報は送り手によりエンコード（符号に変換）され，送り手から受け手へ伝達され，受け手によりデコード（符号化されたデータをもとに戻す）される（**図 15-4**）。送り手は受け手の不確実性を取り除きたいので，受け手の受け取り

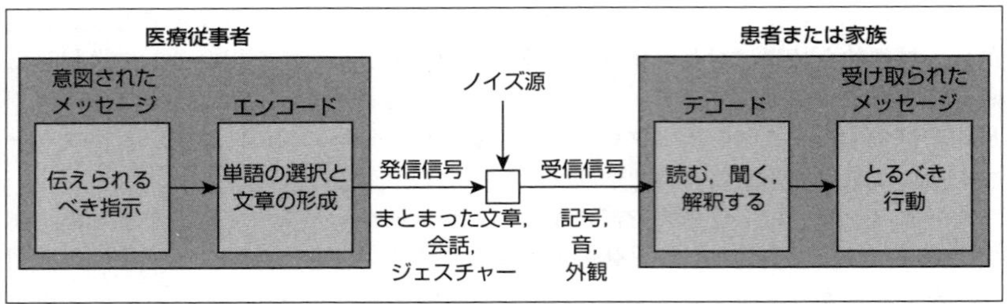

図 15-4　コミュニケーションの概略図

病気のとき，患者と家族は病気の治療や症状の緩和に何がなされるのかについて不確実性に直面する。診断がつくと，医療従事者はその情報を伝えようと努める。彼らの説明は会話，文書，ジェスチャーにエンコードされ，患者や家族に伝達される。伝達の際，常にノイズがメッセージに加えられる。患者と家族はそのメッセージをデコードし，彼らの不確実性を減少させるのに情報を使用する。

方についていくらか理解していなければならない。受け手がロシア語しか話すことができなければ，英語でのメッセージが非常に明確なものであっても，受け手の不確実性を減らすことはないだろう。実際，意図するメッセージを受け手が適切にデコードできる形式に変換することは，送り手の最大の関心事である。患者とコミュニケーションを行う際，医療の専門家は専門用語，患者の語彙にない概念や確立されたメンタルモデルに属さない概念の使用は避けるべきである。

エラーはメッセージが伝わる過程のどの段階でも起こりうる。エンコーディングとデコーディングのエラーは送り手と受け手が異なるメンタルモデルを有している場合に生じる。本章の冒頭の症例は，ほんの些細な違いによりどのようにはっきりとした帰結がもたらされるか示している。送り手と受け手を隔てている時間と空間を横断する際，メッセージにノイズが必然的に加えられるため，エラーは伝達の間にも起こりうる。騒がしい処置室や低解像度のファクシミリが一般的な例である。

よく設計されたコミュニケーションシステムにはエラーを検出し，是正措置をとる過程が含まれている。最も一般的なエラーを軽減する戦略は冗長性である。冗長性は騒がしい部屋といった環境下でメッセージが繰り返されるときに生じる。冗長性はメッセージそれ自体にも生じる。これは騒がしい部屋の問題に拮抗し，エンコーディングとデコーディングのエラーを減少させる。内的に冗長性のあるメッセージとして「ヘパリンフラッシュ 100 単位/mL」を挙げる。受け手と送り手の両者は，この状況におけるヘパリンフラッシュの標準濃度が 100 単位/mL であるというメンタルモデルを共有している。メッセージが長くなればなるほど，そういった内的冗長性を含む可能性が高くなる。Shannon はこの特性について，ある本の一節を読み，本文の途中で読むのを中断し，次に出てくる単語を聞き手に推測するよう求めるようなものだと説明した[27,28]。

メッセージ内の内的冗長性はコミュニケーションを改善するための一手段であるが，フィードバックはいっそう効果的な手法である。受け手にメッセージを送り返すことを要求することで，送り手はメッセージが届いたことと，正確にデコードされたことがわかる(図 15-5)。これは，受け手がもとのメッセージを読み返すことを求める手法の背景にある考えである。それでも，もし受け手がメッセージの音声

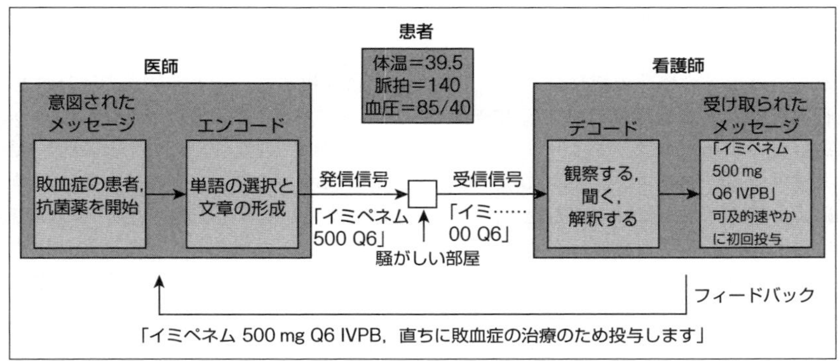

図 15-5　共通のメンタルモデルを有するコミュニケーションとチームワーク

医師と看護師の両者が患者をみてバイタルサインを確認する。それぞれが独立してすぐに治療が必要な敗血症患者のメンタルモデルを形成する。医師は口頭指示を与えたが，騒がしい部屋では看護師には「イミ……00 Q6」しか聞こえない。状況によっては「イミ……」は「Imitrex®」，「Imodium®」，「不動（immobilization）」と解釈されるかもしれないが，看護師は抗菌薬の指示を予測しており，正確に「イミ……00 Q6」を「イミペネム 500 Q6」とデコードする。そして看護師は自分のメンタルモデルを用いて経路と緊急性に関する情報を追加する。看護師はメッセージの受け取り承認のフィードバックも行う。必要以上に長いフィードバックメッセージは 2 つの目的を果たす。第一に，もとのメッセージが伝達され，正確に解釈されたことを医師に確認させる。第二に，この患者ケアに関するさらなるコミュニケーションの基礎として用いられるであろう共通のメンタルモデルを認識する。フィードバックメッセージのエンコーディングとデコーディングの段階は省略し，わかりやすくした。

だけを単に才ウム返しするようであれば，この手法は失敗である。この場合，メッセージは受け手によりデコードされていない。不確実性は減少しないのである。より効果的な手法は受け手に返答させることであり，結果として生じるメッセージは，もとのメッセージの知識を増量した変換となる。これはティーチバック（復唱法）の考え方であり，受け手は両者（受け手と送り手）に有意義な返答を発するのである。

帯域幅

コミュニケーションには帯域幅が必要である。それは，通信チャネルを通して伝達される情報の 1 秒あたりのビット数で定義される。帯域幅は，通常情報を塊（チャンク）にしてグループ化することで保全されている。省略はこのチャンク化の例である。しかし，チャンク化はメッセージの冗長性を減少させ，その結果コミュニケーションエラーの可能性を増加させる。これは特に非標準的な省略が使用される状況で当てはまる。送り手と受け手はそれぞれのチャンク化についてメンタルモデルを共有していなければならない。標準作業とは，複雑なケア計画が複数の事前に定義されたタスクから作られるようにしたチャンク化戦略である。コミュニケーションの帯域幅が保全されるこの戦略は，限られた時間のなかでチームとして働くときに常に使われている。前例において，口頭での指示「イミペネム 500 Q6」がデコードされると，早急に初回の投与分を入手すること，静脈ラインを確保すること，標準的な手順でその薬物を投与することなどが含まれる。

また帯域幅を考えることで，なぜ窮屈なチャネルを通して情報を速く送信しようとするとエラーを起こす率が上昇するかが説明される。このような状況では送り手から受け手への情報の流れで，チャネルが完全に飽和する。メッセージの冗長性を利用可能とする帯域幅はほとんど皆無で，フィードバックのための帯域幅はない。高容量のチャネルは，フィードバックとメッセージの冗長性のための十分な帯域幅を提供する。別の言い方をすれば，時間が制約されると，フィードバックと冗長性による保護効果が犠牲になるため，エラーが増加する。しかし，急を要する状況では，即座に行動する必要性がコミュニケーションエラーの懸念を上回る。標準作業を築き上げ，またパフォーマンスが高いチームを育てるのに費やした時間と労力が，そういった状況で明らかになる。

まとめると，コミュニケーション理論は情報を伝えることの難しさについての洞察を与えるだけでなく，チームパフォーマンスを改善させるための戦略をも示唆する。航空会社など，信頼性の高い機関は，結果を改善するためにこれらの戦略を長い間活用してきた[19]。次の項で，この知識を患者ケアに応用する試みを示す。最後の項では，異なる改善戦略の結果を示す。

効果的なチームワークとコミュニケーションを阻む障壁

本章の前半で述べたように，チームワークとコミュニケーションはエラーの予防に極めて重要である。事故原因についての研究，および安全にかかわる重大イベント発生後の解析は，有効なリーダーシップ，ヒューマンファクター，コミュニケーションの欠如と関連してしばしば起こるチームワークの機能停止を指摘する。これは，有害事象の根本原因についての一般的な報告と同様である(**表 15-1**)。

本章で取り上げたチームの有効性を阻む障壁には，時間の制約，貧しいコミュニケーション，柔軟性のないヒエラルキー，目標の不一致，スタッフの交代，組織文化の違いがある。ヒューマンファクターについては第 16 章で扱う。人は時間による障壁や妨害を受けやすく，それによる行動の機能不全は認知するのも対処するのも難しい。組織文化は，集団の行動を規定する姿勢，信念，価値を通して認識され，信頼できる安全な手法で成し遂げるといった集団の能力に強く影響を与える。安全文化の詳細な分析については第 12 章で述べたが，ここではそれがチームワークとコミュニケーションに与える影響について議論する。文化もまたマクロシステム内の各グループに特有なもので，部署によって異なる。

チームが成長するために，チームは局所的なリーダーシップだけでなく，協力的で，誠実かつ礼儀正しいコミュニケーションを促す組織文化に支えられなければならない。医学の伝統的なヒエラルキーはよくみられる障壁で，これはチームワークの成功よりも個人の実績に報酬づけして分業を促進し，効果的なチームワークを抑制しうる(サイロ型システム)。この伝統文化は，権力格差と権威勾配を助長し続けることによっても，健全なチームワークを腐敗させる。権力格差は部下が権力の不平等な分布を受け入れることと定義され，「専門知識の尊重」という安全システムの障壁となる。これは，直接得られた観察がその場にいない権威者の技術，知識，能力に優先するという考え方である。信頼性の高い機関はこのことを認識しているた

表 15-1　JC(米国医療施設認定合同機構)による警鐘事象の 3 大要因

2010：n=802	2011：n=1,243	2012：n=901
リーダーシップ=710(89%)	ヒューマンファクター=899 (70%)	ヒューマンファクター=614 (68%)
ヒューマンファクター=699 (87%)	リーダーシップ=815(66%)	リーダーシップ=557(62%)
コミュニケーション=661 (82%)	コミュニケーション=760 (61%)	コミュニケーション=532 (59%)

め，可能なときはいつでも決定を現場のスタッフに任せている[19]。

Agency for Healthcare Research and Quality（AHRQ：米国医療研究・品質調査機構）は権威勾配について，ある状況における意思決定権のバランス，または上意下達ヒエラルキーの急峻な勾配と定義している。この概念は，チームメンバーがチーム全員の警告や洞察を受け入れるのを嫌がり，代わりに暗黙の権威勾配に従わせることと言い換えることができる。この現象はより上位の権力者が，たとえその決定にリスクがあるとわかっている場合でも，状況の「支配」を可能にする。権力格差と権威勾配は，多くの事件の根底にある問題と考えられている。その原因分析の面接でチームメンバーは，たとえ懸念があっても話すことを恐れ，特に権威が大きければなおさらであることを認めている。2005 年の研究で，Silence Kills，Vital-Smarts，および米国クリティカルケア看護師協会は，84%の看護師と医師が，診療中に同僚の行為のなかで危険なショートカット（手順の短縮）を目撃しているにもかかわらず，懸念を口にする意志があったのは 10%未満であったことを見出した[29]。

レジデントや学生は，懸念を口にすることが憚られるような状況に遭遇する。権力のないものは無視されるばかりか，「安全のために口にすること」を罰せられることさえあるヒエラルキー文化での沈黙と忠誠心の分離は患者の害になりうる。このことは特に，医療スタッフと病院職員が異なる意図やメンタルモデルを有する場合に当てはまる。

一般的な例として，あるチームメンバーが不注意による創部内への異物の遺残を疑った場合を考えよう。そのメンバーは異物遺残の可能性を評価するために X 線検査を依頼するだろう。一方，外科医は救急外来患者の診察を依頼されたので，手術の終了を切望している。各チームメンバーはシステム内のすべての患者にとって最善のメンタルモデルに適合するように状況の最適化を試みる。チームワークは，コミュニケーションをとって競合する意図のバランスをとることである。

安全規定を守れない理由としてしばしば引き合いに出されるのは，時間の制約といった他の優先事項である。医療従事者の都合で患者の安全が決して脅かされることのないよう，標準化された作業指針の作成が進んできた。こうした理由から，パフォーマンスが高いチームは，よく起こる状況について，それが生じる前に議論とシミュレーションを行い，まず患者のニーズ，次にすべてのチームメンバーのニーズを考え，柔軟でバランスのとれた手法で指針を遵守する点について合意を得ていることが多い。

患者と家族は重要な要素であり，医療チームの最も大切なメンバーである。そのため，我々は医療従事者として彼らの権力格差と権威勾配の経験について考える必要がある。医療において医師は通常，患者と家族に関して暗示される急峻な権威勾配のヒエラルキーの頂点に位置する。医療では他のサービス業と同様に，おそらく高頻度にみられることであるが，提供されるケアの質についての疑問や不満を医療提供者に言う前に一瞬躊躇する傾向がある。この議論の欠如は，患者が今後の臨床的なケアに悪影響を与えるような何らかの報復を恐れていることに起因すると思われる。病気になって怯えている患者は傷つきやすい立場にあるが，それでも多くの医師は患者と医療提供者の関係において，権力を均衡させるような変化に気乗りしないのだ。例えば，ケアの目標や計画について率直に議論する場に患者と家族を招待すれば，ほとんど理解していないような人々から我々の知識と実践について主観的評価がなされるだろう。Joint Commission（JC：米国医療施設認定合同機構）のNational Patient Safety Goals と公認基準は，「ケアの決定に個人を参加させることは認められた権利であるだけでなく，正確な評価と治療情報の根源でもある」と述べている。これらの基準は，我々と患者のパートナーシップを築く方向に向かわせ，患者よりも医療提供者に焦点を当ててきた伝統的なパラダイムを打ち砕く[30]。

保健省の簡潔な指針は，健康と医療における患者と家族の取り組みに多次元の枠組みを与えており，それを3段階にまとめている。相談，関与，パートナーシップ・共通のリーダーシップである。相談では患者は診断についての情報を受け取り，関与では患者は治療計画について選択を尋ねられ，真のパートナーシップは患者の好み，医学的根拠，臨床判断によって形成された治療方針により示される。枠組みには患者自身の役割についての患者の信念，ヘルスリテラシー，教育など，契約に影響を与える因子が含まれている[31]。

ヒエラルキーはチームワークに対してもう1つ問題を提起し，我々はそれを忠誠心に反する分裂したヒエラルキーと呼んでいる。医療の専門家は，大学病院であれ市中病院であれ，そこで異なる，ときには対立する目標や優先事項が生じるような二重の組織構造に直面することが多い。インフラストラクチャーに関する問題は，資源，チームワーク，コミュニケーションに影響を与える。教職員や担当医は診療科のリーダーに報告するが，看護師，技師，他のスタッフは病院の指揮系統から指示を受ける。市中病院の医療スタッフは，しばしば独立開業している医師である。彼らは病院の経営陣が時間，資源の他，患者の奪い合いをしていることを知っており，それが双方に経費面での緊張を生み出している。戦略的な到達点や目標は，忠誠心の分裂や役割の混乱といった別の場所にチームメンバーを追いやることがある。例えば，大学は研究と教育を最優先とするが，病院は大学の研究方針とは一線を画した臨床現場の患者数や医療サービスに関心がある。職員が病院管理者からノルマの達成を命じられている場合，臨床研究者は，彼らを研究に引き込むのが困難であることを知るだろう。

多様なコミュニケーションは安全なチームワークに別の障壁を作る。性別，年齢，文化，言語の違いは多くの場合，チームメンバーが正確なメッセージを送ったり受け取ったりするのに負の影響を与える。コミュニケーションのとり方は個人学習，専門教育，訓練，経験によって形成され，そこでのロールモデルはしばしば無意識のうちに順応性の高いチームプレーヤー，もしくは機能しないチームプレーヤーとなることを教える。組織文化の様式もチームがどのように機能するかに重要な役割を果たす。ヒエラルキーという救いのない病的な文化では，懲罰的対応を恐れて問題点や弱点が隠蔽される。反対に，学習する組織は開放的で率直なコミュニケーションを推奨し，リスクについて声を上げる人を奨励する協力的文化を育んでいる。

チームメンバー側からみると，効果的なコミュニケーションは敬意のある「アサーション(自分も相手も大切にする自己表現法)」技術の正式なトレーニングを受けていないことでも障害される。アサーションは，個人が明確な解決を得られるまで，適切な粘り強さを持って発言表明することを想定している。アサーションは権力格差，共通メンタルモデルや信頼の欠如，過去の経験(特に脅迫が経験の一部にあった場合)といったコミュニケーションの障壁全般によって，同様に妨げられる。適正な量・様式の有用な情報を提供する標準的コミュニケーション法の使用，および脅迫を目撃したときのチームメンバーの擁護は有用な手法であり，章末にあるエラー防止ツールの表に取り上げている。

より効果的なチームの構築

チームワーク訓練プログラムは信頼性の改善に力を発揮する。チェックリストと「ケアバンドル」はメンタルモデルの共有を促すだけでなく，安全文化の発達を促す。過去10年，2005年のInstitute for Healthcare Improvement(IHI：米国医療の質改善研究所)の100,000 Lives Campaignに始まって，チームはエビデンスに基づく予防策をケアバンドルとし，患者ケアを改善するチェックリストを使用することを学んできた。ケアバンドルとチェックリストは，それを無視したり完全には実施しなかった個人に向けて作成されており，それだけでは安全なケアの回答にならないことが実施結果から示されている。個人に安全な行為(ヒューマンファクター)を遵守する姿勢を形成させる方法，および機能的なチームの効果を知ることは，果てしのない旅ではあるが，医療の質と安全を改善するうえで重要な成功因子である。

包括的ユニット別安全プログラム(Comprehensive Unit-based Safety Program：CUSP)は，米国の各地でICUにおける患者ケアを改善させ，チームワークを成功させたさきがけとして称賛されてきた。この取り組みは，カテーテル関連血流感染症(catheter-associated bloodstream infection)を減少させるために指針を遵守させる重点的取り組みと，安全な実践の導入促進に関する基礎となる文化の問題を統合した。臨床的介入と文化的介入を組み合わせることで多様な患者ケア従事者間の分裂や権力格差の克服が促された。管理責任者，強力なチームリーダー，教育された担当のチームメンバーが全国に数百とあるICUで協力して活動し，カテーテル関連血流感染症を約40％減少させた。参加したICUで行われた安全な状況調査によると，臨床的に優秀(5カ月以上カテーテル関連血流感染症の発症がない)であることの最も強力な予測因子は，医療従事者が患者ケアで問題を認めた場合に安心して発言できることであった[32]。ICUのスタッフ，医師，病院管理者はチームワークの能力に関してトレーニングされ，それには(1)相互のパフォーマンスの監視と適応能力(状況認識)，(2)支援/後援の行為，(3)効果的なチームのリーダーシップ，(4)

表 15-2　看護師のためのコミュニケーションガイドライン[34]

- コールする前に自分で患者をみて評価したか？
- 継続指示はあるか？
- 手元に以下のものはあるか？
  - ・カルテ
  - ・現在の内服薬，点滴，検査のリスト
  - ・最新のバイタルサイン
  - ・検査結果を報告する場合は検査が行われた日付と時間，そして比較するための以前の結果
  - ・コードステータス
- 最新の医師の経過記録と前のシフトの看護記録を読んだか？
- コールについて看護師長と検討したか？
- コールの準備が整ったら
  - ・自分自身，部署，患者，部屋番号の報告を忘れない
  - ・入院時の診断と入院日を知っておく
  - ・何が，いつ起きたか，または始まったか，どれほど重症かを簡潔に述べる
- このコールの結果としてどうなることを予想するか？
- 誰と話したか，コールの時間，会話の要旨を記録する
- 敬意を持って医師を迎え，対応する

表 15-3　コミュニケーションとアサーティブネスを改善するための重要な要素

- コミュニケーションを開始する前に会話の目標を考える
- 顔と顔を合わせてアイコンタクトをすることで相手の注意をひく
- 知らない相手ならば自己紹介をする
- 相手のファーストネームや正式な職名の他，最適なものを使用する
- 知りうる情報を求める
- 明確な入力を求める
- 情報を提供する
- 次の段階について話す
- 継続的な監視とクロスチェックを奨励する
- 常に丁寧な口調と正しい言葉使いを用いる

仕事に関連した「アサーティブネス」，(5)衝突の解決，(6)「クローズドループ」のコミュニケーションが含まれる[33]。チーム STEPPS(Strategies and Tools to Enhance Performance and Patient Safety)や Team Performance Plus などのプログラムは医療チームに高い信頼性における原則を持ち込み，チームワークとコミュニケーションの肯定的効果を強調している。

エラー防止ツールの使用で示される信頼と安全行動についてのリーダーシップは，安全文化，チームワークとコミュニケーションの改善，損失低減の基礎である。エラー防止ツールはヒューマンエラーの原因とタイプ(技術，知識，規則に基づいた)に照準を合わせている。コミュニケーションとアサーティブネスの改善例とその戦略を表 15-2〜15-5 にまとめた。

表 15-4　エラー防止ツール

ツール	説明	例
STAR	Stop, Think, Act, and Review このツールは 2〜3 秒で行うことができ，細部への注意を促し，リスクを 10 倍減少させる	高リスクの薬物を処方する際に，立ち止まって患者，薬物，投与量，タイミングを見直し，指示を入力し，再確認し，実行する(OK を押す)
SBAR	Situation, Background, Assessment, Recommendation, or Request 考えをまとめ，標準化するためのツールで，簡潔な情報を伝える。いかなる組織レベルにおいても権力格差や権威勾配を取り除く助けとなる	situation(状況)：「1130A の Nancy Drew さんが先ほど精神状態の変容を認め，失見当識があるようです」 background(背景)：「Drew さんは 83 歳で末梢血管疾患の既往があり，左下肢の動脈の血栓塞栓除去術後 1 日目です。メトプロロールと Zocor® を内服させる 45 分前は意識清明でした。入院中に認知症の既往歴はありません」 assessment(評価)：「バイタルサインはよさそうです。体温 37.1℃，脈拍 72/min，血圧 114/68 mmHg，室内気で酸素飽和度 97%，血糖値 102 mg/dL です。脳卒中を起こした可能性を懸念しています」 recommendation(推奨)：「すぐに診察に来てください。何かしておくことはありますか？」
Brief, Execute, Debrief	ある行為の事前説明，実行，終了後の結果報告にチームが用いるプロセスである。状況認識を確実にする(何が起きようとしているのか，そしてどのように起きるのかについて全員が同じ考えを持ち，役割を明確にし，処置が望ましい結果になることの合意を得る)。この過程を標準化するためにフローシートやボードを使用する(例：ICU ボードなど)	伝統的な「タイムアウト」は処置前の要約であるが，得られた教訓を共有したり，望ましい結果が達成されたことの同意を得るといった処置後の検討にも拡張して適用される。すべての処置で，またベッドサイドでも使用できる
Peer Checking(ピアチェック，仲間による確認) Peer Coaching(ピアコーチング，仲間による指導)	習慣になるまで安全行動を実践する責任は全員にある。自分そしてチームメンバーの行動に対して責任がある。“Crucial Conversation(極めて重要な会話)”などの組織運営開発コースは，安全行動を思い出させ，援助が必要な場合に指導するなど，チームメンバーの求めに応じてスタッフ支援のフローシートを提供する。「安全指導」プログラムのある組織は仲間による確認と指導のツールを重視する	手指衛生と隔離予防のコンプライアンス不良は多くの場合，仲間による確認と指導の機会を提供する。ARCC ツール(次頁)は穏便かつ丁重な形で関心を高める助けとなる。また，人々に安全行動の重要性を思い出させ，規則の遵守についてあなたが手伝える何らかの方法を尋ねている。ロールモデルは，仲間による確認と指導の最良の方法である。有用なツールとして，復唱と読み返し(「正しいです」と答える)，音声(Dridge さん……D-R-I-D-G-E)と数値(50……5-0)の説明，明確にするための質問(「確認するための質問があります」)の 3 通りある。安全指導者は，勤務態度を観察し，実践とエラー予防ツールや信頼性のある方法についてリアルタイムにフィードバックをするよう訓練を受けたチームメンバーである。これらの指導者は仲間による確認と指導ツールを活用する専門家である

表 15-4　エラー防止ツール(つづき)

ツール	説明	例
Stop the Line(流れを止める)	被害のリスクが重度または切迫しているときはすべての行為を中止する。すべてのチームメンバーはこのフレーズの意味を理解する。低く丁寧な口調を使用する。明確にせずに進行してしまうと被害が生じる可能性があるという警告を発しながら，すべてのチームメンバーが差し迫った行為について同じ考えを持っていることを確認するのに使用される	即応チームの行動中，チームメンバーはペニシリンが加えられた点滴バッグがぶら下がっていることを認識する。レジデントが患者はアレルギーのアームバンドに「ペニシリン」と書いてあることに気づく。レジデントは即座に「中止してください。確認が必要です」と述べる。それから点滴とアームバンドを指して全員の注意を引き患者の悪化につながる原因に集中させる
ARCC	Ask a question, make a Request, voice a Concern, then use Chain of command 質問し，要求し，懸念を声に出し，指揮系統を使用する	Smith 医師が MRSA に対して接触予防対策を行っている患者の部屋に防護衣を身に着けずに入ろうとしている。レジデントである Jones 医師が「Smith 医師，ガウンと手袋を身に着ける手伝いをしましょうか？」(無視される……)，「Smith 医師，私たちは隔離を徹底するように言われています……服装について手伝いましょうか？」(反応なし……)，「Smith 医師，私はこの部署での多くの移植患者と MRSA 蔓延が心配です」。これらの手順を通して通常は規則に従われる。これらの手順の後でも Smith 医師の行動が変わらなければ，適切な人と彼の管理者との間で話し合われることになる
Red Rules(レッドルール)	レッドルールは，危害を与える可能性が高く，誤りの結果が重大な場合に従うべき安全規則である。レッドルールは少ないが，遵守されなければ概して重大な是正措置がとられる。レッドルールは組織全体，部署ごとに，またはその両者にある	組織的なレッドルール：患者誤認が重大な害をもたらす可能性が高いすべての処置や治療の前に 2 つの個人情報(例：名前と生年月日)を使用する ICU のレッドルール：アラームが鳴っているモニターの前を，モニターのチェックをせずに，また患者を観察しないで通り過ぎてはいけない
Great Catch Program(ミス発見プログラム)	医療チームのメンバーが誰であれ，害を防止する，または安全文化を促進するために責務以上の仕事をする場合は歓迎する	搬送係が正看護師に，酸素投与中の患者を酸素タンクに酸素残量が少ない状態で処置室へ搬送することを依頼されたが従わなかった。搬送係は患者への害を防いだだけでなく，その組織の既存の「権力格差/権威勾配」に対抗して安全のために声を上げたのだ

自己組織化チームのための wiki，ホワイトボード，その他の利用可能なテクノロジー

伝統的な指揮統制モデルは，現場のチームに情報を送るとき，中央集権化された専門家と階層的なインフラストラクチャーに頼っていた。協力的なモデルでは現場の

表 15-5　信頼とコミュニケーションを改善するためのチームメソッド

安全を本質的価値にする	患者安全を第一義とし，それより大切なものはないことを表明して，安全を目に見える形で優先事項とする	いかなるミーティングも患者の話で始める。すべての決定を安全と結びつける。事故やニアミスについて報告することを奨励し，安全のために声を上げた人を評価する
問題の発見と修正	全員がリスクを意識して警戒すれば，害を生じる前に問題が同定される。行動に神経を配り，現場にいて安全な患者ケアを困難にする問題を同定し，迅速に問題の原因を解決する	日々の打ち合わせは 1 日 1 回(もしくはより頻回)のラウンド(見回り)と同様に，問題を発見し修正するための討論の場を提供する。安全問題の時計を始動させることは，リスクの高い問題または至急議論されるべき問題が責任者により決められた時間軸のなかで解決され，知る必要のある人すべてに適切に伝えられることである。 Brief, Execute, Debrief(事前説明，実行，結果報告)は，問題を発見し修正するためのもう 1 つのツールである
安全についの日々の話し合い	標準化されたフォーマットとフローシートに従って問題の発見と修正を毎日行う。話し合いは簡潔に，15 分程度とする。主要なリーダーの出席または電話での参加が期待される	過去 24 時間にリスクとして起こったもの，どのようにリスクが軽減されたか，次の 24 時間で何が起こりうるか，どのようにリスクは軽減されるかに焦点を当てる。(過去になされなければ)責任者，行動計画，次の話し合いでのフォローアップが含まれる
責任性の構築と維持	信頼は効果的なチームによって示される安全の実践の習慣を通して構築される。リーダーと仲間は互いに安全第一の責任性を担う	チームリーダーのラウンドでは，特定のエラー防止ツールに焦点を当て，スタッフに実践的な適用の議論を促してその価値を認識させることで，影響力を及ぼす 5 : 1 フィードバックは，最良の安全行動の認知から，必要とされるパフォーマンスの改善について提唱されているフィードバックよりも 5 倍の責任性を促すツールである。この方法により，前向きな行動が迅速かつ頻回に認知され，結果として改善が必要な場合のフィードバックについて，個人がより受け入れやすくなることで信頼が構築される

スタッフと情報を共有する手段として，会話を重視している。重症患者の管理や緊急患者を既存のスケジュールに組み込むなどの流動的な状況では，計画の継続的な再評価と再構成が必要である。ホワイトボードや類似のテクノロジーは以前から動的なシステムの管理に使用されてきた。これらの媒体は，システムの状態に関して発信された情報を複数の作業者が継続して更新するのを可能にする。最近，ホワイトボードや類似の手段が ICU に導入され，期待の持てる結果を出している。以前は重症患者のケアを管理するのに一連の会話が 1 対 1 で行われていたが，ホワイトボードは患者の状態や計画的介入について共通メンタルモデルを構築するのにより効率的な手段である。加えて，情報の成文化は非同期的なコミュニケーションを助け，スタッフの注意がしばらく向けられなくなったとしても情報が利用可能な状態で残される。対照的に，言語的コミュニケーションには注意と適切な優先順位づけが必要である。

電子版ホワイトボードでは，システムの状況についてより優れた視認性が得られる。この透明性により，以前はワークフローを管理したり予定の変更に対するスタッフを調整したりするのに必要であった電話でのやりとりが排除される。電子版ホワイトボードのネットワーク版が wiki のようなものであり，wiki は訪問者が変更したり，投稿したり，修正したりすることができるウェブサイトである。wikipedia.com は最も知られた例である。対象となる専門家は，常に巨大で多様な著者群によって投稿された情報の正確性と信頼性に関心を持つだろうが，wiki は急に変化する事象に敏感である[35~38]。wiki とホワイトボードは，局所的な状況を評価する際，現場のスタッフと他の第一観察者が事実上の専門家であるという認識を利用している。

KEY POINT

- 患者ケアにおいてチームワークは不可欠である。チームには患者，すべての医療従事者，支援者が含まれる。
- チームのパフォーマンスはメンタルモデルの共有とコミュニケーションに依存する。両者とも，チームとして一緒に取り組む経験から便益を得る。
- コミュニケーションは以下の3つのステップに分けられる。メッセージのエンコーディング，伝達，デコーディング。
- コミュニケーションエラーは共通のパターンに分類される。冗長性，フィードバック，受け手の心の中でのメッセージの再構築は立証済みの予防戦略である。

（加藤 剛，新見 能成）

文献

1. Whitt N, Harvey R, McLeod G, et al. How many health professionals does a patient see during an average hospital stay? *N Z Med J*. 2007;120(1253):U2517.
2. Commission J. *The Joint Commission Guide to Improving Staff Communication*. 2nd ed. Oakbrook Terrace, IL: Joint Commission Resources; 2008.
3. Nelson EC, Batalden PB, Huber TP, et al. Microsystems in health care: Part 1. Learning from high-performing front-line clinical units. *Jt Comm J Qual Improv*. 2002;28(9):472-93.
4. Reason JT. *Human Error*. New York, NY: Cambridge University Press; 1990.
5. Schmidt RA, Lee TD. *Motor Control and Learning: A Behavioral Emphasis*. 4th ed. Champaign, IL: Human Kinetics; 2005.
6. Wuchty S, Jones BF, Uzzi B. The increasing dominance of teams in production of knowledge. *Science*. 2007;316(5827):1036-9.
7. Tapscott D, Williams AD. *Wikinomics: How Mass Collaboration Changes Everything*. New York, NY: Portfolio; 2006.
8. Gleick J. *Chaos: Making a New Science*. New York, NY: Viking; 1987.
9. Surowiecki J. *The Wisdom of Crowds: Why the Many are Smarter than the Few and How Collective Wisdom Shapes Business, Economies, Societies, and Nations*. 1st ed. New York, NY: Doubleday; 2004.
10. Klein GA. *Streetlights and Shadows: Searching for the Keys to Adaptive Decision Making*. Boston, MA: The MIT Press; 2009.
11. *The Better the Team, the Safer the World*. Paper presented at: Conference on Group Interaction in High Risk Environments, Ruschlikon, Switzerland, 2004.

12. Senge PM. *The Fifth Discipline: The Art and Practice of the Learning Organization*. Revised and updated edition. New York, NY: Doubleday/Currency; 2006.
13. Lencioni P. *The Five Dysfunctions of a Team: A Leadership Fable*. 1st ed. San Francisco, CA: Jossey-Bass; 2002.
14. Tuckman BW. Developmental Sequence in Small Groups. *Psychol Bull*. 1965;63:384-99.
15. Covey SMR, Merrill RR. *The Speed of Trust: The One Thing that Changes Everything*. New York, NY: Free Press; 2006.
16. Argote L. *Organizational Learning: Creating, Retaining and Transferring Knowledge*. New York, NY: Springer; 2005.
17. Argote L, Epple D. Learning curves in manufacturing. *Science*. 1990;247(4945):920-4.
18. Emanuel L, Berwick DM, Conway J, et al. What exactly is patient safety? In: Henriksen K, Battles J, Keyes M, eds. *Advances in Patient Safety: New Directions and Alternative Approaches*. Rockville, MD: Agency for Healthcare Research and Quality; 2008.
19. Weick KE, Sutcliffe KM. *Managing the Unexpected: Assuring High Performance in an Age of Complexity*. 1st ed. San Francisco, CA: Jossey-Bass; 2001.
20. Liker JK. *The Toyota Way: 14 Management Principles from the World's Greatest Manufacturer*. New York, NY: McGraw-Hill; 2004.
21. Prielipp RC, Magro M, Morell RC, et al. The normalization of deviance: do we (un)knowingly accept doing the wrong thing? *Anesth Analg*. 2010;110(5):1499-502.
22. James BC, Savitz LA. How Intermountain trimmed health care costs through robust quality improvement efforts. *Health Aff (Millwood)*. 2011;30(6):1185-91.
23. Deming WE. *Out of the Crisis*. 1st ed. Cambridge, MA: MIT Press; 2000.
24. Kotter JP. *Leading Change*. Boston, MA: Harvard Business Review Press; 2012.
25. Bennis WG. *On Becoming a Leader*. [Rev. ed.]. Cambridge, MA: Perseus Pub.; 2003.
26. Shannon CE, Weaver W. *The Mathematical Theory of Communication*. Urbana, IL: University of Illinois Press; 1949.
27. Gleick J. *The Information: A History, a Theory, a Flood*. 1st ed. New York, NY: Pantheon Books; 2011.
28. Pierce JR. *An Introduction to Information Theory: Symbols, Signals & Noise*. 2nd rev. ed New York, NY: Dover Publications; 1980.
29. Maxfield D, Grenny J, McMillan R, et al. *Silence Kills: The Seven Crucial Conversations for Healthcare*. 2005. http://www.aacn.org/WD/practice/docs/publicpolicy/silencekills.pdf. Accessed 9/24/13.
30. Methods DoSaS. *Standards Supporting the Provision of Culturally and Linguistically Appropriate Services*. 2009. http://www.jointcommission.org/assets/1/6/2009_CLASRelatedStandardsOME. pdf. Accessed 9/24/13.
31. Carman KL, Dardess P, Maurer M, et al. Patient and family engagement: a framework for understanding the elements and developing interventions and policies. *Health Aff (Millwood)*. 2013;32(2):223-31.
32. Pronovost P, Needham D, Berenholtz S, et al. An intervention to decrease catheter-related bloodstream infections in the ICU. *N Engl J Med*. 2006;355(26):2725-32.
33. CUSP Toolkit. http://www.ahrq.gov/professionals/education/curriculum-tools/cusptoolkit/index.html. Accessed 9/24/13.
34. Gulf Breeze, FL. *Practical Tactics that Improve Both Patient Safety and Patient Perceptions of Care*. Studer Group; 2007.
35. Tapscott D, Williams AD. *Wikinomics: How Mass Collaboration Changes Everything*. (Expanded ed.). New York, NY: Portfolio; 2008.

36. Tapscott D, Williams AD. *Macrowikinomics: Rebooting Business and the World*. New York, NY: Portfolio/Penguin; 2010.
37. Giles J. Internet encyclopaedias go head to head. *Nature*. 2005;438(7070):900–1.
38. Clauson KA, Polen HH, Boulos MN, et al. Scope, completeness, and accuracy of drug information in Wikipedia. *Ann Pharmacother*. 2008;42(12):1814–21.

16 ヒューマンファクター

Laurie Wolf, Sergio E. Trevino

症例

W さんはリンパ腫に罹患している 50 歳女性で，幹細胞移植のために入院した。彼女は頻脈性心房細動の病歴があり，エスモロール静脈内投与と心電図モニターを行っている。モニターはベッドサイドに位置し，心調律(リズム)の表示はベッドサイドで見られるが，ナースステーションにも送信されている。夕方，患者はIV セラピスト(ルート確保専門職種)によって末梢挿入中心静脈カテーテル(peripherally inserted central catheter：PICC)を留置された。担当のIV セラピストはPICC ライン留置の準備をしている間に誤ってベッドサイドの心電図モニターにぶつかり，モニターの裏側のコードを外してしまった。これが原因でモニターのアラームが鳴った。そのIV セラピストがコードをモニターの裏側に差し込んでアラームは止まり，ベッドサイドで再び心調律が見えるようになった。その後PICC ラインは問題なく準備された。その夜，看護師の 1 人は患者のモニター画面がナースステーションに転送されていないことに気づいた。彼女は病室に入ると，患者が心停止であることを発見し，緊急要請した。緊急要請の間，モニターのコードが正しいポートに差し込まれていないことに気がついた。差し込まれていたポートでは心調律はベッドサイドで見えるようになるものの，ナースステーションには転送されなかった。正しいポートに差し込まれていれば，両方の場所で心調律を確認できる。間違ったポートはオレンジ色，プラグは緑色に色分けされていたが，ポートは容易に見えなかった。たとえポートが容易に見えていて，コードと色が合っていたとしても，照明は暗く，色の認識は困難であった。

- どのようなヒューマンファクターがこの事象に寄与したか？
- 機器や部屋のデザインはこの事象にどのように寄与したか？
- 将来どのようにこの事象を予防しうるか？

はじめに

ヒューマンファクターエンジニアリング(HFE，人間工学とも呼ばれる)は，人の心理的，社会的，身体的，および生物学的特性について研究を行う学問領域である。人のパフォーマンス，健康，安全性や居住性を最適化する製品またはシステムの設計，操作または使用に関して研究を行い，その情報を提供する[1]。以下は，International Ergonomics Association によって開発された，HFE コミュニティーで最も広く採用されている定義である[2]。

> 人間工学(または HFE)は，人とシステムにおける他の要素との相互作用に対する理解，また人の福祉と全体を最適化するため理論，原理，データ，方法を適用する職業に関する理解を深める科学的学問である。

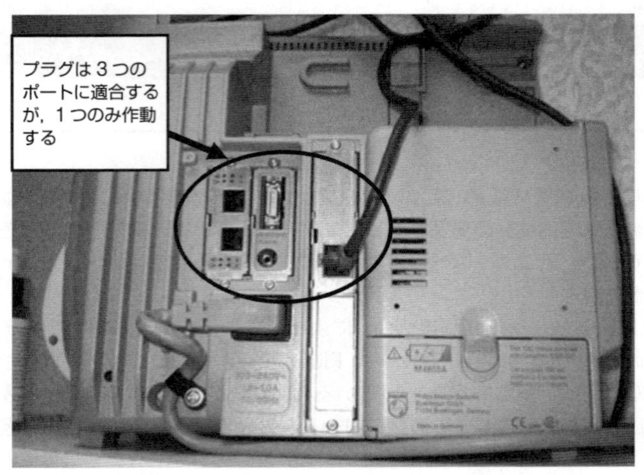

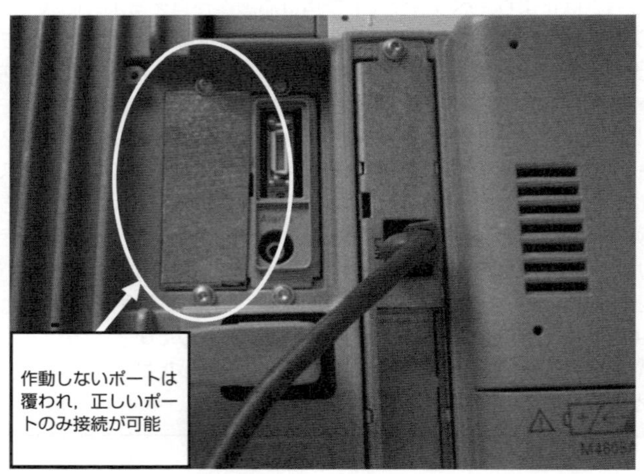

図 16-1　心電図モニターに対する HFE の介入

ヒューマンファクターという用語は，ときにエラーの原因は人の行動にある，という誤った意味で用いられることがある。しかし本来の HFE の科学は間違っているのは主に人であるという前提を否定し，代わりにエラーにつながる状況を完全に理解するためのシステムアプローチを活用している[3]。冒頭の症例のように，HFE によるとエラーの原因は看護師の行動ではなく，機能していないポートが2つ存在することであった(**図 16-1**)。解決策の焦点は使用者(看護師)ではなく，システム(心電図モニター)に向けられた。システムを開発するのは人なので，人はそれらを正しく使用できるように設計する必要がある。つまり，使用者がいかなるエラーを起こしたとしても，責任はシステムの設計に帰する[4]。

HFEは第二次世界大戦後，主に軍事航空分野で正式な訓練を開始し，1970年代に入ってから他の産業に移行した[4~6]。米国のスリーマイル島原子力事故やインドのボパールガス悲劇など，他業種で起こった事象によって，HFEをシステム設計にいかに組み込むべきかを示したいくつかの規制文書が作成された。HFEは1980年代以降，医療分野にわずかだが利用されてきた。しかしHFEが医療分野で本格的に導入されるようになったのは，1990年代になり使用者を咎める文化から，能動的(使用者)障害および潜在的(システム)障害を同定する文化へ変わってからである[7]。

医療に適用されているHFEの3つの基本原則がある[8,9]。

1. システムオリエンテーション：パフォーマンスは単一のコンポーネント(使用者)ではなく，社会技術システムの相互作用から発生すること。
2. 設計主導：改善は作業環境，設備，構造および過程(プロセス)の設計に向けられたものであること。
3. 人間中心のシステム：システムは使用する人々のニーズをサポートするように設計されるべきであること。

HFEの基礎は人々の身体的，認知的，組織的な特徴の領域に基づいている[10]。これらの領域のいくつかを下記に示す。

■認知人間工学：精神的作業負担，意思決定，人とコンピュータの相互作用，人の信頼性，ストレス，訓練がある。これらの概念は医療分野で，技術の利用性，設計訓練システム，情報技術のインターフェースを評価するために使用できる。認知的な問題は，事故そのもの，または報告システムや分析プロセスを理解するのに重要となる。

■物理的人間工学：マテリアルハンドリング，姿勢，反復，環境レイアウト，身体能力(五感)がある。これらの概念は労働者や患者にある障害を減らし，最適な職場(音，照明，眩しさ，騒音)と機器のレイアウトを実現することで医療に利用できる。安全な患者ケアを達成するためには，物理的な問題を考慮する必要がある。

■組織的人間工学：コミュニケーション，仕事・そのデザイン，シフト作業，参加型デザイン，チームワーク，指針，手順，品質管理などがある。これらの概念はストレスや「燃え尽き」を減らし，患者とスタッフの満足度を向上させる仕事をデザインするため，医療に利用できる。適切な勤務スケジュールを達成し，労働者の業績と過程を改善させる患者ケアモデルを設計するには，組織上の問題を考慮する必要がある。

人のパフォーマンスに悪影響を及ぼし，HFE評価に際して対応可能な要因を**表16-1**に示す。

フレームワークとモデル

適用モデル

HFEのドメインを実際に適用するためのシステムアプローチは多数の分野を含むが，実際の用途としては組織，人，環境の3つの構成要素に分けることができる(**図

表 16-1　人のパフォーマンスに悪影響を及ぼす要因

疲労	騒音	交代制勤務	記憶への依存
退屈	暑さ	病気，怪我	警戒に対する依存
欲求不満	乱雑さ	中断	不適切な機器
恐れ	動作	注意散漫	不適切に設計された手順
ストレス	照明/眩しさ	不自然なワークフロー	

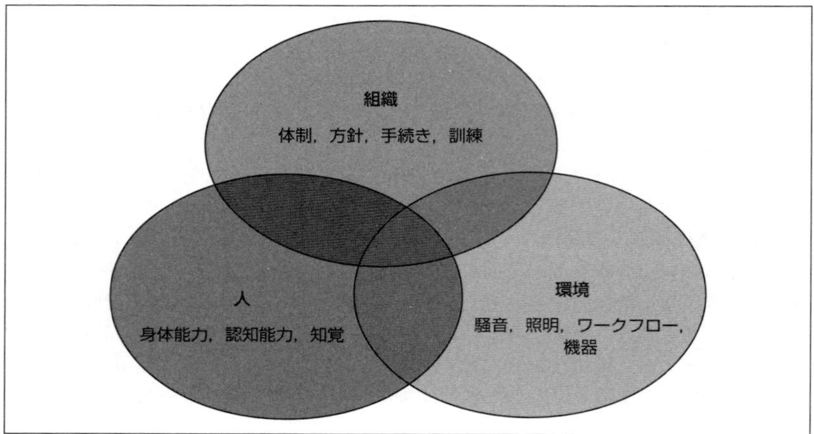

図 16-2　ヒューマンファクターシステムアプローチの実践的応用

16-2)。エラーまたは非効率が発生する場合，それは通常，これらの構成要素のいくつかの組み合わせの結果として起こる。

■組織：システムの個々の部品が HFE を念頭に置いて設計されている場合でも，作業システム全体の設計を考慮しなければ，望ましくない結果が生じる可能性がある。マクロ人間工学(macroergonomics)は，全体的な作業システムを研究する HFE の下位分野である[10]。マクロ人間工学の研究は，ヒューマンファクターが効果的であるためにはシステム設計プロセスに組織と管理を統合する必要がある，と結論づけている。

■人の能力と限界：身体能力と仕事の要求との間に不一致が生じると，身体的不快や怪我につながる可能性がある。認知能力および知覚能力との不一致は，不満やエラーにつながる可能性がある。

● 身体能力：人の身体能力と限界を理解するためには，特定の仕事を行う人の体格，体力，身体活動の知識が必要である。人体測定技術は，設計基準を開発するための科学的物理的測定方法の適用を扱う。この分野には，三次元姿勢，力，およびエネルギー支出の静的および機能的(動的)測定が含まれる。立っている高さ，座っている高さと幅，脚の長さなどの寸法について，典型的には 5，50，95 パーセンタイルを示すさまざまな人口集団における多数のデータが入手可能である[6]。

表 16-2　医療における一般的な知覚の問題

知覚の制限	例
聴覚	アラームの適切な音量と周波数は，周囲の騒音の周波数の音量に依存する。頻繁にアラームが鳴ると聴覚の鈍麻は起こる
視覚	フォントが小さく照明が薄暗いと，老眼の者には重要な情報を読み取ることが困難となり，エラーの可能性が生じる
シグナル検出	一部の遠隔地にいる患者からの情報を用いてモニタリング感知することは単調な作業で，異常を感知して検出することは困難となる
写真，アイコン，メニュー選択	電子カルテでは，重要かつタイムリーな情報を見出すことが難しい
情報処理	看護師は常に変化する環境のなかで，自分の頭のなかに 10 以上の作業を置きながら，1 時間に 3 回以上の中断を伴いつつ新しい情報を処理している[12]

人体測定データは，医療従事者およびその患者の身体能力に適合する医療環境およびプロセスを作り出すための機器や施設の設計にも用いることができる。

- 認知能力：作業中に発生する精神的過程を理解するには，多くの考慮すべき事項がある。認識の問題は，医療エラーの重大な要因である[11]。
- 知覚：さまざまな刺激の認識であり，それぞれの五感には限界がある。医療における一般的な知覚の問題を**表 16-2** にまとめる。
- 医療の技術の設計と実施は，医療機器の操作性や認知的な作業負荷など，多くの認知的問題を引き起こす。医療従事者は，複数のコンピュータインターフェースおよび情報システムと毎日通信する必要がある。適切なメニュー画面の設計と情報への階層的アクセスは，電子カルテが通信においてより複雑かつ不可欠になってきているため重要である。他の一般的な問題は，知覚鈍麻と警告無視につながる聴覚的および視覚的アラームによる過剰負担である。

■環境：環境は 2 つの区分で考えることができる。第一の区分は仕事がなされる物理的空間である。直接のワークステーション，仕事が発生する建物などの中間的場所，より一般的な地域社会や都市が含まれる。第二の区分は照明，騒音，熱，寒さ，振動，汚染などの周囲環境のさまざまな側面である。

これらすべての環境要因は，医療のなかでそれぞれがどのように機能するか相互に影響しうる。例えばある ICU では，人々が頻繁にガラスドアを通ってケアユニットを往来する。ICU に入る廊下は白であった。ガラスドアには白いラベルがついていた。白い背景と文字により色の違いがなく，廊下の照明も眩しく，そのラベルに記載されたことを読むのは非常に困難であった。暗い背景と白い文字(白く抜く)を利用してラベルの濃淡を上げると読みやすさが大幅に改善された。

患者安全のためのシステム工学イニシアチブモデル

医療に幅広く使用される人間中心の社会技術システムの HFE モデルは，患者安全のためのシステム工学イニシアチブ(SEIPS)と呼ばれる。これは Carayon らによっ

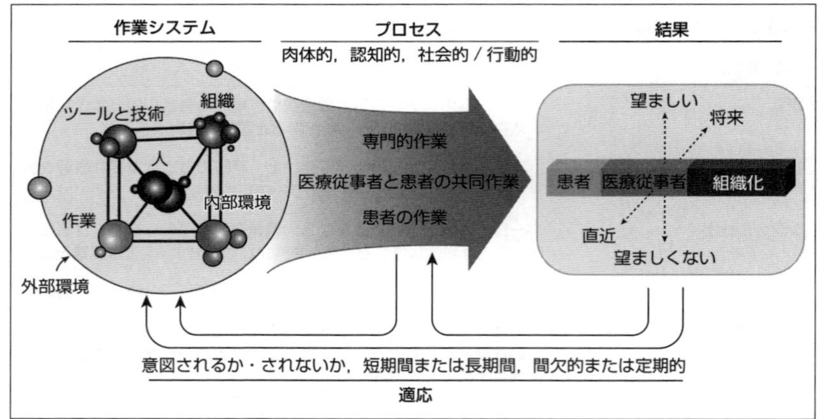

図 16-3　Holden らによる SEIPS 2.0 モデル

出典：Holden RJ, et al. SEIPS 2.0: a human factors framework for studying and improving the work of healthcare professionals and patients. Ergonomics. 2013;56(11):1669-86 より。

て 2006 年に紹介され[13]，ウィスコンシン大学で開発された。このモデルは患者の安全分野のリーダーによって採用され，現場での研究の設計と分析の枠組みに使用されている。モデルの更新版は，Holden らによって提案されたもので[9]，SEIPS 2.0 と呼ばれる（**図 16-3**）。

上図に示す SEIPS 2.0 モデルの構造は，社会工学的作業システム（図の左側）が結果（図の右側）を形作る，特定のプロセス（図の中央）を生み出す。結果を改善するために，結果から他の 2 つの構成要素（適応，図の下）へのフィードバックの循環が含まれる。

- ■作業システム：人，作業，ツール，技術，組織，内部・外部環境の 6 つが構成要素として相互に作用する。すべての構成要素は医療関係者，患者，家族など，関係する人々を支援するデザインが重要であることを強調し，人を中心に展開していく。
- ■プロセス：ワークフローであり，物理的，認知的，または社会的・行動的な表現過程として分類できる。専門家，患者，または両者を含む，各過程につながるさまざまな行動がある。
- ■結果：患者，医療従事者，組織のリーダーを含むさまざまな関係者の目標を反映した業務過程の結果である。その結果は望ましいあるいは望ましくない方向性，直近または将来に反映される可能性がある。
- ■適応：結果からのフィードバックによる変化を指す。適応は複雑な社会技術システムにおいて避けられず，意図されるか意図されないか，反応性があるか計画されているか，短期間または長期間続くかの可能性がある。

SEIPS 2.0 モデルの詳細な説明については，Holden らの人間工学に関する文献[9]を参照されたい。

職場での HFE モデルの公開例

医療現場のさまざまな側面で応用されている HFE(人間工学)モデルについて重要な論文がある。これらのうちのいくつかは，医療における HFE の効果をよく把握するのに有用である。

■医療機器の購入：HFE の研究はある施設で輸液ポンプを購入する以前に実施された。輸液ポンプを使用している医療従事者が，候補に上がった4つの市販の輸液ポンプから，最も安全で，かつ利用者を中心に考えられた機器を選択できるように，それらの使用状況をビデオテープに録画した[14]。

■ICU 投薬管理：この研究では潜在的な投薬管理の失敗例と寄与因子を評価するために HFE アプローチを使用した。ICU 看護師のグループに焦点を当て，潜在的な故障モード，寄与因子，投薬管理過程における看護師の使用する回復過程を特定した。これらの知見は，過程における再設計に利用することができる[15]。

■バーコード医薬品投与(Bar-Coded Medication Administration：BCMA)の影響：HFE 評価により，BCMA の実施が作業過程に与えうる望ましい影響と望ましくない影響を明らかにし数値化することが可能となる。この研究は BCMA プロセスへの変更が望ましい影響と望ましくない影響の両方をもたらした[16]。

ヒューマンファクター評価表

表 16-3 の評価表は Mayo Clinic Human Factors Analysis and Classification System (HFACS)によるものである。この表を使用して作業領域または機器を評価したり，有害事象の原因となった可能性のある HFE の問題を検討することができる。この評価表では，以下の特性の影響を考慮する。

1. 環境レイアウト
2. 環境条件
3. 機器(電源，材料，可用性)
4. 機器の利便性(ハードウェア)
5. 機器の利便性(ソフトウェア)
6. 物理的能力と限界
7. 認知能力と限界
8. 組織(指針と手順)
9. コミュニケーション

上記の各特性について，査定者は査定した状況を最もよく説明する区分のスコアを記録することができる。例えば，シフト引き継ぎ中にナースステーションでアラームが聞き逃された場合，次のスコアが考慮される。

■環境レイアウト＝2(課題を達成するのは可能な環境だが，達成は容易ではなく，多くは正確ではない)

■環境条件＝2(騒音レベルは誤認を招く可能性があった)

■設備/備品＝4(必要な機器が利用可能であったが，聴取不能であった)

■機器使用率＝4(可聴ディスプレイはわかりやすいが，聴取不能であった)

表 16-3　HFE(ヒューマンファクターエンジニアリング)評価表

日付：ナースステーション，IV ポンプ，受付，診察室などの評価項目を書き出す

指示：ヒューマンファクターの特徴として評価される状況を最適化するための区分ごとのスコアを記録する。改善の余地があるものを一覧にする

ヒューマンファクター 特性	5ポイント 傑出 エラーなし，問題なし	4ポイント 優秀 エラーなし，予定どおりの業務	3ポイント 良好 必要に応じて完了したか確認	2ポイント 最低限 まずまず	1ポイント 悪い 作業が不十分または遅れている	0ポイント 許容できない 作業が達成されていない	スコア
環境レイアウト： 通常の環境は最適なパフォーマンスを引き出すか？	物理的な障壁のない場合，物理的レイアウトは最適といえる。環境によって，容易かつ快適に作業を達成できる	物理的環境は，正しい作業の実施を促す(整然としたレイアウト)	環境によって最小限の介入で作業は適切に達成される	環境は作業の達成を可能にするが，達成するのが難しく，正確でない可能性がある	物理的な障壁は存在するが，作業は最低限達成できる(パフォーマンスや品質は損なわれる)	物理的レイアウトが原因で，作業を達成できない	
環境条件： 騒音，照明，温度などの環境条件は最適か？	最適な条件であり，作業を達成することができる	条件によっては作業を達成できる	許容範囲内であり，必要な作業を妨げることはない	不適切であり，視覚的あるいは口頭での誤認を引き起こす	作業達成やエコー検出が困難になる	作業を達成できない	
機器，電源，材料，可用性： 機器，時間，場所は適切か？	常に入手可能で，使いやすく，入手しやすく，正常に作動する。作業は，正確かつスケジュールどおりに達成できる	機器，電源，材料は常に望ましい作業を達成するために，必要とされるときに必要な場所に提供される	機器，電源，材料はそれなりの困難を伴いながらも得られ，作業の完了や適時性を妨げない	作業は完了したが，時間どおりに完了していないか，機器，電源，材料の適切な供給や設備がないため完全には成功しない	作業は完了していないか，正しい機器または電源が使用できないか，距離が離れていて正しく実行できなかった	作業を達成するために必要な機器が使用できないか，正常に作動していないため，作業を達成できない	

機器の利便性(ハードウェア)：機器は使いやすいか？	コントロール(制御装置)とディスプレイ(表示装置)はわかりやすく，使い勝手もよく，相互の関係が明確である。不適切な操作はできない	コントロール，ディスプレイ，ラベル(識別名)は最小限の訓練で容易に理解できる	コントロールまたはディスプレイが誤って解釈されたり間違って使用されたりすると，作業者はエラー発生前に間違いを検出して変更できる	作業者は豊富かつ継続的な訓練を行ってコントロールまたはディスプレイに慣れ親しむことができる。機器の改良(例：見やすいようなラベル貼り)	使用法を覚えるために膨大な訓練と一定の練習が必要となる装置。ディスプレイは正常または異常を示さない。間違いは検出されない	コントロールのレイアウトは慣例的な予想(赤が悪い，または上が「オン」など)に反する。ディスプレイは作業者にエラーが検出されたことを警告しない
機器の利便性(ソフトウェア)：機器は理解しやすいか？	機器は相互に理解しやすいだけでなく，誤って使用することも不可能である(例：IV ポンプの手すり)。ソフトウェアは作業者のニーズを予測し，適切な処置を提案する	機器は使いやすく，エラーを特定するため警告がなされアラームが鳴る	誤った入力が行われた場合，検出・表示され，エラーが発生する前に容易に訂正できる	作業者は機器を変更した(ニーズに合わせて次善策を考慮)	使用方法を覚えておくために，幅広い訓練と一定の練習を要する	危機的な警告が作業者になされないため，エラーが検出されない
物理的能力と限界：作業は労働者の身体能力の範疇にあるか(持ち上げる，押す，見る，聴く，触る)？	すべての作業は，物理的なストレスや疲労を引き起こすことなく実行できる。能力を超える場合，適応型装置は常に利用可能である(リフト装置，虫眼鏡，保護装置)	最小限の負担で押す，引っ張る，持ち上げる，歩くことが可能。必要に応じて休憩が可能	健康な労働者は仕事を達成でき，終了後にはエネルギーが残っている	労働者は作業シフトの終わりに疲労で空腹になる。仕事を終わらせるのに十分な時間がない	作業を終了すると，疲労感や身体的苦痛を引き起こす。食事や水分補給のための休憩がない。1日の開始時と終了時に鎮痛薬を服用すると効果がある	作業は物理的に達成不可能であり，完了されないか，間違って実行される

表 16-3　HFE(ヒューマンファクターエンジニアリング)評価表(つづき)

認知能力と限界：作業は労働者の精神能力の範疇にあるか？	作業は労働者を感情的に急がせたり，挫折させたり，ストレスを与えることなく，最小限の注意が払われる	メモリ補助はプロセスに組み込まれているので，労働者は間違いを起こすことなく複数の作業を覚えることができる	作業負担が多い場合は，忘れていないことを確認するためのメモリ補助装置が使いやすい	作業は完了したが，頻繁な中断とエラーが存在する。労働者は忘れてしまった仕事を次のシフトにリマインドする必要がある	あまりに多くの記憶と頻繁な中断は作業の完了を非常に困難にする。シフトが終わるまでに，労働者は多くのことを忘れてしまう	注意散漫，過度の負荷は欲求不満の原因となり，長時間のシフトと不完全で不正確な作業につながる
組織(指針と手順)：組織，指針，共同作業者，管理は作業を成功させるか？	管理と保健サービス組織(HSO)の指針では，患者/従業員の安全を最優先事項として必要な作業を必要に応じて完了させることを可能にする	HSO の信念と指針は，安全な実践と報酬，患者/従業員の安全，そして品質行動を強化する	指針はスタッフと一緒に定期的に見直される。毎日の作業は指針と整合性がある。経営陣のサポートはスタッフが認識している	指針は実際の作業日に見直されたり使用されたりしない。新しい教育的イニシアチブは「一時的な流行」として許容される	指揮系統は混乱しており，HSO の使命は不明である。書面による指針は作業内の実務活動を反映しないことが知られている	監督者や同僚が規則を守らないことを奨励している。インセンティブは手を抜くために存在する。訓練が必要な場合でも支援は得られない
コミュニケーション：情報は必要な場合に応じて入手可能で明白か？	すべてのレベルでのコミュニケーションは優れている。シフトと場所間の引き継ぎは，曖昧さがなく途切れがない	仕事を引き継ぐときの標準的なブリーフィング(事前説明)は良好。担当業務が不明な場合は，支援を容易に利用できる	引き継ぎは標準的な用語を用いてなされる。質問は許容され，さほど困難を伴わずに解決される	コミュニケーションは最小限。質問は許容されるが，解決は難しく，時間がかかる	業務の担当は複数の情報源から来ており，しばしば拮抗し混乱する。明確化するために，最小限のサポートが可能。エラーについて説明するのは難しい	標準的な事前説明がなく，コミュニケーションが混乱している。管理者や連絡先が不明で相談できない。エラーについて口にすることはできない
改善の機会：	**ヒューマンファクターの総合評価**：	**平均**				

出典：Mayo Clinic Human Factors Analysis and Classification System (HFACS)，Perrow C. Normal Accidents, 1984，Ciavarelli A. Human factors checklist. An Aircraft Accident Investigation Tool, 2002 より引用。

この例では，環境条件のほうが操作性や人の特性(肉体的または精神的能力など)よりもアラームを見逃す主要な原因であることが明らかにされた。

この評価表は，エラーの原因となる可能性のあるものを予測するために積極的に使用できる。エラーの報告中にこの表を用いることで，ヒューマンファクターの多くの側面を発見・診断の段階で検討することができ，因果関係の理解が深まる。

まとめ

HFEは医療従事者が課題を遂行するうえで何が障害となるのかを，その障害の原因が医療従事者にあると決して仮定しないことで同定する機会を提供する。しばしば技術設計者は，中断，複数の業務，および課題が遂行される環境の複雑さや中断およびマルチタクスの多さを認識していない。HFEの厳格さを医療に導入することで，医療環境におけるいくつかの課題に対するより包括的な解決策が可能となる[4]。

KEY POINT

- ヒューマンファクターをシステム設計に取り組むべきである。
- 過程における「次善策」を最小限に抑える。
- 精神的，肉体的，感覚的な負荷を回避する。
- 潜在的な間違いを「設計」できない場合は，状況を可視化する。
- ヒューマンエラーは避けられない。正しい行動を容易にし，間違った行動を困難にするシステムを設計することである。

(本橋 健史)

文献

1. Stramler JH. *The Dictionary for Human Factors/ergonomics*. Boca Raton, FL: CRC Press; 1993;xiii:413.
2. IEA. What is Ergonomics? 2000 [cited December 3, 2013]. http://www.iea.cc/whats/index.html
3. Russ AL, et al. The science of human factors: separating fact from fiction. *BMJ Qual Saf*. 2013;22(10):802-8.
4. Cafazzo JA, St-Cyr O. From discovery to design: the evolution of human factors in healthcare. *Healthc Q*. 2012;15:24-9.
5. Wilson JR, Corlett EN. *Evaluation of Human* Work. 3rd ed. Boca Raton, FL: Taylor & Francis; 2005;xix:1026.
6. McCormick EJ, Sanders MS. *Human Factors in Engineering and Design*. 5th ed. New York, NY: McGraw-Hill; 1982;viii:615.
7. Reason J. Understanding adverse events: human factors. *Qual Health Care*. 1995;4(2):80-9.
8. Dul J, et al. A strategy for human factors/ergonomics: developing the discipline and profession. *Ergonomics*. 2012;55(4):377-95.
9. Holden RJ, et al. SEIPS 2.0: a human factors framework for studying and improving the work of healthcare professionals and patients. *Ergonomics*. 2013;56(11):1669-86.
10. Carayon P. *Handbook of Human Factors and Ergonomics in Health Care and Patient Safety*. Human Factors and Ergonomics. Mahwah, NJ: Lawrence Erlbaum Associates;

2007;xiv:995.

11. Bisantz AM, Burns CM, Fairbanks RJ. *Cognitive Systems Engineering in Health Care*. Boca Raton, FL: CRC Press; 2014:224. https://www.crcpress.com/Cognitive-Systems-Engineering-in-Health-Care/Bisantz-Burns-Fairbanks/9781466587960#googlePreviewContainer.
12. Wolf LD, et al. Describing nurses' work: combining quantitative and qualitative analysis. *Hum Factors*. 2006;48(1):5-14.
13. Carayon P, et al. Work system design for patient safety: the SEIPS model. *Qual Saf Health Care*. 2006;15(Suppl 1):i50-8.
14. Nemeth C, et al. Between choice and chance: the role of human factors in acute care equipment decisions. *J Patient Saf*. 2009;5(2):114-21.
15. Faye H, et al. Involving intensive care unit nurses in a proactive risk assessment of the medication management process. *Jt Comm J Qual Patient Saf*. 2010;36(8):376-84.
16. Holden RJ, et al. That's nice, but what does IT do? Evaluating the impact of bar coded medication administration by measuring changes in the process of care. *Int J Ind Ergon*. 2011;41(4):370-9.

17 認知と意思決定

Bryan Kane, Christopher Carpenter

症例

80歳のP医師は生来健康な元医学部教授であり，55歳の妻と同居し，週2回テニスをしている。P医師はアスピリンと降圧薬を服用し，入院歴や手術歴はないという。P医師は車からテニスコートへ歩いている際に意識消失発作を起こしたため，救急外来を受診した。目撃情報によると，痙攣のような動きや失神後の混乱はなく，意識消失に続発する症状もなかった。P医師は意識清明で，転倒による外傷もなかった。身体所見でも疼痛や他の訴えはなかった。胸部X線・心電図・血液生化学検査や心筋逸脱酵素の値にも異常はなかった。レベルIの患者を評価したり，ST上昇型心筋梗塞の別の患者を心臓カテーテル検査室に送り出したりしながら担当の救急医は，最も可能性があり，緊急性の高い鑑別疾患について，考えを巡らせた。この救急医が過去に担当した意識消失発作の患者の3人のうち2人は最終的に肺塞栓症(PE)と診断され，そのうち1人は帰宅後2日に病理組織検査をして診断がついた。しかし，Choosing Wiselyキャンペーンによって，過剰診断や誤診といった現象に医師の注目が高まっていた。妥当性が検証された重症度分類に基づいて，P医師にはPEの中等度リスクがあると救急医は判断し，CTではなく，換気血流($\dot{V}/\dot{Q}$)肺スキャンをオーダーした。過去の研究では後者のほうが有意に放射線被曝量が少ないと示唆されていたことも考慮した。ところが，P医師は$\dot{V}/\dot{Q}$スキャンで大動脈解離が検索できるのか，$\dot{V}/\dot{Q}$スキャンの実施前に尋ねた。1年前に弟が大動脈解離で亡くなったからである。救急医は，PE以外の診断には$\dot{V}/\dot{Q}$スキャンの限界があること，CTのリスクについても説明したところ，P医師はCTを選んだ。CT撮像でI型大動脈解離が見つかり，胸部外科医がすぐさま呼ばれた。

- 医療従事者は意思決定につながる情報をどのように取り入れるか？
- 適切ではない臨床的判断につながる認知エラーと要因は何か？
- 混沌とした状況において，構造化された臨床的判断は診断と治療のエラーをどのように減らすことができるか？

はじめに

医療における認知エラーはまれでなく，多忙な救急外来に限った話でもなく，最も多いのは診断の遅れにつながるエラーである[1~4]。一般雑誌でも医師の意思決定が完璧でないことが頻繁に取り上げられている[5~8]。残念なことに，従来の大学医学部，レジデント，そして医学生涯教育では，認知推論の「ブラックボックス」が軽視されている[9]。認知・概念の「ブラックボックス」は，その実在を調べる客観的な検査がなく，これらの概念を理解することでエラーが効率的に減少したり，医師の行動が変化したりすることは証明できていない。医学教育のどの段階においても意思決定の学習を取り込むことは困難である[10~12]。さらに，morbidity and mortality

(M&M)カンファレンスなどの手段を介する従来の医学教育では，医師側の専門家としての見識不足に注意がいきがちである[13]。誤診は医師が起こしうる最もよくないエラーであるというフィードバックを，カンファレンスの参加者に与えてしまう傾向がある[14]。一方で，医療従事者は自らの行動に対して，客観的でエビデンスに基づいた内的または外的なフィードバックを受けることは少なく，過剰に検査するのがよいとする認識が再強化される状況を築いている。例えば，過剰な検査は収益を増やし，誤りをおかすリスクを減らすので，資源を多く利用するほど質の高い診療になるという考え方である[15,16]。診断の失敗は，米国医学研究所(IOM)の報告書“To Err is Human”では触れられていないが重要な内容の 1 つである[17,18]。例えば，IOM の報告書では「投薬ミス」については 70 回挙げられるのに対して，「診断エラー」はたったの 2 回である[19]。

初療(症状，リスク因子，利用可能な検査)から原因を同定するまでの思考過程を理解する最初の一歩は，意思決定モデルの大枠をつかむことである。心理学の領域にある認知モデルを理解することが，効果的な患者安全の戦略とカリキュラムには必要であるという認識とともに，認知推論に関する研究が発展している[20〜22]。

臨床的意思決定モデル

哲学者，認知心理学者，また意思決定に関する専門家は「事実」に至る誤った思考回路の要素を多数提示し，定義している(http://www.fallacyfiles.org/taxonomy.html)。これらの論理的に誤った推論(誤謬)を**表 17-1** に示す。意思決定に関する初期の研究の多くが医学以外の分野で行われたが，これらの論理が過去 10 年で医学と医学教育に導入された[9,10]。音楽，運動，執筆，または医学的意思決定などの技能に基づいた別の職務においても専門技能を得るには，適切な指導と計画的な訓練が必要である[23,24]。医療従事者の内的な意思決定プロセスに対する理解，つまり自分自身が考えているときにその思考を把握することを，**メタ認知(metacognition)**という[25]。メタ認知の重要な要素は，臨床推論が行われる意識的もしくは無意識的なフレームワークを理解することである。

存在を証明し，数値と影響を計測するのは難しいが，認知プロセスにおける理論的な構成要素は多数存在する[20,26]。救急外来のように頻繁に決定がなされ，時間に制約のある環境では，認知に発する意思決定が最も多く発生するといわれている[27](**図 17-1**)。図 17-1 の「認知チェックポイント」は既定のパターンに患者が当てはまるか決定する。このモデルと別の意思決定の要素は，推論の二重プロセスに当てはまる[26](**図 17-2**)。この二重プロセスのモデルは，別の交絡因子(confounder)と適切な結果に至る過程を有する 2 種類のシステム，システム 1 とシステム 2 から構成される。**システム 1** はしばしば無意識で非分析的な，内在する直観に基づく。システム 1 を用いて疾患が認識されたとき，無意識のうちに考えられた理論を用いて特に意識しないで診断がなされる[26,28]。システム 1 は一部の認知心理学の研究者からは“augenblink(まばたき)”といわれている[29]。経験のない医療従事者はエビデンスに基づく医療(EBM)のチェックリストを使用しなければ困難であるが，経験豊富な医療従事者は，しばしば臨床的ゲシュタルト(clinical gestalt)を通じて首尾

表 17-1　論理的誤謬の種類

種類	説明	例
命題論理(propositional) 後件肯定 前件否定 選言肯定 連言否定 不適切な入れ替え(improper transposition)	心理関数的結合子を用いた命題同士の論理的関係	今日は日曜日だから雨が降っている
確率論理(probabilistic) 基準比率の無視 ギャンブラーの誤謬 多重比較の誤謬	思いつきの可能性を前提として出された結果の予想	
三段論法(syllogistic) 違法プロセス(illicit process) 専用実施権(exclusive premises) 4 概念の誤謬(four-term fallacy)	2 つの前提から理由づけをし 1 つの結果を導き出す(三段論法)	すべての胸痛は致死的である。致死的でない胸痛はない
様相論理(modal)	可能性から必然性に至る論理と様相，過去と未来の事実，または知識と信念の関係	患者が高齢なら，その患者は死にかけている。ST が上昇していたら，それは心筋梗塞である
不適切な理由(bad reasons)	提示された議論がよくない，証明されていない，もしくは不十分であるため，結論が間違っている	胸部 X 線検査は大動脈解離の診断には不正確で，この患者は大動脈解離であるはずがない
一方的(one-sidedness) 文脈を無視した引用	結論に反対する論拠を無視して，望ましいもしくは仮定された結論を支持する論拠のみ提示する	生来健康な 20 歳女性が交通事故にあい胸痛が出現，トロポニン値が上昇傾向にあったものの，心電図では特異的な変化がみられず冠動脈疾患ではないと考えたが，実際の検査で冠動脈解離が判明した
曖昧な表現(ambiguity) 文意の曖昧さ 強調 二枚舌	単語や熟語に 1 つ以上の意味があり，妥当に思える理由づけができる言葉の特徴	
偶然(accident)	例外を考慮せず，一般化する	重篤な薬物中毒で意識障害がある患者の多くが怪我をしていない。つまり，患者 X は泥酔して見当識障害がある。したがって，患者 X は怪我をしていない
無知に訴える(appeal to ignorance)	エビデンスがないのは，ないということの証明である	パラシュートの救命効果を証明したランダム化比較試験はない。したがって，パラシュートを装着して飛行機から飛び出しても効果がない

表 17-1　論理的誤謬の種類(つづき)

種類	説明	例
おとり(red herring) 叩き台 遺伝的誤謬 バンドワゴンの誤謬 感情的な訴え 連座の誤謬 結果への訴え 誤りに誤りを重ねて正しくする	関係のないものを導入し，意思決定者を主要な問題から逸らしてしまう	右下腹部痛があり，尿中に白血球が 7 個出ている女性患者は尿路感染症と診断される
構成(composition)	一部分の属性が全体のレベルにも当てはまるという想定のもと，一部分の属性を全体から説明すること	ヒトの体は透明の細胞でできている。したがって，体も透明である
虚偽の因果関係(*non causa pro causa*) 回帰の誤謬 テキサスの狙撃兵の誤謬 相関関係は因果関係を含意しない(*cum hoc, ergo propter hoc*) 前後即因果の誤謬(*post hoc, ergo propter hoc*)	適切な理由がなく，因果関係を誤って推測し，原因でないものを原因とすること	家庭内暴力でできた全身のあざを，庭のホースにつまづいて数週間前に転んだせいにする
両極端(black or white)	誤謬や選言的前提に基づいた論理	胸痛が起こるのは急性心筋梗塞(AMI)か気胸である。胸部 X 線検査で正常なので，この胸痛は AMI である
曖昧さ(vagueness) 虚偽の精度 滑りやすい坂	はっきり分類されない例，あるいは分類されないぎりぎりの例が存在すること	
循環論法(begging the question) 詰め込まれた言葉 類推を懇願する質問	結論が結論を支持する前提として提示され，同じところを回転し続ける論理	PIOPED II の結果では CT の感度は 93%だが，真の CT の感度(100%)より低いという循環論法を用いて，CT を肺塞栓症の診断基準とすること
弁解論証(special pleading)	例外を定義するのに関係のない特徴に基づいて，特別な例外を経験則に導入する議論	救急医は赤ん坊を取り上げる。したがって，救急医は診療所で産科を担当するはずだ
弱い類似性(weak analogy) 非典型例 事例証拠の誤用	議論にはあまり適さない比較や文脈に基づいて，間違った，またはありえない結論を導くこと	疾患を予防するために詰まった動脈に手術が必要である。ゆえに，交通事故を防ぐために，渋滞した高速道路から車を排除すべきである

PIOPED II：Prospective Investigation of Pulmonary Embolism Diagnosis II

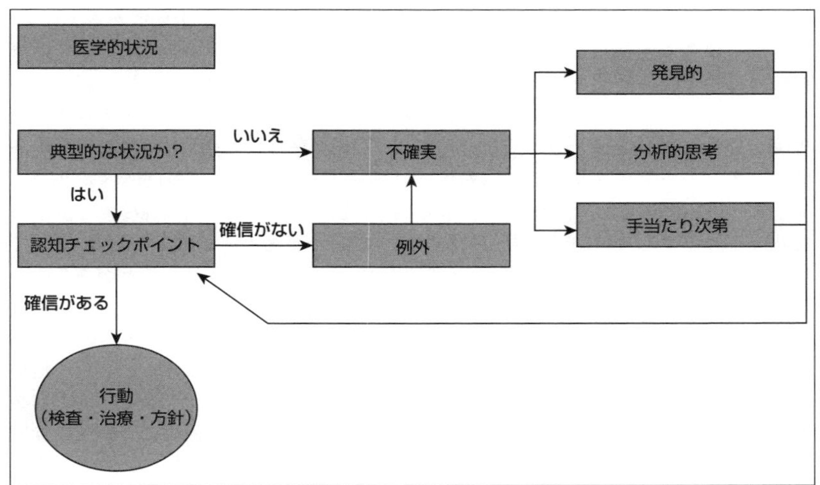

図 17-1　認知を契機にした意思決定

出典：Klein G, Orasanu J, Calderwood R. Decision Making in Action: Models and Methods. Norwood, NJ: Ablex Publishing; 1993 より掲載。

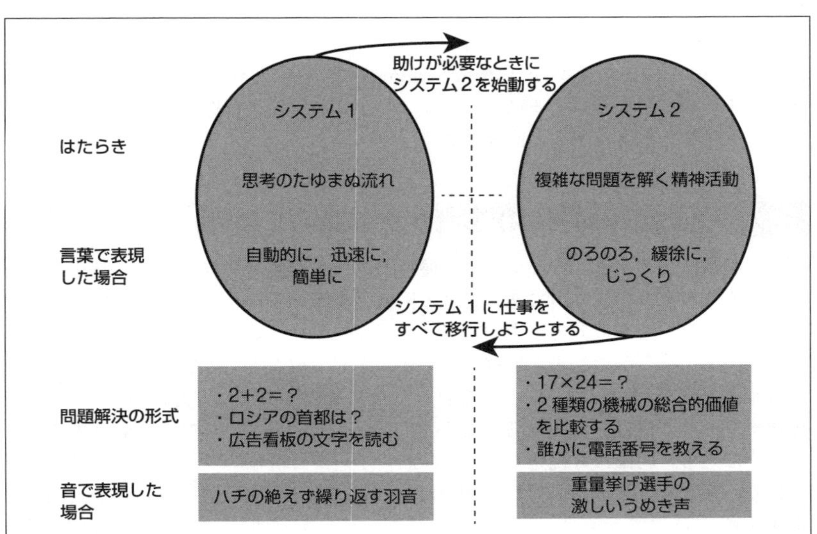

図 17-2　二重プロセス決定モデル

出典：Campbell SG, Croskerry P, Bond WF. Profiles in patient safety: a "perfect storm" in the emergency department. Acad Emerg Med. 2007;14(8):743-9 より。

よく診断に到達する[30,31]。

システム 1 の思考は自信過剰となる可能性があり，多くの「盲点」もある。これらの欠点は経験により軽減されるが，研修を終えただけでは不十分である[32,33]。認知エラーの多くが従来よりシステム 1 の問題によるといわれてきたが，昨今の研究ではこの理論に疑問を呈している[34,35]。システム 1 の自動性は，感情，認知にかかわる内因性のバイアス，人格からも影響を受けることがある[36]。システム 1 の意思決定を揺るがす原因として，自信過剰[37]，リスク許容[38]，意欲，文化的環境が挙げられる。一方で**システム 2** は，報告される検査結果や治療への反応性に基づいて正確に再評価しながら，教科書や研究で提示されるエビデンスの範疇で，医学的な状況を評価する合理的かつ方法論的なアプローチである。これらの影響を受け，理性障害(dysrationalia)と呼ばれる合理性を欠いた行動が生まれることがある[26,39]。この 2 つのシステムは，二者択一を迫るものではない。実際には，システム 1 による有効な意思決定にはシステム 2 の監視が必要である。つまり，当初のパターンとそれに続く医学的状況が一致しないと認識した場合，それに伴って診断・治療計画を変更することである。システム 1 に比べてシステム 2 は，時間と資源を必要とし，エラーに影響されない。職務の妨げになる環境条件と同様に，認知の怠惰や疲労などの意思決定者の特徴がシステム 2 のプロセスを妨げる。システム 2 による意思決定の妨げは，システム 2 の効果を減らし，システム 1 のエラーのリスクを高める[26]。

表 17-1 では専門家が臨床的意思決定にまつわるエラーの種類を定義し，**表 17-2** でさらに補足説明している[36]。係留バイアス(anchoring bias)，確証バイアス(confirmation bias)，可用性バイアス(availability bias)，基準比率の無視(base rate neglect)やトリアージの手がかり(triage cueing)が，特に関係する。個々の医師の認知バイアスの特性を理解するには，シミュレーションおよび医学的変化のなかで認知プロセスを把握する努力が必要となる[22,40,41]。

誤った臨床的判断が患者安全に及ぼす影響

病態，利用できる検査，内在する不正確性といった複雑さのみならず，絶えず進化する医療システムの入り口にある患者と医療従事者の混沌とした多様性を踏まえると，診断エラーを取り除くことは非現実的である[42]。認知エラーを減らすためには，頻度，関連因子とその結果を理解する必要がある。患者安全の初期の研究者は後ろ向きカルテ審査(カルテレビュー)を行ったが，この方法では，特に診断に関して，認知プロセスの問題を同定することが難しかった[18]。一方，薬物治療や手技に伴うエラーは通常，明確に可視化できる。診断エラーが，医療エラーにおいて過小評価されている原因である。例えば，現代の Institute for Healthcare Improvement(IHI：米国医療の質改善研究所)が開発したグローバルトリガーツール(Global Trigger Tool：GTT)は診断エラーを特定することができない[18,43]。にもかかわらず，認知エラーを患者安全に着目した質改善に関して具体的に試みる対象として指摘するエビデンスが増加している。

救急外来で実施された前向き研究では，およそ 2,000 人の患者が登録され，報告されたエラーの 5 分の 1 は診断エラーであった[1]。別の救急外来での後ろ向き研究では，帰宅後 7 日以内の予測不能な死亡の半分(50%)は救急外来受診に関係し，

表 17-2 医学における認知エラーの分類体系

特定の診断に過剰にこだわることによるエラー	
係留バイアス (anchoring bias)	診断プロセスのかなり早い段階で特定の特徴にこだわり，のちに調整できなくなること
確証バイアス (confirmation bias)	仮説を却下する論拠よりも，仮説を支持する論拠を求める傾向
早期閉鎖 (premature closure)	十分に確認される前の診断を受け入れること
別の診断を考慮できなくなることによるエラー	
multiple alternatives bias	競合する選択肢から最良の選択をすることに対する理不尽な考え
representativeness restraint	症状が十分に典型的であるとはいえないため，特定の診断を考慮しても決定しきれないこと
search satisficing	1 つの所見が見つかると精査を中止し，追加の所見や診断を考慮しなくなる傾向
Sutton's slip	最も明確な解答や解釈にこだわること
unpacking principle	事実の提示形式に影響を受けること
vertical line failure	臨床的な問題に対するアプローチが柔軟でないこと(違った角度から考えられないこと)
他者の考えを引き継ぐことによるエラー	
トリアージの手がかり (triage cueing)	医療従事者が診療プロセスの早期に下した判断によって，特定の決定を重視する傾向
診断の契機 (diagnosis momentum)	他のエビデンスがあるにもかかわらず，特定の診断を確定しようとする傾向
枠組み効果 (framing effect)	シナリオが提示される・作成される形式によって，意思決定が影響を受けること
確認効果 (ascertainment effect)	期待に沿って思考が事前に形づくられること
有病率の認識や予測にかかわるエラー	
可用性バイアス (availability bias)	容易に頭に浮かぶものほど，思考・判断の対象になりやすくなる
基準比率の無視 (base rate neglect)	特定の疾患の有病率を適切に考慮できないこと
ギャンブラーの誤謬 (gambler's fallacy)	類似した疾患が続いた場合に，診断はくつがえるという信念(同じことは 2 度と起きないとする信念)
後知恵バイアス (hindsight bias)	結果が判明した場合，当初の意思決定を見直す際の過小評価(自分たちの力不足であったと認識する)や過大評価(想定内であると認識する)

表 17-2　医学における認知エラーの分類体系(つづき)

有病率の認識や予測にかかわるエラー	
確率の考慮 (playing the odds)	確率論の判断に基づいて特殊な疾患ではないと決定すること(頻回の賭け事)
事後確率のエラー (posterior probability error)	過去にそうであったという情報に基づいて，不適切な判断を下すこと
順序効果 (order effects)	問診の最初もしくは最後に得られた情報に注目し，その間の情報を軽視すること
患者の特徴や症状を脈絡から考える過程で生じるエラー	
根本的な帰属の誤り (fundamental attribution error)	周辺事情や出来事の原因を状況ではなく，患者個人の属性に求めること
性差によるバイアス (gender bias)	患者の性別や意思決定者の性別から不条理な影響を受けた判断
psych out error	医療従事者の精神科患者に対する認知に関連したさまざまなバイアス
yin-yang out	過去にさまざまな検査を行い重大な疾患はすべて除外したという想定
医師の感情や人格に関連するエラー	
作為バイアス (commission bias)	行動を起こさないのではなく，起こそうとする傾向
不作為バイアス (omission bias)	行動を起こすのではなく，起こさない傾向
結果バイアス (outcome bias)	望まれる結果に基づいて行動方針を選択すること。つまり，望まない結果になりうる行動方針をとらないこと
本能的バイアス (visceral bias)	患者に対する個人的な感情(肯定的・否定的)によって意思決定が影響を受けること
自信過剰/過少 (over confidence/underconfidence)	決定した内容の効力に自信があること，またはないこと
信念バイアス (belief bias)	自分の信念体系に合致するもののみを受け入れる傾向
エゴバイアス (ego bias)	特定の文脈で，自分の患者の予後を全般的に過大評価すること
コンコルド効果 (sunk costs)	膨大な努力を注いだ診断を放棄しないこと
zebra retreat	さまざまな理由でまれな診断を追求しないこと

出典：Campbell SG, Croskerry P, Bond WF. Profiles in patient safety: a "perfect storm" in the emergency department. Acad Emerg Med. 2007;14(8):743-9 より。

60%は認知エラーに関係していた。この集団において，救急医が経験した障壁は，不適切な解釈，併存した薬物乱用・中毒や，患者側の特徴として疾患の重症度，精神・神経疾患，医学に関する知識の低さであった[44]。EBM や発見的チェックリストは可能性のある解決法であるが[31]，確証バイアスとして知られるように，間違ったチェックリストを選択する危険性は大きな潜在的なエラーといえる[45]。非公開の医療過誤に対する申し立てに関する研究では，原因の圧倒的多数(96%)が認知エラーによるものであった。申し送りの際のコミュニケーション，仕事量，監督といったシステムの問題は，不十分な診察や不適切な検査の指示や解釈につながり，患者への害とそれに伴う訴訟が起こる状況を生み出してきた。特に，この集積した症例の多くで，複数のエラーが起こっていることは注意すべきである[2]。

Elstein が述べているように[46]，診断エラーは救急外来以外の場でも起こりうる。22 施設の 310 人の医師を対象にした調査によると，すべての専門分野の医師がときおり認知プロセスの問題を自覚していた。この研究では 583 件の診断エラーが報告され，その 28%が「重大」なものとして評価されていた。そのなかには，診断の遅れや誤診として最も一般的な肺塞栓症，薬物相互作用，腫瘍，脳卒中，急性冠症候群なども含まれていた[3]。

cognitive dispositions to respond

cognitive dispositions to respond(CDR：応答までの認知の決定)は，人が決定を行うまでに本質的に情報をどう処理するかという過程であり，無差別的とも考えられている[47]。認知を我々の感情から切り離すことは難しく，CDR は affective dispositions to respond(ADR：応答までの情動の決定)とも関連づけられる。南フロリダ大学の Morsani 医科大学では，HALT〔Hungry，Angry，Late，Tired(飢餓，怒り，遅延，疲労)〕という語呂合わせを用いて学生を教育している。飢餓，怒り，遅延，疲労，他の環境的要因，また身体的・感情的・精神的なものを含む内因性の要因は，医師の全般的な応答の決定やその能力に影響を与える[48]。最終的には CDR と ADR のみならず，その相互作用を理解することが，医療において意思決定エラーがどのようにして起こるのかを理解するのに不可欠である。

医師は患者の疾患(または健康)のすべてを知ることは不可能なので，徹底的かつ合理的な判断をするには限界がある。その解決策の 1 つとして，情報を制限し，「制限つき合理性」を持ち[49]，不十分もしくは不完全な情報での意思決定をする方法として経済的な動機づけを理解することが提唱されている[50]。問題となるのは，十分な情報と不十分な情報の間のどこに境界を設定するかである。境界を設ける位置が重要となるのもエラーに直接つながるからである。

これらの情報の境界を調べ，分析し，解釈する手段として，個々の CDR は存在する。表 17-2 に多くの CDR とその分類をまとめ，類似するエラーを示した[36]。医学的推論における認知エラーの多様性を理解することで，医師は患者と共有された意思決定を導入することができる。例えば，胸痛により救急外来を受診した患者に，急性冠症候群のリスクを示したカードを提示することで，知覚のエラーを減らすことができる[51]。

M&M カンファレンスなどの従来の医学的トレーニングの場では，誤診は，過剰検査や資源の過剰利用よりも悪いとする認知環境を築きあげてきた[52]。複雑な医学的意思決定が報酬に基づいた環境で行われているという理論に準拠するエラー管理理論(error management theory：EMT)では，臨床的判断を改善しようとする努力は医学教育を変える以上に困難であるとしている[53]。基本的に，Darwin の進化論から，EMT では，意思決定におけるバイアスは長期的にはアウトカムを改善させうるとしている。EMT に基づくと，臨床的判断の全体的な質と信頼を改善するために，以前は適切であると認められた行動がリスクとなる可能性があり，個々の医師がその可能性について意識から取り除く必要がある。患者安全を提唱する者にとっての課題は，報酬に応じて学んできた行動を凌駕する介入を見出すことである。臨床的判断を改善する昨今の試みは失敗に終わったが[12]，努力を続けていく必要がある。

特殊な状況

疲労と患者の申し送り

疲労は，エラーと続発する患者安全の問題の原因として広く認識されている[54,55]。1989 年の Bell Commission に始まり，2003 年の米国卒後医学教育認定評議会(Accredition Council for Graduate Medical Education：ACGME)による規制の普及に至ったように，この問題の対策として，研修医には勤務時間の制限が課せられている。ただし，臨床上の責任が減じたことに伴い，エラーの報告が増えたとする論文も最近出ている[56]。これは勤務時間制限によって，投薬の安全性は改善されないばかりか，むしろ悪化しているという過去の論文を裏付けている[57]。患者情報の申し送りが増えると患者安全が改善されるわけではないとする初期の推測は，早期に中止された研究で確認された[58]。医療における申し送りは，多くの認知エラーについて考える機会となる[59]。表 17-2 における認知の誤りに関係して，ケアの移行で最も明確なものは「他者の考えを引き継ぐことによる」エラーである。申し送りにおけるコミュニケーションの重要性を認識して，2007 年に Joint Commission (JC：米国医療施設認定合同機構)は申し送りにおけるコミュニケーションを National Patient Safety Goal として重点的に取り組んだ。そこでは，SBAR(Situation, Background, Assessment, Recommendation)モデルが推奨された[60]。ACGME は患者安全に対する潜在的な脅威としても申し送りにおけるコミュニケーションの重要性を認識している。"Clinical Learning Environment Review"は，ACGME が焦点を当てて取り組んでいる 6 つの領域(患者安全，質改善，監督，勤務時間の管理・疲労の管理と軽減，ケアの移行，プロフェッショナリズム)について記載している(https://www.acgme.org/acgmeweb/Portals/0/PDFs/CLER/CLER_Brochure.pdf)。また患者安全のこれらの側面を改善するための組織的なアプローチについて述べている論文もある[61]。

手技と患者安全

患者安全に関連して，手技の安全性が最近注目されるようになった。医師は従来より手技の技術的側面に主に注目してきた。例えば，腰椎穿刺に関する研究では腰椎穿刺の 26 の主要な段階が述べられていたが，いずれも患者安全[62]，有病率[63]，検査と治療の閾値[64]，手技を行う前の意思決定[65] に関係するものではなかった。最近では，JC のような外部機関が診断の契機(diagnostic momentum)(例：胸腔ドレーン用のトレイが右側にあるから，患者の右側に開胸を行うのだろうと考えること)のような認知エラーを，Universal Protocol(国際標準のプロトコル)の一環である「タイムアウト」を行って減らす試みをしている(http://www.jointcommission.org/standards_information/up.aspx)。別の例として，IHI の「中心静脈バンドル」は，手技中ではなく，手技前後の認知決定に焦点を当てている。能力は無自覚の無能力から無自覚の能力への連続体と定義づける教育理論に基づくにもかかわらず，ACGME は伝統的に，実施した手技の件数で手技の能力を規定してきた[66](http://www.gordontraining.com/free-workplace-articles/learning-a-new-skill-iseasier-said-than-done/)。最近，すべての研修プログラムを対象として ACGME は，Core Competencies から，しばしば Milestones Project と呼ばれる Next Accreditation Systemに移行した(https://www.acgme.org/acgmeweb/tabid/430/ProgramandInstitutionalAccreditation/NextAccreditationSystem/Milestones.aspx)。Milestones Project は，実際に行う必要がある特殊な手技については成文化することを目標にした。想定される手技の数は多いが，手技を実施するという決定に関しても重点が置かれている(https://www.acgme.org/acgmeweb/Portals/0/PDFs/Milestones/EmergencyMedicineMilestones.pdf)。特定の分野では，Entrustable Professional Activity(遂行可能な業務)のフレームワークのもと，学習者は上級者の監督がない状況でも手技を行えるのが最上級の能力であると評価されるようになった(https://www.acgme.org/acgmeweb/Portals/0/PDFs/Milestones/MilestonesFAQ.pdf)。

緊急時における批判的思考

さまざまなレベルで迅速な意思決定が医療の多くの場で行われているが，それは手術室，分娩室，ICU に限った話ではない。救急外来において，これらの環境にみられる課題が明確にされた[67](**表 17-3**)。シフト制の職務に前述の申し送りの問題が大きく関与してくるが，ホスピタリスト型の医療が増えるにつれ，シフト制は救急外来だけでなく，内科，小児科，一般・外傷外科，産婦人科にも関係するようになった。病棟業務を通した，24 時間体制の勤務は疲労のみならず，「シフトワーク症候群」を生み出す可能性がある。特に病棟での医療が細分化されるにつれ，伝統的かつ長期間にわたる医師関係と，それに関連した認知的視点からみた合理的な利益が大幅に減るかもしれない。

KEY POINT

- 診断エラーは十分に強調されていない。従来の医学教育では問題の一部分にしか着目していなかったため，診断を誤ったり，1 型エラーもしくは偽陽性エラーを見逃す傾向があった。
- 人はシステム 1(まばたき)とシステム 2 のプロセスを用いて意思決定に到る。シ

表 17-3 医療エラーにつながる救急外来に特有の動作特性

診断の不確実性が高い
意思決定の頻度が高い
認知的負荷が高い
活動性が高い
一部の医師と看護師の経験不足
中断と注意散漫
不均一で簡略化されたケア
処置する時間が短い
シフト制(交代勤務制)
シフトの交代
チームワークの破綻
不十分なフィードバック

出典：Croskerry P, Sinclair D. Emergency medicine: a practice prone to error? CJEM. 2001;3(4):271-6 より。

ステム 1 のほうがよりエラーを引き起こす傾向にあるが，この 2 つのシステムは相互に依存している。

- 人の CDR(応答までの認知の決定)は数多くある。これらの論理的要素を用いてさらに安全な医療環境を築くことが課題である。しかし状況に応じて，すでに身につけた，報酬に基づく反応を捨てるという行動変容が必要になる。
- 意思決定と患者安全を改善するために，手技を行う前後の時間，医療従事者の疲労，患者の申し送り，また決定が多くなされる環境としての救急外来に，特に注意を払うべきである。

(栗山 明)

オンライン情報

- Taxonomy of logical fallacy: http://www.fallacyfiles.org/taxonomy.html
- Society for Medical Decision Making: http://www.smdm.org/
- The Brunswick Society: http://www.brunswik.org/
- Decision Analysis Society: https://www.informs.org/Community/DAS
- Society for Judgment and Decision Making: http://www.sjdm.org/
- Center for Adaptive Behavior and Cognition: http://www.mpib-berlin.mpg.de/en/research/adaptive-behavior-and-cognition

文献

1. Fordyce J, Blank FSJ, Pekow P, et al. Errors in a busy emergency department. *Ann Emerg Med.* 2003;42(3):324-33.
2. Kachalia A, Gandhi TK, Puopolo AL, et al. Missed and delayed diagnoses in the emergency department: a study of closed malpractice claims from 4 liability insurers. *Ann Emerg Med.* 2007;49(2):196-205.
3. Schiff GD, Hasan O, Kim S, et al. Diagnostic error in medicine: analysis of 583 physician-reported errors. *Arch Intern Med.* 2009;169(20):1881-7.
4. Tehrani AS, Lee H, Mathews SC, et al. 25-Year summary of US malpractice claims for di-

agnostic errors 1986–2010: an analysis from the National Practitioner Data Bank. *BMJ Qual Saf*. 2013;22(8):672–80.

5. Gigerenzer G. *Calculated Risks: How to Know When Numbers Deceive You*. New York City, NY: Simon & Schuster; 2002.
6. Groopman J. *How Doctors Think*. New York City, NY: Houghton Mifflin; 2007.
7. Newman DH. *Hippocrates' Shadow: Secrets from the House of Medicine*. New York City, NY: Scribner; 2008.
8. Wen L, Kosowsky J. *When Doctors Don't Listen: How to Avoid Misdiagnosis and Unnecessary* Tests. New York City, NY: St. Martin's Press; 2012.
9. Sandhu H, Carpenter C. Clinical Decision making: Opening the black box of cognitive reasoning. *Ann Emerg Med*. 2006;48(6):713–22.
10. Bowen JL. Educational strategies to promote clinical diagnostic reasoning. *N Engl J Med*. 2006;355(21):2217–25.
11. Graber ML. Educational strategies to reduce diagnostic error: can you teach this stuff? *Adv Health Sci Educ Theory Pract*. 2009;14(Suppl 1):63–9.
12. Sherbino J, Kulasegaram K, Howey E, et al. Ineffectiveness of cognitive forcing strategies to reduce biases in diagnostic reasoning: a controlled trial. *CJEM*. 2014;16(1):34–40.
13. Orlander JD, Barber TW, Fincke BG. The morbidity and mortality conference: the delicate nature of learning from error. *Acad Med*. 2002;77(10):1001–6.
14. Deis JN, Smith KM, Warren MD, et al. Transforming the morbidity and mortality conference into an instrument for system wide improvement. In: Henrikson K, Battles JB, Keyes MA, Grady ML, eds. *Advances in Patient Safety: New Directions and Alternative Approaches. Vol 2: Culture and Redesign*. Rockville, MD: Agency for Healthcare Research & Quality; 2008.
15. Brownlee S. *Overtreated: Why too Much Medicine is Making us Sicker and Poorer*. New York, NY: Bloomsbury; 2007.
16. Welch HG, Schwartz L, Woloshin S. *Overdiagnosed: Making People Sick in the Pursuit of Health*. Boston, MA: Beacon Press; 2011.
17. Kohn LT, Corrigan JM, Donaldson MS. *To Err Is Human: Building a Safer Health Care System*. Washington, DC: National Academy Press; 1999.
18. Croskerry P. Perspectives on diagnostic failure and patient safety. *Healthc Q*. 2012;15 Spec No:50–6.
19. Wachter RM. Why diagnostic errors don't get any respect—and what can be done about them. *Health Aff*. 2010;29(9):1605–10.
20. Norman G. Research in clinical reasoning: past history and current trends. *Med Educ*. 2005;39(4):418–27.
21. Croskerry P. From mindless to mindful practice—cognitive bias and clinical decision making. *N Engl J Med*. 2013;368(26):2445–8.
22. Ericsson KA. An expert-performance perspective of research on medical expertise: the study of clinical performance. *Med Educ*. 2007;41(12):1124–30.
23. Ericsson KA. Deliberate practice and the acquisition and maintenance of expert performance in medicine and related domains. *Acad Med*. 2004;79(10 Suppl):S70–81.
24. Ericsson KA. Deliberate practice and acquisition of expert performance: a general overview. *Acad Emerg Med*. 2008;15(11):988–94.
25. Marcum JA. An integrated model of clinical reasoning: dual-process theory of cognition and metacognition. *J Eval Clin Pract*. 2012;18(5):954–61.
26. Croskerry P. Critical thinking and reasoning in emergency medicine. In: Croskerry P, Cosby KS, Schenkel SM, Wears RL, eds. *Patient Safety in Emergency Medicine*. Philadelphia, PA:

Lippincott Williams & Wilkins; 2009:213-8.
27. Weingart SD. Critical decision making in chaotic environments. In: Croskerry P, Cosby KS, Schenkel SM, Wears RL, eds. *Patient Safety in Emergency Medicine*. Philadelphia, PA: Lippincott Williams & Wilkins; 2009:209-12.
28. Dijksterhuis A, Meurs T. Where creativity resides: the generative power of unconscious thought. *Conscious Cogn*. 2006;15(1):135-46.
29. Gladwell M. *Blink: The Power of Thinking Without Thinking*. New York, NY: Little Brown & Company; 2005.
30. Penaloza A, Verschuren F, Meyer G, et al. Comparison of the unstructured clinician gestalt, the wells score, and the revised geneva score to estimate pretest probability for suspected pulmonary embolism. *Ann Emerg Med*. 2013;62(2):117-24.
31. Ely JW, Graber ML, Croskerry P. Checklists to reduce diagnostic errors. *Acad Med*. 2011;86(3):307-13.
32. Christakis NA, Lamont EB. Extent and determinants of error in doctors' prognoses in terminally ill patients: prospective cohort study. *BMJ*. 2000;320(7233):469-72.
33. Berk WA, Welch RD, Levy PD, et al. The effect of clinical experience on the error rate of emergency physicians. *Ann Emerg Med*. 2008;52(5):497-501.
34. Croskerry P. Cognitive and affective dispositions to respond. In: Croskerry P, Cosby KS, Schenkel SM, Wears RL eds. *Patient Safety in Emergency Medicine*. Philadelphia, PA: Lippincott Williams & Wilkins; 2009:219-27.
35. Sherbino J, Dore KL, Wood TJ, et al. The relationship between response time and diagnostic accuracy. *Acad Med*. 2012;87(6):785-91.
36. Campbell SG, Croskerry P, Bond WF. Profiles in patient safety: a "perfect storm" in the emergency department. *Acad Emerg Med*. 2007;14(8):743-49.
37. Croskerry P, Norman G. Overconfidence in clinical decision making. *Am J Med*. 2008;121(5 Suppl):S24-9.
38. Tubbs EP, Broeckel-Elrod JA, et al. Risk taking and tolerance of uncertainty: implications for surgeons. *J Surg Res*. 2006;131(1):1-6.
39. Stanovich KE. Dysrationalia: a new specific learning disability. *J Learn Disabil*. 1993;26(8):501-15.
40. Bond WF, Kuhn G, Binstadt E, et al. The use of simulation in the development of individual cognitive expertise in emergency medicine. *Acad Emerg Med*. 2008;15(11):1037-45.
41. McLellan L, Tully MP, Dornan T. How could undergraduate education prepare new graduates to be safer prescribers? *Br J Clin Pharmacol*. 2012;74(4):605-13.
42. Graber ML, Gordon R, Franklin N. Reducing diagnostic errors in medicine: what's the goal? *Acad Med*. 2002;77(10):981-92.
43. Classen DC, Resar R, Griffen F, et al. 'Global trigger tool' shows that adverse events in hospitals may be ten times greater than previously measured. *Health Aff*. 2011;30(4):581-9.
44. Sklar DP, Crandall CS, Loeliger E, et al. Unanticipated death after discharge home from the emergency department. *Ann Emerg Med*. 2007;49(6):735-45.
45. Pines JM. Profiles in patient safety: confirmation bias in emergency medicine. *Acad Emerg Med*. 2006;13(1):90-4.
46. Elstein AS. Thinking about diagnostic thinking: a 30-year perspective. *Adv Health Sci Educ Theory Pract*. 2009;14(Suppl 1):7-18.
47. Croskerry P. Achieving quality in clinical decision making: cognitive strategies and detection of bias. *Acad Emerg Med*. 2002;9(11):1184-204.
48. Croskerry P, Abbass AA, Wu AW. How doctors feel: affective issues in patients' safety. *Lan-*

cet. 2008;372(9645):1205-6.

49. Marewski JN, Gigerenzer G. Heuristic decision making in medicine. *Dialogues Clin Neurosci*. 2012;14(1):77-89.
50. Brennan TJ, Lo AW. An evolutionary model of bounded rationality and intelligence. *PLoS One*. 2012;7(11):e50310.
51. Hess EP, Knoedler MA, Shah ND, et al. The chest pain choice decision aid: a randomized trial. *Circ Cardiovasc Qual Outcomes*. 2012;5(3):251-9.
52. Kaldjian LC, Forman-Hoffman VL, Jones EW, et al. Do faculty and resident physicians discuss their medical errors? *J Med Ethics*. 2008;34(10):717-22.
53. Johnson DD, Blumstein DT, Fowler JH, et al. The evolution of error: error management, cognitive constraints, and adaptive decision-making biases. *Trends Ecol Evol*. 2013;28(8):474-81.
54. Croskerry P, Singhal G, Mamede S. Cognitive debiasing 1: origins of bias and theory of debiasing. *BMJ Qual Saf*. 2013;22(Suppl 2):ii58-64.
55. Keers RN, Williams SD, Cooke J, et al. Causes of medication administration errors in hospitals: a systematic review of quantitative and qualitative evidence. *Drug Saf*. 2013;36(11):1045-67.
56. Sen S, Kranzler HR, Didwania AK, et al. Effects of the 2011 duty hour reforms on interns and their patients: a prospective longitudinal cohort study. *JAMA Intern Med*. 2013;173(8):657-62.
57. Landrigan CP, Fahrenkopf AM, Lewin D, et al. Effects of the accreditation council for graduate medical education duty hour limits on sleep, work hours, and safety. *Pediatrics*. 2008;122(2):250-8.
58. Desai SV, Feldman L, Brown L, et al. Effect of the 2011 vs. 2003 duty hour regulation-compliant models on sleep duration, trainee education, and continuity of patient care among internal medicine house staff: a randomized trial. *JAMA Intern Med*. 2013;173(8):649-55.
59. Perry S. Transitions in care: safety in dynamic environments. In: Croskerry P, Cosby KS, Schenkel SM, Wears RL, eds. *Patient Safety in Emergency Medicine*. Philadelphia, PA: Lippincott Williams & Wilkins; 2009:201-4.
60. Haig KM, Sutton S, Whittington JC. SBAR: a shared mental model for improving communication between clinicians. *Jt Comm J Qual Patient Saf*. 2006;32(3):167-75.
61. DeRienzo CM, Frush K, Barfield ME, et al. Handoffs in the era of duty hours reform: a focused review and strategy to address changes in the Accreditation Council for Graduate Medical Education Common Program Requirements. *Acad Med*. 2012;87(4):403-10.
62. Mark DG, Hung YY, Offerman SR, et al. Nontraumatic subarachnoid hemorrhage in the setting of negative cranial computed tomography results: external validation of a clinical and imaging prediction rule. *Ann Emerg Med*. 2013;62(1):1-10.
63. Perry JJ, Stiell IG, Sivilotti ML, et al. Sensitivity of computed tomography performed within six hours of onset of headache for diagnosis of subarachnoid haemorrhage: prospective cohort study. *BMJ*. 2011;343:d4277.
64. Pines JM, Carpenter CR, Raja AS, et al. Diagnostic testing in emergency care. In: Pines JM, Carpenter C, Raja AS, Schuur JD, eds. *Evidence-Based Emergency Care: Diagnostic Testing and Clinical Decision Rules*. 2nd ed. Oxford, UK: Wiley-Blackwell; 2013:3-10.
65. Lammers RL, Temple KJ, Wagner MJ, et al. Competence of new emergency medicine residents in the performance of lumbar punctures. *Acad Emerg Med*. 2005;12(7):622-8.
66. Flower J. In the mush. *Physician Exec*. 1999;25(1):64-6.
67. Croskerry P, Sinclair D. Emergency medicine: a practice prone to error? *CJEM*. 2001;3(4):271-6.

18 患者安全を改善するツール

James J. Fehr, Jason C. Wagner

症例

健康な4歳児に対し，左鼠径ヘルニア整復術が予定されていた。外科医はインフォームドコンセントを得て，術前待機室で手術部位のマーキングを行った。患児を手術室に運んで麻酔を行った後，術野の準備が始まった。両鼠径部の皮膚消毒と被覆を行い，切開前に「タイムアウト」を実施した。タイムアウトを行う間も音楽は流れ，会話は続き，電話応対に追われた。手術チームは，皮膚消毒の際にマーキングが拭き取られてしまったことに気づかなかった。右鼠径部の切開が行われたが，ヘルニア嚢は確認できなかった。外科医が診療記録を再確認し，エラーを発見した。

- 手術部位の左右間違い（取り違え）はなぜ起きたか？
- どうすれば再発を防ぐことができたか？

はじめに

有害事象に関する初期の解説は，医療過誤訴訟に至った事例の分析結果に基づいている[1]。ところが，入院患者に起こる有害事象に関する理解が深まるにつれ，これらの問題が実は広範囲に存在することが判明した[2,3]。そして入院患者に起こる有害事象の原因や対策に注目が集まるようになると，医療界全体が医療環境の改善により深くかかわるようになった。また，過去数十年の間に，患者安全の改善に対する要求が強まり，医師に最適な安全対策を教え，診療を改善し，パフォーマンスやアウトカムを測定するためのよりよいツールの開発が求められるようになった。これまで，Joint Commission（JC：米国医療施設認定合同機構），Agency for Healthcare Research and Quality（AHRQ：米国医療研究・品質調査機構），Institute for Healthcare Improvement（IHI：米国医療の質改善研究所）を含む多数の組織が，ツールの開発に取り組んできた。JCが2013年に発表した病院のための米国患者安全目標（National Patient Safety Goals）は，正確な患者確認，スタッフ間のコミュニケーションの改善，薬物の安全な使用，感染予防，患者安全リスクの把握，手術間違いの予防に焦点を当てている[4]。これが，やがて患者安全を取り巻く複雑な諸問題について医療従事者や消費者を教育し，重症患者を管理する医師を支援するための多数のツールの開発につながった。これらのツールには，単純でわかりやすいものもあれば，複雑な技術を要するものもあるが，いずれも「医療エラーの撲滅」という目的を共有している。そのことが，傷害や有害事象の予防を通して，今後10年間で数百，数千もの生命を救い，膨大な苦しみを和らげることにつながるのである。

米国の医療費は世界で最も高額であるが，他の先進国に比べて，その成果は貧弱である。社会経済的状況で調整しても，このギャップは変わらない[5]。医療費削減，医療格差の解消，そして患者安全の改善を目指す過程で，さまざまなアプローチがなされている。本章では，原子力産業や航空業など，わずかなエラーすら許容されない別の産業から医療界に応用した教訓について振り返る。これらの産業からインスピレーションを受け，医療現場に応用した患者安全の改善ツールには，チェックリスト，医学シミュレーション（medical simulation），クルーリソースマネジメント（crew resource management：CRM）などがある。飛行前チェックリストは航空機パイロットが標準的に行う手順であり，原子力発電所の日常管理にも組み込まれている。医療界でも，高リスク手技に関連する有害事象を減少させるために，手術室からICUに至るまでチェックリストの適応範囲を拡大させている。航空業では，新人パイロットの訓練や，熟練パイロットの評価，そして新しい装置の使用訓練のためにフライトシミュレーターを活用している。CRMの原則は，1970年代に起きた航空機墜落事故の評価を踏まえて初めて開発された。この考え方は，チームの全構成員による状況認識力を高め，任務に対する当事者意識を育むとともに，明確かつ効果的なコミュニケーションを発達させるためのものである。

本章では，これらのツールをいくつか取り上げ，患者安全に与える影響を探っていく。また，手術部位の左右間違いなど重大な結果につながりかねない回避可能な単純なエラーを防ぐために，チェックリストが開発された過程についても明らかにする。シミュレーションについては，患者安全，チームトレーニング，パフォーマンス評価を行う機会ととらえて考察する。CRMの原則は，チームパフォーマンスを最適化するためのアプローチとして解説する。しかし突き詰めれば，便利で効果的なツールがあったとしても，それらを活用しない場合や正しく適応しない場合，利益を得ることはできない。そして，別の産業から価値ある教訓を得たとしても，医療界では，「船とともに沈む（go down with the ship）」のは医師や他の医療従事者ではない。有害事象に伴うリスクを背負うのは，患者とその家族である。したがって，医師や他の医療従事者が，医療行為のあらゆる段階において，患者安全を改善しうるツールを活用することは倫理的要請なのである。

チェックリスト

パイパーカブなどの軽飛行機からB-2ステルス爆撃機に至るまで，どの航空機を，どのパイロットが操縦する場合でも，飛行前チェックリストは長らく標準的に活用されてきた。チェックリストの活用が別の産業で急速に拡大したにもかかわらず，医療界では，日常的エラーを回避する手段として，チェックリストをルーチンに使用することへの抵抗があった。重大な転換点は，Atul Gawandeによる“The Checklist Manifesto『アナタはなぜチェックリストを使わないのか』”が発刊された2009年に訪れた。本書はニューヨークタイムズ紙でベストセラーに選ばれ，医療界におけるチェックリストの活用を求める運動へとつながった[6]。こうして患者安全上の問題や，チェックリストなどの安全性の改善をもたらすツールについて，一般社会と医療界の認識が一致した。それ以降は，医療界でも単純作業から医療危機の複雑なマネジメントに至るさまざまなプロセスにおいてチェックリストの導入が順調に拡大した。2013年に発表された患者安全戦略に関する専門家の合意声明は，

中心静脈カテーテル関連血流感染
ケアチームチェックリスト

目的：チームとして，中心静脈カテーテル関連血流感染による患者への危害を防ぐ
いつ：あらゆる中心静脈または動脈のカテーテル挿入またはガイドワイヤー交換
誰が：病棟看護師

1. 本日の日付　＿＿/＿＿/＿＿＿　月　日　年

2. 手技：　□新規カテーテル挿入　□ガイドワイヤー交換

3. 手技は：　□予定　□緊急

4.

	はい	いいえ	不明
手技の前に医師は：			
直前に手指衛生（クロルヘキシジンまたは石鹸）	□	□	□
挿入部位の消毒	□	□	□
無菌操作で患者の全身を被覆	□	□	□
手技中に医師は：			
滅菌手袋を使用	□	□	□
キャップ，マスク，滅菌ガウンを使用	□	□	□
滅菌野を汚染していない	□	□	□
手技を補助するすべてのスタッフは上記の対策に従いましたか？	□	□	□
手技後に：			
滅菌ドレッシングを挿入部に貼付しましたか？	□	□	□

記入済みの用紙を所属先ICUの所定の場所に提出してください

図 18-1　中心静脈カテーテルチェックリスト

出典：Berenholtz SM, Pronovost PJ, Lipsett PA, et al. Eliminating catheter-related bloodstream infections in the intensive care unit. Crit Care Med. 2004;32:2014-20 より。

臨床現場で直ちに採用可能な患者安全戦略としてチェックリストの活用を強く推奨している[7]。ここでいうチェックリストとは，具体的には周術期における有害事象を防ぐための周術期および麻酔チェックリストと中心静脈カテーテル関連血流感染予防のためのチェックリストを指している。

チェックリストは，すべてのカテーテル挿入手技がCDCの推奨に従って行われていることを保証するために活用されてきた。ジョンズ・ホプキンス大学病院で行われた研究では，病棟看護師が5項目からなるチェックリストを使用し(**図 18-1**)，カテーテル挿入を行う医師が，科学的根拠に基づく無菌操作を実施したことを記録した[8]。チェックリスト導入以前は，感染対策ガイドラインの遵守率は62%であった。導入後は，中心静脈カテーテル関連血流感染発生率が11.3/1,000カテーテル使用日数から，研究期間中はゼロへと低下した。チェックリストはまた，より複雑な作業においても患者アウトカムを改善することがわかっている。「安全な手術が

表 18-1　手術安全チェックリストの項目

サインイン
麻酔導入前にチームメンバー(少なくとも看護師と麻酔専門医各 1 人)が口頭で以下を確認する
■ 患者は自身の属性，手術部位と手技，同意書を確認した
■ 手術部位のマーキングが行われている，またはマーキングの適応がない手術手技である
■ パルスオキシメータが患者に装着され，機能している
■ チームメンバー全員が患者のアレルギー歴を把握している
■ 気道確保の困難および誤嚥リスクについて評価され，適切な器材と支援が準備されている
■ 出血量が 500 mL(小児では 7 mL/kg)を超えるリスクがある場合は，輸液と適切な投与経路が確保されている
タイムアウト
皮膚切開前に，チーム全員(看護師，外科医，麻酔専門医，および患者ケアにかかわるその他の関係者)が口頭で：
■ チームメンバー全員が氏名と役割を自己紹介したことを確認する
■ 患者属性，手術部位，手術手技を確認する
■ 予想される重大イベントを確認する
・外科医が，極めて重要かつ通常と異なる手順，手術時間，予想される出血量を確認する
・麻酔スタッフが患者特有の問題点を確認する
・看護スタッフが滅菌保証，器材の有無，その他の気になる点を確認する
■ 予防的抗菌薬が皮膚切開前 60 分以内に投与されているか，抗菌薬投与が適応ではないことを確認する
■ 当該患者にかかわる重要な画像のすべてが手術室内でみられる
サインアウト
患者が手術室退室前に
■ 看護師がチームとともに口頭で以下を確認する
・記録された手術手技の名称
針，スポンジ(ガーゼ)および器械のカウントが完了している(あるいは適応ではない)
検査検体(あれば)に貼付されたラベルの内容が患者氏名を含めて正確である
医療機器について対応すべき問題があるか
・外科医，看護師，麻酔専門医が患者の回復やケアにおける懸念事項を声に出して確認する

出典：Haynes AB, Weiser TG, Berry WR, et al. A surgical safety checklist to reduce morbidity and mortality in a global population. N Engl J Med. 2009;360:491-9 より。

命を救う(Safe Surgery Saves Lives)」研究グループが 8 か国の 8 病院で行った研究は，周術期の患者安全に対する「手術安全チェックリスト」(**表 18-1**)の効果を明らかにしている。2007 年 10 月から 2008 年 9 月の期間に，周術期死亡率が 1.5%から 0.8%に低下し，入院患者における合併症発生率は 11%から 7%に低下した[9]。

手術患者の術前計画に限らず，手術室における危機管理でもチェックリストは患者のアウトカムを改善する。Ziewacz らが 2011 年に実施した予備研究で，手術室でまれに起こるさまざまな危機的状況をシミュレーションしたところ，状況管理に必要な重要ステップに従わない確率が，チェックリストの使用で 6 分の 1 に低下することがわかった。重要ステップに従わない確率は，チェックリストを使用しない場合は 24%であったのに対し，使用した場合は 4%であった。予備研究で使用

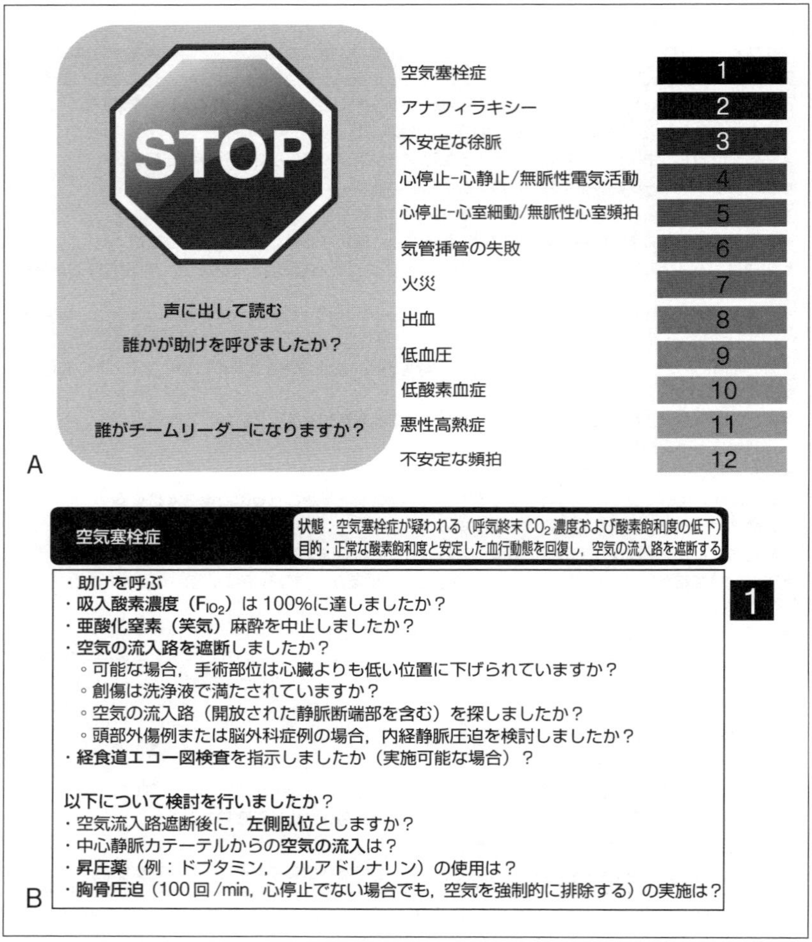

図 18-2　手術室重大イベントチェックリスト

パネル A は手術室重大イベントチェックリストの表紙であり，使用者を正しいチェックリストに誘導する。パネル B は空気塞栓症の管理チェックリストを示している。

出典：Ziewacz JE, Arriaga AF, Bader AM, et al. Crisis checklists for the operating room: development and pilot testing. J Am Coll Surg. 2011;213:212-9 より。

した事例やチェックリストの例を**図 18-2** に示す[10]。2013 年に Arriaga らがこの予備研究を拡大したところ，重要ステップに従わない確率がチェックリストを使用しない場合は 23%であったが，使用後は 6%に低下したという同様の結果が得られている[11]。

罹患率や死亡率の低下が明確に示された以上は，日々の実践におけるチェックリストの活用は必須である。チェックリストの使用によって病院にかかる負担は最小であり，初期研修に加え，チェックリストを用いる場面での前・後，途中の数分間だけですむ。これらの費用や時間は，収益減につながる長期入院や，医療従事者の長時間労働に結びつく医療エラーの減少により容易に相殺されるものである。もっとも，そのような負担が取るに足りないということではない。「チェックリスト疲労(checklist fatigue)」は，この単純かつ効果的な手法の不適用につながりかねない。周術期において，看護師，外科医，麻酔科医の全員が，チェックリストはヒューマンエラーを減らし，ヒューマンセーフティーを向上させることに同意するだろうが，手術室のあらゆる手順において使用するものでもないということを認めるだろう[12]。

シミュレーション

シミュレーションは，患者をリスクにさらさずに，複雑な医療におけるケアを学習また練習する機会を提供する教育的アプローチである。シミュレーションの領域では，作業訓練，模擬患者，コンピュータで制御されたマネキン(computer-controlled mannequin)，コンピュータプログラムなど，無数のツールや技術が活用されている。このアプローチは，学習者の状況，指導者の経験，そして遭遇する臨床的な状況に応じて変えることができる。さらに，シミュレーションはチームトレーニング，CRM(クルーリソースマネジメント)，そして個人やチームの指導と評価に焦点を当てることができる。

シミュレーションは，適切な手指衛生手技や緊急時の応援要請などの基礎的知識に触れる機会を初学者に提供する。患者安全の概念は，シミュレーション教育のあらゆるレベルに統合することができる。例えば，初学者は，患者に会う際の自己紹介を練習することができる。この概念は，より経験豊富な医療従事者の研修において，研修に新しいレベルを追加する際に強化される。ケアの基本的要素も，バッグ換気，一次救命処置，そして患者対応教育などのシミュレーションを通して習得が可能である。学習が進むにつれ，シミュレーションの焦点は，効果的な心肺蘇生，高度な気道管理，また効果的なコミュニケーションスキルなど，上級の手技に移行する。

近年の専門家の合意声明は，シミュレーション訓練とチームトレーニングを，臨床現場で直ちに採用可能な患者安全戦略として強く推奨している[7]。これまでシミュレーションは，救急外来におけるチームトレーニングを改良したり[13]，麻酔科医の業務管理，チームワーク，状況認識，意思決定におけるノンテクニカルスキルを評価するために用いられてきた[14]。また，新設の医療機関や新生児集中治療室(NICU)で勤務する新しいチームが，患者にもたらす潜在的な安全上の脅威を評価するためにも活用されてきた[15,16]。これらの作業は，患者が潜在的な脅威にさらされる前に，それらを明らかにし，是正することにつながる。シミュレーションはまた，シミュレーションされる危機的状況において，チェックリストの効果やパフォーマンスの改善を実証するために活用されている[11]。

クルーリソースマネジメント

シミュレーションもまた，チェックリストと同様に，医療界で始まったものではない。その起源は航空業にあり，航空機事故の多くは機械の故障やクルー（乗員）の経験不足が原因で起きたのではなく，危機的状況において資源を有効活用するクルーの能力不足に由来することが判明した時期にさかのぼる。この気づきを得てから，1980年代には，航空業，NASA，そして米国空軍の共同事業として，CRM（クルーリソースマネジメント）の航空シミュレーションモデルが発展した[17]。それ以降，このモデルはCRMとして医療界に適用されている。航空業と同じく，医療界にも，複数の問題が突然発生したり，互いを増悪させるようなダイナミックな環境が存在する。医療界と航空業とのもう1つの共通点は，個人のクルー（集団）が共通の目標に向かって協働する機会が多いことである。意思決定プロセスや行動は，チーム構成員が心肺蘇生を行う医療従事者であっても，航空機の墜落を回避しようとするパイロットであっても変わらない。

CRMでは，医療における各専門領域を1つのクルーととらえる。そして，チームは協働するクルーで構成される。したがって，手術室の事例は，外科医，麻酔科医，手術室看護師，そして外科技師者のクルーで構成される。クルーの集合体は，提示された事例に取り組むために召集されたチームである。シミュレーション教育の大部分は同じクルーに属する個人やグループの訓練に費やされるが，CRMのポイントは，クルーをチームとして統合するところにある。チームの統合は，クルーメンバーとクルー自体がみずからの専門技術を磨き，事例に貢献することを可能にするが，より重要なのは，良好な患者アウトカムにつながるチームワークとコミュニケーションの重要な構成要素が発達することである。付随的な効果として，1つのクルーに所属するメンバーが，他のクルーメンバーが医療チームにもたらす技術や知識の価値を認めるようになることがある。

Gaba[18]とSalasが確立し，Carne[19]が改変したCRMの主要な原則は以下のとおりである。

■自身の環境について知る。
■リーダーシップと役割の明確化を期待する。
■効果的なコミュニケーションを行う。
■早めに応援を要請する。
■注意力を賢く分散させ，一極集中を避ける。
■業務を分担する：チームメンバーを監督し，支援する。

通常，CRMは，講義，シミュレーション・シナリオ，デブリーフィングという3つの主要項目から構成される。講義はCRM教育の最初に行うことが多いが，シミュレーション授業の合間に，デブリーフィングの一部として挿入することもできる。最初に講義を行う場合は，理解しやすい情報を少しだけ提供し，ほどよく簡潔にすませるのがよい。これらの新しい情報は，チームがすぐさまシミュレーション授業において，模擬訓練に統合しながら活用することになる。CRMのシミュレーションで最も見過ごされやすい部分は，デブリーフィングである。デブリーフィングはシミュレーション授業の合間に行うことが多く，ビデオや録音を使用する。デブリーフィングを行うと，特定のシナリオにおいて何を実施し，どのような改善が必要かチームのメンバー自身で確認することができる。デジタル録画はシナリオを振り返る際の貴重なツールとなる。なぜなら，物事がうまく進行しなかったことに異論を差し挟む余地を与えないだけでなく，うまく進行した行動をチーム全員が目で確認することが可能になるからである。シミュレーションの効果を最大に引き出すために，シミュレーション 1 分につき，デブリーフィングを 2〜3 分間実施するとよい。CRM デブリーフィングにおいて強調されるのは，個人の認知活動ではなく，CRM にとって極めて重要な対処行動であることを忘れてはならない。チームワークとクルーの相互作用こそが，注意深いモニタリングと批評を要するのである。

最後に「CRM シミュレーション訓練は患者アウトカムを変えたか」という問いを忘れてはならない。CRM の意義を最もよく見出せるのは，発生頻度が低く，緊急性の高い状況であるため，この質問に答えるのは容易ではない。これらの事象の性質上，現実世界で起こる症例を蓄積し，研究において臨床的意義を示せるだけの検出力を確保するのは難しい。多くの研究で，シミュレーションの調査データに基づいて，CRM 訓練後に学習者の自信が深まることが明らかになっている。また，CRM セッション後にチームワークの特徴が改善したことを示す複数の研究報告もある。これらは仮想世界における活動ではあるが，我々は練習どおりに行動することをデータは示しており，現実世界でも同様の結果が期待される。

AHRQ は，組織において患者安全を推進するために，チームワーク訓練システムである「チーム STEPPS（Strategies and Tools to Enhance Performance and Patient Safety）」を開発した。チーム STEPPS の目的は，最適な患者アウトカムを得るために，手元の資源，情報，そしてチームメンバーを有効活用できる効果的なチームを開発することである。チーム STEPPS は AHRQ と防衛局が共同開発し，科学的根拠に基づいている。

まとめ

医療は過去 150 年間で，それ以前の 2,000 年分以上の発展をとげた。しかし，このような目覚ましい発展は，患者の傷害や死亡につながる出来事を明らかにし，それらの管理をより困難なものにした。有害事象による傷害が年間 100 万件，死亡が年間 10 万件という推計は，医療エラーを米国における死因の第 6 位に押し上げている。最近のデータによると，これらの数値は過去 10 年間で大きく減ってはいない[20]。より多くのステークホルダー（利害関係者）が注視するなか，多数のツールや技術がこれまでに開発されてきた。それらのツールには，チェックリスト，タイムアウト，チームトレーニング，シミュレーション教育・評価などが含まれる。カテーテル挿入や術前準備にチェックリストを活用することは，罹患率と死亡率を低下させることがわかっている[21]。このように，チェックリストの活用が患者安全を最適化することを示すエビデンスが存在する一方で，チェックリストが標準的に活用されておらず，決して起こってはならない事象（ネバーイベント）が発生し続けていることを示すエビデンスも存在する[22]。決して起こってはならない事象といえる警鐘事象には，手術部位の左右間違い，手技後の異物遺残，新生児の取り違えなどがある。残念ながら，これらの事象の発生は続いている。2004〜12年までに報告された6,994件の警鐘事象のなかで，手術における患者間違い，部位間違い，もしくは手技間違いが928件，意図せぬ異物遺残が773件，新生児取り違えが3件発生している[23]。これらは，自然消滅しつつある過去の遺物ではない。上記の928件のうち，93件が2010年に，152件が2011年に，109件が2012年に発生している。報告されたすべての警鐘事象に同様の傾向があり，このことは，患者安全が注目され始めたばかりの公衆衛生上の重大な問題であることを示している。1990〜2010年に発生した9,744件の外科におけるネバーイベントを解析したところ，死亡が6.6%，永久的傷害が33%，一時的傷害が59%の患者に発生している。同じ期間にこれらの事象の医療過誤訴訟にかかった費用は，13億ドル以上と推定されている[24]。これらの事象は予防可能であるし，医療従事者が処置の際にチェックリストを活用し，患者を守るためにリーダーシップを発揮し，効果的なコミュニケーションを保証するなど，ケアにおける推奨事項に従いさえすれば予防されるだろう。医療はこれまで患者安全をさほど重要視してこなかった。未来の医師や医療従事者には，今後ますます限られた資源と，患者安全を最適化する使命のバランスを図ることが求められる。これらの目的を達成するために，そしてヒポクラテスの誓いに秘められた無危害(nonmaleficence)の決意「まず害をなすなかれ(*primum non nocere*)」に従って行動するためにも，エビデンスに基づく効果的なツールを活用しなくてはならない。

KEY POINT

- 広く存在する患者安全上の問題を改善するために，チェックリスト，シミュレーション，チームトレーニングなどの多数のツールがある。活用されなければ，いずれも無用の長物である。
- チェックリストを活用すると，罹患率と死亡率が低下することがわかっている。
- 手技前にタイムアウトを適切に実践すると医療エラーが減少する。
- シミュレーションは，振り返り，反復，そして熟達に向けた活動のための教育的手段である。
- シミュレーションは患者を傷害のリスクにさらすことなく，訓練の機会を提供する。
- CRM訓練はあらゆる資源に加え，状況認識力，適応力，リーダーシップ，効果的コミュニケーションを活用するチームを創造することを目指す。
- チームSTEPPSは，最適な患者アウトカムをもたらす高機能なチームを開発するための訓練システムである。

(坂本 史衣)

オンライン情報

以下は，インターネットで入手可能な患者安全ツールの一部である。

・AHRQ: http://www.ahrq.gov/professionals/quality-patient-safety/index.html
・AHRQ TeamSTEPPS: http://teamstepps.ahrq.gov/
・IHI: http://www.ihi.org/explore/patientsafety/Pages/default.aspx

- Institute for Safe Medication Practices: www.ismp.org
- The Joint Commission: http://www.jointcommission.org/topics/patient_safety.aspx
- The Leapfrog Group: http://www.leapfroggroup.org/
- Society for Pediatric Anesthesia: http://www.pedsanesthesia.org/
- Quality Net［Center for Medicare & Medicaid Services］: https://www.qualitynet.org/
- The World Health Organization Safe Surgery Program: http://www.safesurg.org/

文献

1. Couch NP, Tilney NL, Rayner AA, et al. The high cost of low frequency events: the anatomy and economics of surgical mishaps. *N Engl J Med*. 1981;304:634-7.
2. Brennan TA, Leape LL, Laird NM, et al. Incidence of adverse events and negligence in hospitalized patients. Results of the Harvard Medical Practice Study Ⅰ. *N Engl J Med*. 1991;324:370-6.
3. Leape LL, Brennan TA, Laird N, et al. Incidence of adverse events and negligence in hospitalized patients. Results of the Harvard Medical Practice Study Ⅱ. *N Engl J Med*. 1991;324:377-84.
4. Parker J. Meeting the Joint Commission's 2013 National Patient Safety Goals. Oakbrook Terrace, IL: The Joint Commission; 2012.
5. Murray CJL, Frenk J. Ranking 37th—measuring the performance of the US health care system. *N Engl J Med*. 2010;362:98-9.
6. Gawande A. *The Checklist Manifesto: How to Get Things Right*. New York, NY: Henry Holt; 2011.
7. Shekelle PG, Pronovost PJ, Wachter RM, et al. The top patient safety strategies that can be encouraged for adoption now. *Ann Int Med*. 2013;158(5 Part 2):365-8.
8. Berenholtz SM, Pronovost PJ, Lipsett PA, et al. Eliminating catheter-related bloodstream infections in the intensive care unit. *Crit Care Med*. 2004;32:2014-20.
9. Haynes AB, Weiser TG, Berry WR, et al. A surgical safety checklist to reduce morbidity and mortality in a global population. *N Engl J Med*. 2009;360:491-9.
10. Ziewacz JE, Arriaga AF, Bader AM, et al. Crisis checklists for the operating room: development and pilot testing. *J Am Coll Surg*. 2011;213:212-9.
11. Arriaga AF, Bader AM, Wong JM, et al. Simulation-based trial of surgical-crisis checklists. *N Engl J Med*. 2013;368:246-53.
12. O'Connor P, Reddin C, O'Sullivan M, et al. Surgical checklists: the human factor. *Patient Saf Surg*. 2013;7:14.
13. Shapiro MJ, Morey JC, Small SD, et al. Simulation based teamwork training for emergency department staff: does it improve clinical team performance when added to an existing didactic teamwork curriculum? *Qual Saf Health Care*. 2004;13:417-21.
14. Flin R, Patey R, Glavin R, et al. Anaesthetists' non-technical skills. *Br J Anesth*. 2010;105(1):38-44.
15. Geis GL, Pio B, Pendergrass TL, et al. Simulation to assess the safety of new healthcare teams and new facilities. *Sim Healthc*. 2011;6:125-33.
16. Wetzel EA, Lang TR, Pendergrass TL, et al. Identification of latent safety threats using high-fidelity simulation-based training with multidisciplinary neonatology teams. *Jt Comm J Qual Patient Saf*. 2013;39(6):268-73.
17. Gaba DM, Howard SK, Fish KJ, et al. Simulation-based training in anesthesia crisis resource management (ACRM): a decade of experience. *Simul Gaming*. 2001;32:175-93.

18. Gaba DM, Fish KJ, Howard SK. *Crisis Management in Anesthesiology*. New York, NY: Churchill Livingston; 1994.
19. Carne B, Kennedy M, Gray T. Review article: crisis resource management in emergency medicine. *Emer Med Australas*. 2012;24:7–13.
20. Landrigan CP, Parry GJ, Bones CB, et al. Temporal trends in rates of patient harm resulting from medical care. *N Engl J Med*. 2010;363:2124–34.
21. Pronovost P, Needham D, Berenholtz S, et al. An intervention to decrease catheter-related bloodstream infections in the ICU. *N Engl J Med*. 2006;355:2725–32.
22. Ring DC, Herndon JH, Meyer GS. Case 34-2010: a 65-year-old woman with an incorrect operation on the left hand. *N Engl J Med*. 2010;363:1950–7.
23. The Joint Commission. Sentinel event statistics as of December 31, 2012. http://www.jointcommission.org/assets/1/18/2004_4Q_2012_SE_Stats_Summary.pdf. Accessed 12/13/15.
24. Mehtsun WT, Ibrahim AM, Diener-West M, et al. Surgical never events in the United States. *Surgery*. 2013;153:465–72.

3.
さまざまな医療現場での患者安全

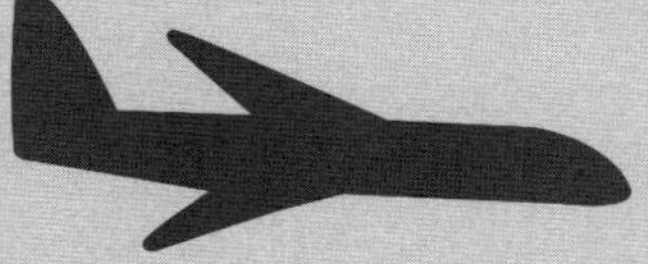

19 手術および手技における領域

Paul Santiago, Kathleen S. Bandt, Peter Vila, Brian Nussenbaum

症例

34歳女性のGさんは，右足の感覚鈍磨と筋力低下を伴う4年前からの進行性の胸部背部痛を持つ。既往歴として特記すべきものは双極性障害である。また，治療に対するコンプライアンスがよくないことも判明している。現在この患者は，2型糖尿病，高血圧，脂質異常症の治療を受けている。患者の主訴に関連して脊髄系統の種々の検査を行ったところ，脊髄を圧迫する大きな胸部椎間板ヘルニアが発見された。Gさんは中学卒業程度の教育水準であり，意思決定は家族頼みである。手術を受けることに対して不安がある一方，右足の筋力低下と歩行困難をかなり気にしている。患者は，手術が必要かどうかを頻繁に聞いてくる。

- この症例においてインフォームドコンセントを取得する際にどんな困難が想定されるか？
- インフォームドコンセントを取得する際に必須の手順は何か？
- 周術期に発生しうる有害事象としてどのようなものがあるか？

はじめに

米国では手術に年間4,000億ドル以上の費用が発生している[1]。手術は，外来クリニックから高度急性期医療機関に至るまで，さまざまな医療施設で実施されている。他の侵襲的処置にも増して，手術的侵襲は患者に制御された傷害を与える代表格である。この傷害は，最終的には患者にとって望ましい結果につながる。しかし，外科的侵襲・手技はときに意図せぬ合併症につながり，患者にとって短期的または長期的に不利益となる。医師と患者の関係においては，患者がその潜在的利益を考慮してこれらのリスクを受け入れる意思があるかどうかを患者本人が判断するために，患者にこれらのリスクを認識させることが基本である。本章では，一般的な医学的介入に伴うリスクとベネフィットに関して患者やその関係者を教育する過程に関するいくつかの問題について述べるとともに，より一般的な周術期合併症(静脈血栓イベント，手術部位の取り違え，異物遺残など)のいくつかを概観する。さらに，これらの事象の発生を低減させるために開発された手順に関する議論も簡潔に紹介する。現在報告されている周術期・周手技期の合併症発症率は3〜17%の範囲であり，過少報告になっていると思われる[1]。これらの合併症は，傷害を被る患者はもちろん，当該手術および手技が実施される医療施設にとっても資源の浪費を余儀なくされるという点で明らかに大きなコストである。患者と医療従事者の双方がこのコストを認識し，それを抑えるために取り組む必要がある。

インフォームドコンセント

患者が特定の治療の目標とこの治療の潜在的な結果に関して疑問を持たないことはまれである。リスクとベネフィットに関する議論は，医療従事者と患者の間で頻繁に行われる。しかし，大多数の患者は，意思決定を行うための情報をほとんど持っていない。さらに，患者の情報源の大部分は治療を提供する医療チームのメンバーであり，その結果として固有のバイアスが生じる。治療前カウンセリングの目的は，患者に治療法を教えることだけでなく，治療の提供について患者の許可を得ることである。すべての潜在的な合併症または潜在的な有害事象のうち，どの程度を患者と議論するかは，場合によって異なる。以下に，インフォームドコンセント(informed consent)の歴史と，さまざまな状況下でインフォームドコンセントを得るための一般的なガイドラインを紹介する。

医師と患者の間で行われる治療に関する議論に対する歴史的な文献は豊富にあるが，正式なインフォームドコンセントの概念は，比較的最近のものである。そのような文献の 1 つは，Thomas “Stonewall” Jackson 将軍に与えられた戦場ケアに関係したものである。1863 年，Jackson 将軍は左腕に重傷を負った。将軍と外科医の対面での議論を文書化したものがあり，予定された手術(腕の切断)が議論され，口頭での同意が得られた[2]。手術に関する潜在的な合併症については言及されていない。実際には，Jackson 将軍は手術を切り抜けたが，8 日後に肺炎で死亡した。「インフォームドコンセント」が最初に医学用語に加わったのは，患者 Natanson と医師 Kline の間に発生した医療過誤事件(1960 年)の最中，1960 年代初期であった[3]。Natanson は乳癌の放射線治療のために Kline 医師に紹介された。当時は放射線療法が初期段階にあり，周辺組織への傷害が最小限ですむような効果的な治療基準が確立されていなかった。Kline 医師による治療の結果，Natanson は治療部位に隣接する胸壁の壊死を発症した。Natanson は，Kline 医師がこの潜在的リスクについて患者に知らせていなかったと主張し，胸部への重大な傷害が治療に伴う潜在的なリスクであることを知っていたら自分はその処置に同意しなかったとも主張した。何度かの訴訟の後，カンザス州最高裁は次のような判決を下した。「医師の開示義務は，合理的な医療専門家が同じ状況下で行うと思われるような開示に限定される。この責任を医師がどのように患者に対して果たすかは，医学的判断の問題である」。合理的な医療専門家や優れた判断の定義が曖昧なまま残されたため，以来訴訟の根拠となっている。しかし，この判決は同意プロセスに大きな転換をもたらした。これ以前は，同意に関する法律問題は主に，患者が治療について知らされる権利よりも治療を拒否する権利に重点を置いていた[4]。

インフォームドコンセントの構成要素

インフォームドコンセントを構成するための絶対的な基準はないが，いくつかの一般原則が広く受け入れられている。まず，最も基本的なものは，治療目標と合併症/有害事象の可能性に関する議論が，緊急同意の場合を除いて必ず行われなければならないということである。患者が治療に関連するリスクの存在を理解していると，前もって仮定してはならない。第二に，この議論を記録し，医療記録に残しておく必要がある。この目的のために，多くの医師は標準化された書式を利用している。このような標準化された書式の利用は，治療前の患者との協議の要件に取って代わるものではない。そしてこの議論には，少なくとも次の内容が含まれるべきである。

- 患者の診断および予期された疾患/状態の経過
- 提案された治療または手技の性質
- 提案された治療または手技に最も一般的に関連するリスクとベネフィット
- 提案された手技の代替案(治療しないという選択肢も含む)とそれに伴うリスクとベネフィット
- 議論は専門用語を用いず平易な言葉で行われるべきであり，同意を求める者は，患者が意味を理解していることを確認しなければならない。
- 同意を与える者に対して，質問をする機会を与えなければならない。また，同意を求める者は，同意を与える者にとって何を理解しておくことが重要なのかを確認する努力をしなければならない。これは，人によって異なる。

インフォームドコンセントを与えることのできる人

法定年齢に達した成人であり，健全な心の持ち主であれば，誰でも治療の同意を与えることができる。意識レベルが低下している，意識がない，脳障害がある，精神病，その他の障害がある患者は，治療の同意を与えることはできない。治療を行わないことが患者に重大なリスクをもたらす場合を除き，患者が同意を与えることができるか，容認可能な代替法が見出されるまで，治療を進めることはできない。患者本人が同意を与えることができない場合，患者の代わりに同意を与えることができる人物の優先順位は州により異なる。以下は多くの地域で使用されている典型的なリストである。

1. 法定代理人(power of attorney)
2. 患者の配偶者
3. 患者の成人の子*
4. 患者の親*
5. 患者の兄弟*
6. 患者の成人の孫または他の成人の親族*
7. 患者の親しい友人*
8. 患者の不動産の法的保護者

特別な考慮事項

認知障害患者

認知障害には幅がある。軽度の認知障害を有する個人は独立して生活を営めない，軽度の認知障害を有する患者の多くは，本人が受ける医療に関する意思決定能力を

*同等の優先順位を持つメンバー間で合意に達する必要がある。

持ち，またそうすべきである。患者がこのような意思決定を独立して行うか，保護者や代理人を通して行うかを明確にすることが重要である。意思決定能力が疑わしい場合は，可能な限り家族の援助を求めるのが最善である。患者のケアに関する議論には，その患者が可能な範囲で参加できるようにあらゆる努力を払うべきである。

小児患者

医学的治療に対する理解を表明し意見を述べるのに十分な年齢に達している患者は，インフォームドコンセントを得るための手順に含める必要がある。法的には，インフォームドコンセントは児童または青少年の保護者から得られるが，倫理的には，インフォームドコンセントは未成年者からも得られるべきである。同意が得られない場合，緊急でない限り治療は延期すべきである。特定の状況下では，未成年者は医学的治療の同意に関して成人と同等に扱うことができる。成熟した未成年者に関しては特別な分類がある。成熟した未成年者を定義する基準は州ごとに異なる。一般的に，独立して生計を立てる未成年者，または子どもを持つ未成年者は「成熟した」とみなされる。本来ならば多くの点で両親や保護者から同意を得る必要のあるような未成年者でも，一部の州では，特に妊娠や性感染症の治療に関しては両親や保護者から独立して同意を与えることができる。

第一言語が英語ではない患者

英語を話さない患者からインフォームドコンセントを得ようとする場合は，免許を有し認定された医療通訳者を利用すべきである。患者本人が同意プロセスに参加することができない場合を除き，緊急でない状況下では，その役割を家族に果たしてもらうべきではない。ほとんどの病院では，院内に通訳者がいるか，電話を介した通訳サービスがある。

意識のない患者

同意を与えることができず，代わりに同意を与えてくれるような人も誰もいない患者を治療するための基礎的な概念は，20 世紀初頭に確立された。Mary Schloendorff は，線維腫が悪性であるかどうかを判断するために麻酔下での検査に同意した[4]。しかし，彼女は腫瘍の除去には同意していなかった。それにもかかわらず，麻酔下で，外科医は腫瘍が実際に悪性であると判断し，そのまま除去してしまった。Schloendorff は，その外科医ではなく病院を告訴した。このケースは，慈善団体でも従業員の行動に対して訴えられかねないと，慈善団体の免責に重大な影響を与えたが，同意を与えることができない患者の診療にあたる際に医師に許される裁量にも影響を与えた。Schloendorff と Society of New York Hospital が争った訴訟（1914 年）では，裁判所は次のような判決を下した。「健全な心を持つすべての成人には，自分の体に対して何が行われるべきかを決定する権利がある…ただし，患者が意識不明で，同意を得る前に手術が必要となるような緊急の場合を除く」。緊急の同意は，意識のない患者に緊急手術が必要である場合，近親者と連絡をとるための合理的な手段がすべて尽きたときに限って，2 人の医師の同意があれば得られる。両方の医師が同意書に署名し，手技の必要性や，近親者に連絡をとるためにどのような

表 19-1 償還不可能な重大な院内での有害事象(CMS, 2013 年)[5]

- 外傷につながる転倒
- カテーテル関連尿路感染症(UTI)
- 血管カテーテル関連感染症
- 冠動脈バイパス術(CABG), 肥満または整形外科手術, 心臓に関連する電子機器の埋め込み術後の手術部位感染症(SSI)
- 股関節または膝関節の全置換後の深部静脈血栓症(DVT)/肺塞栓症(PE)
- 糖尿病性ケトアシドーシスに関連する死亡または障害, 非ケトン性高浸透圧性昏睡, 低血糖昏睡, ケトアシドーシスや高浸透圧を伴う二次性糖尿病
- 手術後の遺残異物
- 空気塞栓症
- 血液の非適合性
- ステージⅢまたはⅣの褥瘡
- 静脈カテーテル挿入時の医原性気胸

努力を払ったのかを記載しておけば, 手術的介入を進めてよい。

侵襲的手技からの合併症

インフォームドコンセントの目的は, 患者とその家族に, 特定の治療に関連する合理的に予測されるリスクとベネフィットを知らせることである。ほとんどの場合, どの患者がどのような合併症を経験するかを予測することは不可能である。しかし, 一部の合併症は十分頻繁に起こり, 患者の結果にも有意な影響を与え, 特別な配慮が必要であることから, ネバーイベント(never event)と呼ばれるようになった。ネバーイベントを指定することにより, より安全な医療の提供と, よりよいアウトカムが指向される。しかし, これらの手段が実際に患者のアウトカムに及ぼす影響は証明されていない。

ネバーイベントという言葉はメディケア・メディケイドサービスセンター(CMS)によって使われている。すなわち, ネバーイベントとは, その結果として生じる医療費は償還しないという条件を満たすような事例である[5]。病院に品質と安全プログラム(**表 19-1**)を確立するためのインセンティブを与えることで, より安全な医療を患者に提供することが目的である。最も一般的に遭遇する有害事象のいくつかの総説を以下に示す。

中心静脈カテーテル関連血流感染症

中心静脈カテーテル(CVC)の留置は, 最も一般的に行われる侵襲的処置の 1 つである。外科患者において, これらのカテーテルを使用することにより, 中心静脈圧をモニターし, 抗菌薬/薬物を投与し, 体液補正/輸血のためのルートを提供し, 栄養サポートを提供して, 採血が可能になる。カテーテルはしばしば長期間にわたって留置され, 頻繁にアクセスされるため, 感染のリスクが高い。CVC に関連する感染症は, 追加的に発生する医療費として年間 20 億ドルを超えると推定されてい

表 19-2　中心静脈カテーテル関連血流感染の防止に対して推奨されるプラクティス[8]

- 挿入を，訓練を受けたスタッフのみに制限する
- 大腿静脈の使用を避ける
- 挿入時の損傷のリスクにもよるが，内頸静脈や大腿静脈の代わりに鎖骨下静脈を使用する
- 患者ケアのために必要最小限の管腔数を有する中心静脈カテーテルを使用する
- カテーテル挿入，カテーテル出口部位の評価やドレッシング交換に先立って，手指衛生を完了する
- 全身的な抗菌薬予防投与を実施しない
- 最適なカテーテルの挿入および維持の実務に関する教育を実施しているにもかかわらず，自施設の中心静脈カテーテル関連血流感染率が低下しない場合は，クロルヘキシジン/銀スルファジアジンまたはミノサイクリン/リファンピン含浸の中心静脈カテーテルを使用する
- 挿入前の皮膚消毒として，0.5%を超える濃度のクロルヘキシジン含有アルコールを使用する
- 帽子，マスク，滅菌ガウン，滅菌手袋，および患者の全身を覆う滅菌ドレープを含むマキシマムバリアプリコーションを，カテーテル挿入時およびガイドワイヤーを用いたカテーテル交換の際に実施する
- 挿入部位を覆うように半透過性の透明またはガーゼドレッシングを置く
- 出口部位から出血しているか湿っているときは，ガーゼが望ましい
- 抗菌軟膏の使用を血液透析カテーテルの出口部位に限定し，かつカテーテル製造者が使用を承認しているときのみに限定する
- 出口部位を毎日評価する
- 湿ったり，ゆるんだり，汚れたりするたびに，出口部位のドレッシングを交換する
- ガーゼドレッシングは 2 日ごとに交換する
- 半透過性の透明ドレッシングは 7 日ごとに交換する
- 挿入時に無菌的手技の遵守が損なわれた場合，できるだけ早くカテーテルを交換する
- 感染を防ぐため，定期的に中心静脈カテーテルを交換しない
- 血管内カテーテルが患者ケアに対して不要になったら，すぐに抜去する

訳注：リファンピンは本邦ではリファンピシンと呼ばれる。

る[6]。このタイプの感染の発生率は，特定のカテーテル留置日数あたりの感染発生率として追跡されることが多い。この追跡方法を用いて，カテーテル関連血流感染の発生率は，0.1/1,000〜2.7/1,000 ライン日の範囲であり，カテーテルの種類に大きく依存することが報告されている[7]。周術期に一般的に使用されるような短期中心静脈カテーテルは，最も高い感染率を有する。最も一般的な起因菌はブドウ球菌である。感染は，カテーテルに沿った細菌と酵母の，外壁および管腔内の移動の両方に起因すると考えられる。長期カテーテルのトンネリングは，外壁を伝わる拡散のリスクを低下させる。治療は，一般的にラインの抜去および抗菌薬の静脈内継続投与からなるが，原因となる微生物や影響を受けているラインのタイプに依存する。予防は，依然として治療の柱である。多くの研究により，標準化された治療プロトコルの厳格な遵守が，中心静脈カテーテル感染率の割合を著しく低下させることが示されている。これらのプロトコルとケアバンドルは，行動指針と治療ガイドラインの両方を提供する[6]。これらのガイドラインの要点を**表 19-2** にまとめる[8]。中心静脈カテーテル関連血流感染症(CLABSI)についての詳細は第 9 章参照。

静脈血栓塞栓症

重症患者における深部静脈血栓症(deep vein thrombosis：DVT)の発生率は非常に高い。外科的介入そのものが，DVT 発症の独立したリスク因子であると考えられている。化学的予防と機械的予防は DVT 発生率を大きく低下させる可能性があるが，この問題をなくすことはできない。静脈血栓塞栓症(venous thromboembolism：VTE)に関連した年間約 20 万人の死亡の約 3 分の 1 が術後患者に発生し，外傷患者の約 50%が DVT を有することがわかっているが，有症状の VTE を発症するのは外傷患者のわずか 5%にすぎない[9~11]。いずれの場合も，機械的予防および薬剤的予防が標準となっている。手術患者や外傷患者のなかには，DVT/VTE の発症リスクが高い一方で，薬剤的予防による出血のリスクも高い患者がいる。これらの患者が抗凝固療法を受けているときの出血リスクは文献によって異なり，外傷の性質や治療方法にも依存する。下大静脈(IVC)フィルターは現在，一般的な腹部骨盤外科手術や外傷患者の一次性 VTE 予防には推奨されていない[9]。IVC フィルターは，抗凝固療法が開始できない・中止する必要がある・臨床的に重大な肺塞栓から患者を保護するには不十分である場合に使用してもよいが，大きな血栓塞栓イベントからの保護を提供するにすぎず，患者の基礎疾患を治療することはない[12]。さらに，すべてのフィルターが最終的に回収可能なわけではない。埋め込み型 IVC フィルターは，抗凝固療法に禁忌がなければ，生涯にわたる抗凝固療法とフィルター血栓症の可能性を患者に与える[12]。特に若年患者，非末期患者，転倒のリスクの高い患者では，生涯にわたる抗凝固/抗血小板療法を必要とする可能性があるため，IVC フィルターを慎重に使用する必要がある。上記のすべてにかかわらず，早期離床および機械的/薬剤的予防は外科・外傷患者に対する標準医療であり，DVT の発生率に影響することが多くの文献によって支持されている[9,13~15]。VTE 予防についての詳細は第 8 章「回避可能な傷害」参照。

転倒

最大 5 人に 1 人の割合で，患者は入院中に少なくとも 1 度転倒する[16,17]。転倒は，傷害，在院日数延長，医療費の増加につながる。入院環境で転倒を予防できるかどうかについては，公的な分野で広範に議論されてきた。入院患者の転倒が財政上の影響を受けて償還不可能な事象(nonreimbursable event)とみなされたことにより，医療従事者は，「転倒リスク」以外には拘束する基準を満たさない患者を，化学的または物理的に拘束する方向に至った。化学的および物理的抑制の過度の使用は，体を動かさないことによる血栓塞栓性合併症の高リスクや長期間の鎮静による回復の遅延，ならびに機能喪失，せん妄，および褥瘡などを含む望ましくない予期せぬ結果につながる可能性がある[16]。最近のシステマティックレビューでは，入院患者の転倒で防ぐことができるのは，最大で 20%程度であると明らかにされた[17]。しかし，入院患者の転倒に伴う重大な傷害のリスクを軽減する有効な方法は，残念ながら現時点では存在しない。転倒防止についての詳細は第 8 章参照。

手術部位感染症

手術部位感染症(surgical site infection：SSI)は3番目に多い院内感染で，全体の約15%を占める。外科患者では，SSIが病院感染全体の38%を占め，最も多い。これらのうち，3分の2は浅部切開創SSIと定義され，3分の1は深部切開創SSIと定義される。SSIは，それらを発症する患者の重大な罹患率と死亡率に関連している。SSIは日常的な外科手術の後で最大1週間入院を延長し，患者の医療費の大幅な増加をもたらす[18]。術後創感染に対する意識の高まりとその予防策は，適切な外科的技術と術後創傷ケアに対する注意深い関心などの有用な結果をもたらす可能性があるが，抗菌薬の過剰使用は抗菌薬耐性や *Clostridium difficile* 大腸炎などの二次性感染症の発生につながる。さらに，糖尿病や放射線療法への過去の曝露などの患者の併存状態は，しばしば創傷治癒の合併症に寄与する。すべてのSSIが回避可能とはいえないが，ベストプラクティスの厳格な遵守は償還に関係なく標準であるべきである。SSIについての詳細は第9章「医療関連感染症」参照。

遺残スポンジおよび器具

手術後に患者の体内に物体が遺残する状況に対して，さまざまな用語が存在する。それは，遺残異物，遺残手術器具，またはここで使用される「遺残スポンジおよび器具(retained sponges and instruments : RSI)」などである。しかし，どのような用語を使用しても，このような状況が発生した場合には常に，患者に対して身体的，感情的，社会的，財政的な影響を及ぼす結果になることについては，誰もが同意するだろう。さらに，看護師が非を認めている場合でも，外科医がその法的責任を負う場合がある[19]。2002年から，医療品質測定と報告の改善を担当する非営利団体であるNational Quality Forum(NQF)が，報告すべき重大な事象(serious reportable event：SRE)のリストを発表している。RSIを含めた「手術やその他の侵襲的処置後の患者における異物の意図せぬ遺残」は，報告すべき重大な事象の1つである[20]。さらに，CMSは2007年よりRSIが発生した場合，その手術手技に対しては一切償還しないことを決定している。RSIの発生率を低下させるためには，スポンジや器具のカウントなど，さまざまな研究や介入が行われているにもかかわらず，これらのネバーイベントは引き続き発生している。

RSIの発生率は，1年間で，5,500〜18,760件の入院手術あたり1件と推定されている[21〜23]。Gawandeらによる画期的な研究では，RSI患者54例中37例(69%)では再手術が必要となり，1例が死亡した(2%)。RSI発生の最も一般的なリスク因子は，緊急手術，手術手技の予期せぬ変更，BMI高値などであった。RSIの検出のための時間経過は多様であり，手術後0日から6年以上にわたって分布し，検出日の中央値は手術後21日であった[22]。Lincourtらはこの研究を再現し，1996〜2005年の大規模な大学病院でのRSIを検討した[24]。この期間にRSIが37例発生し，再手術が必要となった患者は25例(83%)であった。この研究では，誤ったカウント報告や大手術の数といったRSIのリスク因子がさらに明らかになった。Cimaらによる大規模な大学病院での2003〜06年のRSI症例34件を対象とした類似の研究でも，これらの所見とおおむね類似していた。しかし，この研究の RSI 事例はいずれも，緊急症例，複数の外科チーム，または遅い時間帯の手術によるものではなかった[23]。外科手術後の RSI の特徴とリスク因子を**表 19-3，19-4** にまとめる。

1988〜94 年にマサチューセッツ州で行われた 9,000 件以上の医療過誤申し立ての大規模なレビューでは，RSI をもたらす最も一般的な手技は開放体腔を有する手技であり，RSI の数は合計 40 件であった。産科/婦人科手技(40 件中 23 件)と一般外科手術(40 件中 12 件)が申し立ての 80%以上を占め，残りの申し立ては 2 件の椎弓切除術，1 件の Caldwell-Luc(副鼻腔手術)，2 件の冠動脈バイパス術であった[19]。他の研究でも同様の所見がみられ，腹部や骨盤(47〜54%)，胸部(7.4〜23%)，膣(22%)など，RSI の最も頻度が高い部位で報告されている[22,24]。

手術でのカウントは RSI をスクリーニングするために広く使用されている方法である。AORN(Association of Perioperative Registered Nurses：周術期登録看護師協会)によって標準化されたプロトコルは，初期カウント(手術前)，中間カウント(手術中を通じて)，終了カウント(手術の最後，皮膚を閉じる前)，および一致カウント(すべての器具が術野から取り除かれ，手術部位が閉鎖された後)の 4 つである。これらは外回り看護師と手術技術者によって行われ，カウントの相違が外科医に伝えられる[25]。

一般外科の予定手術におけるカウントの研究では，平均して手術 1 件につき約 17 回カウントされており，カウントの不一致は手術 8 件につき 1 回，または手術時間 14 時間につき 1 回起こることが明らかになった。不一致が発生した場合，最も一般的な理由は物品の誤った配置によるものであり(59%)，この物品が意図せず見失われ，結局ゴミ箱や患者の体内などのどこかに存在したということである(ただし，この調査で RSI は検出されなかった)。その次に一般的な理由は文書化エラー(38%)であり，純粋なミスカウントはまれであった(3%)。手術中に外回り看護師や手術技術者のいずれかが変更された場合，相違のリスクが 3 倍高くなった[26]。

手術でのカウントはヒューマンエラーの影響を受け，したがって不完全な過程であるため，その有効性に疑問を抱く者もいる。RSI が発生した患者の 88%でカウントが正しかったと記録され，RSI なしの対照患者の場合(92%)と統計的に有意な差はなかったことに注意すべきである[22]。ニューヨーク州の冠動脈バイパス術の研究において，Egorova らは RSI の検出におけるカウント一致の特異度は 99.3%であり，ほぼ 100%の陰性予測値を示した。対照的に，カウント不一致の感度は 77%であり，陽性予測値は 1.6%であった[21]。

RSI の発生を最小限に抑えるために，スポンジカウンター，バーコードスポンジ，無線周波数(RF)識別技術，X 線または CT スクリーニングなどの追加措置が提案されている。スポンジカウンター(スポンジを保持する袋)などの低コストの手段が広く採用されているが厳密には研究されておらず，過去の文献では他の方法が有用であることが示されている。従来のカウントプロトコルとバーコードスポンジカウントを比較したランダム化比較試験では，バーコードスポンジを使用するとカウント時間が増加した(症例あたり 9 分対 12 分)が，それらの使用はカウントの相違の

表 19-3　手術後の RSI 症例の特徴

特徴	該当症例数とその割合	
	n	%
遺残物の種類(n=118)[22~24]		
スポンジ	60	51
クランプ	18	15
その他	24	20
転帰(n=84)[22,24]		
再手術	62	74
再入院/在院日数延長	40	48
死亡	1	1
手術終了時のカウントが合っていた(n=118)[22~24]	NR	80

NR：報告なし

表 19-4　手術後 RSI のリスク因子

因子	リスク比(95%信頼区間)	p 値
誤ったカウントの報告[24]	16.3(1.3～19.8)	0.02
緊急手術[22]	8.8(2.4～31.9)	$<$0.001
手術の予期せぬ変更[22]	4.1(1.4～12.4)	0.01
複数の手術チーム[22]	3.4(0.8～14.1)	0.10
手術中看護スタッフの交替[22]	1.9(0.7～5.4)	0.24
手術の総数[24]	1.6(1.1～2.3)	0.008
BMI(1 増すごとに)[22]	1.1(1.0～1.2)	0.01
推定出血量(100 mL 増すごとに)[22]	1.0(1.0～1.0)	0.19
カウント実施[22]	0.6(0.03～13.9)	0.76
女性[22]	0.4(0.1～1.3)	0.13
手術手技の予期せぬ変更[24]	NR	$>$0.05
手術時間[24]	NR	$>$0.05
午後 5 時以降の手術実施[24]	NR	$>$0.05

NR：報告なし

検出を増加させた[27]。

RF 技術は，死体[28,29]および予備的ヒト研究[30]において検出率 100%という優れた診断精度を示した。しかし，RF スポンジの普及の前に，コストの増加を正当化するためのランダム化比較試験に加えて費用対効果分析も必要である。予備的データが優れた結果を示していても，間違ってスキャンしたり，すべてのスポンジを使用する前に早期にスキャンしたりすることで，遺残スポンジを同定できない可能性がある[29]。さらに，FDA が，RF 技術にはペースメーカや植込み型除細動器(ICD)などの他の電子医療機器に干渉する潜在的リスクがあると指摘している[31]。

高価ではあるが，カウントが正しいと報告されている患者を対象にルーチンの術後 X 線撮影を使用すると，検出された RSI の 59%を発見することができた。残念ながら，この研究では患者 18 人中 6 人で異物が検出されなかったため，X 線撮影だけでは RSI のすべての症例を捕捉するには不十分である。著者が指摘しているように，X 線撮影が成功しない理由としては，画像の質が悪いこと，現場に複数の異物があること，放射線科医に画像を撮影する理由が伝えられていないことが挙げられる[23]。ルーチンの術中 X 線撮影を実施することは費用対効果に優れていないというエビデンスがある。費用対効果に関する 1 つの研究では，たとえ X 線がスポンジの検出に対して 100%の感度を有すると仮定しても，1 つの遺残外科用スポンジを防止するコストは 130 万ドルを超えることが示された[32]。

RSI の発生はまれであるが，患者および医療従事者に甚大な影響を与える可能性がある。現在，手術カウントの副次的な役割を果たすための新しい方法が開発中であるが，欠点がないと証明された方法はまだない。現実的な予算のもとで運用される一方で，RSI を真の意味でのネバーイベントとすることは，大きな困難であると判明するかもしれない。このような欠点はあるが，手術カウントを真剣にとらえ，安全な手術を提供する過程で個人のわがままを許さないことが重要である。

手術部位の取り違え，タイムアウト，チェックリスト

手術部位の取り違え(wrong-site surgery：WSS)は，患者，一般大衆，メディア，およびその他の医療従事者にとって有害事象の代名詞であり，全く言い訳のしようがない。これらの事象は，最高峰の医学雑誌に加えて一般大衆紙にも記載されている。誤った身体部分に対して行われた手術，間違った患者に対して行われた手術，および患者に対して行われた間違った外科的処置は，NQF によって定義された外科におけるネバーイベントである。これらは共通の根本原因および予防介入を有するため，通常，一括して WSS に分類される。

WSS の実際の発生率は測定が難しいが，これらの有害事象は，2004〜12 年まで Joint Commission(JC：米国医療施設認定合同機構)に報告された警鐘事象(センチネルイベント，sentinel event)の 13%(6,994 件中 928 件)を占めた[33]。2011 年の Kaiser Health News の報道によれば，JC の関係者は米国の病院や診療所で WSS が毎週 40 回発生していると推定される[34]。医療過誤保険業者や調査のデータを用いた研究では，特に脊椎手術と他の部位との間の推定発症率に大きな幅がみられる[35〜39]。WSS を予防するためにいくつかの介入と活動が行われているが，発生は増加しているように思われる。これが実際の発生の増加や報告の改善に関連しているかは明確でない[33]。

WSS につながる要因はいくつかある。これらの要因は，ヒューマンファクター，患者因子，手術因子，およびシステム因子に分類することができる[40]。手術を実施する決定が下されると，その患者を手術室に入室させて手術を開始するまでのプロ

セスが極めて複雑であるため，WSS につながるようなエラーが発生するリスクは何層にも存在する[41]。JC の Center for Transforming Healthcare は，術前外科関連部門全体を分析した結果，WSS の主な原因を 29 点特定した。それらは，スケジューリング(4 点)，手術前保留(12 点)，手術室(8 点)，組織文化(5 点)であった[42]。さらに，JC は 2012 年に，879 の WSS 症例を分析した結果，最もよくある根本的な原因は，指導力，コミュニケーション，およびヒューマンファクターの 3 つに関連したものであると発表した[43]。

2003 年，JC は WSS の予防のためにユニバーサルプロトコル(UP)を導入した。UP には，ブリーフィング(手術室への患者の到着直後に発生する)およびタイムアウト(患者の手術部位の皮膚が消毒されドレープをかけられ，皮膚切開される直前に発生する)が含まれ，これらは術前の確認，部位のマーキング，および他の標準化された確認事項を強調したものである[44]。導入直後に，UP は JC の病院認定に対して必須となった。WSS を防止するための次の大きな取り組みは，世界中の手術に関連する死亡および合併症の数を減らすことを目標とした WHO の“Safe Surgery Saves Lives Initiative”であった。特筆すべきは，この取り組みは WSS の発生率だけでなく手術に関連するすべての死亡と合併症の低減を意図していたことである。手術安全チェックリストは，チームのコミュニケーションの改善とケアの一貫性が手術に関連する合併症や死亡を減らすという仮説を立てて，多分野および学際的なグループによって作成された[45]。世界各地の病院での臨床現場での研究を経て，WHO Surgical Safety Checklist(WHO 手術安全チェックリスト)の使用により，死亡，SSI，計画外再手術，合併症が有意に減少した[46]。緊急の手術においても良好な成果が得られている[47]。この取り組みは，手術危機のチェックリストや手術の種類ごとにカスタマイズされたチェックリストに応用されている[48,49]。入院から退院までの外科的経路に従った総合的なチェックリストである Surgical Patient Safety System(SURPASS)など，その他の手術チェックリストも，十分に検証されている[50]。

UP とチェックリストの介入が WSS の発生率を低下させたかどうかに関するデータは不十分である[36,51~54]。手術チェックリストを導入するだけで，関連する医療従事者の訓練，チームワーク，関与がなければ，効果はないだろう[55]。Martin Makary 医師が述べたように，「我々が価値判断を行うことなく UP に頼りきってしまえば，モラルハザードとなる。私は UP の遵守が重要であることには同意するが，それはマーリンの魔法の杖ではない」[56]。

KEY POINT

- 緊急の同意を除いて，インフォームドコンセントには，有害事象発生の可能性とともに治療目標の議論が含まれていなければならない。認知障害のある患者，小児患者，第一言語が英語ではない患者，意識のない患者に対しては，インフォームドコンセントを得るための特別な考慮事項がある。
- 外科におけるネバーイベントは NQF によって定義されている。識別可能で，回避可能，かつ患者に重大な結果をもたらすような外科診療におけるエラーなどが含まれる。

- ベストプラクティスを遵守することで，侵襲的な処置による重大な合併症の発生を最小限に抑えることができる。
- 遺残スポンジおよび器具(RSI)の発生は一般的ではないが，患者と医療従事者に破滅的な影響を与える可能性がある。RSI に対するいくつかのリスク因子が特定されている。手術カウントの補助として機能する新たな方法が現在開発中である。
- 手術部位の取り違え(WSS)の発生率を低下させるために多大な努力がなされてきた。WSS の原因は多岐にわたり，単に手術室で起こることではなく，周術期プロセスにかかわる部門に関連している。手術安全チェックリストの定期的な使用は，おそらく WSS やその他の外科的合併症の発生率を低下させるだろう。

（森兼 啓太）

オンライン情報

- The Joint Commission Center for Transforming Healthcare: www.centerfortransforminghealthcare.org
- Checklists: www.projectcheck.org

文献

1. Eappen S, Lane BH, Rosenberg B, et al. Relationship between occurrence of surgical complications and hospital finances. *JAMA*. 2013;309:1599–606.
2. Cleary B. The Death of Jackson. Web blog post. *Opinionator*. The New York Times Company; 2013.
3. Irma Natanson v. John R. Kline and St. Francis Hospital and School of Nursing, Inc. 187 Kan. 186; 354 P2s 670; 1960 Kan. Lexis 398. 1960.
4. Mary Schloendorff v. Society of New York Hospital. 211 N.Y. 125, 105 NE 92. 1914.
5. Centers for Medicare and Medicaid Services. Hospital acquired condition factsheet. http://www.cms.gov/Medicare/Medicare-Fee-for-Service-Payment/HospitalAcqCond/downloads/HACFactsheet.pdf. Accessed 9/12/12.
6. Shah H, Bosch W, Thompson KM, et al. Intravascular catheter-related bloodstream infection. *Neurohospitalist*. 2013;3:144–51.
7. Maki DG, Kluger DM, Crnich CJ. The risk of bloodstream infection in adults with different intravascular devices: a systematic review of 200 published prospective studies. *Mayo Clin Proc*. 2006;81(9):1159–71.
8. O'Grady NP, et al. Guidelines for the prevention of intravascular catheter-related infections. *Am J Infect Control*. 2011;39(4 Suppl 1):S1–34.
9. Gould MK, et al. Prevention of VTE in nonorthopedic surgical patients: antithrombotic therapy and prevention of thrombosis, 9th ed: American College of Chest Physicians Evidence-Based Clinical Practice Guidelines. *Chest*. 2012;141(2 Suppl):e227S–77.
10. Horlander KT, Mannino DM, Leeper KV. Pulmonary embolism mortality in the United States, 1979–1998: an analysis using multiple-cause mortality data. *Arch Intern Med*. 2003;163(14):1711–17.
11. Geerts WH, Code KI, Jay RM, et al. A prospective study of venous thromboembolism after major trauma. *N Engl J Med*. 1994;331(24):1601–6.
12. Kaufman JA, Kinney TB, Streiff MB, et al. Guidelines for the use of retrievable and convertible vena cava filters: report from the Society of Interventional Radiology multidisciplinary consensus conference. *J Vasc Interv Radiol*. 2006;17(3):449–59.

13. Mont MA, et al. Preventing venous thromboembolic disease in patients undergoing elective hip and knee arthroplasty. *J Am Acad Orthop Surg*. 2011;19:768-76.
14. Baglin T. Defining the population in need of thromboprophylaxis—making hospitals safer. *Br J Haematol*. 2010;149:805-12.
15. Kaboli PJ, Brenner A, Dunn AS. Prevention of venous thromboembolism in medical and surgical patients. *Cleve Clin J Med*. 2005;72(Suppl 1):S7-13.
16. Frank C, Hodgetts G, Puxty J. Safety and efficacy of physical restraints for the elderly. Review of the evidence. *Can Fam Physician*. 1996;42:2402-9.
17. Oliver D, et al. Strategies to prevent falls and fractures in hospitals and care homes and effect of cognitive impairment: systematic review and meta-analyses. *BMJ*. 2007;334:82.
18. Cruse PJ, Foord R. The epidemiology of wound infection. A 10-year prospective study of 62,939 wounds. *Surg Clin North Am* 1980;60:27-40.
19. Kaiser CW, Friedman S, Spurling KP, et al. The retained surgical sponge. *Ann Surg*. 1996;224:79-84.
20. National Quality Forum. *Serious Reportable Events In Healthcare—2011 Update: A Consensus Report*. Washington, DC: Author; 2011.
21. Egorova NN, Moskowitz A, Gelijns A, et al. Managing the prevention of retained surgical instruments—what is the value of counting? *Ann Surg*. 2008;247:13-8.
22. Gawande AA, Studdert DM, Orav EJ, et al. Risk factors for retained instruments and sponges after surgery. *New Engl J Med*. 2003;348:229-35.
23. Cima RR, Kollengode A, Garnatz J, et al. Incidence and characteristics of potential and actual retained foreign object events in surgical patients. *J Am Coll Surg*. 2008;207:80-7.
24. Lincourt AE, Harrell A, Cristiano J, et al. Retained foreign bodies after surgery. *J Surg Res*. 2007;138:170-4.
25. AORN Recommended Practices Committee. Recommended practices for sponge, sharps, and instrument counts. *AORN J*. 2006;83:418, 421-6, 429-33.
26. Greenberg CC, Regenbogen SE, Lipsitz SR, et al. The frequency and significance of discrepancies in the surgical count. *Ann Surg*. 2008;248:337-41.
27. Greenberg CC, Diaz-Flores R, Lipsitz SR, et al. Bar-coding surgical sponges to improve safety—a randomized controlled trial. *Ann Surg*. 2008;247:612-6.
28. Fabian CE. Electronic tagging of surgical sponges to prevent their accidental retention. *Surgery*. 2005;137:298-301.
29. Macario A, Morris D, Morris S. Initial clinical evaluation of a handheld device for detecting retained surgical gauze sponges using radiofrequency identification technology. *Arch Surg*. 2006;141:659-62.
30. Steelman VM. Sensitivity of detection of radiofrequency surgical sponges: a prospective, cross-over study. *Am J Surg*. 2011;201:233-7.
31. Radiation-Emitting Products. U.S. Food and Drug Administration. 2013. http://www.fda.gov/Radiation-EmittingProducts/RadiationSafety/ElectromagneticCompatibilityEMC/ucm116647.htm. Accessed 6/9/14.
32. Regenbogen SE, Greenberg CC, Resch SC, et al. Prevention of retained surgical sponges: a decision-analytic model predicting relative cost-effectiveness. *Surgery*. 2009;145:527-535.
33. www.jointcommission.org/sentinel_event.aspx
34. www.kaiserhealthnews.org/stories/2011/june/21/wrong-site-surgery-errors.aspx?p=1
35. Devine J, et al. Avoiding wrong site surgery: a systematic review. *Spine*. 2010;35(9 Suppl):S28-36.
36. Kwaan MR, et al. Incidence, patterns, and prevention of wrong site surgery. *Arch Surg*.

2006;141:353-7.

37. Meinberg EG, Stern PJ. Incidence of wrong site surgery among hand surgeons. *J Bone Joint Surg Am*. 2003;85:193-7.
38. Mody MG, et al. The prevalence of wrong site surgery among spine surgeons. *Spine*. 2008;33:194-8.
39. Jhawar BS, Mitsis D, Duggal N. Wrong sided and wrong level neurosurgery: a national survey. *J Neurosurg Spine*. 2007;7:467-72.
40. Seiden SC, Barach P. Wrong side/wrong site, wrong procedure, and wrong patient adverse events: are they preventable? *Arch Surg*. 2006;141:931-9.
41. Clarke JR, et al. Wrong site surgery: can we prevent it? *Adv Surg*. 2008;42:13-31.
42. www.centerfortransforminghealthcare.org/…/CTH_wrong_site_surgery
43. www.jointcommission.org/sentinel_event_statistics/
44. www.jointcommission.org/facts_about_the_universal_protocol/
45. Weiser TG, et al. Perspectives in quality: designing the WHO surgical safety checklist. *Int J Qual Health Care*. 2010;22:365-70.
46. Haynes AB, et al. A surgical safety checklist to reduce morbidity and mortality in a global population. *N Engl J Med*. 2009;360:491-9.
47. Weiser TG, et al. Effect of a 19-item surgical safety checklist during urgent operations in a global patient population. *Ann Surg*. 2010;251:976-80.
48. Arriaga AF, et al. Simulation-based trial of surgical crisis checklists. *N Engl J Med*. 2013;368:246-53.
49. www.projectcheck.org/checklists.html
50. deVries EN, et al. Effect of a comprehensive surgical safety system on patient outcomes. *N Engl J Med*. 2010;363:1928-37.
51. Stahel PF, et al. Wrong site and wrong patient procedures in the universal protocol era: analysis of a prospective database of physician reported outcomes. *Arch Surg*. 2010;145:978-84.
52. Urbach DR, et al. Introduction of surgical safety checklists in Ontario, Canada. *N Engl J Med*. 2014;370:1029-38.
53. Mahar P, et al. Interventions for reducing wrong site surgery and invasive procedures. *Cochrane Database Syst Rev*. 2012;12:1-51.
54. Vachhani JA, Klopfenstein JD. Incidence of neurosurgical wrong site surgery before and after implementation of the universal protocol. *Neurosurgery*. 2013;72:590-5.
55. Leape LL. The checklist conundrum. *N Engl J Med*. 2014;370:1063-4.
56. Makary MA. The hazard of more reporting in quality measurement: comment on "Wrong site and wrong patient procedures in the universal protocol era." *Arch Surg*. 2010;145:984.

20 産科領域における患者安全および医療の質改善プログラムの設置

Kate Mitchell, George A. Macones

症例

Cさんは初めて妊娠した22歳女性である。妊娠初期に行った超音波検査によると，妊娠週数は38週と2日であるが，重度の妊娠高血圧症候群のため，分娩誘発目的で入院した。入院時，Leopold触診法により胎児は約3,900gであると推定された。その他の合併症は貧血のみであった(鉄欠乏および鎌状赤血球形質)。分娩はミソプロストールで誘発され，オキシトシンで増強された。子宮口は全開大した。分娩の際，娩出した新生児の児頭が再びなかに入ってしまうタートルサイン(turtle sign)がみられた。その後，新生児は1.5分にわたる肩甲難産を呈し，McRoberts法，恥骨上部圧迫，そして最終的にはWoods法によってようやく解除された。Cさんは第2度会陰裂創を患い，局所麻酔下での縫合を必要とした。推定出血量は400mLであった。

新生児の実際の体重は3,245gであった。Apgarスコアの生後1分値は7点，生後5分値は8点であった。新生児の臍帯血の血液ガス分析結果は，pH 7.2，P_{CO_2} 63mmHg，HCO_3^- 22mEq/L，base excess −5.5mEq/L以下であった。肩甲難産は左の前在肩甲によるものと診断された。また，小児科チームは，分娩直後の新生児のMoro反射が左右非対称(右<左)であることに気づいた。これは腕神経叢の損傷を示唆する所見である。一連のことはCさんに開示され，診療録に記載された。

Cさんの収縮期血圧はマグネシウムの予防投与なしでも130〜140mmHgと安定していたため，分娩後2日目に退院となった。退院時処方は必要なく，4〜6週間後に外来受診することとなった。

分娩後5日目にCさんは家庭血圧が180/90mmHgを超えたため，妊娠評価センター(pregnancy assessment center：PAC)を受診した。血圧は，当初PACでは危険域にあったが，神経所見はなく，検査値も正常で，血圧も次第に正常から軽度上昇程度まで治ってきたため，マグネシウムは投与されなかった。代わりに，Cさんにはニフェジピン XL 30mgが処方された。経過観察目的で，Cさんはその夜一泊入院し，分娩後6日目にあたる翌日に退院した。

- 分娩誘発に至ったCさんの血圧上昇を防ぐために，妊婦検診で何かできなかったのだろうか？
- Cさんの再入院を防ぐために，分娩直後に何かできなかったのだろうか？

はじめに

産科領域における患者安全および医療の質改善は，妊婦のみならず胎児の健康と安全も考慮しなければならないという点でユニークである。一方の管理がもう一方の予後に直接影響を与える。ここ数年の間に，産科医や小児科医，麻酔科医，看護師など分娩にかかわる診療チーム全員のチームワークや協調性を向上させるためのプログラムが複数登場した[1]。

米国産婦人科学会(American College of Obstetrics and Gynecology：ACOG)は診療のあらゆる場面における患者安全と医療の質にコミットしてきた。当初，全国的な患者安全運動は主に入院患者に関する問題を優先的に扱ってきたが，外来における患者安全問題についても独自の安全基準を作っている。2003 年に，ACOG はすべての産婦人科医が診療現場や病院で遵守すべき理念や目標を提唱した。それらは以下のとおりである。

- ■患者安全文化の奨励
- ■安全性が認められている投薬方法の導入
- ■手術エラーのリスクの軽減
- ■医療従事者間のコミュニケーションの向上
- ■患者とのコミュニケーションの向上
- ■患者との関係構築を通して安全性を高める。
- ■診療のすべての場面において安全性を最優先させる[2]。

産婦人科領域における有害事象

ACOG によると，この 20 年間で米国における妊娠高血圧症候群の頻度は 25％増加した。この高血圧性障害は，米国のみならず世界各地で妊産婦死亡率の最大の原因となっている。Child Health USA 2011[訳注 1] によると，妊娠高血圧症候群や子癇により死亡する妊産婦の割合は出生 100,000 件あたり 1.5 人であった。また，CDC によると，米国において 2006～09 年の間に起こったすべての妊産婦死亡のうち，9.9％は妊娠高血圧症候群または子癇によるものであった。妊娠高血圧症候群を持つ女性のうち誰の予後が悪いのかを同定する明らかな方法はない。妊娠高血圧症候群を持つ母親の管理と胎児の安全な分娩を行うためには，妊婦検診，妊娠中，そして産褥期における収縮期血圧および拡張期血圧の適切な管理にかかっている。そのためには，妊娠検診では毎回注意深くモニターし，血圧が高くなり次第，速やかに積極的な治療を開始することが大切である。妊娠高血圧症候群の根本的な「治療」は胎児の分娩以外にないが，あらかじめ分娩による母親と胎児へのリスクをすべて検討したうえでの判断となる[3]。

現状の把握

回避できる傷害，安全性や質について，産科が診療科としてどの程度の成果を出しているのかを評価するには，現状を把握するしかない。それによって，患者安全と医療の質改善(PS/QI)プログラムが次にどのようなステップを踏めばよいのかが明らかになる。具体的には，評価対象とすべきアウトカムについて，以下の情報を収集し分析する必要がある。すなわち，患者からの苦情，賠償請求，重大・警鐘事象，

訳注 1：米国保健福祉省が毎年発表する小児に関する統計。

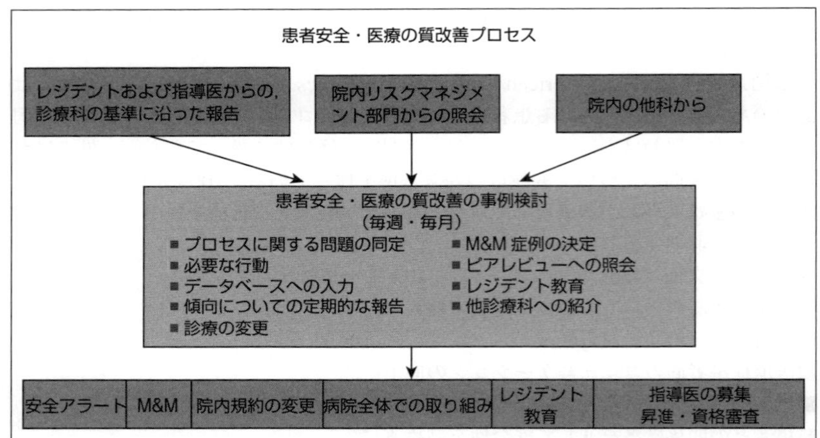

図 20-1 Washington University in St. Louis School of Medicine の産婦人科における質改善のためのプロセスデザイン

そして病院や各部門からのピアレビュー案件についての情報，感染制御に関するデータ，morbidity and mortality（M&M）カンファレンス症例，質の管理および質の改善基準である。

次のステップは，以下の推奨されている活動のうち，どれがすでに導入されているかを把握することである。

■M&M 症例を選択するピアレビュー委員会
■PS/QI 基準またはトリガーツール（trigger tool）を用いた事象の分析
■事象の報告システム
■投薬エラーの報告
■感染のサーベイランス
■患者安全文化および透明性の推奨のための絶え間ない取り組み
■患者安全に対する意識や，それを向上させるための提案の収集
■エラーを報告しようという職員の覚悟

診療科は，まず患者安全委員と共同で事象の分析を始め，デブリーフィング（debriefing）や根本原因分析（root cause analysis）など院内における事象分析活動には常に協力すべきである。有害事象がどのように報告され，分析されるのか，そして議論がどのようになされるのかなどを目の当たりにすることにより，どのような改善を現場の医療従事者に求めることができるのかを理解することができる。それによって，診療科が置かれている環境を理解し，今後の発展のために必要な介入やプロセスを知ることができる（**図 20-1**）。

患者安全および医療の質改善の基盤

優先順位を決め，すでに診療科で導入されている方策を同定したら，次の課題は，

事例の収集と分析を円滑に行い，それらが学習点や改善方法などにつながることを保証するための基盤を作ることである。成功している組織に共通するのは，医療安全に対する声や文化，全体的な環境づくりの決め手となるのはリーダーシップであるという点である。

患者安全チーム

ACOG は，関係する全部門から代表者をチームに入れることを推奨している。この指針は，問題の同定，議論，そして業務改善のためにとりうる行動といったプロセスに，重要なステークホルダーがすべて参加することを保証する。例えば，産科医，産科麻酔科医，小児科医(新生児治療専門医)，産科看護師や麻酔科看護師が含まれるチームである。これら各部門の代表者は，特定分野におけるリーダーシップを発揮する能力，または技術的な情報を提供できる素質を持っている一方，臨床現場での日々の活動にも深く関与しているべきである[4]。

患者安全委員

診療科の管理者は，患者安全と医療の質改善(PS/QI)チームのリーダーとなりうる主要な人物を 1 人か 2 人決める必要がある。この人物は，患者安全についての特別なトレーニングを受けているべきで，事象についての議論を，不確定的または反応的なアプローチから，プロセスやシステムというより広い視点での議論へと導くことが期待される。また，難しい課題に対処することができたり，言いにくいことを言うこともできる。一方，メンバーが抱える問題や悩み，エラーなどを非公式に解決できるべきである。さらに，診療科内で臨床的にも学術的にも尊敬されており，同僚だけでなく他診療科の医療従事者からも信頼されているべきである。また，信頼があり，かつ中立性があり，相手に対して非難的でない質問の仕方も心得ているべきである[4]。そのような患者安全委員は，診療科における PS/QI 活動の出発点となるため，チームの持つ資源をうまく活用し，チーム内の士気を高め，ときにはもめごとをおさめることも必要である。患者安全委員は，事例を分析しているグループ，あるいは診療科を代表する。そして，あらゆるテーマや事例についての議論を行うための準備を行い，議論から派生する分析やさらなる議論へと結びつけ，事例の解決へと近づけていく。診療科は患者安全委員を支援する必要があり，有害事象やエラー，アウトカムについて忌憚なく自由に発言できるような安全な環境を作ることに尽力すべきである。明確なリーダーシップは，患者安全を改善し，医療従事者ばかりでなく，その他のスタッフ，医療施設，そして最も重要なことであるが患者にベネフィットをもたらす[4]。

患者安全コーディネーター

責任の所在を明確にすることは，PS/QI の基盤を作るうえで極めて重要である。ここでいう責任とは，医療を提供する側の責任，診療にかかわったスタッフの責任，患者本人の責任を指す。この責任の所在を明確にするため，多くの患者安全または医療の質チームでは患者安全(PS)コーディネーター(patient safety coordinator)を配置している。PSコーディネーターは，臨床または患者安全分野における経験が豊富な医療従事者で，委員会やチームのメンバーと事例について円滑にコミュニケーションをとり，それぞれが与えられた役割を守り，必要な改善策がとられていることを確認する。その主要な役割は，産婦人科の診療体制やそのアウトカムの評価を通して，エラーを削減し，患者安全を改善するための介入を同定し，導入することである。したがって，PSコーディネーターは，透明性や報告を推奨し，業務改善が必要な分野を同定し，ときには院内外の関係者の橋渡し役となり，院内のスタンダードを形成し，変化をもたらした場合にはその確実性を継続的に評価する。また，PSコーディネーターは，産婦人科の研究者が患者安全に関するデータを収集し利用する際にも協力する。

患者安全と医療の質を改善するステップ

重要なステップは，まず有害事象が起こった事例をどのように同定するかを判断し，報告および討議し，どのような行動をとるのかを決め，フィードバックを行い，そして最後に同じような事象が再発しないように医療従事者を教育することである。患者安全および医療の質を改善する方法は複数あるが，ここではワシントン大学医学部でのアプローチについて説明する。

事例の同定

患者安全および医療の質改善(PS/QI)が不十分であった事例を同定する最も簡単な方法は，すでにACOGが立証している臨床的指標を用いることである[4]。決して包括的ではないが，これらの指標には母体と胎児の両方の項目が含まれ，あらゆる産科的状況に応用することができる。診療科の管理者やPS/QIチームは，ACOGにて合意が得られている基準に従って，事例報告を推奨する必要がある。これは，大学病院なら分娩室を担当しているチーフレジデントを通して，それ以外の施設ではPSコーディネーターやチームリーダーを通して行われる。ワシントン大学医学部で産科事例をレビューする際に用いられる基準を**図20-2**に示す。

事例の報告と討議

事例報告の基準を決定する際，報告を推奨するような文化をあらかじめ作っておくことも重要である。事例を報告するのは，指導医，レジデント，看護師，事務職員など誰でもよい。多くの施設では，レジデント，指導医，その他スタッフは誰でも，オンラインの事例報告システム(event reporting system：ERS)を通して自主的に事例を報告できる。ERSの内容は機密が守られており，診療科内で検討される。事例について，患者安全チームが相談を受けることもある。院内の他の診療科や，院外の産科からの意見を求めることもある。病院または他の診療科が患者安全や業務に関する問題点を同定した場合には，診療科内のPS/QIチームに報告される。院内の他の診療科や院外の産科とのコミュニケーションを向上させる，または業務改善を行うためには，透明性と報告が奨励されるべきである。

□ 1. 母体死亡率	□ 11. 治療の遅延または誤り
□ 2. 母体心肺停止	□ 12. 分娩後の予定外の分娩室入室 または手術室入室
□ 3. 過度の母体出血（約 1,500 mL 以上） 子宮動脈損傷の有無 □はい □いいえ	□ 13. 担当医不在での分娩 （急遂分娩の場合を除く）
□ 4. 分娩後出血（1,000 mL 以上）	□ 14. base excess＜－12.0
□ 5. 入院時は生きていた死産 （超未熟児や致死的な奇形は除外）	□ 15. Apgar スコア（5 分値）＜3 点
□ 6. 臍帯血 pH＜7.00	□ 16. 母親の 14 日以内の予期せぬ再入院
□ 7. 子癇	□ 17. 肩甲難産
□ 8. 予期せぬ新生児痙攣の所見	□ 18. 臍帯脱出
□ 9. 新生児外傷の所見	□ 19. 待機的または適応のない， 妊娠 39 週 0～7 日未満での分娩
□ 10. 診断の遅延または誤り	□ 20. その他＿＿＿＿＿＿＿＿＿＿

(WUSM OB Peer Review Formより掲載)

図 20-2 トリガーツール

出典：Washington University in St. Louis School of Medicine Obstetrics Peer Review Form より。

もし事例が規定の基準を満たす場合には，院内の質改善担当者または診療科は，どこでその事例を検討するかを決める。選択肢としては，M&M カンファレンスや診療科・診療部の定例ミーティング，根本原因分析（root cause analysis）などが挙げられる。施設によっては，多職種委員会を毎週開催して事例を検討するところもある。このような委員会では，周産期医療の専門医，産科指導医，新生児集中治療室（NICU）の指導医，産科麻酔の指導医や，患者安全および看護部の管理職職員などが集う。

PS/QI チームは，情報開示や透明性を奨励し，また支援する。Joint Commission（JC：米国医療施設認定合同機構）は，医師の管理下で起こったすべての予期せぬ有害事象を当該患者に開示することを義務づけている[5]。したがって，医師には透明かつ正直なコミュニケーションをとる倫理的義務がある。臨床研究によると，何か予期せぬ事態が起こったとき，患者はそれを知りたいし知らせてもらえるものと思っている。そして，その起こったことに対して誰かに責任をとって欲しいと考えている。一方，有害事象が発生したときに，医師のコミュニケーションに対するサポート体制は十分にある。有害事象の開示は，診療科の透明性を増すばかりでなく，PS/QI 活動を後押しする。

とるべき行動の同定

事例検討では，患者安全を改善するために，関係者は誰でも発言できる。このような事例検討の対象は診療科であり，個人ではない。仮にフィードバックが個人に向けられたとしても，そこからみなが再発防止のために学習することができる。

しばしば，事例検討を他の部門に委託する必要がある。それが，同じ診療科の他の部門であったり，同じ患者にかかわった他の診療科であったり，病院の執行部であったりもする。事例検討を委託するということは，事例にかかわった全部門間でのチームワークを促し，組織全体の透明性を上げるということである。それは決して非難的なものではなく，診療にかかわった診療科間でのコミュニケーションを強固にするためのものである。したがって，事例検討の委託によって，すべての関係者の間で，対話や会話が絶え間なく続くことが期待されている。実際，委託された部門から追加の情報や確認が求められることも多く，それによって問題の解決につながることもある。

フィードバックを広める

医療におけるエラーのほとんどは，個人ではなくシステムによるものである[6]。したがって，事例の検討および討議の結果は，明瞭かつ簡潔な言葉で表現されなければならない。教育や業務改善の目的はもちろん，今後も遠慮したり妨害されたりすることなく事例報告ができるようにするためである。事例検討を行った際に学んだことを，実際に現場で日々患者の診療にあたる医療従事者にも伝える必要がある。

●患者安全アラート

患者安全アラート(patient safety alert)は，情報をすべてのレジデント，指導医，看護職員に送信する。これらのアラートは，具体的な医療従事者に向けられたものではなく，簡潔で短く，電子メールで送られる。多くの場合は，既存のマニュアルの引用や，臨床技術に関する注意喚起などの簡単なメッセージである。そのようにすることで，みなが学習できるのである。

●当該患者の診療に携わった医師への直接的コミュニケーション

当該患者の診療に携わった医師への直接的コミュニケーションは，チームリーダーである医師が行うべきである。このコミュニケーションは挑発的でも非難めいたものでもなく，将来に向けた学習ポイントを提供するためのものである。もし当該医師に何らかの問題があると判断された場合には，病院長へ直接報告されるべきである。

●教育講演や生涯教育カンファレンス

教育講演や生涯教育カンファレンスは，情報を医療従事者へ広めるよい方法である。例えば，救急外来で新しいトリアージ方法が導入されるならば，すべての指導医，レジデント，看護職員が知らされるべきである。そのためには1回の教育イベントでは足りず，複数の診療科が関係することになる。すると，診療科のグランド・ラウンズで講演し，さらにレジデント向けの教育カンファレンスでも講演をする必要がある。大切なのは，同じ情報を繰り返し，なるべく多くの医療従事者に伝えることである。教育は，プロセスの変更や業務改善の導入に焦点を当て，プロセスに携わる医療従事者が導入について発言する場を提供する機会でもある。これは，1度のセッションで完結することもあれば，成功するまで繰り返しフィードバックを送り続けることが必要な場合もある。ここでの課題は，ある特定の時間と場所で発表された情報を，いかにして定期的に入れ替わるレジデントにも伝えるかである。

継続的な教育

患者安全領域における診療科としての基礎知識を増やすためには，教育の機会が必要不可欠である。医師やスタッフが診療科全体の方針や，事例検証や討議をする理由を知ることができればできるほど，患者安全および医療の質改善を受け入れられるような，よりオープンな文化を作ることができる。最終的な目標は，非難や屈辱を恐れる必要がなく，有害事象が容易に報告可能で，学習と継続的な向上にコミットするということが伝わるような，透明性の高い雰囲気を作ることである[4]。透明性は，事例の報告や討議がしやすいような文化を育む。それが結果として，患者にとっても，医療従事者にとっても安全な環境を作ることになる。

JC は，周産期における有害事象のほとんどは，チームワークや有効なコミュニケーションの欠如によるものであると発表している。したがって，スタッフ同士が一緒に働き，より効率よくコミュニケーションがとれるようにするために，チームとして研修することを推奨している[7]。周産期における母体と胎児の予後を改善することが示されている 1 つの教育方法は，一般的な場面や緊急の場面でのシミュレーション教育である。シミュレーションは，臨床教育と診療科における患者安全についての基礎知識の両方を増やすことができる。また，シミュレーションでは，レジデントが学ぶべきテクニカルスキルも，産科領域でしばしば必要となるコミュニケーション方法のようなノンテクニカルスキルも同時に教えることができる。シミュレーションプログラムにはさまざまな種類があり，診療科のニーズに最も合うものを選ぶことができるうえ，過去にわかったニーズや医学教育のレベルに合わせてカスタマイズすることもできる[8]。一般的には，シミュレーションには産科チームの全員が含まれ，産科，小児科，麻酔科，看護部のメンバー全員が一丸となって臨床的な課題に取り組む。このようなシミュレーションは，診療の医学的な側面ばかりでなく，必要不可欠なコミュニケーションやチームワーク技術にも焦点を当てている。

KEY POINT

- 患者安全文化の奨励により環境が変わり，産科領域における女性の健康と予後は改善する。
- エラーの同定と削減に努めることで，我々は患者にとってより安全な環境づくりを目指している。
- 医療従事者間のコミュニケーションを向上させることによって，我々は患者と医療従事者双方にとって，より安全な環境づくりを目指している。
- 産科における患者安全プログラムを導入することで，診療科は患者と医療従事者双方にとっての安全および健康を考えるような文化を育む。

（加藤 良太朗）

オンライン情報

- Child Health USA 2011: http://mchb.hrsa.gov/chusa11/hstat/hsi/pages/208mm.html
- World Health Organization: http://www.who.int/en/
- American College of Obstetrics and Gynecology: http://www.acog.org
- Preeclampsia Foundation: https://www.preeclampsia.org

文献

1. Collaboration between Obstetricians and Neonatologist. Perinatal safety programs and improved clinical outcomes. *Clin Perinatol.* 2010;37:179-88.
2. American College of Obstetrics and Gynecology. Patient safety in obstetrics and gynecology. ACOG committee opinion No. 447. *Obstet Gynecol.* 2009;114:1424-7.
3. American College of Obstetricians and Gynecologists, issuing body. *Hypertension, Pregnancy-Induced—Practice Guideline*. Author.
4. The American College of Obstetrics and Gynecology, Women's Health Care Physicians. *Quality and Safety in Women's Health Care. Committee on Patient Safety and Quality Improvement.* 2nd ed. Washington, DC: American College of Obstetrics and Gynecology; 2010.
5. American College of Obstetrics and Gynecology. Disclosure and discussion of adverse events. ACOG committee opinion. *Obstet Gynecol.* 2012;119(3):686-9.
6. Mulligan MA, Nechodom P. Errors and analysis of errors. *Clin Obstet Gynecol.* 2008;51(4):656-65.
7. The Joint Commission. *Preventing Infant Death and Injury during Delivery. Sentinel Event Alert Issue No. 30.* Oakbrook Terrace, IL: JC; 2004. http://www.jointcommission.org/sentinel_event_alert_issue_30_preventing_infant_death_and_injury_during_delivery/. Retrieved February 6, 2014.
8. Birsner ML, Satin AJ. Developing a program, a curriculum, a scenario. *Sem Perinatol.* 2013;37:175-8.

21 麻酔における患者安全と質改善

Andrea Vannucci, Laura F. Cavallone, Ivan Kangrga

症例

Pさんは75歳男性で，既往に喫煙，高血圧，冠動脈疾患がある。今回，左頸部郭清のために入院となった。数カ月前に口腔癌のために口腔底切除術と右頸部郭清術を，その後に放射線治療を受けたが病気の進行を止めることはできなかった。

手術当日，麻酔科医Aが患者を診察し，放射線治療による軟部組織の線維化のためと思われる開口制限と頸部硬直を認めた。マスク換気と喉頭展開が難しい可能性を考慮し，患者の自発呼吸を維持しながらファイバー挿管する方針とした。挿管は合併症なく成功した。

手術終了前に若手麻酔科医ZがA医師から症例を引き継いだ。引き継ぎのなかで，挿管が順調にいったことは伝えられたが，ファイバー挿管については触れられなかった。挿管が問題なくできたとの報告を受けていたため，年配外科医が深麻酔下での抜管を要望したことに対しZ医師も同意した。これは覚醒時に咳をしたりバッキングしたりして手術部位から出血することを避けるためだった。筋弛緩からの完全回復を評価した後，抜管後の上気道開存維持目的でネーザルエアウェイに潤滑剤をつけ，左の鼻腔へ挿入した。そしてもう一方の鼻腔から気管内チューブを抜去した。この行為によってかなりの鼻出血が起き，まだ患者が完全に覚醒していなかったこともあり，血液を誤嚥してしまった。その直後，換気ができなくなり酸素飽和度が低下した。Z医師はマスク換気と喉頭鏡による再挿管を何度か試みたが，持続する出血と重度の開口制限のためにうまくいかなかった。患者は低酸素による心停止となり，外科医によって緊急の輪状甲状切開が施行されたが，広範囲の頸部線維化のために非常に難渋した。患者の酸素化は10分以上にわたり不十分であり，その結果，低酸素脳症と心筋虚血となった。患者は蘇生されICUに入室となったが，1週間経っても意識は回復せず，ICU医師と患者の家族との間で話し合いがあり治療撤退となった。

はじめに

この症例には安全な麻酔管理について重要な要素がいくつも含まれている。術前評価を漏れなく行い最新の情報を集めること，患者や手術の特徴を考慮に入れた麻酔計画を立てること，麻酔導入と覚醒における気道確保困難の管理で必要となる上級器具使用について習熟していること，状況認識を維持すること，チーム全員と有効なコミュニケーションをとることなどである。

この症例で提示された有害事象の発生を防ぐことは，麻酔管理のどの段階で可能だったであろうか？

患者評価と計画

A 医師は患者の治療歴をよく調べ，身体所見(開口制限など)を見逃さなかったため，挿管ならびにマスク換気困難の可能性について正しく警戒することができた。この認識が，患者の自発呼吸を維持しながらファイバー挿管をすることにつながった。実際，頭頸部の放射線治療後の気道確保困難の主要因は，線維化による高度の頸部硬直と慢性的な気道浮腫の存在である。

気道管理—上級

Z 医師が気道確保困難を認識していたとしたら，気管内チューブ交換用カテーテル(airway exchange catheter：AEC)を使用した段階的な抜管を計画できたかもしれない。AEC は細めの中空カテーテルで，緊急時に三方活栓を介して酸素を投与したり，標準的な挿管チューブのアダプターとアンビューバッグで換気を試みたりすることができる。AEC は，再挿管の際のチューブの誘導としても用いられる。その場合，抜管前に AEC を挿管チューブ内に挿入しておく。それから，AEC を気道内に残したまま挿管チューブを抜去する。AEC を気道内に残しておくことは，覚醒自発呼吸下の患者でも通常よく耐えられるものであり，数時間安全に留置し続けることができる。気道確保困難患者の抜管は，麻酔管理のなかでも相当難しい段取りの 1 つではあるが，ときに軽視される[1]。

コミュニケーションと状況認識

残念なことに，A 医師はファイバー挿管を行った理由を若い同僚である Z 医師に説明し忘れた。その結果，Z 医師は気道の解剖学的異常がある患者における深麻酔下抜管の危険について，十分に考慮しなかった。さらに Z 医師と年配外科医の間のヒエラルキー(階層勾配)がこの不幸な結果に一定の役割を果たしたと考えられる。「年配」外科医が「深麻酔下抜管」を要望したのには理由がある。バッキングと人工呼吸器とのファイティングが頸部の手術部位から出血するリスクを高めるかもしれない。それでも，年配の麻酔科医なら気道確保困難患者における深麻酔下抜管の結果として起こりうる合併症を心配し，年配外科医に自信を持って深麻酔下抜管は気道確保が容易な患者においてのみ安全に行えることを伝えただろう。ところが，「若手」麻酔科医は自信がないように見えることを恐れて，年配外科医の要望に反対することを躊躇したのかもしれない。このようなコミュニケーションの問題は広く認識されている。対策として受け入れられているのは，チームの誰もが階層に関係なく危険な状況が起きかけていると気づいたら不安を感じることなく発言できる組織的な文化を築くことである。

本章では，麻酔科医が，自身が活動する現場において患者安全に対する脅威をどのように認識し，患者に傷害が加わらないよう，もしくは傷害が最小限になるよう，有効な手段を打ってきたかを見直すことを目標とする(**表 21-1**)。加えて，医学的知識が増え技術が進歩した現代において，かつ医療費の制限のあるなかで，麻酔を

表 21-1　麻酔業務における患者安全を支援する技術的・組織的改善点

分類	項目
薬物安全	■ シリンジラベルと色による識別 ■ 調剤済シリンジ ■ 薬物濃度の標準化 ■ 静注薬エラー防止ソフトウェア搭載の持続注入ポンプ（事前に設定した制限範囲外にポンプ速度をプログラムしようとすると警告を出す） ■ 拮抗薬：ナロキソン，フルマゼニル，スガマデクス
機器	■ ピンインデックス（ガスボンベ）と直径インデックス（中央配管）ガス接続安全システム（ガスの混合や取り違えを防ぐ） ■ 酸素や他の医療用ガスの色による識別 ■ 低酸素防止装置 ■ 酸素などのガス分析装置
モニター	■ パルスオキシメータ ■ カプノグラフィ ■ 筋弛緩モニターのための神経刺激装置
気道確保困難対策デバイス	■ 気管支鏡，ラリンジアルマスク，ビデオ喉頭鏡 ■ 気管内チューブ交換用カテーテル（AEC）
臨床診療基準と管理運営基準の作成と実施	■ 米国麻酔科学会や他の学会が作成した臨床ガイドラインと業務指標
診療の進歩	■ 産科における局所区域麻酔 ■ 心臓手術における経食道心エコー（TEE） ■ 超音波ガイド下局所区域麻酔 ■ 超音波ガイド下血管穿刺 ■ 臨床シミュレーション
認知支援	■ WHO 手術安全チェックリスト ■ 麻酔前チェックリストに関するガイドライン ■ 悪性高熱治療プロトコル ■ 意思決定支援機能つき麻酔情報管理システム
継続的な開発	■ 大規模データベース収集と解析 ■ 薬物と血液製剤投与のための読み返し機能つきバーコードスキャン技術 ■ ノンテクニカルスキルトレーニング

受ける患者の安全に関する新たな課題についても議論する。

麻酔における患者安全

本章では，麻酔における患者安全を「麻酔ケアによる患者への不必要な傷害を防ぐこと」と定義する。

歴史を振り返ると，麻酔分野は患者安全と医療の質を開拓してきた。麻酔は危険を伴い，それ自体は治療でないという事実を，医療従事者は以前より認識していた[2]。

この認識のために，麻酔という専門分野が誕生した当初より，麻酔科学分野では，臨床と研究の両面から麻酔関連死亡と合併症の予防に的を絞り注力してきた。興味深いことに，「患者安全」という用語を作ったのも麻酔科医であるといえる。PubMed検索によると，この2つの単語(「患者」，「安全」)が初めて一緒に用いられたのは1960年のKreul医師による論文のタイトルのなかであった。Kreul医師はWisconsin出身のすぐれた麻酔科医で，産科領域の手術の際には全身麻酔よりも局所区域麻酔を用いたほうがよいのではないかと主張した[3]。1978年にCooperは麻酔業務中のヒューマンエラーと機器の故障を検証した論文を発表し，影響を与えた。彼は予防可能な有害事象の82%はヒューマンエラーによるものであることを発見した[4]。エラーの多くは機器や備品に関する問題，医療従事者の全体的な経験不足，機器・デバイスに熟知していないこと，性急，不注意，疲労，コミュニケーション不足，不十分なトレーニングなどに起因していた。この研究によって麻酔の安全と質の革新の土台が築かれた。当初の注目点は主に死亡であったが，関心領域は徐々に拡大し，中枢神経障害，末梢神経障害，急性肝不全，周術期心筋虚血・心停止，呼吸不全，アレルギー反応などの有害事象へと進展していった。

この臨床と研究における継続的な進歩により，1984年の米国麻酔科学会(ASA)非公開クレーム・プロジェクト(Closed Claim Project)と，1985年の麻酔患者安全財団(Anesthesia Patient Safety Foundation：APSF)の設立に至った。非公開クレーム・プロジェクトは，麻酔医療過誤非公開クレームを詳細に調査することによって，「死亡の主要領域，損傷の様式，予防策」を同定することを目標としてきた[5]。APSFの使命は，研究・教育・患者安全啓発活動を推進することによって，麻酔の安全性を継続的に向上させていくことである[6]。APSFの主なコミュニケーション手段は，四半期ごとに発行されるニュースレターで，冊子版とオンライン版がある。ASAとAPSFは，患者安全の知識を習得し周知させること，ならびにそれらの知識を日々の診療に活かすことを支援してきた。

麻酔における有害事象

1847年以来，麻酔関連死亡の症例報告が続いている。ボストンの歯科医だったWilliam Mortonが手術患者でジエチルエーテルを用いた全身麻酔の導入の可能性を初めて示したわずか数カ月後からである[7]。この出来事は，近代麻酔の始まりの日として多くの歴史家たちに認識されている。実際には，1842年からすでにWilliam E. ClarkeとCrawford W. Longの2人の医師によってエーテルが使われていたことが今では確定しているが，彼らはこの吸入薬の経験についてすぐに報告しなかった。麻酔という専門分野が誕生した当初は，ほとんどの死亡がエーテル，クロロホルム(1847年にスコットランドの産科医James Young Simpsonによって発見された)または他の吸入薬の使用と関連していた。第二次世界大戦後にBeecherとToddが初めて麻酔関連死亡の系統的な調査を行った。彼らの研究では，米国内で高く評価されている学術機関における麻酔死亡は10万件に64例であった。また，クラーレを投与された患者の死亡率は370分の1で，筋弛緩薬を投与されていない患者の死亡率2,100分の1に比べ，かなり高い率であったことが示された[2]。それ以来，循環と呼吸の生理学の理解が深まり，より安全な麻酔薬，機器，モニターの開発がなされ，臨床医学の標準化により周術期および麻酔関連の死亡率は着実に低下してきている（**表21-1**）。

最近のレビューによると，より多くの手術がより複雑な合併症を持った患者に対して行われているにもかかわらず，先進国における麻酔死亡率は1970年代以前の10万件に36例から1990年代の10万件に34例へと減少しており，発展途上国においても同じ期間で100件に1例から1,000件に1例へと減少した[7]。

それでも，術後30日もしくは60日のアウトカム（治療成績）のデータ（麻酔リスクも含まれるが，手術リスクと内科的リスクをより反映する）をみてみると，術後死亡は今でも大変重要な問題であることがわかる。ヨーロッパで行われた最近の研究では，1回目の手術から60日以内に最大4%もの患者が死亡していることが示され[8]，米国でも同様の結果が報告されている[9]。興味深いことに，前述のヨーロッパにおける研究では，交絡変数調整後も粗死亡率が国ごとに大きく異なっていた（アイスランドで1.2%，ラトビアで21.5%）。周術期死亡率のこの大きな隔たり[8]は，病院医療の形態，人員配置，国レベルでの医療システムが患者のアウトカムを決定する要因の1つであるかもしれないことを示唆する。この研究結果の解釈からいえることは，最も重要な周術期のアウトカムである患者の死亡と合併症に直接影響を与える改善プロジェクトの実施が必要であるということである。

死亡以外にも，麻酔はいくつもの合併症と関連しうる。麻酔科学において，手技関連合併症，機器の故障とともに最も重篤な有害事象の原因となるのは，気道と呼吸の問題，心血管合併症，薬物関連事象，神経学的損傷である[10,11]。重篤な麻酔関連合併症のリスクがある患者は，重要な併存疾患がある患者（ASA全身状態分類で把握），超高齢者，妊婦，手術室から離れた場所で麻酔鎮静を受ける患者，慢性疼痛の治療を受ける患者である[10〜12]。さらに最近では，長期的な心臓関連死亡と合併症，せん妄，術後認知機能障害，術中覚醒，術後慢性疼痛，周術期の経験に関する患者満足度，患者のアウトカムを評価するさまざまな項目を含む新たな問題が取り上げられるようになってきている[13]。

最新の研究では麻酔と周術期管理が長期的な悪影響を及ぼす可能性について焦点が当てられている。この分野の発展は，近い将来，麻酔における患者安全への取り組み方に重大な影響を及ぼすかもしれない。

過去数年間にわたり研究者と一般市民の関心は，全身麻酔が脳障害を引き起こす可能性に向けられてきた。懸念されているのは，幼い子どもにおいて麻酔関連神経毒性が神経細胞のアポトーシスと神経新生やシナプス新生などの発生過程の障害を引き起こし，長期に及ぶ行動学的欠陥や学習の欠陥を発症させる可能性があり，生涯にわたり物事を成し遂げる能力に障害が出るかもしれないということである[14]。一方，高齢患者において重要となるのは，せん妄や術後認知機能障害である。せん妄や術後認知機能障害はともに，大手術によって誘発された炎症反応によるものかもしれないが，在院日数の増加や死亡率の上昇と関連している。

認知機能の問題の他に，麻酔ケアが退院後の患者のアウトカムに影響を与えるかもしれないという考え方は，他の臨床領域でも再び出てきている。1996年にManganoらは入院中のアテノロールの投与が非心臓手術の術後2年までの全死亡と心臓関連死の減少と関連があることを報告した[15]。今日，その研究結果は(周術期β遮断薬の適切な使用も含め)議論の対象となっているが，それでも周術期管理が長期的な治療成績に影響を与えるかもしれないという仮説は妥当であると思われる。また，術中の輸血が癌の再発率を高める可能性や，逆に局所麻酔や区域麻酔の使用により腫瘍の転移の進展を予防する効果があるかもしれないといった仮説も議論されている[16,17]。

麻酔安全における現在の問題：機器の故障と投薬エラー

麻酔機器と投薬に関する技術的な改善が数多くなされてきたにもかかわらず，これらの分野における安全の問題が未だに広く起きていることも，現在の懸念事項である。麻酔器の現在の問題のなかには，実は技術発展の「裏面」であるものもある。閉鎖循環式麻酔器と呼吸器は多くの構成部分からなり，コンピュータ制御によってより多くの機能を備えてきてはいるが，より複雑にもなってきている。麻酔担当者が麻酔業務で使用するすべての麻酔器に精通することが大切となる。麻酔器の種類により使用前チェックアウト，使用法，メンテナンスに違いがある。ASA は，麻酔器の種類ごとの使用前チェックリストのライブラリーを作成しており，大変有用である[18]。

外付け持続注入ポンプもまた患者安全事象にかかわっている。これらの医療装置は輸液と薬物の投与速度を制御し，それによって投薬エラーを減らし患者ケアを改善している。残念なことに，機械もしくはソフトウェアの問題のために過剰投与もしくは過少投与がよく起こっており，間違った治療，治療の見逃し，治療の遅れが生じている[19]。FDA は最近，持続注入ポンプに関するリコールの数と重要度が増加していると通知した。FDA は使用可能な装置で絶対安全なものはないことを認識し，デザインの欠陥やソフトウェアのエラーによるポンプ関連のリスクの軽減を助ける手段の促進と，これらの装置の有効な市場前試験の開発のサポートをしている。

投薬エラーは麻酔死亡と合併症の原因として認識されており，比較的よくある。投薬エラーの頻度は 133 麻酔症例ごとに 1 例程度と見積もられている[20]。最も多く報告されているのは投与量の間違いと代替薬の間違いである。これらのエラーがよく起きているのは，麻酔担当者がエラーを把握するのに役立つ追加手順や仲介手順を踏むことなく，患者に直接薬物を処方，調剤，投与するのが普通だからである。APSF が 2010 年に提案したように，予防対策は多方面からアプローチするべきであり，標準化する必要もある。特に以下の対策が提案されており，次第に採用されつつある。薬物の濃度の標準化，薬物ライブラリーとそれぞれの薬物の投与量の範囲が前もって登録されている持続注入装置の使用(しかし，前述のようにポンプの問題もありうるので常に注意が必要である)，標準化された略語や tall man lettering(例：発音や綴りが似ている薬物名の似ていない文字を強調して大文字で書くこと。2 つの薬物を区別するのに役立たせる方法である)を含むラベルの使用，進歩した技術の採用(読み返し機能つきバーコード読み取り機)，薬剤部での薬物の調剤・調合，施設内の麻酔カートの標準化，安全文化(報告，協調)などである[21]。

最後に，過去数年の間に薬物不足が新たな大問題として浮上しており，周術期における患者安全に影響を与えている。薬物不足とは「供給不足のために薬剤部での調剤方法に変更が生じること，またはそのために別の治療方法を選択して患者管理の変更を余儀なくされる状況」と定義される[22]。薬物不足には静注薬が含まれることが多い。その結果，しばしば麻酔法に影響が及び，病院薬剤師がこのような状況に対する管理についての経験値や対処能力が上がっているという事実にもかかわらず，薬物不足に起因するエラーが毎年多数報告されている。米国ヘルスシステム薬剤師会(American Society of Health-Systems Pharmacists：ASHP)のホームページには，現在の薬物不足・以前の薬物不足のリストや，薬物不足が起きた場合の対処方針とベストプラクティスが掲載されている[23]。

麻酔における質の改善

麻酔業務においても患者安全と医療の質は密接に関連しているが，医療の質の評価に鋭敏なアウトカム指標を見出すのは難しい[24,25]。例えば，死亡は現代ではまれなので質の指標としてはほとんど使えない。内科的合併症にしても，周術期のアウトカムが患者要因や手術要因によることが多く，麻酔の質と直線的に関係するわけではない。

米国において，メディケア・メディケイドサービスセンター(CMS)は，医療の質を評価しモニターする取り組みとして医師の質報告システム(Physician Quality Reporting System：PQRS)を立ち上げた。このシステムは医療専門職者が特定の質の測定値を報告しやすくするように奨励給と支払い調整を組み合わせた報告プログラムである[26]。

2015 年に CMS は，麻酔業務を行う資格のある医療従事者(eligible provider：EP)のほとんどに 3 つの国家質戦略(National Quality Strategy)分野に関係する 9 つの指標を報告するよう義務づけた。これらの分野には患者と家族の医療へのかかわり，患者安全，ケアの連携，公衆衛生，医療資源の効率的な使用，臨床過程/有効性が含まれる。

ほとんどの麻酔担当者は自分たちの業務状況に特定の質の指標を同定して報告することができている。麻酔科医にとっての「古典的な」指標として，冠動脈バイパス術単独症例患者における術前 β 遮断薬，中心静脈カテーテル関連血流感染症予防，周術期体温測定が挙げられる。

麻酔の質研究所(Anesthesia Quality Institute：AQI)は最近，術中，術後，回復後の患者安全と医療の質に関するアウトカムを評価するための包括的および段階的な指標の定義と採用を提案し(**図 21-1〜21-3**)，国家レベルで包括的なデータの収集を体系的に行う方法を開発中である。

この研究所の目標は，麻酔のリスクと，合併症が患者アウトカムへ与える影響の正確な測定を妨げている 2 つの歴史的な困難に打ち勝つことである。その困難とは，(1)麻酔関連死亡と合併症の明白な定義の欠如，(2)十分で信頼のおける集団データの欠如である。

事実，最近までほとんどの国で包括的な国家レベルのデータは体系的に集められ

麻酔の質改善（術中）

症例情報		麻酔法	
日付		麻酔担当者	
医療記録番号（診察券番号）		麻酔看護師	
ASA 分類		その他の麻酔担当者	

問題なし	死亡（ASA 6 の臓器摘出患者を除く）	
症例キャンセル 症例遅延 手技取り違え	予定外 ICU 入室 日帰り手術患者の予定外入院	手術部位の取り違え 患者取り違え
肺水腫 持続静注や昇圧薬による想定外の治療を要した低血圧	心停止 想定外の治療を要した新規心室性期外収縮，心房細動または他の不整脈	治療を要する気管支攣縮 ST 変化または心エコーでの心筋虚血所見
想定外の気道確保困難 気道確保できず	予定外の再挿管 予定外の呼吸停止	誤嚥 喉頭痙攣
アナフィラキシー 薬物に対する想定外の副作用 悪性高熱	輸血反応 鎮静／鎮痛拮抗薬の使用 投薬エラー	覚醒遅延 筋弛緩リバースできず
高位脊髄くも膜下麻酔 血管穿刺合併症（血管損傷）	区域麻酔失敗 血管穿刺合併症（気胸）	硬膜誤穿刺 局所麻酔薬全身中毒
痙攣 装置の故障 装置が使用できず	手術火災 熱傷 10 単位以上の想定外輸血	体位による損傷 手術台からの転落 コードブルー・緊急コール・緊急蘇生チームの要請
PQRS/SCIP 文書 抗菌薬 体温維持	中心静脈ライン確保バンドル	β 遮断薬の継続 深部静脈血栓症（DVT）予防策
その他（詳細）：		

図 21-1　麻酔の質インジケーター入力シート(術中)

PQRS：physician quality reporting system(医師の質報告システム)，SCIP：surgical care improvement project(手術改善プロジェクト)

出典：National Quality Institute. Quality Measurements Tools より(http://www.aqihq.org/files/AQI_Clincical_Outcomes_Data_Capture_Sheet_Intraop.docx，2015 年 12 月 5 日アクセス)

てはいなかった(おそらくオーストラリアとニュージーランドは例外である)。麻酔の安全に関して現在受け入れられている知識のほとんどは比較的少数の患者を対象に，限られた期間に特定の地域で集められたデータの調査結果から推定されたものに基づいているため，合併症の発生率と機序に関する正確な理解が制限されている。近い将来，麻酔症例の大規模登録によってより多くの情報と洞察が得られると思われる。

AQI がほぼリアルタイムに収集・解析した，合併症と麻酔関連死亡の関連情報

麻酔の質改善（PACU 退室）

症例情報		麻酔法	
日付		麻酔担当者	
医療記録番号（診察券番号）		麻酔看護師	
ASA 分類		その他の麻酔担当者	

	はい	いいえ
患者は覚醒していて，評価に協力的である		

診察：	はい	いいえ
精神状態が術前と同じ（はい / いいえ）		
バイタルサインが術前と同じ（はい / いいえ）		
気道開存度が術前と同じ（はい / いいえ）		

疼痛スコア（10 ポイント VAS スケール）：		
PACU 入室時		
疼痛スコア最大値		
評価時の疼痛スコア		

治療が必要な嘔気嘔吐			嘔吐		

周術期ケア中に予期せぬ出来事があったか？	はい	いいえ		はい	いいえ
予定外 ICU 入室			アナフィラキシー		
予定外入院			その他の薬物反応		
術中覚醒			覚醒遅延		
硬膜外血腫			呼吸停止		
末梢神経障害			再挿管		
角膜びらん			歯牙損傷		
治療を必要とする不穏			誤嚥		
痙攣			心停止		
血糖コントロール不良（高 / 低）			治療の必要な低血圧		
皮下気腫			予定外輸血		
血管穿刺合併症			予定外再手術		
肺水腫			死亡		
PACU 滞在延長（患者の状態のため）			PACU 滞在延長（患者の状態以外の理由）		
新規の心室性期外収縮，徐脈，心房細動，治療の必要な不整脈			鎮静 / 鎮痛拮抗薬の使用		
その他（詳細）：					

図 21-2 麻酔の質インジケーター入力シート〔麻酔後回復室（PACU）退室時〕

出典：National Quality Institute. Quality Measurements Tools より（http://www.aqihq.org/files/AQI_Clincical_Outcomes_Data_Capture_Sheet_PACU_Discharge.docx，2015 年 12 月 5 日アクセス）。

を表 21-2 に示す。2010 年以来，National Anesthesia Clinical Outcomes Registry（NACOR：国家麻酔臨床成績登録）は 3,200 万件以上の症例（米国で行われた全麻酔症例の 25%を現在把握している）の麻酔の実施とアウトカムに関する情報を集めている。この先例のない詳細な電子データの取得は，多くの施設の麻酔業務における請求システム，質管理システム，病院と麻酔の医療記録[26]によって可能となっている。現時点での限界は，このシステムでは 30 日後や 1 年後のアウトカムを収集できておらず，麻酔の長期的な臨床結果に関する考察がなされていないことである。

研究者や管理者が大規模データベースを探求することで，他に類をみない有益な情報が得られる。2 つの研究を紹介する。

2009 年に Kheterpal は 5 万件以上の電子麻酔記録をレビューし，麻酔導入後のマスク換気不能の割合が 0.15%であると推定した。この状況は，導入薬の投与後

PACU 退出後患者評価

症例情報		麻酔法	
日付		麻酔担当者	
医療記録番号（診察券番号）		麻酔看護師	
ASA 分類		その他の麻酔担当者	

	質の評価					
	強くそう思う	そう思う	どちらとも言えない	そう思わない	全くそう思わない	わからない
麻酔ケアに満足しましたか？						
この施設，医療従事者，あなたが受けた麻酔法を他の方に推薦しますか？						
回復室退室後，もしくは退院後						
吐き気はありましたか？	はい	いいえ				
吐きましたか？	はい	いいえ				
痛みを 10 段階で評価するといくつですか？（1 は全く痛くない，10 はこれまでで一番痛い）						
痛み止めの薬は効きましたか？	はい	いいえ				
手術や麻酔に関して予期せぬ出来事はありましたか？	はい	いいえ				
もしそうであるなら，詳しく教えてください						

図 21-3　患者満足度入力シート（回復室退出後）

出　典：National Quality Institute. Quality Measurements Tools より（http://www.aqihq.org/files/AQI_Clincical_Outcomes_Data_Capture_Sheet_PACU_Discharge.docx，2015 年 12 月 5 日アクセス）。

に患者の換気能力が失われ麻酔担当者がマスクとバッグバルブマスク（例：アンビューバッグ）で換気することができなければ，重大な脅威を患者に与えることになる。挿管困難もしくは不能の状況では，自発呼吸の消失した患者に酸素供給できないと，低酸素脳症または死亡という重篤な結果を招きうる。この研究は麻酔患者におけるマスク換気不能の発生頻度を信頼できる精度で評価した最初の研究であった。

加えて Kheterpal らはマスク換気不能を予測するいくつかの因子（例：頸部の放射線治療歴，男性，睡眠時無呼吸，Mallampati 分類Ⅲ またはⅣ，顎髭）を同定し確証を得た。これらの臨床予測因子はいずれも手術適応患者の術前評価の際に簡単に評価でき，麻酔担当者が患者の特徴に応じた麻酔管理をすることができ，ひいては麻酔導入の安全を改善する可能性がある[27]。

表 21-2 National Anesthesia Clinical Outcomes Registry(国家麻酔臨床成績登録)

分類	小分類	*n*	%*
主要	アナフィラキシー	127	0.0103
	術中覚醒	134	0.0097
	中枢神経系損傷	282	0.0183
	血行動態不安定	1,414	0.0769
	感染	48	0.0205
	悪性高熱	11	0.0015
	投薬エラー	29,060	2.4622
	患者取り違え，手術部位取り違え，転倒，熱傷	58	0.0053
	末梢神経損傷	175	0.0151
	呼吸	2,134	0.1176
	蘇生	2,198	0.263
	脊髄くも膜下/硬膜外/神経ブロック	75	0.0058
	ケアレベルの変更(増加)	4,554	0.2756
	血管穿刺	227	0.0159
	失明	10	0.004
	計	40,507	3.3017
副	気道/挿管	4,493	0.286
	術後嘔気・嘔吐	144,141	9.6597
	出血—血管	154	0.0358
	中心静脈ライン/末梢静脈ラインの問題	196	0.0315
	歯牙/口腔	790	0.0428
	硬膜穿刺/頭痛	580	0.0373
	機器/モニター	471	0.0537
	眼/視覚/角膜	2,291	0.1331
	血行動態不安定	53,499	3.7004
	不十分な術後鎮痛	52,142	5.8053
	神経	570	0.0671
	区域麻酔の問題	342	0.0352
	呼吸—肺	809	0.0729
	麻薬の拮抗	262	0.065
	筋弛緩薬の拮抗	806	0.1288
	予期せぬケアレベルの変更(増加)	1,658	0.1287
	計	263,204	20.2833
死亡	死亡	577	0.033

この表は麻酔の質研究所(Anesthesia Quality Institute)から提供されたもので，2013 年 8 月 26 日時点のデータに基づいている。「このデータは NACOR における粗集計であり，アウトカムを報告している最小限の麻酔診療施設から集められたものに基づいている。診療施設によって定義に違いがあり，特に副分類において定義の違いが著明である。*すべての診療施設がすべてのアウトカムを報告しているわけではない。そのため，発生率の計算における分母に違いがある。その結果，アウトカムによっては，他のアウトカムとの比較において，発生数(*n*)は多いが発生率(%)は低いということが起こりうる」。

2013 年に Bateman は多施設周術期臨床成績グループ(Multicenter Perioperative Outcomes Group)が収集した 14 万人以上の手術患者と産科患者の一連のデータを

レビューし，硬膜外カテーテル挿入後の硬膜外血腫（手術的摘除を必要としたもの）の発生率が 4,300〜22,000 件の硬膜外カテーテル留置あたり 1 件であると推定することができた[28]。このような情報は麻酔管理を左右し，患者との共同意思決定（shared decision making）を促進するうえで価値のあるものである。

患者経験は麻酔の質の要素としてますます重要になってきている。これには，術前評価から退院までの全過程における麻酔ケアが含まれる。現在，麻酔ケアに対する患者満足度を測定する有効な質問表がいくつもあり，さまざまな臨床場面と患者層に応用できる[29]。これらの測定基準を体系的に用いれば，改善活動を適切に行い，その結果を評価するために必要な情報を得ることもできる。

収集された医療の質に関するデータを理解して改善の取り組みを推進するには，厳密な統計学的手法が必要となる。統計的プロセス制御（statistical process control：SPC）は，これらの目的で用いられる質のコントロールの方法である。加えて，麻酔担当者や麻酔の「外れ値」を認識する統計学的方法も多々追求されてきている[30]。なお，麻酔業務の良し悪しに関するデータを麻酔担当者にフィードバックすることは，麻酔業務に対する理解を深め，医療の質改善のための変更の受け入れを促すために極めて重要であると認識されている[24]。

麻酔ケアの質は，最低限の医療水準やエビデンスに基づいたガイドラインと，専門学会による推奨を体系的に適用することに基づいている。米国では ASA が医師を質の高い臨床行動へと導く業務指標を発表し，定期的にアップデートしている。2007 年に欧州麻酔科学会（European Society of Anaesthesiology）が“Guidelines for safety and quality in anaesthesia practice in the European Union”を発表した[31]。両学会の考え方と目標は極めて類似しており，以下のコンセプトを支持している。

- すべての麻酔科的医療行為は麻酔科医主導かつ直接指導のもとで行われるべきである。
- 患者を術前に評価し最適な状態にしておくべきである。最低限の水準とガイドラインを満たした装置・道具を用意すべきである。
- 薬物シリンジは色で区別すべきである。
- 臨床や管理運営に関する文書は完全かつ明瞭であるべきである。

留意すべきこととして，ヨーロッパのガイドラインでは，麻酔担当者は勤務中の疲労を最小限にする義務を負い，雇用主は麻酔担当者が疲労するリスクを最小限にするために勤務者数や仕事・休憩状況を最善の状態にする義務を負うという事実に，より重点がおかれている。これらの原則はヨーロッパ勤務時間指令（European Working Hour Directive）にも受け入れられた[31]。米国では，Joint Commission（JC：米国医療施設認定合同機構）が疲労と患者安全にかかわる事象と医療の質との間に関連があることを認めた（Sentinel Event Alert Issue 48 と参考文献[32]）が，専門学会の理事会などによって勤務時間の制限を強要しているところはない。例外として，米国卒後医学教育認定評議会（Accreditation Council for Graduate Medical Education：ACGME）はすべての専門領域のレジデントの勤務時間に制限を設けている。

ASA は最近“Choosing Wisely”キャンペーンに参加した[33]。このキャンペーンは，米国内科専門医評議財団（American Board of Internal Medicine Foundation）が率先して行っており，「医師や患者，その他の医療関係者が，不必要な，ときに害を及

表 21-3 "Choosing Wisely"キャンペーン：米国麻酔科学会(ASA)が推奨する 5 項目

1. 重篤な全身疾患のない患者(ASA 1 または 2)が低リスク手術を受ける際には，ベースラインの検査を行うべきではない。特に，出血や輸液のシフトが最小であると予想される場合の血算，基本もしくは包括代謝検査一式，凝固検査は行うべきではない
2. 心疾患(例：冠動脈疾患，弁疾患)があっても症状がなく安定している患者が低リスクと中等度リスクの非心臓手術を受ける際には，ベースラインの診断的心臓検査〔経胸壁/経食道心エコー(TTE/TEE)〕もしくは心臓ストレス検査を行うべきではない
3. 血行動態合併症リスクの低い患者の心臓手術では，ルーチンに肺動脈カテーテル(PAC)を用いるべきではない〔特に，他の診断ツール(例：TEE)を同時に用いている場合〕
4. 若くて健康な患者で，症状がなく血行動態が安定しており，出血が持続しておらずヘモグロビン値が 6 g/dL 以上であれば，赤血球製剤を輸血すべきではない
5. 適切な適応がないにもかかわらず，輸液補充目的にルーチンで膠質液(デキストラン，ヒドロキシエチルデンプン，アルブミン)を投与すべきではない

出典：http://www.choosingwisely.org/doctor-patient-lists/american-society-of-anesthesiologists/ より。

ぼしうる医学検査や手技について考え話し合う」ことの奨励に焦点を当てている。ASA が提唱する 5 つの項目を**表 21-3** に示す。

麻酔業務における患者安全の促進

事故や有害事象は，多職種がいくつかのタスクを同時に行う複雑なシステム(complex systems)のなかで起こりやすく，非線形のため大抵は予想外の相互作用と結果をもたらすことが，複雑性の科学によって明らかとなった[33]。

麻酔担当者の臨床業務は確かに複雑で，高齢で合併症のある脆弱な患者，正常な生理に変化を加える手術手技，緊急事態，時間のプレッシャーに対応しながら効率化にも取り組み，マルチタスクをこなし，さまざまな優先順位や考え方を持った多くの外科医やコンサルタントと協同している。

これらのことから，患者への害を予防するという目標は，認知心理学，ヒューマンファクター，システム型思考(system thinking)などに由来する原則に基づいて立てるべきである。そのため，すべての麻酔科クリニックや大学の麻酔科学講座の管理者は，逆境に強く，信頼性の高いシステム(医師がエラーをおかす可能性を最小限にし，医学的間違いが患者のアウトカムに与える悪影響を軽減できるシステム)を築き上げ，維持することに力を注ぐべきである。

このときに重要な最初のステップは，術前評価から退院までの周術期のさまざまな段階における患者フローの体系化されたパスをデザインし実施すること，有効で効率的な患者管理を確立すること，そしてケアの分断化を避けることである。加えて，待機手術と緊急手術のスケジューリングによって十分な麻酔担当者と麻酔指導者を確保し，医療従事者の疲労が最小限となるようにすべきである。

指導者は麻酔担当者の技能を支援するとともに評価もすべきである。麻酔担当者の技量はトレーニング，院内研修，能力維持セッションを通して促進できる。さらに現在，良好なコミュニケーションとチームワークが患者安全の促進に必須であるという強い総意がある。この分野の発展で興味深いのは，臨床能力維持とノンテク

ニカルスキル向上のための医学シミュレーションが採用されていることである[33]。航空業と同様に，シミュレーションは医療従事者にノンテクニカルスキル（状況認識，コミュニケーション，チームワーク，リーダーシップなど）を教育する際に用いられる標準的な手法となった[32]。留意すべきこととして，医療従事者の技能を評価することはJCから認定を受けるために必要で，基準が設けられている（継続的かつ重点的な医療従事者技能評価）。

また，臨床診療における安全と質を保つための必須の方法として，エビデンスに基づいた臨床プロトコルに沿った医療の標準化も挙げられる。さらに，WHOが提案したような手術チェックリストの体系的な採用と実施は，周術期の合併症と死亡率を低下させるうえで有効である[29]。チェックリストは，それぞれの施設の実態に合わせ，医療チーム全体が「積極的な声かけ」と「読み返し」を行うとより効果的であると考えられている。重要なこととして，手術後のルーチンのデブリーフィング（debriefing）によって「何がうまくいって，何がうまくいかなかったのか」の理解を共有することは，次の臨床での優先順位を決定し，患者管理の次のステップを計画するのに大変有効な手段である。

最先端の麻酔ケアの実施における他の重大な要素として，モニターと装置（麻酔器，気道確保困難カート，血管穿刺と区域麻酔のための超音波装置，急速輸液システム，薬物ライブラリーと制限つき注入ポンプ）が容易に利用できるかどうかが挙げられる。麻酔情報管理システムが注意喚起機能（例：抗菌薬の投与）を備えていれば，安全な診療業務をサポートすることができ，意思決定支援（例：手術室危機管理チェックリスト）を提供し，有害事象とニアミスの報告が可能となる。近い将来，さまざまなモニターから得られる生理学的な信号を統合・解析することで，有害結果を招くリスクのある状況パターンをリアルタイムで認識し[34]，それによって適切な介入を行うことが可能になるであろう。

ITが患者の安全と質を保つ努力をサポートする主要なツールとなりうる一方，現在の問題点に対するバランスのよい現実的な見通しを維持することも重要である。特に，医師のワークフローを考慮しないITは医師の技能と患者安全に混乱を引き起こし，さらなる負荷となるかもしれない[31]。

患者安全を促進するために必要な最後のステップは，有害事象とニアミスを報告するための一貫した方法を確立することである。そのような努力は技能データの収集・解析と複雑な症例の見直し〔ピアレビューやmorbidity and mortality（M&M）カンファレンス〕に十分なスタッフと資源を割くことにも注がれるべきである。「得られた経験」を忘れないようにするためには，見直しの過程で得られた知見を最終的にシステム改善と医療従事者の知識の向上に結びつけるべきである。

また，患者に合併症が起きたときには，患者と家族に有害事象を適切に開示することも大切である。開示の際は，患者のケアにかかわる他部門と協力して行うとより有効である。麻酔分野における有効なシステム改善の開発と実施は，しばしば麻酔科医が周術期患者ケアにかかわる院内の他部門と協力できるかどうかにかかっている。

結論として，医療をより有効で安全なものとし，すべての人に適正な費用で入手・利用可能とすることに社会的関心が集まっている。この目標のためには，医療の無駄を省き医療費の上昇を抑えることが極めて重要である[35]。現在の課題は，麻酔の臨床が安全かつ有効で，同時に経済的にも持続可能であると保証することである。各施設がこの財政的優先事項に沿った方法を採用することは麻酔ケアのあり方だけでなく，麻酔チームメンバー(麻酔科医，麻酔看護師，麻酔助手)間の役割と責任の分配にも影響を与える。

KEY POINT

- 麻酔科医は患者安全という分野の確立に貢献し，この分野の先駆者として活躍している。
- 標準医療，医療従事者の研修の充実，技術的・組織的な進歩により，周術期の治療成績は改善している。
- 高齢患者における術後認知機能障害や小児における学習障害のように，患者の神経学的予後に与える麻酔の長期的な負の影響の可能性について新たな懸念が生じている。
- 大規模電子データベースからのデータの取得と解析により麻酔関連有害事象の予測因子を把握しアウトカムを評価する機会が増えている。
- 意思決定支援や有害事象報告機能などの麻酔管理情報システムの発展が，患者安全と医療の質をサポートするうえで主要な役割を担うかもしれない。
- 状況認識，判断，コミュニケーション能力の促進は，第一線で働く医療従事者の臨床技能向上に貢献しうる。

(安田 篤史)

文献

1. Cavallone LF, Vannucci A. Extubation of the difficult airway and extubation failure. *Anesth Analg*. 2013;116(2):368-83.
2. Beecher HK, Todd DP. A study of the deaths associated with anesthesia and surgery: based on a study of 599, 548 anesthesias in ten institutions 1948-1952, inclusive. *Ann Surg*. 1954;140(1):2-35.
3. Kreul W. Regional anesthesia for increasing obstetrical patient safety. *Wis Med J*. 1960;59:370-3.
4. Cooper JB, et al. Preventable anesthesia mishaps: a study of human factors. *Anesthesiology*. 1978;49(6):399-406.
5. Closed Claim Project and U.M. Center. *Closed Claims Project and Its Registries*. December 5, 2015. http://depts.washington.edu/asaccp/
6. Mission Statement of the Anesthesia Patient Safety Foundation. December 5, 2015. http://apsf.org/about.php
7. Bainbridge D, et al. Perioperative and anaesthetic-related mortality in developed and developing countries: a systematic review and meta-analysis. *Lancet*. 2012;380(9847):1075-81.
8. Pearse RM, et al. Mortality after surgery in Europe: a 7 day cohort study. *Lancet*. 2012;380(9847):1059-65.
9. Sigakis MJ, Bittner EA, Wanderer JP. Validation of a risk stratification index and risk quantification index for predicting patient outcomes: in-hospital mortality, 30-day mortality, 1-year mortality, and length-of-stay. *Anesthesiology*. 2013;119(3):525-40.

10. McNicol L, Mackay P. Anaesthesia-related morbidity in Victoria: a report from 1990 to 2005. *Anaesth Intensive Care*. 2010;38(5):837-48.
11. Metzner J, et al. Closed claims' analysis. *Best Pract Res Clin Anaesthesiol*. 2011;25(2):263-76.
12. Haller G, Laroche T, Clergue F. Morbidity in anaesthesia: today and tomorrow. *Best Pract Res Clin Anaesthesiol*. 2011;25(2):123-32.
13. Anesthesia Quality Institute. Outcomes of anesthesia. December 5, 2015. http://www.aqihq.org/files/Outcomes_of_Anesthesia_Summer_2013.pdf
14. IARS. *Smart Tots*. December 5, 2015. http://smarttots.org/
15. Mangano DT, et al. Effect of atenolol on mortality and cardiovascular morbidity after non-cardiac surgery. Multicenter Study of Perioperative Ischemia Research Group. *N Engl J Med*. 1996;335(23):1713-20.
16. Kavanagh T, Buggy DJ. Can anaesthetic technique effect postoperative outcome? *Curr Opin Anaesthesiol*. 2012;25(2):185-98.
17. Snyder GL, Greenberg S. Effect of anaesthetic technique and other perioperative factors on cancer recurrence. *Br J Anaesth*. 2010;105(2):106-15.
18. American Society of Anesthesiologists. ASA recommendations for pre-anesthesia checkout: sample procedures. [cited December 5, 2015]. https://www.asahq.org/resources/clinical-information/2008-asa-recommendations-for-pre-anesthesia-checkout
19. US Food and Drug Administration. Medical devices—infusion pumps. December 5, 2015. http://www.fda.gov/MedicalDevices/ProductsandMedicalProcedures/GeneralHospitalDevicesandSupplies/InfusionPumps/default.htm
20. Webster CS, et al. The frequency and nature of drug administration error during anaesthesia. *Anaesth Intensive Care*. 2001;29(5):494-500.
21. Merry AF, et al. Multimodal system designed to reduce errors in recording and administration of drugs in anaesthesia: prospective randomised clinical evaluation. *BMJ*. 2011;343:d5543.
22. De Oliveira GS, Jr., Theilken LS, McCarthy RJ. Shortage of perioperative drugs: implications for anesthesia practice and patient safety. *Anesth Analg*. 2011;113(6):1429-35.
23. American Society of Health-System Pharmacists. Drug shortages: current drugs. December 5, 2015. http://www.ashp.org/DrugShortages/Current/
24. Benn J, et al. Using quality indicators in anaesthesia: feeding back data to improve care. *Br J Anaesth*. 2012;109(1):80-91.
25. Haller G, et al. Quality and safety indicators in anesthesia: a systematic review. *Anesthesiology*. 2009;110(5):1158-75.
26. Dutton RP, Dukatz A. Quality improvement using automated data sources: the anesthesia quality institute. *Anesthesiol Clin*. 2011;29(3):439-54.
27. Kheterpal S, et al. Prediction and outcomes of impossible mask ventilation: a review of 50,000 anesthetics. *Anesthesiology*. 2009;110(4):891-7.
28. Bateman BT, et al. The risk and outcomes of epidural hematomas after perioperative and obstetric epidural catheterization: a report from the Multicenter Perioperative Outcomes Group Research Consortium. *Anesth Analg*. 2013;116(6):1380-5.
29. Barnett SF, et al. Patient-satisfaction measures in anesthesia: qualitative systematic review. *Anesthesiology*. 2013;119(2):452-78.
30. Jones HS, Spiegelhalter DJ. The identification of "unusual" health-care providers from a hierarchical model. *Am Statistician*. 2011;65(3):154-63.
31. Eur-Lex. Access to European Union law. December 5, 2015. http://eur-lex.europa.eu/LexUriServ/LexUriServ.do?uri=CELEX:32003L0088:EN:NOT

32. Sinha A, Singh A, Tewari A. The fatigued anesthesiologist: A threat to patient safety? *J Anaesthesiol Clin Pharmacol*. 2013;29(2):151-9.
33. ABIM Foundation Choosing Wisely. December 5, 2015. http://www.choosingwisely.org/
34. Sessler DI, et al. Hospital stay and mortality are increased in patients having a "triple low" of low blood pressure, low bispectral index, and low minimum alveolar concentration of volatile anesthesia. *Anesthesiology*. 2012;116(6):1195-203.
35. Berwick DM, Hackbarth AD. Eliminating waste in US health care. *JAMA*. 2012;307(14):1513-6.

22 集中治療

Charl de Wet, Douglas J. E. Schuerer, Michael H. Wall

症例

患者は 35 歳男性，体重は 180 kg，閉塞性睡眠時無呼吸と高血圧の既往がある。今回，通常の腹腔鏡下胃バンディング手術[訳注 1] を受けた。彼は手術後に鎮痛としてモルヒネの自己調節鎮痛法(patient-controlled analgesia：PCA)を受けながら術後回復室から観察ユニットに移され，間欠的なパルスオキシメトリーで経過観察されていた。同日午前 2 時ごろ，意識がなく呼びかけに応じない状態で発見され，心電図波形は無脈性電気活動(pulseless electronical activity：PEA)を示していた。何とか一命を取り留めたものの，重度の神経障害が残存し，その 10 日後にすべての治療は中止された。

- 遠隔モニタリングまたは遠隔 ICU(tele-intensive care unit)を導入することで，このような合併症を防ぐことはできただろうか？
- 状態が悪化しつつある患者に対する急変対応チーム(RRT)の役割は何か？
- 合併症やニアミスを防ぐためにはケアバンドルやプロトコルをいかに活用していけばよいだろうか？

はじめに

ICU はその性質上，病院のなかで最も重篤な患者を治療している病棟であり，その患者の多くは複数の臓器不全に対して支持療法を受けている。患者は薬物的・機械的な支持療法から離脱することができず，連続的または断続的に多くのモニタリングをされながら検査と評価を受けている。ここでは集中治療医だけでなく，コンサルト医，看護師，病棟薬剤師，理学療法士，作業療法士からなる多職種チームが診療を行っている。複雑な患者，疾患，医療チームが集まる場所であるため，患者安全および医療の質改善が絶対的に求められている。本章では，遠隔モニタリングまたは遠隔 ICU，トリガーツール，急変対応チーム(rapid response team：RRT)の役割，ICU でのケアバンドルやプロトコルの使用について概説する。

遠隔モニタリング/遠隔 ICU

遠隔モニタリングや遠隔 ICU のとらえ方は人によってさまざまであろう[1]。心臓テレメトリー専門職[訳注 2] が病院の心疾患モニタリング室を監視しているようなシンプルな状況を指すこともあれば，遠隔集中治療医と遠隔 ICU 看護師から構成されるチームを雇って，複数の ICU にいる 100 人以上の患者情報を視聴覚統合ロボット通信やコンピュータ化された臨床判断支援ツールを駆使して継続的に監視しているような込み入った状況を指すこともある。

本項ではより包括的な(かつコストも高額な)遠隔 ICU に焦点を当てる。2010 年時点で，遠隔 ICU は 40 カ所以上の米国の医療システムで採用されており，数百もの病院における 4,900 床以上の成人 ICU 病床で稼働していると推定されている。病院の遠隔 ICU のシステムは，一般的には遠隔地または現場にモニタリング室が設置されており，そこでは集中治療医や看護師が配備されリアルタイムで相互に視聴覚通信を行うことができる。通常，1 人の集中治療医につき最大 150 人の患者を観察することが可能であり，1 人の遠隔 ICU 看護師で 30〜45 人の患者を観察することができるといわれている[2]。遠隔医療の有効性を検証した研究がいくつか報告されているが，これらの研究はあくまで前後比較を行った研究であり，バイアスが取り除けていない点に留意すべきである。Lilly らは，単一の研究機関において 17 カ月以上にわたって 7 カ所の ICU，のべ 6,000 人以上の患者に対して遠隔 ICU システムを実施した結果について報告した。遠隔 ICU システム導入後は調整死亡率〔13.6%対 11.8%(補正オッズ比：0.4，95%CI：0.31〜0.52)〕，人工呼吸器関連肺炎(ventilator-associated pneumonia：VAP)の発生率〔13%対 1.6%(オッズ比：0.15，95%CI：0.09〜0.23)〕，カテーテル関連血流感染の発生率，在院日数の著明な減少を認めていた。また，ベストプラクティスの提供率，プロトコルの遵守率も改善されていた[3]。Willmitch らは 5 つの病院からなる地域の医療システム内の 10 の成人 ICU で，4 年間にわたり 24,000 人以上の患者を対象とした前後比較研究を行った。そのなかで，遠隔 ICU によって調整死亡率(95%CI：0.69〜0.87，$p<0.001$)の相対リスクは 23%減少し，重症度で調整した病院の在院日数は 14%減少し($p<0.001$)，ICU の在室日数は 13%減少した($p<0.001$)と報告している[4]。Young らは遠隔 ICU の影響によりもたらされる患者アウトカムに関してシステマティックレビューとメタ分析を行っており，41,000 人以上の患者を含んだ 35 施設の ICU を調査した 13 の研究をまとめた。この結果，遠隔 ICU は ICU 死亡率の低下〔オッズ比：0.8(95%CI：0.66〜0.097，$p=0.02$)〕および ICU 在室日数〔−1.2 日(95%CI：−7.21〜−0.03，$p=0.01$)〕の減少を認めたが，院内死亡率〔オッズ比：0.82(95%CI：0.65〜1.03，$p=0.08$)〕および在院日数〔平均−0.64 日(95%CI：−1.52〜0.25，$p=0.16$)〕には変化が認められなかった[5]。著者らはこのような遠隔 ICU 研究にはいくつか注意すべき点があり，遠隔 ICU モデルと現場との大きな乖離があること，前後比較の研究デザインであること，システム提供元から研究資金を受けていることに注意すべきであると指摘している。

これらのシステムは非常に高価で，運営開始にかかる費用は ICU あたり 200 万〜500 万ドルにのぼり，年間運営コストも ICU あたり年間 100 万ドルほど必要となる[6]。Franzini らは，5 カ所の病院システムにおける 6 つの ICU で，4,000 人以上の患者から遠隔 ICU システムのコストとその費用対効果を評価した。この研究から，遠隔 ICU によって 1 日あたりの入院費用(4,302〜5,340 ドル)，1 症例あたりの入院費用(21,967〜31,318 ドル)，患者 1 人あたりの入院費用(20,231〜25,846 ドル)が増加することがわかった。これは SAPS(simplified acute physiology

訳注 1：腹腔鏡下胃緊縛法。米国で多く行われている肥満に対する外科的手術，「バリアトリック手術」の 1 つである。一般にバリアトリック手術の短期手術リスクは低いとされ，死亡率は 1%以下とされている。
訳注 2：米国では心電図モニタリングのみを専門的に行う職業が存在する。

score) Ⅱという重症度スコアを使った研究であるが，遠隔 ICU は院内死亡率を改善せず，費用対効果も低いという結果となった。その一方で，SAPS Ⅱ >50 の患者群に対しては死亡率が 30.7%から 19.3%に低下し，遠隔 ICU の費用対効果が高い結果が示された。Kumar は，退役軍人保健局(Veteran's Health Administration：VHA)の 7 カ所の病院のネットワークにおける 8 つの研究の解析とシステマティックレビューを行った。その研究から，導入費用と初年度の費用が 1 床あたり 5 万～10 万ドル程度必要となることがわかった。また，入院費用は予測が困難であるため，患者 1 人あたり 3,000 ドル削減となった場合から 5,600 ドルの増加となった場合まで，ばらつきがあった。著者らは，アウトカムと費用対効果のデータが不足していること，減価償却の計算方法の違いがあること，導入費用を実際に獲得するときの障壁があることなど，いくつかの限界を指摘している[7]。

結論として，遠隔 ICU のアウトカムと費用対効果を示した決定的な研究は行われていない。しかし，Marcin は近年の小児遠隔 ICU におけるレビュー文献のなかで，「遠隔医療は，それ自体が診療の改善をもたらしてくれるものではなく，医療従事者がよりよい医療を提供するための技術的ツールにすぎない」とコメントしている[8]。

トリガーツール

患者安全は医療における最優先事項であり，1999 年に米国医学研究所(IOM)によって，防ぎえた医療エラーに伴う死亡に関する報告書が発表されてから，患者安全を改善するためのさまざまな対策と新たなプロトコルが提案されてきた。そのなかでも，有害事象や患者が被った実害を追跡調査していくことで，安全性を高めるプロセスの成否を評価することができるといわれてきた。

有害事象を追跡する方法はいくつかある。まず医療従事者による自発的な報告が挙げられるが，これは不完全なものであることが多い。Agency for Healthcare Research and Quality(AHRQ：米国医療研究・品質調査機構)は，退院時データ，文献レビュー，研究班の分析，および経験的な分析から ICD-9 の診断コードを利用して患者安全指標(patient safety indicator：PSI)を提唱した(http ://www.qualityindicators.ahrq.gov/modules/psi_resources.aspx，2012 年 10 月 15 日 アクセス)。その一方で，Institute for Healthcare Improvement(IHI：米国医療の質改善研究所)から体系的なカルテ調査を行うプロセスとして，トリガー(trigger)を使用する方法が提唱された。IHI によると，有害事象を特定する手がかりとしてトリガーを使用することで，施設における医療エラーを効果的に特定できるとしている。このトリガーツールは，その事象がエラーに至ったかどうかにかかわらず害全般を特定するように設計されている点が従来の方法とは異なる[9]。

害となる事象については，National Coordinating Council for Medication Error Reporting and Prevention(NCC MERP)によってカテゴリー別に分類されている。この NCC MERP によるエラー報告の分類の完全版についての詳細は第 13 章参照。

A. 介入が必要となるような一時的な害
B. ICU への再入室，または長期入院が必要となるような一時的な害

C. 恒久的な害
D. 生命維持のための介入が必要な状態
E. 患者死亡(ケアに関連しない)

従来，有害事象を検出するための取り組みとして，エラーを自発的に報告させる方法や，エラーを追跡していく方法に重点が置かれてきた。しかし，現状としてエラー全体のわずか10〜20%しか報告されておらず，その報告されたうちの90〜95%は患者に害が及ばないような事例ばかりであると報告されている。ICU用のトリガーツールは，IHIによって作られたグローバルトリガーツール(global trigger tool：GTT)を基本として作られている。IHI.orgのホームページではさまざまなトリガーツールを利用することができ，個々の状況に応じた形で使えるよう工夫されている。例えば，一般的な医療機関だけでなく，小児専門病院，精神保健関連施設，または介護施設など特別な医療施設においても有害事象の測定が可能になっている。また，トリガーツールは，特殊な対象集団であっても，あるいは周術期や周産期，新生児ICU在室中などの特別な期間内であっても十分に活用することができる。

IHIによると，これらのトリガーツールは有害事象を正確に判別し，経時的に有害事象の発生率を測定することができる簡便な方法である。このプロセスはすでに標準化もされている。まず研修を受けた調査者によって1年間を通してカルテがランダムに選択される。作業効率を高めるため各カルテにかける時間は20分と制限されている。作業も，1ページずつカルテを確認するのではなく，事前に用意されたチェックリストを使用して確認する。カルテの特定の箇所からトリガーとなる要因を探して，もしトリガーが明らかになった場合には，そのトリガーが有害事象という結果につながる要因であったかどうかを判断するため，関連情報をさらに調査する。例えば，調査者は血液培養陽性というトリガーをきっかけとして微生物学領域のサマリーの確認を行ったり，ナロキソン投与をきっかけとして薬物投与記録(medication administration record：MAR)の確認を行ったりする。電子カルテの使用により検索するプロセスを効率化でき，ある程度自動化することも可能となる。

ICU用のトリガーツールは，ICUにおける有害事象を特定できるように設計されており，2日間以上ICUに在室していた患者のカルテを対象としている。特に害にならなかったようなエラーについてはさらなる追跡はしない。GTTによる有害事象の検出率は非常に高いものがあるが，カルテを隅々まで調査しているわけではなく，また有害事象を検出するためのゴールドスタンダードも存在していないことから，このツールの真の感度・特異度についてはまだはっきりとはわかってはいない。

現在，これらのツールの有用性と妥当性を検証したデータは少ない。Landriganらはノースカロライナ州にある10カ所の病院について層別ランダム化した後ろ向き研究を行い，2002年1月から2007年12月の間GTTを利用したが，全体的な有害事象の発生率に有意な変化は認められなかった。GTTを使用した場合，内部評価者による評価者間信頼性は非常に良好であったが，外部評価者による信頼性は悪い結果となっていた[10]。また，Mattssonらはデンマークの大規模な癌診療の現場でGTTを使用した経験を報告した。2つの調査チームの手により，入院日数1,000

日あたり32〜37回の有害事象を把握することができたが，結果として別々の調査チームによって別々の有害事象を拾い上げてしまうこととなり，安全プロセスについても異なった結論に達してしまったと報告した。両チームの報告が一致した有害事象は全体の31%のみで，評価間の一致性は中程度($\kappa=0.45$)にとどまり，安全性プロセスについても異なる結論が導かれてしまうことがわかった。さらに懸念される点として，検出された有害事象をカテゴリー別に分類するとき，特に一時的な有害事象では，調査チーム間で分類が一致しにくい傾向がみられた。また，有害事象の平均発生率はGTTの測定誤差の範囲内であることを指摘しており，有害事象の発生件数が2倍にならない限りこの発生率を追跡していくことはほぼ不可能と考えられた[11]。

異なる検出方法を用いてしまうと異なる有害事象を判別してしまうことは当然であろう。医療の質改善として患者安全を可視化していくため，これらの多様な方法を組み合わせてみるよう提唱している人もいる(**表22-1**)。

有害事象の発生率は依然として高いままであるが，有害事象はしばしば報告されておらず，認識すらされていないこともある。IOMのランドマークとなる報告が公表されて以降，さまざまな安全対策が実施されてきたが，患者安全の改善に劇的に貢献したというエビデンスは未だ不足している。これら患者安全の取り組みはまだ十分に役立つものとはいえず，把握できていない負の側面が存在しているのかもしれない。Pressらはレジデントの勤務時間制限の改革を行うことで，再入院率，入院死亡率あるいは退院30日以内の死亡率に及ぼす影響を調べたが，改善は全く認められなかった[12]。

患者急変対応チーム

入院中にいわゆるコードチームによって心肺蘇生を施行しても生存して退院できるのは，全体のわずか7〜26%といわれている[13]。このような患者の救助に失敗した経験や，深刻な有害事象の発生前に臨床的に発見可能な警告症状があることを示唆するエビデンスが蓄積してきたことも相まって，急変対応チーム(RRT)は発展していくこととなった。RRTとはICU以外の病棟における急変患者に迅速に対応するための多職種チームのことである。急変対応システムはさまざまな用語や定義があり，RRT(医師へのコンサルテーションの有無にかかわらず看護師が率いるチーム)，medical emergency team，medical emergency response team(医師が率いるチーム)，critical care outreach team(一般病床の患者もフォローするICUチーム)などがある[14]。これらの用語はあまりに多種多様に用いられているため，ここではRRTという用語[15]で統一する。

RRTは，単一施設にて前後比較を行った5つの研究が発表されてから広く普及していくこととなった。これらの研究によりRRTによって心停止の発症割合が減少することが判明したため，ますますRRTは広がりをみせた。しかし，RRTの有効性については多少意見が分かれている[15]。Medical Early Response Intervention and Therapy(MERIT)という多施設共同ランダム化比較試験の結果，直接的な有効性を実証することはできなかった[16]。また，RRTによってICU以外の病棟では心

表 22-1 ICU 患者のトリガーとその根拠

ICU トリガー	トリガーの解釈/考えられる発生機序
血液培養陽性	医療の質指標の 1 つ。しばしば医原性のことがあり，悪いアウトカムに関連した事例を把握する
Hb 4 g/dL 以上の急速な低下	手術に伴う出血や合併症，抗凝固療法に関連した合併症を把握する
Clostridium difficile 陽性	抗菌薬の使用状況を調査。抗菌薬の不適切なスペクトラムや投与期間などを把握する
aPTT＞100 秒	抗凝固療法に関連した合併症や検体採取におけるエラー，播種性血管内凝固(DIC)の発生を把握する
PT-INR＞6	抗凝固療法に関連した合併症を把握する(非常によくみられる)
血糖＜50 mg/dL	インスリンや経管栄養の中断などを把握する
BUN やクレアチニンの，基準値の 2 倍以上の増加	薬剤性の合併症を把握する(造影剤や抗菌薬など)
塞栓症に対する画像検査の施行	ICU での活動性の低下，DVT 予防が不十分または行われていない事例を把握する
ジフェンヒドラミンの使用	アレルギー反応，睡眠導入薬としての使用事例を把握する(せん妄の可能性がある)
ビタミン K の使用	抗凝固薬の過量投与や出血を把握する。Coumadin®の拮抗薬として使用する
フルマゼニルの使用	鎮静薬の拮抗薬として使用。倦怠感や血圧低下と関連する
ナロキソンの使用	鎮痛薬に関連した合併症や呼吸抑制の事例を把握する
止痢薬/緩下薬の使用	*Clostridium difficile* 感染症や便秘症を把握する
制吐薬の使用	しばしば麻薬の過量投与が原因となる
ポリスチレンナトリウム(ケイキサレート)の使用	薬剤性や腎性の高カリウム血症を検知する
コード	注意して調査すること。すべてのコードが傷害の原因に関連しているわけではない
院内発症の肺炎	院内肺炎は有害事象の 1 つであり，質の評価に利用する
ICU への再入室	ICU からの早期退床，認識されなかった問題点を把握する
透析の新規導入	周術期の問題点の可能性や ICU での問題事例を把握する
入院中の手技	手技を行った理由を評価(低血圧や敗血症に対して動脈ラインを確保したなど)。医原性の気胸に対する胸腔ドレーンの留置などを把握する
挿管/再挿管	多くの有害事象に関連する
突然の服薬中止	薬物の副作用や合併症を把握する
過鎮静/昏睡/低血圧	薬剤性の有害事象と関連することが多い
その他	上記の分類のいずれにも該当しない新たに見つかった事例を把握する

出典：the Institute for Healthcare Improvement ICU Adverse Event Trigger Tool. ©VHA/Institute for Healthcare Improvement, January 2002(www.IHI.org)より。

肺停止の発生を減らすことが示されていたが，その後のメタ分析によるとRRTによる介入を受けた成人患者の病院全体の死亡率については有意な低下は認められなかった。一方で，Beitlerらは有効性を示した初期の研究を行っている。三次医療機関に入院した15万人以上の患者を対象とした2003～08年の長期コホート研究では，RRTは病院全体での非調整死亡率，ICU以外の病棟の死亡率および心肺停止コードの数の著明な減少に寄与したことが明らかになった。病院全体での死亡率の低下は，入院患者の死亡率の推移で調整した結果でも，統計学的に有意であることがわかった[17]。

RRTは有効性を示された質の高いレベル1のエビデンスがないまま広く導入されることとなった。臨床家はそれらを取り巻く論争があることについて理解しておく必要があるだろう。RRTは「命を助ける」手段として多くの有効性があると見込まれているが，有害事象を未然に防ぎ，患者安全の文化を熟成しておくことが依然として重要である。

ケアを改善するケアバンドルとプロトコルの活用

ICU患者の診療においてケアバンドル，プロトコル，ガイドラインはいずれも重要な概念であり，質とアウトカムを向上させるためにケアを標準化することができる。これらの用語はしばしば混乱しており，重複して用いられる。ガイドラインとは特定の患者に対する最適なケアを提供する方法について記載したエビデンスに基づく声明である。例えば，原因微生物が特定されていない人工呼吸器関連肺炎(VAP)に対して，どのような抗菌薬がルーチンに使用されるべきなのか，などが含まれる。プロトコルとはこれらのガイドラインを拡張したものであり，特に実際の患者のケアの流れやICUの体制に基づき，ガイドラインをどのように「運用していくのか」が中心となっている。多くの組織では，「プロトコル」と「ガイドライン」という用語は混同されている。一方，ICUケアバンドルとは，最適なアウトカムが導かれるように，期間内に達成可能な複数の治療目標をグループ化したもの(通常3～7個程度)を指す[18]。

当初，ケアバンドルはInstitute for Healthcare Improvement(IHI：米国医療の質改善研究所)により発表された[19]。ケアバンドルによる診療はEBMが基本となっている。ケアバンドルの各項目はさまざまな研究において有効性が示されているが，必ずしも個々のケアバンドルすべてに質の高いレベル1のエビデンス，つまり2つ以上のランダム化比較試験の裏付けがあるわけではない。ケアバンドルは，VAPや手術部位感染の防止や敗血症の治療など，さまざまな疾患に対してまとめられている。典型的な敗血症バンドルの例を**図22-1**に示す。ケアバンドルがアウトカムを改善することは，複数の研究で示されている[20~22]。ただし，残念ながら，これらの研究のほとんどは本質的に後ろ向き研究であり，ヒストリカルコントロールに基づいた研究[訳注3]になっている。日常診療に一貫性を持たせる意味でケアバンドルはさまざまな場面で役立つだろう[23]。バンドルに対する批判的な意見として，ランダム化比較試験を行った研究が少ないこと，成功したケアバンドルのうちのいくつかは実は良好なアウトカムに寄与しているとはいえず，むしろ有害かもしれない項目

Surviving Sepsis Campaign のケアバンドル

3 時間以内に達成すべき目標

1. 乳酸値の測定
2. 抗菌薬投与前に血液培養採取
3. 広域スペクトラム抗菌薬を投与
4. 血圧低下または乳酸 4 mmol/L 以上があれば晶質液を 30 mL/kg で投与

6 時間以内に達成すべき目標

5. 初期輸液に反応しない血圧低下に対して，平均動脈圧 65 mmHg 以上を目標に昇圧薬を投与
6. 十分な輸液を行っても血圧低下が持続する，または乳酸の初期値が 4 mmol/L（36 mg/dL）以上であれば，
   - 中心静脈圧（CVP）*を測定する
   - 中心静脈酸素飽和度（Scv_{O2}）*を測定する
7. 乳酸の初期値が上昇していれば，再測定を行う*

*ガイドラインにおける蘇生の定量的目標は，CVP≧8 mmHg，Scv_{O2}≧70%，乳酸の正常化である。

図 22-1 Surviving Sepsis Campaign のケアバンドル

出 典：Dellinger RP, Levy M, Rhodes A, et al. Surviving sepsis campaign: international guidelines for management of severe sepsis and septic shock, 2012. Intensive Care Med. 2013;39(2):165-228 より。

が含まれていること，料理本のような医療となってしまい，個別化した医療を提供するのに適していないこと，審査支払機関などの規制当局によってバンドルの遵守率を質の評価指標として誤って使用されてしまう可能性などが挙げられる[24]。

プロトコルは，人工呼吸器の離脱からそれぞれの症例における一連のベストプラクティスが達成されるまで，全体を通して良質な情報をあらかじめ教えてくれる[25,26]。プロトコルは通常，施設や病棟レベルごとに改変されていくものであるため，患者安全活動に対応させたり，新たな研究やエビデンスに基づく新たなガイドラインに準じた標準治療に対応させたりすることもできる。プロトコルが登場するまでは，たとえ良質なエビデンスが存在したとしても，ガイドラインが必ずしもベッドサイドで定着しているとはいえなかった。しかし，プロトコルの登場により，一貫性を持ってエビデンスに基づいた診療を患者の臨床経過に適用することが可能になり，プロトコルの遵守率も医療の質指標として容易に測定できるようになった。また，ケアを標準化することによって，アウトカムを改善しながらも診療のばらつきを減らしていくことができるためコスト削減にもつながっている。診療のばらつきを減らすと，ルーチンの採血検査など検査の総数を減らすことができるため，その結果医療費削減につなげることができる。

訳注 3：既存の試験で得られたデータを対照群としている研究。類似性のないデータを用いると，エラーの増大につながる可能性がある。

ただし，実際の診療では，これらのツールにはすべて利点と欠点があることを理解しながら使用していく必要がある。もちろん，必ずしもすべての患者にプロトコルどおりのケアを届けることはできない。しかし，日常診療の大半の領域では，研究によって妥当性が示された情報が転がっており，それを手に入れることができる。ICU で働く医師はチームの一員として，エビデンスに基づいたガイドラインや現場の実践パターンに基づいて，ICU および組織のプロトコルの開発の一翼を担うべきであろう。そのいくつかが単一の疾患プロセスに関連している場合は，ケアバンドルとしてまとめることもできる。これを実践することで診療に一貫性が生まれ，患者ごとの診療のばらつきも減り，データ収集を可能にする。もしプロトコルが効果的でないと判明したなら変更を加えることもできる。ただし，プロトコルを扱う際は，目の前の患者にプロトコルを当てはめることができない状況，あるいはそのような決まりきったケアが有効でない状況があることも念頭に置いておく必要があるだろう。そのような状況では，標準化された診療よりも，経験と臨床判断を含めた真のアートが優先されなくてはならない。要は，これらのツールを活用することによって，すでに効果が証明された診療の要素を漏らさず適用することができ，残りの時間は日常的に遭遇する真に困難な ICU のジレンマを解決するために費やすことができる。冒頭の症例を振り返ると，潜在的に睡眠時無呼吸を把握するプロトコルと，持続的に患者のモニタリングを行いながらナルコーシスを予防する(すべてガイドラインで推奨されている)内容を含んだケアバンドルを活用していれば，このような致命的な事例を防ぐことができたかもしれない。

KEY POINT

- 遠隔医療は，医師がよりよいケアを提供できるようにするためのツールである。
- 遠隔医療の研究は，前後比較の研究デザインであること，研究間の異質性が大きいこと，潜在的なバイアスが存在することに注意すべきである。
- 遠隔医療は高価であり，費用対効果についての研究は十分ではない。
- 医療行為に関連した有害事象を正確に識別していくための簡便な方法として，トリガーツールが開発された。現時点では，これらのトリガーツールの有用性と妥当性を示した公表されているデータはほとんど存在しない。
- ICU 以外の病棟の入院患者の急変に迅速に対応するために，多職種による急変対応チーム(RRT)が設置された。統計学的には，その有効性についてはまだいくらか議論の余地が残っている。
- ケアバンドルとは，最適な患者ケアを提供するためにグループ化された一連の治療目標のことである。
- プロトコルとはエビデンスに基づいたガイドラインを拡張したもので，診療の一貫性を高め，質の高いデータを集めるのに役立つ。
- ケアバンドルとプロトコルは完全なものではなく，発展させていく必要があり，臨床上の意思決定に取って代わられるものではない。

(梶 有貴)

文献

1. Lilly CM, Fisher KA, Ries M, et al. A national ICU telemedicine survey: validation and results. *CHEST J*. 2012;142(1):40-7.
2. Ward NS, Afessa B, Kleinpell R, et al. Intensivist/patient ratios in closed ICUs: a statement from the society of critical care medicine taskforce on ICU staffing. *Crit Care Med*. 2013;41(2):638-45.
3. Lilly CM, Cody S, Zhao H, et al. Hospital mortality, length of stay, and preventable complications among critically ill patients before and after tele-ICU reengineering of critical care processes. *JAMA*. 2011;305(21):2175-83.
4. Willmitch B, Golembeski S, Kim SS, et al. Clinical outcomes after telemedicine intensive care unit implementation. *Crit Care Med*. 2012;40(2):450-4.
5. Young L, Chan PS, Lu X, et al. Impact of telemedicine intensive care unit coverage on patient outcomes: a systematic review and meta-analysis. *Arch Intern Med*. 2011;171(6):498-506.
6. Franzini L, Sail KR, Thomas EJ, et al. Costs and cost-effectiveness of a telemedicine intensive care unit program in 6 intensive care units in a large health care system. *J Crit Care*. 2011;26(3):329.
7. Kumar G, Falk DM, Bonello RS, et al. The costs of critical care telemedicine programs: a systematic review and analysis. *CHEST J*. 2013;143(1):19-29.
8. Marcin JP. Telemedicine in the pediatric intensive care unit. *Pediatric Clin North Am*. 2013;60(3):581-92.
9. Griffin FA, Resar RK. *IHI Global Trigger Tool for Measuring Adverse Events*. 2nd ed. Cambridge, MA: Institute for Healthcare Improvement; 2009.
10. Landrigan CP, Parry GJ, Bones CB, et al. Temporal trends in rates of patient harm resulting from medical care. *N Engl J Med*. 2010;363(22):2124-34.
11. Mattsson TO, Knudsen JL, Lauritsen J, et al. Assessment of the global trigger tool to measure, monitor and evaluate patient safety in cancer patients: reliability concerns are raised. *BMJ Qual Saf*. 2013;22(7):571-9.
12. Press M, Silber J, Rosen A, et al. The impact of resident duty hour reform on hospital readmission rates among medicare beneficiaries. *J Gen Intern Med*. 2011;26(4):405-11.
13. Ehlenbach WJ, Barnato AE, Curtis JR, et al. Epidemiologic study of in-hospital cardiopulmonary resuscitation in the elderly. *N Engl J Med*. 2009;361(1):22-31.
14. DeVita MA, Bellomo R, Hillman K, et al. Findings of the first consensus conference on medical emergency teams. *Crit Care Med*. 2006;34(9):2463-78.
15. Jones DA, DeVita MA, Bellomo R. Rapid-response teams. *N Engl J Med*. 2001;365(2):139-46.
16. Hillman K, Chen J, Cretikos M, et al.; MERIT Study Investigators. Introduction of the medical emergency team (MET) system: a cluster-randomised controlled trial. *Lancet*. study date: 2005;365(9477):2091-7.
17. Beitler LN, Bails DB, et al. Reduction in hospital-wide mortality after implementation of a rapid response team: a long-term cohort study. *Crit Care Med*. 2011;15:R269.
18. Dellinger RP, Townsend SR. Point: are the best patient outcomes achieved when ICU bundles are rigorously adhered to? yes. *CHEST J*. 2013;144(2):372-4.
19. Resar R, Griffin FA, Haraden C, Nolan TW. Using care bundles to improve health care quality. *IHI Innovation Series White Paper*. 2012. http://www.ihi.org/knowledge/Pages/IHIWhitePapers/UsingCareBundles.aspx. Accessed 10/1/13.

20. Pronovost P, Needham D, Berenholtz S, et al. An intervention to decrease catheter-related bloodstream infections in the ICU. *N Engl J Med.* 2006;355(26):2725-32.
21. Hasibeder WR. Does standardization of critical care work? *Curr Opin Crit Care.* 2010;16(5):493-8.
22. Levy MM, Dellinger RP, Townsend SR, et al. The surviving sepsis campaign: results of an international guideline-based performance improvement program targeting severe sepsis. *Crit Care Med.* 2010;38(2):367-74.
23. Levy MM, Pronovost PJ, Dellinger RP, et al. Sepsis change bundles: converting guidelines into meaningful change in behavior and clinical outcome. *Crit Care Med.* 2004;32(11):S595-7.
24. Marik PE, Raghunathan K, Bloomstone J. Counterpoint: are the best patient outcomes achieved when ICU bundles are rigorously adhered to? no. *CHEST J.* 2013;144(2):374-8.
25. Kress JP, Pohlman AS, O'Connor MF, et al. Daily interruption of sedative infusions in critically ill patients undergoing mechanical ventilation. *N Engl J Med.* 2000;342(20):1471-7.
26. Byrnes MC, Schuerer DJE, Schallom ME, et al. Implementation of a mandatory checklist of protocols and objectives improves compliance with a wide range of evidence-based intensive care unit practices. *Crit Care Med.* 2009;37(10):2775-8.

23 救急外来における患者安全

Richard T. Griffey, Ryan Schneider, Robert F. Poirier

症例

救急外来の廊下に置かれた7番ベッドに，Stevensさんはすでに20時間寝かされている。3番目に引き継いだ担当医は，彼女が肺炎を患っていて，入院は決まっているが空ベッドを待っている状態であると申し送られた。そのとき，外傷患者到来を告げるポケットベルが突然鳴り，担当医はそちらへ向かってしまったため，申し送りは短時間で終わってしまった。看護師は引き継ぎを終えた医師に退院する患者の処方を求めた。まもなく外傷患者への対応が終了し戻って来た担当医に，看護師は「助けて。7番ベッドのStevensさんの血圧が下がって，頻脈と呼吸困難になっています！」と声を上げた。カルテを見返すと，指示されていた抗菌薬の投与は忘れられ，3本目の点滴も行われていなかった。敗血症になっており，挿管，蘇生およびICUへの入室が必要となった。

- 今回の状況や，よくある同様の状況では，どのようなシステム的な要因があるか？
- どのような手段を用いればこのような事態を回避できたか？

はじめに：救急外来という名の地雷源

救急外来はダイナミックかつ独特な診療部門である。主な役割は患者の迅速な安定化と処置であるが，これは「カオスの管理」とも呼ばれている。米国では年間3億5,400万人が急性期病院の外来を訪れるが，救急外来はその3分の1を担っており，特に時間外と週末の急性期治療は，事実上すべてが救急外来で提供されている。また，医療保険を持たない患者についても，他のすべての診療部門の合計よりも多く診ており，米国の全入院の50%近くが救急外来を介した入院である。救急外来は貧しい社会的弱者の患者にとって最後の砦となりつつある[1,2]。しかし，救急診療は，多くの特徴(**表23-1**)が組み合わさり，医療エラー(medical error)のリスクに満ちた分野となっている。

救急診療が成功するための環境作りとして，仕事の組織化，患者と救急科スタッフを支えるリーダーシップ，他科との連携を可能にする常時のコミュニケーションが必要である。本書の他章で扱った患者安全の原則は救急外来にも適用できるが，本章では特に救急診療の現場で大切な患者安全について述べる。

過密状態，入院待ち，その影響

救急医に救急診療で最も患者の安全を脅かすものは何かと尋ねれば，多くの救急医は救急外来受診患者の入院待ちと，その結果として起きる過密状態であると答えるだろう。救急外来は多くの点で「坑道のカナリア」であり，医療制度の問題点が最初

表 23-1　救急外来でのエラーに寄与する特徴

- より複雑化する患者層と増え続ける患者数
- 高リスク患者を絶対に見逃してはならないという責任
- 難しい臨床判断を求められることが多い一方で，生産性への圧力もかかる
- 24 時間 365 日継続して機能していることが求められる
- 患者の出入りを調節することができない
- 多職種との診療の連携が必要
- 頻回な中断
- 疲労
- 健康情報システムによるサポートが不十分
- 多くのシフト交代と申し送り
- 社会的破綻や外来ネットワークの機能不全
- 応召義務があるにもかかわらず財源的保障がないため，病院管理者の間で蔓延した救急外来は患者集めにはなるがコストをかけるべきではないという認識

に明らかになる。救急診療における最大の課題かつ患者安全上の問題は，患者の流れ(patient flow)が滞ることである。入院患者にとって患者の流れとは，救急外来における受診および初期評価後の進行であり，初期評価，初療，安定化の後，救急外来を退出して病棟に入院するまでを意味する。この流れが滞ると，受け入れ能力が低下し，過密状態が起きて患者の安全上多くの問題が発生する。一般的な患者の来院パターンを**図 23-1** と **23-2** に，それぞれ時間帯別，曜日別に示す。患者は主訴や症状の重症度を評価されることになるが，診断の見当がついて治療が開始される患者は，待合室で緊急性を内在させながら座っている患者よりも安全であることが多い。したがって，救急医は常に次の重症来院患者に注意を向けていなければならないが，すでに入室している患者も同時に治療するとなると，その時間，訓練，専門性を有していないことが多い。救急外来を受診した患者の入院待ちと結果的に起きる過密状態は，この 20 年間，国家レベルで注目を集めてきたにもかかわらず，ほとんど改善されていない[3]。

米国救急医学会(ACEP)は，入院待ち患者(boarding patient)を「病院への入院が決まった後にも，救急外来に留め置かれて病棟に移送されない患者」と定義している。研究によると，入院待ち患者に対しては疼痛コントロールが不十分で，患者満足度も低い，抗菌薬投与が遅れる，待ち時間が延長して医療従事者が診察する前に救急外来(トリアージエリア)を退出する，医療エラー・警鐘事象の数・死亡率・医療過誤訴訟が増加する，重大な経済的影響を与える，などの点が報告されている[4~7]。過密状態に関する院内ポリシーの多くは，救急部門の患者受け入れ能力を無限に拡張できるものと仮定しているようだが，実のところ，救急医は生命の危機を起こしうる未トリアージの待機患者にも注意を払わなければならないため，入院が必要な患者にとっては，救急外来の処置エリアの廊下にあるベッドは，最適な治療が施されない極めて危険な場所である。救急外来の医師や看護師は，救急領域の専門的なトレーニングを受けているが，これには ICU や内科/外科患者の長期管理は含まれていない。投薬や検査の適正なタイミングの喪失と入院期間の延長は，救急外来での入院待ちと関連する[6,8]。

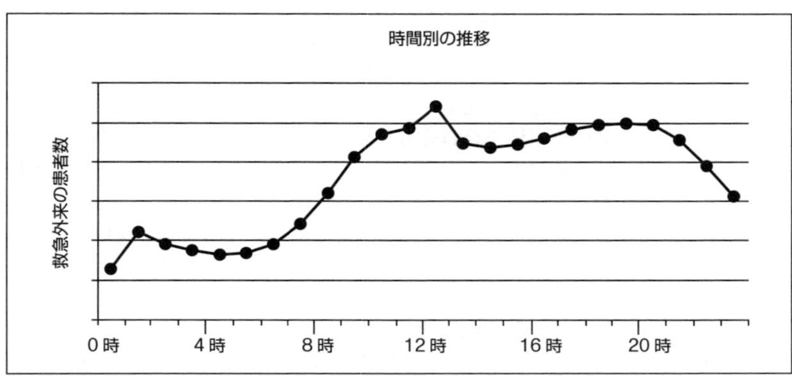

図 23-1　救急外来受診者数の推移(時間帯別)

典型的な救急外来の受診者数をプロットした。朝から持続的に増加して正午近くにピークを迎える。その後，患者数は安定するか，22 時頃まで増加を続ける。

出典：Washington State Hospital Association. Emergency Room Use. October, 2010 より(http://www.wsha.org/files/127/ERreport.pdf，2015 年 6 月 19 日アクセス)。

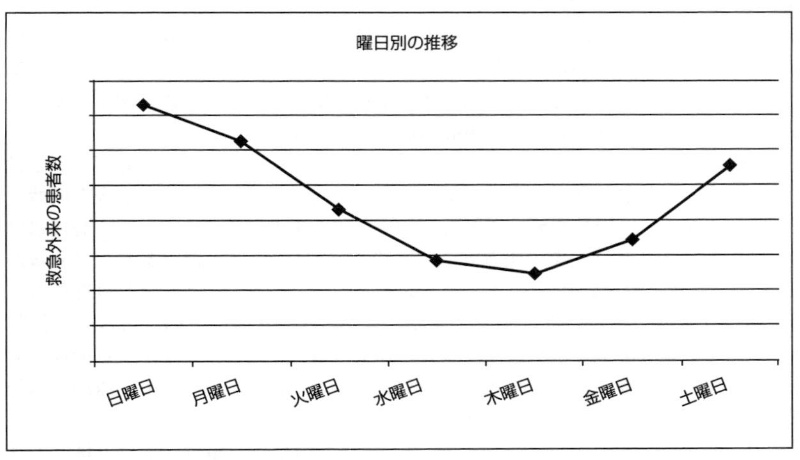

図 23-2　救急外来受診者数の推移(曜日別)

典型的な曜日別の受診者数。金曜日から増え始め，日曜日または月曜日の夜にピークを迎える。木曜日の朝は受診者数が一番少ない。

出典：Washington State Hospital Association. Emergency Room Use. October, 2010 より(http://www.wsha.org/files/127/ERreport.pdf，2015 年 6 月 19 日アクセス)。

入院待ちに対する効果的な対応として，病院によっては入院待ち患者がある閾値を超えたとき，病室の準備が整うまでその入院予定患者を救急外来の廊下から病棟の廊下に移している。この対応は，安全であることに加え，ベッド稼働率と患者満足度が上昇し，経営的にも帳尻が合うことが示されているが，病院や看護管理職が危険で受け入れがたく採算性もないとみなすことが多く，あまり活用されていない[3,9]。このような対応は，救急外来における特定レベルの過密状態に段階的に即応できる透明性の高い病院活性化プロトコルとしては，最高水準の介入の1つである。その他の対応としては，より患者中心のアプローチになるよう仕事の手順を見直す，患者の要求にサービスの可用性を合わせる，高い利用度が予測され病院の制御が効きにくくなる日を避けて術後のベッドを確保し，急増の不均衡をならして待機手術を予定する，などが挙げられる[3]。

救急外来の過密状態と入院待ちに対する一般的な対応は，増床して受け入れ能力を高めることである。しかし，プロセスを改善しない限り，救急外来のスペースやベッドを増やしても改善は一時的で，その後さらに大きな入院待ち問題が生じることになる[10]。救急外来の入院待ちと過密状態は，その機能や資源，スタッフの時間に大きな負荷をかける。患者の流れを改善することが最終的なゴールであるが，仕事を早く行うことに焦点を当ててはならない。病院と医療提供システム全体が円滑に効率よく機能するよう努力するべきである。救急外来における適正な患者の流れは安全で質の高い患者管理の前提条件である。

緊急を要する診断

緊急を要する病態の管理は救急医療の中心的任務である。この任務には，診断と治療を目的として各部門が素早く集まり，強力に医療資源を投下するといった高水準の連携が必要となる。救急外来の過密状態や時間依存性の医療資源に関する競合など，仕事を脅かす状態や負荷は，中心的任務に害を及ぼす。

2005年にメディケア・メディケイドサービスセンター(CMS)は，心不全，心臓発作，肺炎，外科的処置に焦点を当て，院内の中核となるプロセスの公表を開始した。指標の多くは，緊急を要する診断と治療に焦点を当てている。急性心筋梗塞では，到着時にアスピリンを内服させ，到着後30分以内に血栓溶解薬を投与するか90分以内に経皮的冠動脈インターベンション(PCI)を行う。肺炎では到着後の抗菌薬の投与時期と正しい選択が含まれている。来院後4時間以内に抗菌薬の投与を行ったかという肺炎の早期指標は，質の評価において逆の結果を生む可能性がある。いくつもの検査でやっと診断のついた症状の乏しい肺炎について，医師や病院が診断の遅れに罪の意識を感じるとき，管理者はそうした患者を「アップトリアージ(トリアージでの重症度を上げる)」する欲求にかられる。場合によっては，より重症な患者を犠牲にして，必要のない患者に抗菌薬が投与され，法の抜け道を利用してその他の処置がとられるのである。エビデンスの少ないこれらの行為は，意図したわけではなくても医療界からの絶え間ない猛反対を招き，その後，修正，排除される[11,12]。

他に緊急を要する状態として重症外傷が挙げられるが，受傷後蘇生が成功する「ゴールデンタイム」が知られている。さらに最近では，脳卒中発症後3時間以内に血栓溶解療法を行う利点が示されたことから，可及的速やかな脳灌流と最良のケアを提供するために治療施設を限定すべきとか，受診時にこれらの患者の治療を優先させるべきといった議論が起きている。

診断エラー

米国医学研究所(Institute of Medicine：IOM)の報告以来，投薬エラー(medication error)や手術の安全性などの領域が注目を集めている。診断エラー(diagnostic error)は，有害事象(adverse event)や医療サービスの過少使用・過剰使用といった無駄を引き起こす原因の 1 つとして考えられているが，依然としてブラックボックスで，患者安全の他領域と比較して発見や予防がずっと難しい傾向がある。その結果，これまで診断エラーは患者安全分野ではほぼ無視されてきたが，「患者安全の次なる開拓地」と考えられている[13]。最終的な診断を下すことは救急外来の役割ではないが，生命や四肢の温存にかかわる病態は除外しなければならないし，特に緊急性の高い診断ではミスをしてはならない。救急医療では，これまで骨折と心筋梗塞の診断エラーが最も頻度が高く，最もコストがかかっている。前述した状態の多くが重なることで，方針決定に一般的な認知バイアス(cognitive bias)が入りやすくなる。意義はまだ確立されていないが，救急医療では一般的な診断エラーを避けるために，バイアスを取り除く技法のトレーニングが行われる。例えば，胃腸炎様症状の心筋梗塞，側腹痛が主訴の腹部大動脈瘤，膝の痛みが主訴の股関節骨折など，一般的症状の古典的類似に関するルーチンの教育が挙げられる。また疾患を除外する際は，異常あり/なしの 2 択で画像検査を過信せず，Bayes 理論に基づいて疾患の確率が上昇または低下したという見方をすることに教育の重点が置かれている。

手技の安全性

以前は別の場所で行われていた多くの手技が救急外来で行われるようになり，その数も増加している。これらの手技には中心静脈カテーテル挿入，膿瘍のドレナージ，骨折と脱臼の整復，関節穿刺，患者を楽にする静脈鎮静などが含まれる。歴史的にみると手技の安全性は主に手術室で重視されてきたが，ベッドサイド手技の増加とともに救急外来のような領域でも安全性への配慮が強調されるようになった。救急外来での手技の安全に関する文献は少ないが，手術室など他の臨床領域では，手技の安全に関する考え方や推奨がここ数年でいくつか打ち出されている。これらの原理原則のうち，少なくとも一部は救急外来にも適用されうる。

救急外来で行われる手技と手術室で行われる手技には多くの違いがある。救急外来で行われる手技のほとんどは覚醒して意識清明で(鎮静されていなければ)，外面的にはっきりとした傷病を持つ患者に行われる。これは手技を行う際に左右取り違えなどのリスクを低下させると思われるが，一方で患者の興奮，環境の不備，時間との戦い，技術のばらつきなどは手技のリスクを上昇させる[14]。例えば生命や四肢が脅かされている状況，必要な器具の可用性，物品の分配，看護師や医師のシフトの変更，フルストマックの状況下での手技などである。

本来救急外来で行われるルーチン手技の多く(静脈確保や創傷処置など)は低リスクである。しかし輪状甲状靭帯切開や開胸術，心嚢穿刺などの緊急処置は，頻繁には行われないが高リスクな手技で，実施者の修練による熟練が要求される。古典的な教育方法である“See one, do one, teach one(見て，やって，教えて)”は今では受け入れられない。現在は，高リスク手技を単独で行えるようになる前に，ベッドサイドエコーなどの新しい技術の使用に関するシミュレーションと臨床応用のトレーニングが必要とされる。加えてJoint Commission(JC：米国医療施設認定合同機構)は，ベッドサイドで行うすべての手技について，手術室で用いられるUniversal Protocol(国際標準のプロトコル)の使用を求めている。患者安全の改善に関して特に救急外来で提唱されている介入は，臨床プロトコル，手技に関するチェックリストの採用，新しい技術の使用，チームでのトレーニングである[14]。

残念ながら，救急外来での手技の安全性に関する万能策は存在しない。そのため救急外来では，WHO Surgical Safety Checklist(WHO手術安全チェックリスト)やJoint Commission Universal Protocol，最新の考え方，推奨項目の要所を統合した指針が必要となる。

スタッフの安全性

米国では，医療従事者に対する暴力が年々増加している。そのうち53%が救急外来で起きている。最近の研究によると，救急外来スタッフの80%が，過去5年間に患者から暴力を受けたスタッフを少なくとも1人は知っており，43%は1カ月に少なくとも1回以上スタッフへの身体的暴力があったことを報告している。最近の調査では，10%以上の病院で，毎月，スタッフが武器を使った脅迫を受けている。医療従事者は，他の産業と比較して4倍以上の暴行事件が発生する暴力的職場にいる。救急医の75%が過去1年間に脅迫を受け，28%が過去に暴力行為を受けた経験がある。これだけの件数があるにもかかわらず，救急外来での暴力行為はかなり過少報告されている。また，医療従事者は職場での暴力を仕事の一部として受け入れてしまっていると考える者もいる。

素行不良による傷病や薬物，アルコール関連疾患を持つ救急外来受診者が増加し続けている。医療従事者への暴力行為は，高度の精神疾患患者や中毒患者の多い環境で多発する。職場で暴力行為を経験した医療従事者は多大な負の影響を被る。心的外傷後ストレス障害(posttraumatic stress disorder：PTSD)，職場への恐怖，無力さや罪の意識，うつ状態，生産性の低下である。

安全性の改善は，教育とトレーニング，気づき，病院のサポートから始まる。リスクの高い診療環境で暴力行為を減少させるには，パニックアラーム，金属探知機，24時間の警備が有効である。差し迫った暴力の危険を認識することや，状況を鎮静化させるトレーニングを行いスキルを習得することが欠かせない。医師や看護師，警備担当者による高度な連携を持つ迅速なチームワークは，職場の安全につながることが示されている。暴力行為を絶対に許さない文化の醸成には，ガイドラインに沿って警察や州の検事へ積極的に暴力行為を通報することが有用である。これらの方法により，スタッフが職場で感じる無力感を軽減することができる。残念ながら，米国では医療従事者に対する暴力に厳罰を課している州は半数にとどまる。

職場の暴力行為防止プログラムは，従業員の参加と病院管理職の関与があってこそ成功する。インシデントのデブリーフィング(incident debriefing)とともに警備や医療従事者の安全に関するトレーニングを含む包括的プログラムが重要である。

医療従事者が安全で守られていることを実感できる職場では，患者への質の高い医療の提供，モラルの改善，生産性の向上が促進される。

チームとチームワーク

チームやチームワークという単語を思い浮かべたとき，多くの人は自分の好きな野球やフットボールのチームを考える。医療現場という複雑な環境下で安全かつ適切な医療を提供するにはチームとチームワークが欠かせない。臨床診療にチームワークを取り入れることは大きな挑戦であり，現段階では比較的新しいコンセプトである。挑戦ではあるが，医療分野には，すでに複数の個人からなるいくつもの集団があり，チームを作るのに絶好の場といえる。

チームは救急外来のパフォーマンスにどのような影響を与えられるのだろうか？

まずは集団とチームの違いに焦点を当てるべきである。集団(group)とは，ある価値に対して思いを共有していない人々の集まりであり，チーム(team)とは目的を共有している人々の集まりである。チームが成功するためには目指しているゴールを互いに理解し，各チームメンバーが役割と責任を認識していなければならない[15]。救急外来の典型的なチームは，ベッドサイド看護師，介護助手，救急医，ソーシャルワーカー，ケースコーディネーター，コンサルトされる医師で構成される。

チームを機能させるうえでチームリーダーを作ることは重要であるが，チームの成功と危険の回避にはチーム内に階層を作らないことも重要である[16]。現場スタッフに対し，安全に不安を感じたとき声を上げるよう奨励することが，高いパフォーマンスと失敗の違いを生む。この種の文化を変えることは難しく，すべてのスタッフへの意識づけが求められる。チームワークのレベルが高い現場では低い現場に比べて，パフォーマンスがより高くなるというデータがある[17,18]。つまり，高い機能を持つ医療チームには目標とメンタルモデルを共有した個人が集まっていて，安全で効果的な医療を提供するために臨機応変に働くのである。

コミュニケーション

救急外来における有害事象やアウトカムの悪化にコミュニケーション不足が直接大きく影響していることは意外ではない。これは，ケアの移行期(シフト交代，入院，他科コンサルト)におけるコミュニケーションで特に顕著である。救急医療スタッフは毎日，頻回な中断，生産性向上への圧力，強い影響を及ぼす意思決定などに向き合うが，これらのすべてがコミュニケーションを難しくする。そのため，救急医療スタッフは日々の臨床にコミュニケーション戦略を組み入れる必要がある。コミュニケーション戦略の例としては，標準化された申し送りツール(handoff tool)，プロトコル(protocol)，読み返し法(read back technique)などが挙げられる[19]。救急外来における患者安全は，全員が効果的なコミュニケーションの重要性を理解して初めて改善する。

患者ケアの連携

少数の常連患者により，医療費と資源が偏って使用されていることが知られている。CMS と Children's Health Insurance Program（CHIP）Services によると，メディケイド受給者の 5％がプログラム全体の支出の 54％を占め，そのうちの 1％が全体の 25％を占める[20]。Agency for Healthcare Research and Quality（AHRQ：米国医療研究・品質調査機構）の報告では，5％の患者が医療費全体の 49％を占める[21]。加えて，メディケアの入院患者の約 20％が退院後 30 日以内に再入院しているが，これらの入院の 75％近くは予防できる可能性がある[22]。高齢者の増加，ヘルスリテラシー（health literacy）不足の蔓延，プライマリケアネットワークの不備，無保険患者の割合の増加などにより，医療システムは患者が断片化された医療システムでもうまく進むようケアの連携をもたらすことが，かつてないほど重要となっている。患者に適正かつ適時の医療を提供し，病院や救急外来を受診しなくてすむようにすることが大切である。そのためには病院部門，第三者支払人，コミュニティーの医療従事者，患者が参加し，コミュニティーケアネットワークの情報を共有する必要がある。最近では，病院からの退院準備の確認，経過観察の再診予約，在宅医療と移送サービスに重点を置いた取り組みが多方面で行われている。看護師による電話フォローアッププログラムや予約スケジュール調整，ケアの連携を適正化するのに役立つ別の介入などを立ち上げている救急外来も多い。予約外救急受診の代替として，プライマリケア医の診療時間延長や在宅点滴サービスの提供が，患者の健康を維持し，受診を防ぐ手助けとなる。

救急外来からの安全な帰宅

救急外来からの帰宅は，重要な情報を喪失する可能性を伴う，非常にリスクの高いケアの移行であるという認識が高まっている。救急外来を受診する患者は，ヘルスリテラシーが不足していることが多く，患者用の書類を読解できないことも多い。書類作成者は，コミュニケーションの改善に効果があると信じているが，実際には書類はほとんど読まれておらず[23]，退院指示もほとんど確認されない[24]。患者には，診断，受けた検査や提供された治療の情報，家庭でのケア，薬物，外来フォローの指示，救急外来を再度受診したほうがよい場合など，救急外来の受診について文章と口頭で平易な言葉を用いて説明することが推奨されている。患者に指示を復唱させ，より明瞭なフィードバックを受け取りつつ，患者が退院指示を理解していることを確認すべきである[19]。救急外来から帰宅する患者のほとんどは，かかりつけ医への再診指示をもらうべきである。残念ながら多くの患者はかかりつけ医を持たず，数週間後の再診予定を立てることもできない。プライマリケアや，救急外来以外で急性期医療を受けることができる医療施設などの選択肢を含めた医療連携は，医療セーフティネット（health care safety net）の構成要素として深く必要とされる。外来患者への対応の欠如は，アウトカムの悪化と救急外来の再受診を招く。

KEY POINT

救急医療は患者ケアにおいて，興奮に満ち，重要な使命を持つ領域である。しかし救急外来は，その構造やプロセスが，発生する問題に迅速かつ信頼性を持って対応するシステムとして整備されていなければ，患者にとって危険な場所になる。これには以下が含まれる。

- 安全への注意と仕事の組織化
- 入院待ちと過密状態といった問題に対応するリーダーシップ
- 緊急の診断を要する患者のケアにおける明瞭なコミュニケーションとチームワーク

医療システムのなかで救急外来がうまく機能すれば，患者に対しより連携のとれた医療を提供でき，アウトカムが改善する。

（土方 利之，新見 能成）

文献

1. Schuur JD, Venkatesh AK. The growing role of emergency departments in hospital admissions. *N Engl J Med*. 2012;367:391–3.
2. Pitts SR, Carrier ER, Rich EC, Kellermann AL. Where Americans get acute care: increasingly, it's not at their doctor's office. *Health Aff* (*Millwood*). 2010;29:1620–9.
3. Rabin E, Kocher K, McClelland M, et al. Solutions to emergency department 'boarding' and crowding are underused and may need to be legislated. *Health Aff* (*Millwood*). 2012;31:1757–66.
4. Hollander JE, Pines JM. The emergency department crowding paradox: the longer you stay, the less care you get. *Ann Emerg Med*. 2007;50:497–9.
5. Walsh P, Cortez V, Bhakta H. Patients would prefer ward to emergency department boarding while awaiting an inpatient bed. *J Emerg Med*. 2008;34:221–5.
6. Liu SW, Thomas SH, Gordon JA, et al. A pilot study examining undesirable events among emergency department-boarded patients awaiting inpatient beds. *Ann Emerg Med*. 2009;54:381–5.
7. Forster AJ, Stiell I, Wells G, et al. The effect of hospital occupancy on emergency department length of stay and patient disposition. *Acad Emerg Med*. 2003;10:127–33.
8. Liu SW, Chang YC, Weissman JS, et al. An empirical assessment of boarding and quality of care: delays in care among chest pain, pneumonia, and cellulitis patients. *Acad Emerg Med*. 2011;18:1339–48.
9. Viccellio A, Santora C, Singer AJ, et al. The association between transfer of emergency department boarders to inpatient hallways and mortality: a 4-year experience. *Ann Emerg Med*. 2009;54:487–91.
10. McHugh M, VanDyke K, McClelland M, et al. Improving Patient Flow and Reducing Emergency Department Crowding. Rockville, MD: AHRQ; 2011. Report No.: 11(12)-0094.
11. Fee C, Weber EJ, Sharpe BA, et al. When is a scarlet letter really a red badge of courage? the paradox of percentage of pneumonia patients receiving antibiotics within 4 hours in accordance with JCAHO and CMS core measures. *Ann Emerg Med*. 2007;50:205–6.
12. Walls RM, Resnick J. The joint commission on accreditation of healthcare organizations and center for medicare and medicaid services community-acquired pneumonia initiative: what went wrong? *Ann Emerg Med*. 2005;46:409–11.
13. Wachter RM. Why diagnostic errors don't get any respect—and what can be done about them. *Health Aff* (*Millwood*). 2010;29:1605–10.

14. Pines JM, Kelly JJ, Meisl H, et al. Procedural safety in emergency care: a conceptual model and recommendations. *Jt Comm J Qual Patient Saf.* 2012;38:516–26.
15. Croskerry P, Cosby KS, Schenkel SM, et al. *Patient Safety in Emergency Medicine*. Philadelphia, PA: Wolters Kluwer Health; 2009.
16. Wachter RM. *Understanding Patient Safety*. 2nd ed. New York, NY: McGraw Hill Medical; 2012.
17. Makary MA, Sexton JB, Freischlag JA, et al. Operating room teamwork among physicians and nurses: teamwork in the eye of the beholder. *J Am Coll Surg*. 2006;202:746–52.
18. Pronovost PJ, Berenholtz SM, Goeschel C, et al. Improving patient safety in intensive care units in Michigan. *J Crit Care*. 2008;23:207–21.
19. DeWalt DA, Callahan LF, Hawk VH, et al. *Health Literacy Universal Precautions Toolkit.* Rockville, MD: Agency for Healthcare Research and Quality; 2010.
20. CMCS Informational Bulletin. In: Services: DoHaH ed. Baltimore, MD: CMCS Informational Bulletin. 2013:1–39.
21. Conwell LJ, Cohen JW. Characteristics of people with high medical expenses in the U.S. civilian noninstitutionalized population, 2002. In: Quality AfHRa, ed. Rockville, MD: Quality AfHRa; 2005.
22. MPAC (MEDPAC). Payment Policy for Readmissions Report to the Congress: Promoting Greater Efficiency in Medicare. Washington, DC: MEDPAC; 2007:103–20.
23. McCarthy DM, Cameron KA, Courtney DM, et al. Self-reported use of communication techniques in the emergency department. *J Emerg Med*. 2012;43:E355–E61.
24. Vashi A, Rhodes KV. "Sign right here and you're good to go" : a content analysis of audiotaped emergency department discharge instructions. *Ann Emerg Med*. 2010;57:315–22 e1.

24 小児科における患者安全

Ahmed S. Said, Kara Kniska, Matthew I. Goldsmith, Nikoleta S. Kolovos

症例

MT は再発性の急性リンパ性白血病(ALL)の既往を持つ 12 歳の男児(体重 60 kg, 身長 156 cm)である。大腸菌(*Escherichia coli*)腸炎による重症敗血症性ショックのため, 小児集中治療室(PICU)へ入院となった。PICU での経過中, 腹部コンパートメント症候群や急性腎障害, 急性呼吸不全を合併し, 長期間の人工呼吸管理を要した。症状の回復とともに, 抜管に成功したが, 麻薬の長期投与による薬物依存のため, コンピュータ制御の携帯型薬物ポンプ(computerized ambulatory drug delivery pump : CADD pump)によるモルヒネ持続静注が開始された。その日の夜, 患者は不穏となり不快症状を訴えた。そこで, 0.016 mg/kg の量のモルヒネを静注するようにコンピュータに指示が入力されたが, 実際には何らかの事情により, 0.16 mg/kg の量が投与されてしまった。30 分後, 患者は低換気となり, 瞳孔が縮瞳し, 傾眠傾向になっていて, 投与量のエラーが発見された。ナロキソン投与による治療が行われ, その後は過量投与による症状は改善し, 3 時間後にモルヒネ持続静注が, 今回は問題なく再開された。この過量投与のエラーについては家族に説明がなされ, その状況と今後の方針についての理解が得られた。今回の指示は見直され, 電子オーダーエントリーシステム(CPOE)上でも修正された。

- スマートポンプの使用は PICU における投薬エラーを減少させるか?
  - 減少させる。Larsen らによると, 医療機器と薬物濃度を標準化することにより, 投薬エラーが 73%減少したと報告されている[1]。
- 医療エラーを完全に開示することは, 医療訴訟の増加につながるか?
  - つながらない。Boothman と Hoyler により, 医療エラーの早期開示プログラムを構築することで医療訴訟が減少したことが示された[2]。

はじめに

子どもは小さな大人ではない。このことにより, 小児科における患者安全と質に関する特有な問題を引き起こす。医療エラー(medical error)の頻度は成人と小児で同程度であるが, 小児の入院患者における薬物有害事象(adverse drug event)の可能性は, 成人の入院患者に比べて約 3 倍高い[3]。

小児科に特有の患者安全に関する問題点

医療現場で小児患者の脆弱性が高まるのには, 下記の複数の要因が関連している[4]。

- 多くの医療施設が成人医療に準じた構造となっている。また, 小児医療に特化して訓練されたスタッフの不足に加え, プロトコルや規約, 最新の小児用の器具,また，薬用量マニュアルやバイタルサインの範囲，身体所見に関する教科書などの容易に参照できる小児に関する最新の参考文献も不足している。また，救急外来は特に小児患者にとってリスクの高い環境であるかもしれない[5]。

- 幼い子どもは，合併しているかもしれない副作用について伝えることができない。
- 小児は肝機能，腎機能，免疫機能がより未熟であり，投薬エラー(medication error)による身体的合併症を引き起こす可能性がより高い。
- 市販薬のほとんどが，成人患者向けに製造梱包されている。そのため，小児患者に投与する場合には，たいてい異なる用量や濃度に変更する必要がある。このような変更には小児患者特有の計算や処理が必要となり，その結果，エラーの可能性が有意に上昇する。

小児科領域におけるテクノロジー

米国医学研究所(Institute of Medicine：IOM)が1999年に発表した報告書や，その他の主要な医療計画を受け，多くの医療施設が患者安全を改善するためにさまざまな技術を導入した。例えば，電子オーダーエントリーシステム(computerized provider order entry system：CPOE)，輸液のスマートポンプやバーコード認証などの開発が挙げられる。これらの技術はエラーを最小限にするために設計されている一方で，予期しないことが引き起こされる可能性もある。例えば，ある有数の小児病院では，投与量や読みにくい手書きの指示に関連したエラーを減らすためにCPOEが導入されたが，導入のねらいとは裏腹に患者死亡率が上昇した[6]。スマートポンプは小児領域においてエラーの頻度を低下させることが示されている[1]が，別の研究では同様の技術を導入しても重大な薬物事象の発生頻度は変わらなかった[7]。バーコードによる患者認証システムも，薬物投与や検査の際の患者取り違えを防止すると期待されているが，その後の検証では効果に関して相反する結果も示されている。新生児症例では，薬物投与に関する有害事象の頻度が47%低下したことが示された[8]が，小児や成人症例では同様の結果は再現されなかった。

これらの技術に関して特に懸念されるのは，医療デバイスにより，かえって仕事の負担が増えると感じた医療従事者が次善の策を探そうとするwork-around現象である。例えば，「例外の記録(charting by exception)[訳注1]」は手っ取り早い簡単な方法であるが，ベッドサイドの医療従事者は時間を節約するために古いカルテの内容を転記してしまう。また，医療従事者は薬物投与に費やす時間を短縮する方法を見出そうとする。例えば，患者認証ラベルを取り外して一緒にまとめ，スキャンを一度に行い，本来行うべき手順から外れてしまうことがある。このようなwork-around現象を発見した場合に，患者安全の文化を改善するための鍵となる手段は，現場の意見に耳を傾け，そのような行動が必要であった理由を尋ねることである。部局の安全や病院の質を監視する委員会などの組織は，医療の質を改善する現実的な解決策を見出すための事案の報告や検討を依頼するうえで非常に有用である。

テクノロジーはシステムを強化するうえで重要であるが，特に発達段階にある，または医学的に脆弱であることからコミュニケーションをとることが難しい小児医療では，評価のスキルに磨きをかけるためのプログラムもまた重要である。Pediatric Early Warning Systems(小児早期警告システム)が開発され，その有効性が立証されてきているが，このシステムでは，患者の神経行動学的所見や呼吸循環のパラメーターなどの客観的指標を用いて，モニタリングや治療の強化の必要性を示唆するスコアが算出される[9,10]。Institute for Healthcare Improvement(IHI：米国医療の質改善研究所)は急変対応チーム(rapid response team : RRT)についても推奨しているが，その転帰に対する効果については小児，成人ともに結論は出ていない。しかし，RRT は，特にレジデントやより経験の浅い職員に対してよい臨床診療の手本を示し，患者安全の文化を促進する役割を担う。

両親や家族とのコミュニケーション

家族中心のケア

子どもは自分自身のことを訴えることができない場合が多い。そのため両親や医療従事者は，子どもの支援者としてだけではなく，意思決定者としての役割も果たす。両親(や祖父母も含めた保護者)は，彼らにしか認識できないような子どもに関する情報を持つことがあるが，特に医療現場で頻繁にやりとりする子どもの場合には，このような情報が必要不可欠である。米国小児科学会は家族中心のケア(family-centered care)に関するガイドラインと推奨を作成した。ベッドサイド回診への両親の同席は，標準的な日常診療として考慮されるべきものであり，処置に関しても，両親は同席する機会を提示されるべきである[11]。こうした診療体制を導入する際によく懸念されることとして，家族やレジデントに与える影響が挙げられる。この点について調査した結果，両親からは回診へ参加することで不安が軽減され，医療チームに対する信頼感も増したという回答が得られている。一方で，レジデントからは必ずしも支持は得られておらず，家族の存在により診療そのものや学びの機会が阻害されると感じていた[12]。

インフォームドコンセント，親からの承諾，患者からの同意

日常診療と臨床研究の両面で，意思決定のプロセスにおける医師と患者，その家族との信頼関係構築は小児医療の重要な側面である。**親からの承諾**(parental permission)と**患者からの同意**(patient assent)という概念は，**インフォームドコンセント**(informed consent)の理念に付随するものである。小児におけるインフォームドコンセントの責任は，親または保護者にあると多くの場合には考えられている。しかし，まれではあるが，大人の想いが子どもの最善の利益に一致しない場合には，問題になることもある。親からの承諾とは，幼い子どもの診療に関する方針決定は医療従事者と患者・家族との間に共通の責任が生じるという考えに基づいているもの

訳注 1：カルテ記載において，基準値に対して異常なものだけを記録する方法。記載に手間がかからないが，医師や看護師が決まった項目しか見なくなる，すべての項目が基準範囲内と記載された場合には観察が甘くなることがある，などの欠点が指摘されている。

である。患者からの同意とは，理解できる年齢にまで達している小児患者は，診療の方針や臨床研究のプロトコルに関連した議論に含まれるべきであるという考えに関連したものである[13]。

投薬安全性

投薬エラー(medication error)は，日常診療で発生する最も頻度の高い有害事象の1つである。成人患者に比べ，小児患者は医療エラーのより高いリスクにさらされており，害を被る可能性も高い[14]。投薬エラーの実際の頻度は報告状況に依存するためわかりえないが，トリガーツール(trigger tool)を用いた臨床研究によると，小児患者における投薬エラーの頻度は平均11.1%であった[15]。2003年に報告された小児における投薬エラーの特徴に関する研究では，エラーの大部分が指示出しの時点で発生していると結論づけられている。また，危害を加える可能性のあるエラーは，投与量やアレルギー，投与回数に関連するエラーであることが多かったと報告された[16]。大学関連病院での最近の研究では，10倍量の投薬エラーのリスクは小児患者で有意に高いことが示された。エラーの報告の頻度が最も高い薬物はモルヒネで，薬物の種類としてエラーの報告の頻度が最も高いものはオピオイドであった。静注製剤や紙媒体での指示出し，輸液ポンプがエラーを引き起こす頻度の高い要因であった。投与量の計算間違いや小数点の記載間違い，ゼロに関連する間違いが10倍量の投薬エラーに関連した要因であった[17]。

小児患者が投薬エラーの被害をより受けやすい理由は数多く存在する。成人で使用される多くの薬物とは異なり，小児患者では，薬物投与量は体重をもとに計算されるが，この余計なステップがエラーを引き起こす要因となっている。さらに，小児薬用量はメートル法で計算されるが，米国では多くの両親や患者が慣れている体重測定の単位はポンドであり，キログラムではない。患者の体格にもよるが，薬用量は小数点を含むこともあり，このことも10倍量の投与量エラーを引き起こす可能性を高めている。このリスクを最小限にするために，Joint Commission(JC：米国医療施設認定合同機構)は，小数点の前の先行ゼロの使用は推奨するが，小数点の後の末尾のゼロは使用しないことを推奨している[14]。成人の薬用量に関する認識不足も，小児領域における薬用量エラーの要因の1つである。つまり，多くの小児科医やレジデントは特定の薬物の体重をもとにした薬用量は知っているが，思春期などの体格の大きい子どもの場合には，成人量に熟知していないため，体重計算による投与量では成人量を超えてしまうことがある。

小児領域での薬物療法に関する別の問題として，市販薬の規格が挙げられる。錠剤やカプセルなどの固形内服薬では，小児に必要な適切な投与量でないことが多い。たとえ用量が適切であっても，乳幼児は錠剤やカプセルを飲み込むことができない。液状の薬物の供給は，特に遠隔地では限られており，調剤薬局では液状の製剤の薬物安定性を維持することが困難であり，こうした調剤に関するデータを入手できないこともある。また，静注製剤も小児患者を考慮して製造されていない。多くの場合，入手可能な製剤の濃度は，小児科では使用しにくいため，正しい投与量にするために最初に希釈しなければならない。また，製薬会社は，成人患者においてある

表 24-1 エラーを減らすための薬物投与過程での対策

- 薬物の評価，選択，使用に関する小児に特化した処方薬物管理制度の確立[18]
- 指示出しの日時の標準化(例：0 日目または 1 日目)
- 高リスク薬物での濃度の種類は最小限にする
- 調合内服薬や完全静脈栄養の用量や濃度は，入院患者と在宅患者で統一する
- 内服薬用に統一したシリンジを用いる

表 24-2 薬局管理に関する推奨

- 小児科で研修を受けた職員が，薬物管理の監視に責任を持つ委員会に任命されるべきである
- 小児に特有な最新情報をすべての病院職員がすぐに入手できるようにすべきである。例えば，薬物に関する関連資料や成長曲線，バイタルサインの基準範囲，緊急薬物の計算法，各種臨床研究に関連したデータなどが挙げられる
- 薬局の新規職員は，各施設の新生児/小児に特化した薬物管理業務について把握しておくべきである[19]
- 集中治療領域の患者用に[20]，緊急薬物や頻用薬に関する薬用量計算シートを準備する[19]
- 事前印刷された処方オーダー用紙や，薬物の処方オーダー・調合・投与に関する標準化した方法をまとめたプロトコルを準備する
- モニタリングに関する入手可能な情報を確保する
- 新生児集中治療室(NICU)や小児集中治療室(PICU)，血液腫瘍病棟には病棟薬剤部門を整備し，小児に特化した薬剤師を配置すべきである[3,19]
- 小児の薬物は，成人患者の薬物とは異なる場所に保管・準備すべきである

程度の用量(例：100 mL)に希釈して投与することを推奨することがある。しかし，先天性または後天性の心疾患を持つ新生児や小児患者では，こうした用量が余分な水分負荷につながる可能性がある。小児患者に使用される薬物は，希釈や投与量計算でのエラーの可能性を減らすために，一定の標準濃度，または，できる限り種類の少ない濃度で製造することが推奨されている[4]。

小児患者に安全に薬物を投与するうえでの最後の問題は，この年齢層における薬物の臨床試験が少ないことである。ほとんどの薬物は成人患者への使用を念頭に置いて製造され，臨床試験がなされ，認可が下りる。ひとたび認可されると，たとえ承認適応症以外の適応においても，小児患者への使用も含めて，適応外使用として投与可能となる。投与製剤に伴う問題については前述したが，ある薬物が小児患者にも有効であると考えられる場合には，その薬物の適切な投与量を決めることもさらなる問題となりうる。患者の年齢にもよるが，小児患者では成人とは異なる薬物動態パラメータを呈する。このことは，薬物の分布容積や代謝，クリアランスなど，薬物による曝露のすべてに影響する。また，これらは子どもの成長発達の段階によっても変化する。そのため，すべての年齢層ごとに検討する必要がある。クロラムフェニコールによるグレイ症候群(gray syndrome)やサルファ薬による核黄疸は，年齢に関連した薬物動態の違いにより引き起こされる，新生児に特有の薬物の副作用の例として知られている。新薬は，その安全性と有効性を検討するために，小児患者においても臨床研究が行われる必要がある。十分に研究されていない薬物を小児患者に使用する際には注意が必要である。

表 24-3　投薬エラーを減らすための運用や手順の管理

- 完全静脈栄養を含めた静注製剤に配合する製剤を正確に計測できるようにする
- 病院情報管理システムや薬剤部の情報システムに，投与量が誤っている可能性を警告できるような，投与量をチェックするソフトウェアを整備する
- 自動調剤機で使用する薬物は，緊急時に必要とされるものか特別に許可を得た職員が処方した薬物に限るべきである
- 高性能輸液ポンプを使用するスタッフへの教育
- 処置のために鎮静中の小児に，パルスオキシメトリーなどの適切な生理学的モニタリングを使用する[21]
- 医療施設は，少量の薬用量にも対応した読みやすいコードや小児症例用の薬用量ラベルの発行などの，小児に特化した機能を持つバーコード認証技術を開発するように奨励する

小児患者における投薬エラーを最小限に抑えるための推奨を**表 24-1〜24-3** にまとめる。

KEY POINT

- 多くの医療施設は成人患者を対象としてデザインされているため，小児患者は危険にさらされている。
- 市販薬のほとんどが，成人向けに調合，包装されている。
- そもそも技術が最適化されていない小児患者において，技術革新は予期せぬ結果を招くかもしれない。
- 小児医療にかかわる医療施設は，小児に特化した機能を持つ技術を開発することを奨励されている。
- 小児を診療するうえでは，基本的な身体的評価のスキルが最重要である。
- 両親や介護者は，小児の医療チームの必要不可欠な一員である。
- 自分自身で訴えることができない小児患者のための治療方針の検討や変更を明確にするためには，医療チームのメンバー間での明確なコミュニケーションが必要不可欠である。

（新津 健裕）

オンライン情報[22]

・Safer Health Care for Kids: www.aap.org/saferhealthcare
・Children's Hospital Association: www.childrenshospitals.org
・Institute for Safe Medication Practices: www.ismp.org
・National Initiative for Children's Healthcare Quality: www.nichq.org

文献

1. Larsen GY, Parker HB, Cash J, et al. Standard drug concentrations and smart-pump technology reduce continuous-medication-infusion errors in pediatric patients. *Pediatrics*. 2005;116(1):e-21-5.
2. Boothman R, Hoyler MM. The University of Michigan's early disclosure and offer program. *Bull Am Coll Surg*. 2013;98(3):21-5.
3. Kaushal R, Bates DW, Landrigan C, et al. Medication errors and adverse drug events in pediatric inpatients. *JAMA*. 2001;285(16):2114-20.

4. The Joint Commission. Preventing pediatric medication errors. *Sentinel Event Alert*. Issue 39, April 11, 2008.
5. Institute of Medicine. *Emergency Care for Children: Growing Pains*. Washington, DC: National Academies Press; 2007.
6. Han YY, Carcillo JA, Venkataraman ST, et al. Unexpected increased mortality after implementation of a commercially sold computerized physician order entry system. *Pediatrics*. 2005;116(6):1506-12.
7. Rothschild JM, Keohane CA, Cook EF, et al. A controlled trial of smart infusion pumps to improve medication safety in critically ill patients. *Crit Care Med*. 2005;33(3):533-40.
8. Morriss FH, Jr., Abramowitz PW, Nelson SP, et al. Effectiveness of a barcode medication administration system in reducing preventable adverse drug events in a neonatal intensive care unit: a prospective cohort study. *J Pediatr*. 2009;154(3):363-8.
9. Egdell P, Finlay L, Pedley DK. The PAWS score: validation of an early warning system for the initial assessment of children in the emergency department. *Emerg Med J*. 2008;25(11):745-9.
10. Parshuram CS, Duncan HP, Joffe AR, et al. Multicentre validation of the bedside paediatric early warning system score: a severity of illness score to detect evolving critical illness in hospitalised children. *Crit Care*. 2011;15(4):R184.
11. Committee on Hospital Care, American Academy of Pediatrics. Family-centered care and the pediatrician's role. *Pediatrics*. 2003;112(3):691-6
12. Grzyb MJ, Coo H, Ruhland L, et al. Views of parents and health care providers regarding parental presence at bedside rounds in a neonatal intensive care unit. *J Perinatol*. 2014;34(2):143-8.
13. Committee on Bioethics, American Academy of Pediatrics. Informed consent, parental permission, and assent in pediatric practice. *Pediatrics*. 1995;95(2):314-7.
14. The Joint Commission. Facts about the official "do not use list." June 18, 2013.
15. Takata GS, Mason W, Taketomo C, et al. Development, testing, and findings of a pediatric-focused trigger tool to identify medication-related harm in US children's hospitals. *Pediatrics*. 2008;121(4):e927-35.
16. Fortescue EB, Kaushal R, Landrigan CP, et al. Prioritizing strategies for preventing medication errors and adverse drug events in pediatric inpatients. *Pediatrics*. 2003;111(4):722-9.
17. Doherty C, McDonnell C. Tenfold medication errors: 5 years' experience at a university-affiliated pediatric hospital. *Pediatrics*. 2012;129(5):916-24.
18. Committee on Drugs and Committee on Hospital Care, American Academy of Pediatrics. Policy statement—prevention of medication errors in the pediatric inpatient setting. *Pediatrics*. 2003;112(2):431-6.
19. Levine SL, Cohen MR. Preventing medication errors in pediatric and neonatal patients. In Cohen MR, ed. *Medication Errors*. 2nd ed. Washington, DC: American Pharmacists Association; 2007:469-92.
20. Hazinski MF. Reducing calculation errors in drug dosages: the pediatric critical information sheet. *Pediatr Nurs*. 1986;12(2):138-40.
21. Cote CJ. Sedation disasters in pediatrics and concerns for office based practice. Can J *Anesth*. 2002;49(90001):R10.
22. Steering Committee on Quality Improvement and Management and Committee on Hospital Care, American Academy of Pediatrics. Principles of pediatric patient safety: reducing harm due to medical care. *Pediatrics*. 2011;127:1199-210.

25 医学画像

James R. Duncan, Andrew Bierhals

症例

ICU に入院した患者の酸素化不良の原因を探るため，ポータブルの胸部 X 線が撮影された。ところが，院内の画像保存・通信システム(PACS)に取り込む際，誤って画像を反転してしまった。もともと解剖学的構造に異常があったため，初期画像の分析の際にエラーは検出されなかった。結果的に，患者に新たに生じた気胸は右でなく左にあると解釈され，そのように ICU チームに通知された。エラーが検出されたのは，胸部チューブがすでに留置された後だった。

はじめに

画像診断は，しばしば病歴や検査評価を補うことができるため，現代の医療には欠かせない。また，画像診断は侵襲的処置の必要性を減らす目的だけでなく，低侵襲処置を増やす目的でも使用されている。これらの進歩によって，より迅速な診断や治療，回復が可能となった。しかし，画像診断の欠点は複雑で分割されたシステムであり，最適な画像診断検査の選択や画像の取得，画像の読影，治療方針の決定など，重要なステップが異なる個人やチームに割り当てられる場合がある[1]。このような複雑さと分割化によりシステムの性能が低下する可能性があるため，点検(check)や重複(redundancy)の排除，エラー対策(error recovery strategy)などの信頼性に関する概念が必要となる。信頼性の高い機関(high-reliability organization：HRO)は，エラーがあらゆるステップで発生する可能性があることを認識している[2]。安全で質の高い医学画像を確保するには，複数の過程を体系的に評価する必要がある。

医学画像への体系的な取り組み

医学画像が付加価値を発揮するために必要なステップは，「医薬品投与における 5 つの R(正しい)」(five rights to medication administration)と比較される。理想的な医学画像システムには次の 5 つのステップが必要である。すなわち，「正しい」検査，「正しい」指示，「正しい」方法，「正しい」報告書，「正しい」行動である。この過程はクリニカルクエスチョンから始まる。この疑問に答えるために情報が収集され，分析される。その結果を受けて治療決定に至る。この過程で，病歴，身体所見，検査室の評価，受診歴などの情報を入手することも可能である。別の情報源から得られたこれらの情報は，最適な画像検査の選択や，最も疑わしい診断に焦点を当てるうえで有用である。画像検査の必要性がなくなる場合もある。情報収集することによるリスクや遅れ，費用を考えると，目前のクリニカルクエスチョンに答えるために必要十分な情報だけを収集するのが理想的なシステムである[3]。自分の好奇心

表 25-1　正しい検査

サブタスク	故障モード	例
患者を評価する	不適切な評価	患者の評価に先立って行われた画像検査
よりよい代替案ではなく画像診断検査を選択する	代替案は，リスクを減らして同等のベネフィットをもたらす	軽度の頭部外傷を有する小児に対する頭部 CT の代わりとなる所見

を満たす目的や，すでに確定した診断を確かめる目的での情報収集は避けるべきである。このような理想的なシステムでは，情報収集は治療方針の決定と密接に関連している。

正しい検査(right study)

正しい検査の選択とは，画像が最適な情報源であるかを判断し，特定の画像検査を選択することである。残念なことに，エビデンスに基づいた画像検査の選択のためのガイドラインは，限られたシナリオでしか作成されていない[4]。例えば，軽度の頭部外傷を有する小児に頭部 CT を撮影するか経過観察にするかが盛んに研究されている。近年の大規模試験により，特定の基準を満たす場合でも頭部 CT で臨床的に重要な所見を発見できる検査前確率は極めて低いことが明らかとなった[5]。数時間にわたり経過観察を行っても新たな所見が出現しなければ，子どもの両親には「手元にあるデータからは完全な回復が予測される」と伝えるべきである。情報理論の観点からは[6]，頭部 CT で得られる追加データは冗長である。それでも，多くの親は心配して，「念を押すため」に頭部 CT を希望する。しかし，重大な傷害の検査前確率が極めて低い状況では，検査結果が偽陽性や偽陰性と判断されるリスクに加え，電離放射線によるリスクも意思決定のプロセスにおいて考慮されるべきである[1]。「正常」以外のいかなる結果も，安心を求めていた親の気持ちを損なうことになる。さらに，検査結果「異常」の意義は，それに対して医療システムが介入し，回復を促すことができるかどうかにかかっている。実際，前立腺癌のように，重症になりかねない病気でも，知らないほうがよいという意見もある。病気よりも治療のほうが苦痛を伴う可能性もあるためである[7]。正しい検査を選択する際の故障モードを**表 25-1** に示す[訳注 1]。

このような医学的な意思決定のための Bayes 理論のアプローチ(Bayesian approach)では，現場のチームは，画像検査が既存のデータに付加価値を与えるかどうかを判断する前に，目の前にあるデータに何らかのパターンがないかを探る必要がある。診断の不確実性によりよく対処し，治療的な介入につながる多くの場合，追加で画像診断の検査を行うよりも，さらなる病歴の聴取や，過去の画像検査や検査結果を集めることのほうが，診断の不確実性によりよく対処し，治療的な介入に

訳注 1：故障モードについての詳細は第 4 章参照。

つながる。過去の画像検査を取得し，吟味することの重要性はいくら強調しても足りない。「正しい検査」はすでに1週間前に外来で撮影されていたり，1時間前に他院で撮影されていたりする場合も多いためである。電子カルテに書き込まれた情報のほとんどは，施設間で共有することはできないが，医学画像は標準化された形式（DICOM）を使用しているため，ギガバイトの情報を迅速かつ確実に臨床現場に伝えることができる。増加の一途をたどる電子データを活用することで，情報システムが現場のチームをサポートする能力は確実に向上する。

治療を進めるうえで新たな画像検査が必要であるという決定がひとたび下されると，次は，数多くある画像検査のなかから，どれが「正しい」検査なのかを決める必要がある。この問題は，ナビゲーションでよく起こる問題と似ている。A地点からB地点まで行くときには経験に基づくことが一般的である。しかし，経験が不足している場合にはナビゲーションの補助が必要となる。画像検査の専門家は，土地勘を活かして旅行者が望む目的地に到達するコースを描く，ガイドのような役割を担う。ガイドが利用する，このような意思決定のアルゴリズムは，次第にコンピュータ化されつつある。GPSナビゲーションシステムが進路決定に役立つだけでなく，旅が進むにつれて案内する情報を更新するのと同じように，臨床判断支援システム（clinical decision support system：CDSS）も，患者の最新の状態や治療の目標に関する情報を用いて，推奨事項を更新することが可能である。超音波，CT，MRI，PETなど，増え続ける診断のための検査は，治療と回復へと導く経路に沿って存在する，異なる経由地点とみなすことができる。確かに，臨床場面で最適な治療方針を決定するには，画像検査の専門家と相談する必要がある場合もある。しかし，パレートの80：20の法則（80/20 rule）によると，画像検査を決定する際，80％は少数の限られた選択肢から選択される。したがって，自動化された意思決定支援ツールは，よくある臨床場面で，現場のチームを最適なルートで24時間365日いつでも支援できる可能性がある。

正しい指示（right order）

画像検査の指示の際は，しばしば必要な情報を伝え損ねる（**表25-2**）。これらの指示には，正確な投薬指示を行う際と同じレベルの注意を払う必要がある。理性のある医療従事者であれば，「肺炎に対する抗菌薬」という指示を出すことはまずないが，「病態を除外するための脳スキャン」といった曖昧な画像検査の指示は横行している。画像検査の指示がより具体的になれば，画像診断部門では，検査指示を最も適切な検査と一致させるように努めることができる。よくある例は，胸部CTを造影剤ありとなしで指示する場合である。このような二元的な検査または組み合わせて行う検査はめったに必要とはならないが，「あればあるほどよい」と信じる自然な人間の傾向は存在している。

最も適切な検査を選択するうえで，臨床的に気がかりな部位と性状を伝えることは不可欠である。足首の外傷の評価のために足のX線が指示されることが多いが，最大の圧痛点の部位が指示には記載されていないことがよくある。このようなエラーは検査技師によって修正されることが多いが，指示した医師に連絡をとり，す

表 25-2 正しい指示

サブタスク	故障モード	例
検査をオーダーする	漠然とした指示	「脳スキャン」と解釈できる指示
	間違った指示	足首の外傷を負った患者に対して要求された足の X 線
	過剰な指示	肺塞栓症疑いで，静注造影剤ありとなしの両方の施行を指示された胸部 CT
病歴を提供する	不十分な病歴	「病態を除外する」と解釈できる病歴

でに予約された検査を取り消し，正しい検査を予約し直すには，相当な手間がかかる。

また，同一のクリニカルクエスチョンに対処するために，複数の検査が同時に指示されることも多い。本来ならば，最も適切な検査をまず選択し，その検査結果を評価してから次の検査に進むほうが合理的であろう。手当たり次第に検査を行うことは，ときに効率的に思えるかもしれないが，効果的であることを願って同じ症状に対して複数の薬物を処方する状況と似ている。複数の抗菌薬が同時に投与されるのは重篤な感染を引き起こす生物を特定できていないためであるかもしれない。しかし，複数の抗菌薬を同時に投与することは可能であるが，複数の画像検査を同時に行うことは通常不可能である。したがって，我々は画像検査の診断的価値と，その簡便性や侵襲性，費用を比較し，一連の画像検査の順序づけをしなければならない。

正しい方法(right way)

検査が「正しい方法」で施行されているか否かを管理するのは，一般的には画像検査部である。主な故障モードを**表 25-3** に示す。正しい方法の選択は，検査によるリスクを最小限に抑えながら，臨床上の問題を解決できる確率を最大限にするための「正しい」設備と設定を選出することから始まる。この最適化の過程に関する詳細は本章では割愛するが，本章では小児の画像検査の例を紹介する。

ほとんどの画像検査装置は，市場が圧倒的に大きい成人用に設計されている。その結果，小児専門の施設でさえ，画像検査装置は，成人用のものと同じか，ほぼ同じである。しかし，新生児や乳幼児，10 歳代の患者の体の大きさの差は明らかであるため，小児科専門の施設では，体の大きさに合わせた画像検査実施要項を作成することになった[8]。薬物の投与量を子どもの体重に合わせて調整するのと同じように，小児の画像検査の機械の設定も子どもの体の大きさに合わせて調整する必要がある。これは，CT や X 線写真では特に重要である。身体部分の直径が増加するにつれて X 線の透過率が幾何学的に低下するからである。例えば，厚さ 15 cm の腹部を適切に撮影するのに必要な電離放射線の量は，厚さ 30 cm の腹部を撮影するのに必要な放射線量の 10 分の 1 である。

画像検査の「正しい方法」とは，患者を治療するすべての医療従事者が最も有益な画像を入手できるようにすることでもある。理想は全画像を即座に入手できること

表 25-3　正しい方法

サブタスク	故障モード	例
画像診断機器の選択	不適切な機器	線量を監視する装置がないX線透視装置が，複雑な処置を行うために使用されている[9]
画像診断の実施要項の選択	適切な実施要項が利用できない	施設には小児科に特異的な実施要項が欠けている
	適切な実施要項が選択されない	小児科の実施要項は利用可能であるが，使用されていない
実施要項による画像診断	実施要項から逸脱する	CT 検査中にスキャンされた量が，指定された領域を超える(Z軸オーバースキャン)
評価のためにいったん処理された画像	表示を誤った画像	左の目印が画像上の右腕に位置する
診断画像の確認	注目している部分が検査にすべて含まれているかを確認しなかった	術中の異物残存を除外するために腹部X線をオーダーしても，腹膜腔のすべての壁の凹みは含まれない
	確認の結果，不要な画像が追加される	患者がCT検査の途中で動いてしまった場合，選択された画像だけを撮り直すのではなく，検査そのものをやり直す
画像情報の保存	正しく保存されていない	重要な画像がPACSに送信されない

かもしれないが，ギガバイトを超える画像検査を共有しようとするとネットワーク容量の問題が発生する。さらに，数百の画像からなる検査のなかから重要な画像を突き止めるのには，かなりの時間がかかってしまう。ネットワーク容量を維持し，保存するための費用を削減し，医師のワークフローを改善するため，検査全体の一部分が画像保管・通信システム(picture archiving and communication system：PACS)にアップロードされることがよくある。PACSは，以前の検査を見分けて比較可能とするためにも使用されている。

正しい報告書(right report)

放射線科医は，ほとんどの画像診断検査の収集と読影において中心的な役割を果たしている。放射線科医は，大量の画像データを検討して重要な所見を報告書(画像の読影レポート)に要約し，理想的にはクリニカルクエスチョンに答える。画像の解釈は，ギガバイトの画像をキロバイトの文書に変換する作業であり，ある意味ではデータの圧縮とみなすことができる。画像データを「正常」または「以前の検査と変わりない」と簡潔に説明できる場合は，高水準の圧縮が可能となる。一方，画像診断のデータにおける異常や間隔の変化は，たいていの場合，原因となる病態生理

表 25-4 正しい報告書

サブタスク	故障モード	例
以前の検査を再検討する	以前の検査が再検討されていない	ある検査は治療反応の評価に用いられているが，以前の検査が使用できない，または比較を行うことができないために，現在の検査が以前の検査と比較されていない
重要な所見を検出する	重要な所見が検出されていない	所見を査読者が能力的に発見することができない 複数の所見によって検査が時期尚早に終了してしまう
鑑別診断を明確に述べるために所見を使用する	所見が誤って解釈されると，正しい診断が含まれない	所見を，病理ではなく自然な変異を反映したものととらえている
	限定された記述により，過度に多くの鑑別診断が挙がる	「おそらく自然な変異であるが，腫瘍形成の過程を除外することができない」
提供者へ重要な所見を提示する	結果を即座に知らせる必要があると認識されない	漠然とした肺結節
	提供者が不明または不在のために通知が遅れる	医師に指示するための連絡先の情報がない，または医師が電話に出ない
報告書を作成する	報告における間違い	報告する際，「右」と言うつもりであるのに「左」と言ってしまう
報告書を提出する	報告書の確認の際に間違いが修正されない	左右の間違いが修正されない
	報告書の配信遅れ	治療方針が決定するまで報告書が手に入らない

訳注：報告書とは画像の読影レポートのことである。

や関連する詳細に言及することによって要約できる。例えば「左下腹部の 5.0 cm 大の憩室膿瘍」などと記載する。しかし，複数の故障モードが弊害となり，正しい報告書の作成を難しくしている(**表 25-4**)。

過去の検査から得られた画像の再評価は，現在施行している検査の解釈の一貫として行う。病態生理はダイナミックなプロセスであり，問題は疾患が存在しているかではなく，治療に反応しているかである。そのような評価は，過去の検査なくしては不可能である。同一施設内で施行された過去の検査を，施設内にある PACS から検索することは容易である。多くの専門外来やセカンドオピニオン外来では，患者に過去の画像検査結果を CD で持参するように促すようになった。今では多くの施設が，過去の検査結果や将来の検査結果との比較を可能にするために，これらの外部からの検査結果を自前の PACS に取り込んでいる。さらに，遠方からの画像診断の情報を容易に迅速に転送する目的で，より高度な解決法が開発されている[10]。

画像の解釈は，視覚的に注目することから始まる。注目することと，それに続くパターン認識は，意識レベルと潜在意識レベル双方における予想によって大きく左右される。古い格言にもあるように，「人は知っているものしか見ることはできない」。複数の異常が存在する場合，各々の異常の検出は徹底的な検索を全うできるか否かにかかっている。検索が満足に施行されたということは，早期に終了してしまったことを示す。なぜなら，検索の過程で複数の異常を早期に発見してしまうと，検索を全うすることよりも解釈を行うことに注意が向いてしまう可能性があるためである[11]。

パターンが検出されると，画像の解釈は次いでパターンの特性分析へと進む。所見は正常または異常に分類されるが，正常な変異や偶発所見の場合もあるため，分類の許容範囲は相当広い。パターンの分析は鑑別診断につながる。そして，各々の鑑別診断がこの一覧表のどこに当てはまるのかを決めていく。鑑別診断の一覧表には，最も可能性の高い疾患が先頭に置かれ，一定の可能性のある疾患だけが挙げられていることが望ましい。鑑別診断が10個以上にも及ぶような網羅的な一覧表では，診断の感度は改善するかもしれないが，特異度は犠牲になる。

一刻を争う重要な所見は即座に注目しなければならず，主治医チームにも早急に通知すべきである。残念なことに，重要な所見を通知する際，複数の故障モードが妨げとなる。例えば，画像を説明する側と主治医チームでは，何が「一刻を争う重要な所見」なのか，定義が異なる場合もある。緊張性気胸や腹部大動脈瘤の破裂であれば，即座に通知することに誰もが同意するだろうが，肺結節や類似の異常所見については意見の不一致が生じうる。そのため，異常所見が臨床的に重要かどうかを判断するうえで，放射線科医は主治医チームが何を考えているかをある程度知っておく必要がある[12]。ここでも，放射線科医は感度と特異度のバランスをうまくとらなければならない。トリガーの感度を上げすぎると，あらゆる異常を主治医チームに連絡することになりかねない。逆にトリガーの閾値を高く設定しすぎると，「この報告書について連絡してほしかった」といった苦情が確実に聞かれるだろう。重要な検査結果の通知は，その検査結果と客観的な閾値との比較によりなされるが，その過程は画像検査でははるかに主観的である。

放射線科報告書の理想は，正確で，時宜を得ており，簡潔，完全かつ理解しやすいことである。また，撮影方法や放射線被曝量に加え，誰がいつ通知を受けたかなどの付随情報も含まれていることが望ましい。さらに，重要な画像の注釈つきのコピーが含まれている場合もある。報告書は依頼のあったチームに配布され，コピーが保管されることになる。

正しい行動（right action）

理想的な画像診断の最終段階は，画像から得られる情報をもとに，患者の治療に寄与することである。正しい行動とは，医療従事者が情報を受け取り，それを見直し，理解して，適切なタイミングで適切な処置を講じることを意味する。しかし，このステップも多くの故障モードによって妨げられる可能性がある（**表 25-5**）。多くの場合，複数の医師が同一の患者を診るが，一部の医師だけが報告書の写しを受け取ることは珍しくない。電子カルテシステムから報告書をすべて入手できる場合でも，アラート疲労（alert fatigue）や，結果を見直して処置を行う責任の所在が医師間で不明瞭であることが原因となり，せっかくのシグナルが見落とされてしまう可能性

表 25-5 正しい行動

サブタスク	故障モード	例
報告書を医療従事者に送信する	報告書が誤った医療従事者に送られる	生検結果が主治医ではなくコンサルトしている医師に送られる
報告書を受理する	報告書を読まない	主要な結果は報告書に含まれているが，医療従事者はいかなる結果でも連絡が来ると信じている
報告書を理解する	報告書を誤解する	浅大腿静脈血栓症の報告書が，深部静脈血栓症の標準治療につながらない
適切に行動する	報告書は理解されたが，何も処置が講じられない	外来での CT 検査で水腎症が示されたため，主治医チームは患者に連絡を試みる。しかし，電話は通話中で，かけ直す前に別の緊急事項が発生したため，電話をかけることを忘れてしまう
	報告書は理解されたが，間違った処置が講じられる	頭部 CT は右側の硬膜下血腫を示している。正確な報告書が作られ，正しい治療が計画されたにもかかわらず，過失により術側が取り違えられ，左側に行われる

がある。実際，重要な検査結果の通知に関する想定外の結果の 1 つに，一部のチームがいかなる重要な結果も通知されることを期待しているという点が挙げられる。

コミュニケーションの決裂が原因で，放射線科報告書の意味が理解されない場合がある。一般的な例として，メッセージの送信者と受信者の間に共通のメンタルモデルが欠如していることが挙げられる。例えば，報告書には，膵体部と膵尾部の増強効果の欠如を伴った重症膵炎について記載されているかもしれない。しかし，主治医チームは，それが壊死性膵炎の特徴であると認識していないか，その診断の意味を完全には理解していないかもしれない。

診断が確定していても，適切な処置がとられない場合もある。これには，処置を講じたものの中断され，忘れられてしまった場合も含まれる。また，意図した行動を起こしている最中にスリップ(slip)やラプス(lapse)が起きた場合にも生じる。

放射線医学における質と安全性の問題

電離放射線にさらされる患者

超音波検査と MRI 検査を除き，医学画像により患者は電離放射線に曝露される(**表 25-6**)。電離放射線は，X 線写真，CT，透視下手技における X 線で使用されている。核医学検査の電離放射線には，γ 線と荷電粒子の放出が含まれる。電離放射線は，主に DNA 分子の 2 本鎖の切断を引き起こすことによって組織に損傷を与える[13]。DNA の損傷によってすぐに細胞死に至ることもあれば，突然変異が誘発され，それが子孫に伝わる場合もある。癌の誘発は DNA の突然変異と関連しているため，電離放射線は発癌物質に分類されている[14]。電離放射線は，狭い治療域を有する薬物とみなされるべきである。放射線を使用しなければ，診断情報の不足により治療

表 25-6　一般的な処置の推定線量[a]

処置	有効投与量(mSv)
骨密度測定	0.001
歯科口腔内 X 線	0.005
膝関節	0.005
胸部 X 線(1 方向)	0.02
乳房 X 線(4 方向)	0.4
腹部 X 線	0.7
腰椎 X 線一式	1.5
造影剤なしの頭部 CT	2
内視鏡的逆行性胆管膵管造影	4
バリウム検査	6
骨シンチグラフィ(^{99m}Tc-MDP)	6
造影剤なしの胸部 CT	7
冠動脈造影(診断)	7
心静止ストレス試験(^{99m}Tc-sestamibi)	9
腹部血管造影(診断)	12
PET/CT(^{18}F-FDG)	14
造影剤ありの腹部および骨盤の CT	14
肝臓 CT(三相)	15
冠動脈インターベンション(血管形成術，ステント，または高周波アブレーション)	15
経頸静脈的肝内門脈体循環シャント留置(TIPS)	70

[a] 実効線量は，患者や施設ごとに大きく異なる可能性がある[15]。冠動脈造影や TIPS などの透視下手技ではさらに大きな違いが生じる。

に失敗する可能性が高くなる。逆に放射線を過剰に使用すれば，診断精度は向上しないが，皮膚の損傷や将来的に腫瘍が生じるなどの副作用が引き起こされる可能性が高くなる。

電離放射線被曝と癌の誘発との関係は，高レベルの被曝では認められているが，低レベルの被曝のリスクについては，未だに議論が盛んに行われている。しかし，放射線被曝に起因した将来的に発癌するリスクが被曝の各段階で均等に増加するという閾値のない線形モデルを示すエビデンスが最も有効とされている(**図 25-1**)。現行のモデルは，こうしたリスクが時間とともに消失しないことも予測している。

放射線被曝を表す単位と，被曝による相対リスクを表す単位は異なる。被曝はミリグレイ(mGy)という単位で表され，mGy はどれほどのエネルギーが組織に蓄積されたかを示す。組織によって発癌する可能性は異なるため，癌を誘発する可能性

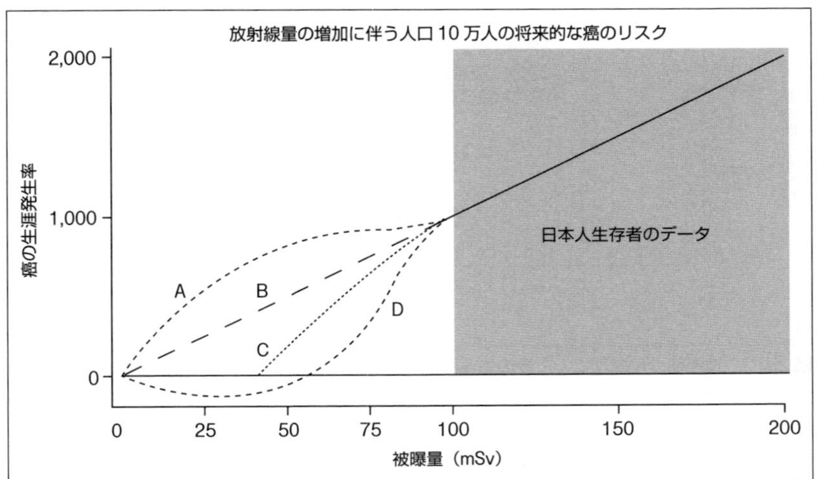

図 25-1　放射線誘発性の癌のリスクモデル

原爆被爆者のデータを実線と灰色のボックスに示す。100 mSv 未満では，データはあまり明確ではない。閾値のない線形モデル B(長い破線)は現在，全米科学アカデミー(National Academy of Sciences)の支持を受けている[13]ものの，少なくとも 3 つのモデル(A，C，D)が提案されている。モデル A では，低用量であるほど発癌性が高いと考えられている。モデル C では閾値が提案されており，モデル D では，低用量は DNA 修復機構のアップレギュレーションを引き起こすため，低用量であるほど発癌性は低いと考えられている。本質的には，すべての診断およびほぼすべての介入行為によって，100 mSv 未満の線量を被曝する。

を推定するための単位としてミリシーベルト(mSv)が用いられる。別の言い方をすれば，電離放射線被曝を mGy で測定し，その結果を mSv を用いて生物学的影響の確率を推定している。被曝により将来的に癌を誘発する確率は，高齢者よりも新生児のほうがおおむね高いことがわかる(**図 25-2**)。

将来的に癌を誘発するリスクは，10 mSv を被曝した場合 1,000 人中 1 人と推定されており，放射線被曝から癌の発生までのタイミングの遅れは 10 年単位で測定されている。また，癌が放射線被曝により誘発されたものか，別の原因によるものかを区別することはできないため，長期間にわたるリスク評価はより複雑である。医療被曝による電離放射線のリスクを検討する際，自然由来の放射線被曝と，もともとの癌の生涯発生率も考慮しなければならない。我々は日々，自然環境中の電離放射線にさらされている。被曝の大部分は，ラドンやカリウムなどの自然に発生する放射性同位体の崩壊に起因する。宇宙放射線への被曝は高度によって異なる。そのため，年間の自然由来の放射線被曝の基準値は約 3 mSv とされている。確かに低線量の被曝は偏在しているが，癌もまた一般的である。癌の生涯発生率のリスクは 30%以上と推定されている。医学画像によって，1 人あたりの被曝量は急速かつ大幅に増加しているが(**図 25-3**)[16]，わずかな癌発症率の上昇を検出するのは難しい。

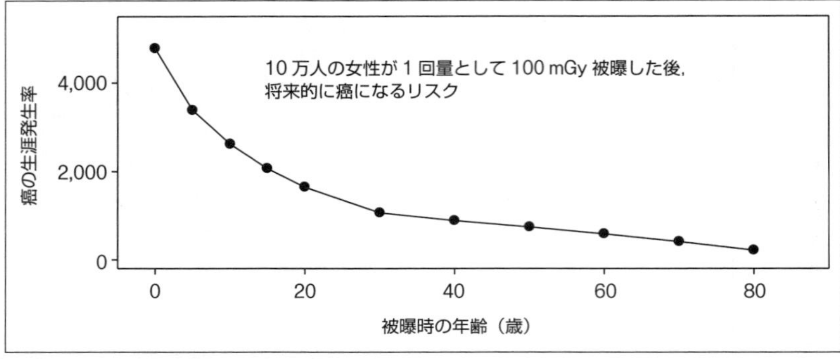

図 25-2　被曝時の年齢別にみた癌の生涯発生率

子どもは電離放射線の有害な影響にはるかに敏感であるため，特に影響を受けやすい。電離放射線曝露後の発癌リスクについては，再三見積もられている。全米科学アカデミーの低値電離放射線被曝による健康リスクを評価するための委員会(Committee to Assess Health Risks from Exposure to Low Levels of Ionizing Radiation)による最新の報告においても，これらの推定値が提示されている[13]。これら発癌リスクの推定値以外に，将来の世代に受け継がれる生殖細胞系の突然変異のリスクや放射線誘発性の臓器機能不全のリスクも存在する。

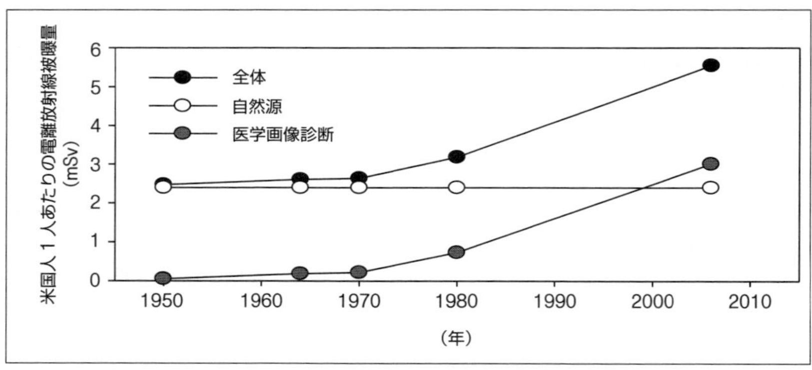

図 25-3　米国における 1 人あたりの電離放射線被曝の傾向

1970 年以前は電離放射線は主に自然源から発生していたが，1970 年以降は医学画像診断が急激に増加し，1 人あたりの被曝量が倍増することとなった。CT 検査数が著しく増加したことや，典型的な CT 検査では 10〜300 個の画像を作成するのにかなりの放射線量が必要となることから，被曝量の増加は CT によりもたらされているといっても過言ではない。核医学検査の増加と透視下手技による介入もまた，重要な役割を果たしている。

出典：Mettler FA Jr, Bhargavan M, Faulkner K, et al. Radiologic and nuclear medicine studies in the United States and worldwide: frequency, radiation dose, and comparison with other radiation sources—1950-2007. Radiology. 2009;253(2):520-31 より。

MRI の安全性

MRI に使用されている高い磁場は危険な環境を生み出す。スキャナが画像を取得していなくても，磁場は存在する。ペースメーカや静脈内ポンプ，その他の電子機器に干渉することがある。また，金属物体を発射体に変換することもできる。患者

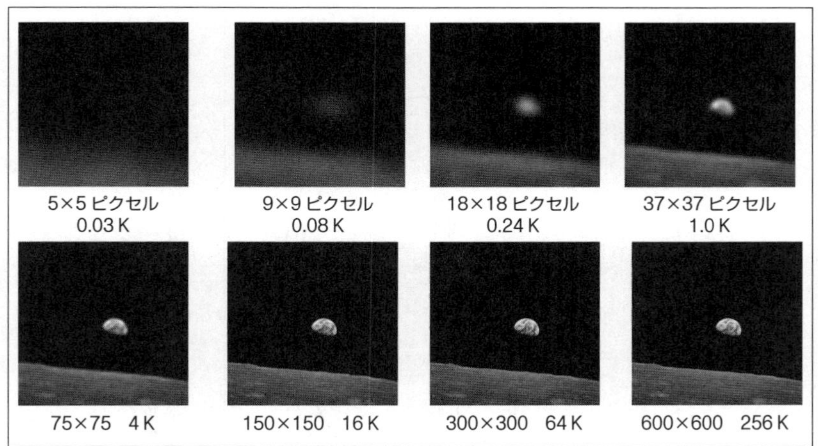

図 25-4　診断における精度と画像解像度との間の S 字型の関係の実証[3]

低解像度では，この画像を月面上に現れる地球として正しく認識する人はほとんどいない。最も高い解像度の画像は視覚的に魅力的であるが，あるレベルを超えるとデータの追加は診断精度を向上させない。

や医療従事者は，MRI 室に入室する前に所持品の有無など安全のためのスクリーニングをされるべきである。蘇生イベント（コード）は，特に危険な状況である。なぜなら，検査されていない職員が，患者を救助しようとして部屋に駆け込むことがよくあるためである。その結果として生じてしまったいくつもの悲劇を受けて，Joint Commission（JC：米国医療施設認定合同機構）は MRI 室では絶対に蘇生を行わないことを推奨した[17]。

MRI に必要な強力な高周波数勾配は，電気ケーブルと金属物質に電流を誘導することもできる。これにより生じる熱で，熱傷をきたす場合もある。超伝導に必要とされるマグネットを冷却するために使用される液体窒素とヘリウムは，別の意味で危険である。換気が不十分な場合，酸素が置換されることで液体窒素とヘリウムが蓄積され，窒息を引き起こしてしまうため，深刻な被害が発生する。

画像ガイド下の手技

画像は，ますます多くの手技を施行するために使用されている。中心静脈穿刺のような超音波下での手技，CT ガイド下の生検，透視下手技下での血管内治療などである。いずれの場合も，術者が障害物を避けながら，より細長い器具（針やカテーテル）を特定の目標に向けて進めていくために画像を使用している。画像による視覚情報によって，術者は，目標までの進路や距離，および介在する障害物の位置を把握できる。

透視下手技は，たとえ低画質画像でも手技中の判断を下すために十分な情報を含んでいることを明らかにした。透視撮影の 1 コマは，対応する診断用 X 線画像と比較すると 20〜100 倍も少ない放射線量で撮影されるが，人間の視覚は，これらの信号雑音比（signal-to-noise ratio）が低い画像を処理して重要なパターンを認識することができる（**図 25-4**）。

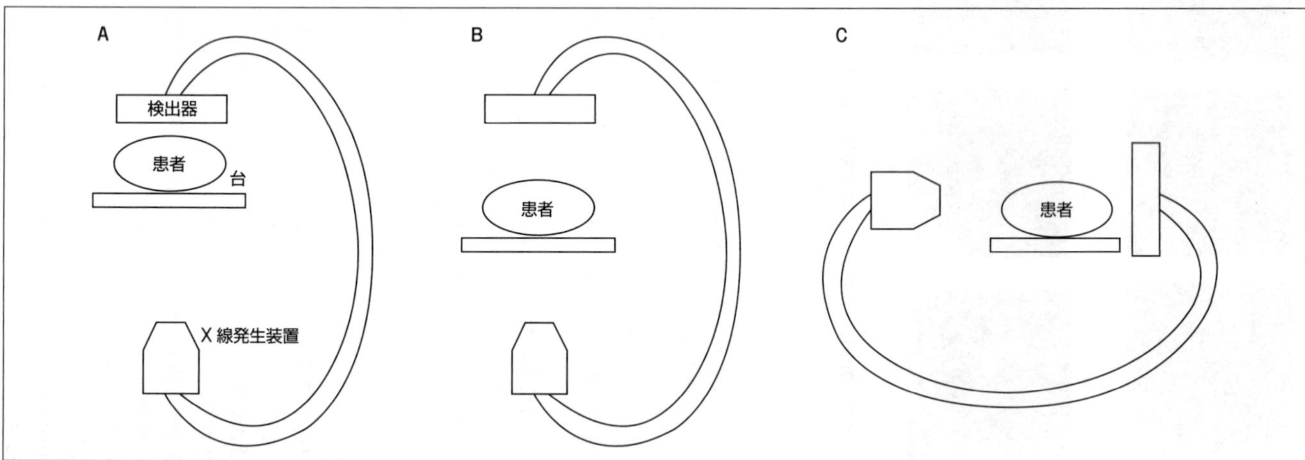

図 25-5　透視下手技中のにおける異なる C アームの配置に対する被曝量の考察

配置 **A** は，患者およびその手技を行っているチームの被曝量を最小にする。この配置では，台の下が最も分散が高くなる。**B** では，患者と検出器との間の距離がより離れているため，より高い被曝量となる。**C** では，検出器に到達するまでにより多くの組織を透過しなければならないため，線量は増加する。

透視下手技(fluoroscopic procedure)に用いられる電離放射線によって，患者の安全は術者の双肩にかかることになる。透視下手技で用いられる放射線量は，患者の被曝量と関連しているためである。このような関連性があるため，術者は必要最小限の透視撮影で手技を成功させようと努力する。こうした手技は，放射線科以外でも頻繁に施行されているため，患者や術者の被曝量の減少を可能とする方法をここで簡単に復習しよう。

被曝量を減らすための最も簡単な方法は，画像の数を減らすことである。機能的な措置の場合，一般的に 1 コマの割合を減らすことを意味する。急を要する際は，1 秒間に 30 コマという透視撮影におけるコマの割合が必要とされる場合があるが，多くの透視撮影装置では，毎秒 7.5 フレーム以下のパルス透視撮影が可能である。この時間的な解像度の低下によって，術者および患者の線量は 4 分の 1 も減少する。

1 画像あたりの被曝量を減少させる方法は複数あるだろう。例えば，より低い信号雑音比で画像を取得することで被曝量を減少させることができる(図 25-4)。術者は，患者と画像検出器との間の距離を縮める方法もある(**図 25-5**)。物体の直径とともに幾何学的に減衰していくので，腹部の斜めおよび横方向の画像は，前後方向の画像より 1 画像あたり 2〜10 倍高い被曝量を有する傾向があることも知る必要がある(図 25-5)。

これらの手技を施行するチームは，患者との距離を広げることで被曝を減らすことができる。術者の被曝量は主に患者から分散した光子に起因するため，最高線量は通常，X 線発生装置と同じ側にみられる(図 25-5A，台の下)。

体格の大きな患者のより厚い部分に対して複雑な透視下手技を施行すると，相当な皮膚の被曝量につながる可能性がある。一過性紅斑から全層壊死までの皮膚損傷が生じる可能性があるが，意識して線量の管理を行うことにより大部分を予防することができる[18,19]。X 線は組織を通過するにつれて減衰するので，これらの損傷は X 線発生器に最も近い皮膚上で生じ，一般的に視野に一致する形状(円形または長方形)となる。

放射線科コンサルト

一般的に，画像検査は臨床における具体的な疑問に応えるようにできているため，画像検査技術の進歩によって，画像検査のオーダーのプロセスはより複雑になっている。例えば，胸部 CT に使用される設定は，目的とする領域が冠動脈，大血管，気管気管支樹，肺実質のうちどこかによって異なる。「胸部 CT」をオーダーすることは，「胸部の健康問題」を持つ患者を専門医に紹介することと似ている。理想的には，放射線科も，他の専門領域の診療科と同じように，患者に関する適切なデータをまず提供されたうえで，その患者の評価を要求されるべきである。つまり，放射線科領域においては，診療録に公式のコンサルト依頼を入力するか，読影室に直接電話または来室することを意味する。

KEY POINT

- 画像検査は複雑であり，多段階の過程を経る。多くの要因によってシステムの性能を低下させる可能性がある。
- CT や X 線，透視下手技，および核医学検査に用いられる電離放射線は，癌の誘発および皮膚損傷のリスクを伴う。ほとんどの場合，画像診断検査におけるベネフィットはこれらのリスクを大幅に上回る。しかし，放射線は治療領域が狭くリスクの高い治療薬とみなされるべきである。
- MRI は電離放射線のリスクを伴わないが，これらの画像を作成するために必要な強い磁場と高周波エネルギーは危険な環境を作り出す。この環境下に入る前に，患者および職員は，金属製のインプラント，ペースメーカ，および高磁場に適していないその他の所持品についてスクリーニングされる必要がある。

（山本 佳奈，上 昌広）

オンライン情報

・Choosing Wisely: http://www.choosingwisely.org/
・Image Gently: http://www.pedrad.org/associations/5364/ig/
・Image Wisely: http://www.imagewisely.org/
・ACR Appropriateness criteria: http://www.acr.org/Quality-Safety/Appropriateness-Criteria

文献

1. National Academies of Sciences, Engineering, and Medicine. *Improving Diagnosis in Health Care*. Washington, DC: The National Academies Press; 2015.
2. Ebeling CE. *An Introduction to Reliability and Maintainability Engineering*. New York, NY: McGraw Hill; 1997.
3. Duncan JR, Evens RG. Using information to optimize medical outcomes. *JAMA*. 2009;301(22):2383-5.
4. American College of Radiology. Appropriateness Criteria. 2013. http://www.acr.org/Quality-Safety/Appropriateness-Criteria. Accessed 11/6/13.
5. Kuppermann N, Holmes JF, Dayan PS, et al. Identification of children at very low risk of clinically-important brain injuries after head trauma: a prospective cohort study. *Lancet*. 2009;374(9696):1160-70.
6. Pierce JR. *An Introduction to Information Theory: Symbols, Signals & Noise*. 2nd rev. ed. New York, NY: Dover Publications; 1980.
7. Welch HG, Schwartz L, Woloshin S. *Overdiagnosed: Making People Sick in the Pursuit of Health*. Boston, MA: Beacon Press; 2011.
8. Strauss KJ, Goske MJ, Kaste SC, et al. Image gently: ten steps you can take to optimize image quality and lower CT dose for pediatric patients. *AJR Am J Roentgenol*. 2010;194(4):868-73.
9. National Council on Radiation Protection and Measurements. *Radiation Dose Management for Fluoroscopically Guided Interventional Medical Procedures*. Bethesda, MD: National Council on Radiation Protection and Measurements; 2011.
10. Radiological Society of North America. Image share. 2013. http://www.rsna.org/Image_Share.aspx. Accessed 11/6/13.
11. Berbaum KS, Franken EA Jr. Satisfaction of search in radiographic modalities. *Radiology*.

2011;261(3):1000-1001; author reply 1001-2.

12. Senge PM. *The Fifth Discipline: The Art and Practice of the Learning Organization*. Rev. and Updated ed. New York, NY: Doubleday/Currency; 2006.
13. National Research Council(U.S.), Committee to Assess Health Risks from Exposure to Low Level of Ionizing Radiation. *Health Risks from Exposure to Low Levels of Ionizing Radiation: BEIR Ⅶ Phase 2*. Washington, DC: National Academies Press; 2006.
14. World Health Organization. Medical radiation exposure. 2013. http://www.who.int/ionizing_radiation/about/med_exposure/en/index2.html. Accessed 11/6/13.
15. Smith-Bindman R, Lipson J, Marcus R, et al. Radiation dose associated with common computed tomography examinations and the associated lifetime attributable risk of cancer. *Arch Intern Med*. 2009;169(22):2078-86.
16. Mettler FA Jr, Bhargavan M, Faulkner K, et al. Radiologic and nuclear medicine studies in the United States and worldwide: frequency, radiation dose, and comparison with other radiation sources—1950-2007. *Radiology*. 2009;253(2):520-31.
17. The Joint Commission. Preventing accidents and injuries in the MRI suite. 2008. http://www.jointcommission.org/assets/1/18/SEA_38.PDF. Accessed 11/6/13.
18. Stecker MS, Balter S, Towbin RB, et al. Guidelines for patient radiation dose management. *J Vasc Interv Radiol*. 2009;20(7 Suppl):S263-73.
19. Balter S, Hopewell JW, Miller DL, et al. Fluoroscopically guided interventional procedures: a review of radiation effects on patients' skin and hair. *Radiology*. 2010;254(2):326-41.

26 外来診療における患者安全と医療の質

Emily Fondahn, Michael Lane

> **症例**
> Rさんは45歳女性。かかりつけ医のもとに，毎年行っている健康診断に訪れた。右腕と右大腿部のほくろが気になると申し出て，近くの皮膚科に紹介された。その皮膚科で2つのほくろの生検がなされた。2週間後，Rさんは皮膚科に電話で生検結果を尋ねたところ，良性であったと伝えられた。翌年，Rさんは再び健康診断のためかかりつけ医のもとを訪れた。かかりつけ医の電子カルテは皮膚科の電子カルテと情報共有しており，Rさんの右大腿の生検結果は良性であったが，右腕の病変はメラノーマであったことが判明した。後日，Rさんの右腕病変の生検結果が間違ったファイルに保存されていたため，皮膚科の看護師は良性の結果のみを伝えていたことが判明した[訳注1]。
> - 入院診療と外来診療における患者安全に，重要な違いはあるか？
> - 外来診療で起こりうる，最もよくあるエラーはどのようなものか？
> - 患者へ検査結果などを伝え忘れるリスクを減らすには，どのような手段があるか？

はじめに

患者安全と医療の質に関する研究は，入院診療に関するものが大部分であり，外来診療において介入を伴う研究はほとんどない。2010年に米国ではのべ11億回の外来診療がなされていると推計されており，入院から外来へと診療がシフトしていることや，国全体の高齢化から，この外来診療数はさらに増加すると予想されている[1]。この数を考慮すると，外来診療で起こりうる患者への有害事象は膨大である。Colorado and Utah Medical Practices Studyの結果によれば，外来診療での有害事象によって年間75,000件の入院が生じており，それらは未然に防ぎうる性質のものであった。外来で頻繁にみられる有害事象は，薬物，外科手技，診断・検査に関するものであった[2]。ジャストカルチャー，感染予防策，事例分析，コミュニケーション，薬物に関する安全策など，患者安全と医療の質に関する原則は，入院患者を対象として研究されてきたが，これらの原則は外来診療にも応用できる。その一方，入院診療と外来診療の違いから，その他の医療安全に関する方策には外来診療では当てはまらないものもある（**表26-1**）。

外来診療では患者は多様で，緊急性，診療場所なども多岐にわたる。外来施設も，主治医が1人で診療を行っている場合もあれば，複数科にまたがる多数の医師で行っている場合もあり，関連病院がある場合やない場合など，非常に幅が広い。このように外来診療が多岐にわたることから，患者安全や医療の質に関する試行も幅が広い。

外来診療施設の種類には，次のものがある。

表 26-1　入院診療と外来診療の違い

入院診療	外来診療
短期間，集中型の治療	長期間にわたる治療
技術的に複雑	患者数が多い
診療録(カルテ)が 1 つ	カルテが複数，必要な情報のみの記載
集中・包括型の診療	診療に携わる場所・人が散らばっており，情報共有が必要
病院に医療安全・医療の質の管理者が存在する	人的資源が限られており，1 人が何役もこなす
医療従事者やサービスが利用しやすい	検査機関や他医は別の施設にあることが多い
医療チームが医療連携の手配をする	患者が医療連携を自分で手配する
監督機関がより多く存在する	患者層が幅広い

1. クリニック
2. 日帰り手術センター
3. 応急診療所(予約外，夜間休日の診療)
4. 救急外来
5. 透析センター
6. 画像センター
7. 化学療法センター
8. 内視鏡センター
9. リハビリテーションセンター
10. 睡眠医療センター

外来では，患者安全や医療の質を改善するプログラムを開始し，継続するためには多くの障害がある。大きなメディカルグループにおいては，その内部だけでもさまざまな管理規程や資源，電子カルテの使用法が存在する。そのメディカルグループが，以前独立していた小さな診療所が複数合併してできた場合などは特にそうである。関連病院がある外来診療センターなら，その病院が使用している患者安全や医療の質を改善するための資源が使える場合がある。より小さな診療所であれば，資金面や人員不足から，医療の質を改善する施策を始めたり続けることが難しい場合もある[3]。医師を含めたチームメンバーには，患者安全や医療の質を改善するためのトレーニングが足りない場合や，専念できる時間がない場合もある。さらに，ホスピタリスト制の浸透により，かかりつけ医が入院患者をみる機会が激減し，病院のスタッフと接する機会が奪われ，次第に孤立するようになった[訳注2]。このように障壁は多数あるが，今後ますます外来診療への比重が高まることを考えると，患

訳注 1：本邦では医師であっても電話でこのような結果説明をするのは議論の残るところではあるが，米国では看護師の裁量権が広いこともあり，説明する場合がある。

訳注 2：米国では，かかりつけ医が病院と契約し，入院治療を要する患者を入院させ，診療することが一般的であった。本邦でもみられるオープンベッド制度である。

者治療の質を改善するためにはそれらの障壁は乗り越えなくてはならない。

入院診療は，医師，看護師，呼吸療法士，理学療法士，作業療法士などの多職種によるチームによってなされるため，診療があらゆる側面から調整される。しかし，外来診療ではそのようなレベルの支援は得られず，患者は自分自身で受ける診療について調整しなくてはならない。つまり，診療の負担は，患者本人，またはその家族や友人にかかってくるのである。このような，患者が自身の健康管理をし，治療方針を決めなくてはならないような状況は，患者にとって悪い結果や有害事象を招くことにもなる。例えば，心不全患者は自分の健康状態を左右する決断を山のようにくださなければならない。処方どおりの服薬，減塩食，体重の定期測定，病状悪化がみられた場合の医療従事者への連絡などである。しかし，患者がそれらの指示を理解できなかったり遵守できなければ，病状が悪化したり，患者にとってまずい事態が起こるリスクが高まるのである。

外来診療における患者安全

入院診療と比べて，一般的に患者の健康状態もよく，疾患の緊急性も低いことから，外来診療はより安全であるとみられるかもしれない。しかし，有害事象は起こりうるし，実際に起きている。外来診療では，エラーが正式に報告されることはあまりない。外来診療数は退院患者数をはるかに上回り，その比は 30 対 1 である。平均的に，1 人が 1 年で外来診療を受ける機会は 4 回あるのに対し，1 年で入院診療を経験するのは米国人の約 10%にすぎない[1]。医療の大部分が外来で行われているのに，Joint Commission（JC：米国医療施設認定合同機構）に報告された警鐘事象（センチネルイベント）のうち，外来で発生したのはたった 4.1%と報告されている[4]。1 人の患者にかけられる時間が短いこと，さまざまな医療職がさまざまな状況で医療に携わっていること，エラーの定義が定まっていないこと，エラー報告システムがないことなどが，外来診療でのエラー報告を困難にしている[5]。外来診療におけるエラーをうまく分類することで，将来の研究につながるカテゴリー分類を作ることができると考えられている[6]。2011 年には米国医学協会（American Medical Association：AMA）が“Research in the Ambulatory Patient Safety（外来における患者安全研究）”と題した 10 年分の総評をまとめており，そのなかで外来におけるエラーの上位 6 位と，現在研究が不足している部分について述べている[7]。外来におけるエラーの上位 6 位は以下のとおりである。

■投薬エラー
■診断エラー
■検査エラー
■臨床知識エラー
■コミュニケーションエラー
■事務的なエラー

これらのエラーを理解することで，エラーが起こったときにエラーを認識し，将来的なエラーを防ぐ助けとなる。投薬エラーや診断エラーについては他章も参考のこと。

投薬エラー

投薬エラーは外来診療では非常に多い。ここでは外来における投薬の安全に関する，特有な点を述べる。入院診療では，一般的に医師は患者が処方された薬物を正しい時間に正しい量を投薬されていることを前提とし，薬物濃度や副作用の有無を注意深くモニターすることができる。しかし，外来診療ではフィードバックに時間がかかるため，入院時に行いうる厳密な投薬管理は非常に難しく，医療従事者は患者がどのような薬物をどのような量で服用しているか情報を得るには患者に頼る部分が大きい。外来で起こる投薬エラーは驚くべき数である。米国医学研究所(IOM)の2006 年の報告では，メディケア受給者だけでも 1 年間に 53 万件の投薬エラーが起きていると推定されている[8,9]。

処方確認

処方確認は，医療におけるあらゆる引き継ぎの場面および患者の外来通院ごとに必ず行われるべきである。しかし，患者は自分が服用している薬物の名称や用量を知らないことが多く，外来ですべての薬物を確認する時間がない。1 人の患者で処方確認を行うだけでも 15〜30 分を要すると推定される[10]。外来での医療従事者の時間の制約を考えれば，処方確認が日常的には行われていないことは驚くべきことではない。患者の 23%が退院時処方薬を服用していないことや，29%で退院時処方薬と実際に服用している薬物が全く違うものであることから，患者に有害事象が起こる可能性は高いといえる[11]。

コンプライアンス

服薬コンプライアンスが悪いことが，患者の健康や疾患の状態にどれだけ影響が及んでいるかを理解していない医療従事者が少なくない。新規に発行された 195,000 件の電子処方[訳注 3]のうち，実際には 72%しか薬物の受け取りがない[12]。糖尿病，高血圧，脂質異常症といった慢性疾患の治療薬のコンプライアンスはより悪いことが知られている。医療従事者は，患者が薬物についてどれくらい理解しているかを甘く見積もる傾向にある。成人患者 359 人の外来待合室での調査では，処方薬の注記に関する理解率は 53〜89%であった[13]。患者の服薬コンプライアンスを改善し，薬物への理解を深める仕組みとしては，服薬リストを外来通院ごとに渡すこと，外来に薬物を持ってくるように促すこと，ピルボックスを渡すこと，患者にわかる言語で服薬指示を記載すること，患者や世話をする人に重要な副作用や相互作用について指導することである。

訳注 3：電子カルテなどから直接薬局に処方箋情報が伝達される仕組み。第 7 章参照。

モニタリング

外来においても血中濃度を注意深くモニターすべき薬物は多い。外来の医師は，それら薬物を正確にモニターできる安定した仕組みを作らなければならない。最もよくあるエラーは，徴候，症状，検査値異常など薬物中毒を示す情報が目の前にあるのに，対応を怠る(例：ジゴキシン中毒を示唆する症状があるのに速やかに対応しない)場合や，薬物治療のモニタリングが不十分な場合〔例：ワルファリン使用中の患者で PT-INR を測定するとき〕である[9]。

処方

処方エラーは外来診療で起こりうるエラーのなかでも最もよくみられる。1,879 の処方を分析した研究では，人命にかかわる，または重篤ないし重大な有害事象につながるエラーが，7.6%の処方で認められた[14]。電子処方なら，記載が完全となり，誰でも読むことができ，相互作用やアレルギーなどもチェックできるので，このような重大なエラーを減らす効果があると考えられている。15 人の医療従事者による小規模研究では，用量調整情報が参照できて，薬物の相互作用，患者のアレルギー，薬物の重複などが確認できるような診療サポートシステムを備えた電子処方のシステム導入により，100 処方あたりの処方エラーが 42 から 6 に減少したことを示した[15]。

診断エラー

診断エラーとは，診断の遅れ，見逃し，ないし誤診と定義される。外来診療では医療従事者が患者とすごす時間が短く，次の外来との間隔も空くため，診断エラーは，医療従事者と患者の双方にとって脅威となりうる。307 件の医療訴訟を分析した調査の結果，最も見逃しが多かったのは癌(乳癌 24%，大腸癌 7%，皮膚癌 8%)で，次いで感染症(5%)，骨折(4%)，心筋梗塞(4%)の順であった[16]。これらの事例では，重篤ないし重大な身体的有害事象につながったのは 59%で，患者死亡につながったのは 30%であった。**表 26-2** に，診断過程における誤りが起こりうるポイントを列記する。

外来診療においては，幅広い理由で診断エラーが起こりやすい。医療従事者が患者から，ないし紹介状などから得られる情報が不十分であったり，不正確であったりする。カルテから得られる情報は，不十分なこともあれば，逆に短時間では要点がつかめないほど情報が多すぎることもある。外来診療では忙しく，急かされることも多いため，十分な時間をかけないまま結論を出してしまうことや，思い込みに陥る傾向がある。また，医師が正しい診断をくだすためには患者が予定どおり臨床検査や診断検査を受け入れる必要があり，治療を施すためにも患者の協力が不可欠であるなど，患者に大きく依存する。

診断過程を改善する方法では，医療従事者と患者が接触する場面や電子カルテに焦点を当てている[17]。ウェブサイトなどを用いて患者と医師が，検査結果や診断結

表 26-2　診断過程での誤りの発生する箇所

診断過程	発生率(%)
患者が医療機関を受診しない	9
十分に病歴や身体所見をとらない	42
適切な臨床検査や診断検査をオーダーしない	55
臨床検査や診断検査がオーダーされるが実施されない	9
誤った臨床検査や診断検査が行われてしまう	8
臨床検査や診断検査が誤って解釈される	67
臨床検査や診断検査の結果を，医療従事者が受け取っていない	13
臨床検査や診断検査の結果が患者に伝わらない	12
フォローアップ計画が不適切か不十分	45
適切な専門家に紹介しない	26
紹介したが，実施されない	5
紹介先から紹介元へ結果が適切に伝わらない	2
フォローアップ計画に患者が従わない	17

果，医師からの助言，その他のやりとりを行うことには大いに期待できる。電子カルテに，アラート機能，記憶補助機能，チェックリスト機能を実装することも，医療従事者が十分な診断をくだすことに役立つ可能性がある。また，ポイントオブケア検査の導入は，早急に結果を知り，治療計画をたてることに役立つ。

コミュニケーションエラー

コミュニケーションが途切れると医療の質が低下し，患者の安全が脅かされることが多数の研究によって明らかになっている。前述のとおり，患者側から悩みや症状の訴えや，正確な病歴の提供があって初めて，医療従事者は問題の所在を明らかにし，薬物副作用を見出すことができる。それにもかかわらず，実際の現場では，医師が必要な情報を入手していないことが多い。コロラド州の 32 施設で働く 253 人の医師の調査によると，患者の診察時に重要な情報が不足していることは 13.6% にのぼると報告されている[18]。情報が不足している場合，59.5% の確率で治療の遅延や重複につながると考えられている。また，情報が不足している確率は，プロブレムリストの数に比例して上昇する(**図 26-1**)。

一方，患者側も，医療従事者が臨床検査や診断検査の結果を直ちに伝え，明快なフォローアップや治療計画を示してくれることを期待している。現在では，臨床検査や X 線検査の結果のフォローアップには多くのギャップがある。臨床検査結果がうまく伝わらない理由は，検査結果が正しいカルテにファイリングされないことや，カルテが見あたらない，という非常に単純なことですらある。患者が医師から

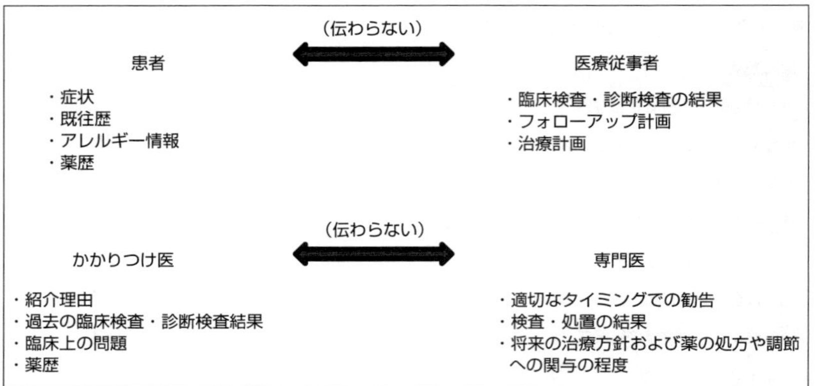

図 26-1　外来でのコミュニケーションの破綻

連絡がない場合，勝手に検査結果が正常で「知らせのないのはよい知らせ(no news is good news)」と思い込んでしまう場合もある。医師からの報告によれば，検査結果の処理だけでも1日1時間以上(74分)費やしているのにもかかわらず，83%の医師は，この2カ月間に検査結果をもっと早く目にしていたらよかったのにと思ったことが少なくとも1度はあったという[19]。調査対象となった外来診療機関では，52%でどのような検査がオーダーされているか記録するシステムがあるが，患者が検査を行わなかったことまでフォローするシステムがあるのは32%にとどまっていた。

外来診療においては，患者紹介のプロセスでエラーが起こったり，破綻しやすい。専門医もかかりつけ医も，患者紹介の仕組みや医師同士のコミュニケーションに不満を持っている。医師が十分に時間を割けない，紹介理由が明らかでない，患者自らが専門医の診察を仰いでしまう，もしくは医療保険上の制約，医療カルテの仕組みの違い，フォローアップ計画の不明瞭などから，患者紹介は困難となりうる[20](**表 26-3**)。かかりつけ医48人の調査によると，63%が患者紹介のプロセスに不満を持っていることが明らかとなった。さらには，かかりつけ医も専門医も，相手の医師から必要な情報を得られていないと感じている。外来診療では，患者紹介はメモ書きや紹介状を通して行われ，医師間の直接の会話によって行われることは少ない。このように明瞭なコミュニケーションがないため，患者紹介システムを役立てることができないでいる。

検査エラー

かかりつけ医は，患者診療において29〜38%の割合で臨床検査をオーダーしていると推定されている[21]。これら臨床検査は，プライマリケア領域におけるエラーの原因の15〜54%を占めると考えられている。かかりつけ医が1週間のうちに目を通す検査結果は莫大な量である。ある報告では，フルタイムで働くかかりつけ医は，1週間で930の血算・生化学検査の結果や，60の病理診断・放射線診断の報告書

表 26-3　外来における患者紹介プロセスでの破綻やエラーの発生する箇所

かかりつけ医	専門医
専門家からの適切なタイミングでの情報提供 現状の患者紹介プロセスでの重複の多さ 十分な紹介状の作成には時間がかかる 専門家を探すのが困難 治療方針における自分の役割を十分理解していない 特定の処方について保険会社から許可がおりるのに時間がかかる	かかりつけ医からの適切なタイミングでの情報提供 検査や処置に保険の承認が必要である 特定の処方について保険会社から許可がおりるのに時間がかかる かかりつけ医からの紹介状の内容が不明 十分な紹介状への返事を作成するには時間がかかる 現状の患者紹介プロセスでの重複の多さ

に目を通すことになる[22]。患者を診察し，検査をオーダーし，結果を目にするまで時間差があるため，検査結果のことを忘れやすい。外来専門のクリニックでは，病院に比べて，エラーを未然に防ぐシステムの導入が遅れがちである。検査をオーダーしてから，その結果を見て行動を起こすまでには何段階もあり，どの段階でもエラーは起こりうる(**図 26-2**)。エラーの種類としては，検査結果が医療従事者に届かない(遅れて届く)，患者が検査結果を聞くことがない(遅れて聞く)，患者に検査結果を伝え忘れる(遅れて伝える)，さらには検体間違いや検体検査が正しくされないなどの検査エラーも起こりうる。残念ながら，どの検査がオーダーされ，検査結果が報告され，患者に適切に結果が伝わっているかを正確に管理できるシステムを導入しているクリニックはほとんどない[23]。かかりつけ医対象のアンケート調査では，過去 2 週間に検査結果が出されていなかった患者に 1 人でも遭遇した医師は 37%にのぼった[24]。最も多かったのが，画像検査(29%)，一般的な臨床病理検査(22%)，外科病理検査(9%)，それ以外の検査(40%)であった。治療が遅れることが最も多い病気は癌であった(34%)。プロセスの破綻以外にも，医療従事者が間違った検査をオーダーする場合や，適切な検査をオーダーし忘れる場合にもエラーは起こる[25]。エラーを減らすための重要なステップは，検査結果の処理を標準化することである。医療現場では，検査のオーダー，検査結果の確認，結果への対応，カルテ記載の仕方，患者への知らせ方などの手順を標準化すべきである[21]。患者を積極的に自分の治療に参加させることも，リスクを低下させる手段の 1 つである。多くの患者が「知らせのないのはよい知らせ」と思い込むが，患者にも積極的に検査結果を問い合わせるように働きかけることは，検査結果がうまく伝わらないことを未然に防ぐもう 1 つの防護壁になりうる。検査結果の管理システムの電子化や，ウェブを使った患者との情報共有は有望な方法と考えられるが，検査をオーダーし，異常な結果にどのような対応をするのがよいかについては，これから研究が必要な分野である。

事務的なエラー

外来診療における事務的なエラーがどれほどあるかについては，現時点ではほとん

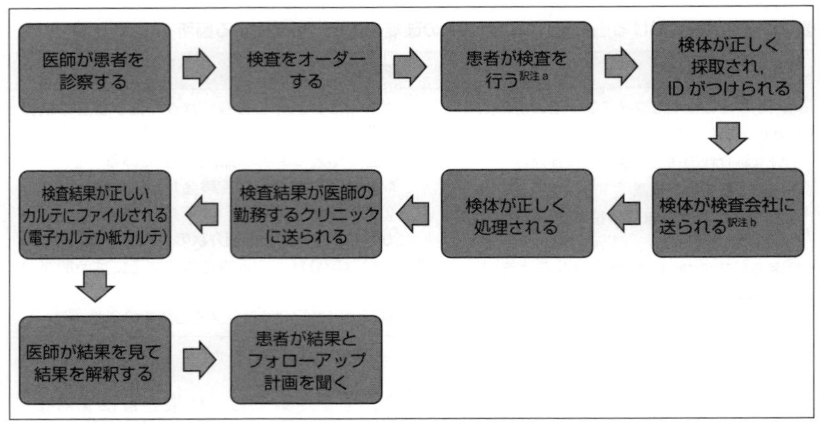

図 26-2　検査のオーダーから結果が届くまでの流れ

訳注 a：臨床検査や診断検査を行うオフィスが別の場所にあることが多い。
訳注 b：検体などを処理する場所は別にあることが多い。

ど研究されていない。しかしながら，医療従事者の多くが，検査結果が紛失したり，受付係が患者の予約をとり忘れたりといったことを経験しているだろう。こういったありがちなシナリオすべてが，有害事象につながる可能性がある。このようなエラーを未然に防ぐために重要な二大原則は，安全重視の文化を築くことと，安全策が講じられたシステムを備えることである。家庭医を対象にした研究からは，カーボン複写式の処方箋を使わないこと，緊急検査はクリニック内で行うこと，注意・行動が必要な結果には目印をつけることなどが，具体的な対処法として勧められている[26]。JCは，以下の点に関し標準化を図ることをベストプラクティスとして推奨している。

■ファイルの種類，形，色，ラベル
■ファイルの中身の順序立て
■ファイリングの方法が統一され，スタッフ全員による習慣化
■コンピュータからログオフする方法
■スタッフのコンピュータのさまざまなファイルの保存場所・保存方法
■何かを誤って保存しようとする場合，直ちにアラームが発せられ作業が中断されるようなコンピュータ機能[5]

クリニックの第一印象は，医療従事者に辿り着く前に出会う事務員の印象によって決まることが多い。時間を守ることや，アクセスしやすいことは患者の満足度にとって重要である一方，クリニックがどのように機能しているか把握する手がかりにもなる。患者との接触回数や，診療が時間どおりに開始する，予約がとりやすい，電話がかけやすいなどが，追うべき指標となりうる[27]。

クリニックのスタッフ間でのコミュニケーションを改善することも，エラーが発生するリスクを低下させる方法の1つである。例えば，多職種チームを作り（医師，看護師，業務マネージャー，スケジュール管理者），PDSA〔計画（Plan），実行（Do），

評価(Study)，改善(Act)〕サイクルを回すことで，電話メッセージの対処法を改善することが可能であり，協働的かつ維持可能な解決策にもなりうる[27]。外来診療においても，毎日ミーティングを開き，集まって話し合うことでチーム内のコミュニケーションを改善できる[27]。

プライマリケアにおける医療の安全と質

患者の継続的な診療を行ううえでかかりつけ医は極めて重要な役割を担っている。医療を取り巻く環境がますます複雑になっているため，多くの人は環境や施設の異なるさまざまな医療従事者による医療を受けている。かかりつけ医はそのような多様な医療職の橋渡しを担う役割がある。しかし，かかりつけ医はさらに多くの患者を診察し，請求も最大化し，診療の引き継ぎをこなし，医療の質も経時的に変化するという重圧にさらされている。1 回の診察時間内にやるべきことは山積みである。患者が持つ不安や医学的な問題に対処する，患者のプロブレムリストを作成しアップデートする，薬物の相互作用がないか確認する，アレルギー情報を確認する，系統的な評価をカルテに記載する，身体所見をとり診察を完了する，検査をオーダーする，新しい薬物を処方する，患者を紹介する，患者が検査を受けられるように手配する，患者が質問する時間も残しておき，しかもこれらすべてを患者に配慮しながら，個別性を尊重して行わねばならない！　平均的なかかりつけ医の診療には 17〜20 分を要し，6 つの項目が言及されているという[28,29]。残念なことに，必要なことをすべて行うには時間が少なすぎる。

推奨される医療と患者が実際に受けている医療の間にはギャップがある。一例を挙げれば，2011 年には，高血圧の診断がついている患者のうち，十分な血圧コントロールが達成できていたのは 58.4〜65.4%にすぎなかった。乳癌スクリーニングの実施率は 50.4〜70.5%である[30]。別の調査分析では，推奨される予防医療を受けているのは全住民の 54.9%であった[31]。一般的に，外来における医療の質改善プロジェクトには，予防医療と慢性疾患のケアが挙げられることが多い。Ambulatory Care Quality Allinace は，米国家庭医学協会，米国内科学会，America's Health Insurance Plans，Agency for Healthcare Research and Quality(AHRQ：米国医療研究・品質調査機構)が共同して 2004 年に始めた事業であり，外来における医療の質指標の収集と報告を改善することを目的としている。

その「スターターセット」として 26 項目が設定され，癌検診，予防接種，喫煙と禁煙，冠動脈疾患，心不全，糖尿病，うつ病，気管支喘息，周産期医療，抗菌薬の使用などの外来診療に関する項目が盛り込まれている[32]。このスターターセットは，初めて外来診療の質指標を収集，分析，改善するクリニックのための枠組みとなりうる。

Primary Care Medical Home(PCMH)の作成は，患者に提供される医療の質と安全を改善する仕組みの 1 つとなりうる。AHRQ は，PCMH を「患者個人が抱える幅広い医療問題に応じた質の高い医療を提供する仕組みである。想定される患者層に対して，調和のとれた利用しやすい医療を，医療チームが提供することに力点が置かれている」と定義した[33]。PCMH の目標は，患者中心で，包括的で，連携が十分に図られ，利用しやすく，医療の質と安全に重点が置かれた治療環境を作り上げることにある。患者は，かかりつけ医と長期間にわたる医師–患者関係を築き上げる。クリニックは，患者のニーズや，継続的な治療，かかりやすい医療などを目指してチームとして対処する[34]。あるシステマティックレビューによると，PCMHは患者体験に関しては小さいながらもよい効果を，予防医療に関しては中等度までのよい効果を与えている[33]。この概念は，Patient Centered Medical Home Neighborsとして専門医やサブスペシャリティーの分野まで広がっており，かかりつけ医と専門医との間のコミュニケーションや併診の仕方を改善することを目指している。

外来診療における患者安全および医療の質改善を目指すプログラムづくり

現在でも医療安全および質の改善は，入院診療に重きを置いている。しかし，value–based purchasing（質のよい診療を行っている病院には保険からの診療報酬が加算される）や医療の質についての情報公開が強調されつつあるなか，外来診療においても医療安全および質改善プログラムを開始して維持する重圧がいっそう増えるだろう。例えば，EHR incentiveプログラムには，クリニックに報告義務がある医療の質の指標が含まれている。成人と小児の医療に関して，優先順位の高い疾患やベストプラクティスに重点を置いた，核となる指標はすでに集められており，例えば高血圧の管理，喫煙のスクリーニングと禁煙，小児の予防接種状況の確認などが含まれる[35]。多くの医師は，専門医資格を維持するための一環として，従来の試験問題に加えて，自身の診療での医療の質改善プロジェクトを行うように要求されている。

多くのクリニックは，医療の質改善プロジェクトやそのデータの報告に圧倒されている。歴史的にも，医療の質と安全の改善は医学教育でもほとんど教えられることのない分野であったため，現在あるクリニックが安全な医療に関する多方面の役割を担う安全と質のプログラムを作成することは困難である。それでも最低限，外来診療における医療の安全と質のプログラムは以下の要素を含むべきである。

■スタッフにトレーニングの機会を与える。
■改善を必要とする分野を見出す。
■改善の妨げとなることを見出し取り除く。
■安全と質の問題を経時的に観測するシステムを作り上げる。
■定期的にチェックがなされるよう安全と質の目標を掲げる。
■医療の安全と質を測定する指標を定める。
■各指標をモニターするための責任者を置く。
■ジャストカルチャーとエラー報告を奨励する。
■患者に参加してもらう[36]。

医療の質改善プログラムのための既存の枠組みは複数存在し，そのいくつかはデータの解析を支援する。各学会でも医療の質改善プログラムを作成しており，計測が推奨される指標も公表している。全国的団体によって，疾患や専門分野，患者層ごとに経時的観察をすべき指標が作成されている。質改善を学びつつあるクリニックにとって，それら資料は役に立つだろう。

まとめ

外来診療における医療の安全と質を改善することは，医療全体の質を改善するための重要な次のステップといえる。医療が次第に外来で行われるようになりつつあるが，患者に有害事象が起こる可能性も同時に増えている。最初のステップはエラーを定義する用語集の作成であり，次のステップは安全文化とエラー報告制度の作成，さらにエラーを減少させるためのシステムレベルでの解決策の作成へと続く。最も注目されている分野は，コミュニケーション，薬物安全，そして診断エラー，検査エラー，そして事務的なエラーである。入院診療の現場で培われた原理原則は，外来診療の改善にも役立つかもしれないが，外来診療の現場に合わせて改変する必要がある。困難なことは多くあるが，外来における医療の安全と質の改善に関する取り組みのなかには，行いやすいものもある。外来患者は入院患者よりも重症度や緊急度が低いため，患者の参加が見込めることが多いからである。さらに，多くのクリニックではスタッフの数が限られているため，改善策を伝えて実行するのはむしろ容易かもしれない。したがって，より小規模で簡便なツールや仕組みの変更であっても，入院診療で行うのに比べれば，時間やお金をかけずとも大きな効果がある可能性もある[4]。クリニックでは，専門医，検査機関，病院，在宅医療機関との連携を見直し，患者のフォローを行い，検査結果をやりとりする仕組みを作る必要がある。

KEY POINT

- 外来診療における医療の安全と質は，入院診療におけるそれとは異なる。患者の数が圧倒的に多く，継続的な診療が必要であり，診療環境が散在しているからである。
- 外来診療の形態や医療従事者に大きな幅があることから，医療安全と質の改善は困難を伴いうるが，やりがいはある。
- 外来施設では，システムを標準化する方法を見出し，エラーを発見し，ジャストカルチャーを維持する必要がある。
- エラーには原因により，投薬エラー，診断エラー，検査エラー，臨床知識エラー，コミュニケーションエラー，事務的なエラーなどがある。

（大杉 満）

オンライン情報

・Patient Safety Tools for Physician Practices: http://www.mgma.com/pppsahome/
・The Ambulatory Care Quality Alliance Recommended Starter Set: The Ambulatory Care Quality Alliance. May 2005. Agency for Healthcare Research and Quality, Rockville, MD: http://www.ahrq.gov/professionals/quality-patientsafety/quality-resources/tools/ambulatory-care/starter-set.html
・Patient-Centered Primary Care Collaborative: http://www.pcpcc.org/

文献

1. *National Ambulatory Medical Care Survey: 2010 Summary Tables*. 2010 [cited 2013 8/18/13]. Available from: http://www.cdc.gov/nchs/data/ahcd/namcs_summary/2010_namcs_web_tables.pdf
2. Woods DM, Thomas EJ, Holl JL, et al. Ambulatory care adverse events and preventable adverse events leading to a hospital admission. *Qual Saf Health Care*. 2007;16(2):127-31.
3. Landon BE, Normand. *National Voluntary Consensus Standards for Ambulatory Care: Measurement Challenges in Small Group Settings*. Washington, DC: National Quality Foundation; 2006.
4. *Summary Data of Sentinel Events Reviewed by the Joint Commission*. 2012. Available from: http://www.jointcommission.org/assets/1/18/2004_4Q_2012_SE_Stats_Summary.pdf
5. The Joint Commission, Fry HM, eds. *A Patient Safety Handbook for Ambulatory Care Providers*. 1st ed. Oakbrook Terrace, IL: Joint Commission Resources; 2009.
6. Pace WD, Fernald DH, Harris DM, et al. Developing a taxonomy for coding ambulatory medical errors: a report from the ASIPS collaborative. In: Henriksen K, Battles JB, Marks ES, et al., eds. *Advances in Patient Safety: From Research to Implementation*. Rockville, MD: Agency for Healthcare Research and Quality; 2005.
7. Lorincz CY, Drazen E, Sokol PE, et al. *Research in Ambulatory Patient Safety 2000-2010: A 10-Year Review*. Chicago, IL: American Medical Association; 2011.
8. Aspden P, Wolcott J, Bootman JL, et al. *Preventing Medication Errors: Committee of Identifying and Preventing Medication Errors*. Washington, DC: Institute of Medicine; 2006.
9. Gurwitz JH, Field TS, Harrold LR, et al. Incidence and preventability of adverse drug events among older persons in the ambulatory setting. *JAMA*. 2003;289(9):1107-16.
10. Gleason KM, Brake H, Agramonte V, et al. *Medications at Transitions and Clinical Handoffs (MATCH) Toolkit for Medication Reconciliation. Prepared by the Island Peer Review Organization, Inc., under Contract No. HHSA2902009000 13C*. Rockville, MD: Agency for Healthcare Research and Quality; 2011.
11. Schnipper JL, Kirwin JL, Cotugno MC, et al. Role of pharmacist counseling in preventing adverse drug events after hospitalization. *Arch Intern Med*. 2006;166(5):565-71.
12. Fischer MA, Stedman MR, Lii J, et al. Primary medication non-adherence: analysis of 195,930 electronic prescriptions. *J Gen Intern Med*. 2010;25(4):284-90.
13. Davis TC, Federman AD, Bass PF Ⅲ, et al. Improving patient understanding of prescription drug label instructions. *J Gen Intern Med*. 2009;24(1):57-62.
14. Gandhi TK, Weingart SN, Seger AC, et al. Outpatient prescribing errors and the impact of computerized prescribing. *J Gen Intern Med*. 2005;20(9):837-41.
15. Kaushal R, Kern LM, Barrón Y, et al. Electronic prescribing improves medication safety in community-based office practices. *J Gen Intern Med*. 2010;25(6):530-6.
16. Gandhi TK, Kachalia A, Thomas EJ, et al. Missed and delayed diagnoses in the ambulatory setting: a study of closed malpractice claims. *Ann Intern Med*. 2006;145(7):488-96.
17. Singh H, Weingart SN. Diagnostic errors in ambulatory care: dimensions and preventive strategies. *Adv Health Sci Educ Theory Pract*. 2009;14(Suppl 1):57-61.
18. Smith PC, Araya-Guerra R, Bublitz C, et al. Missing clinical information during primary care visits. *JAMA*. 2005;293(5):565-71.
19. Poon EG, Gandhi TK, Sequist TD, et al. "I wish I had seen this test result earlier!" : Dissatisfaction with test result management systems in primary care. *Arch Intern Med*. 2004;164(20):2223-8.
20. Gandhi TK, Sittig DF, Franklin M, et al. Communication breakdown in the outpatient refer-

ral process. *J Gen Intern Med.* 2000;15(9):626-31.

21. Hickner JM, Fernald DH, Harris DM, et al. Issues and initiatives in the testing process in primary care physician offices. *Jt Comm J Qual Patient Saf.* 2005;31(2):81-9.
22. Poon EG, Wang SJ, Gandhi TK, et al. Design and implementation of a comprehensive outpatient Results Manager. *J Biomed Inform.* 2003;36(1-2):80-91.
23. Smith ML, Raab SS, Fernald DH, et al. Evaluating the connections between primary care practice and clinical laboratory testing: a review of the literature and call for laboratory involvement in the solutions. *Arch Pathol Lab Med.* 2013;137(1):120-5.
24. Wahls TL, Cram PM. The frequency of missed test results and associated treatment delays in a highly computerized health system. *BMC Fam Pract.* 2007;8:32.
25. Dovey SM, Meyers DS, Phillips RL, et al. A preliminary taxonomy of medical errors in family practice. *Qual Saf Health Care.* 2002;11(3):233-8.
26. Dovey SM, Phillips RI, Green LA, et al. Family physicians' solutions to common medical errors. *Am Fam Physician.* 2003;67(6):1168.
27. Webster JS, King HB, Toomey LM, et al. Understanding quality and safety problems in the ambulatory environment: seeking improvement with promising teamwork tools and strategies. In: Henriksen K, Battles JB, Keyes MA, et al., eds. *Advances in Patient Safety: New Directions and Alternative Approaches.* Vol. 3: Performance and Tools. Rockville, MD: Agency for Healthcare Research and Quality (US); 2008:1-15.
28. Tai-Seale M, McGuire TG, Zhang W. Time allocation in primary care office visits. *Health Serv Res.* 2007;42(5):1871-94.
29. Chen LM, Farwell WR, Jha AK. Primary care visit duration and quality: does good care take longer? *Arch Intern Med.* 2009;169(20):1866-72.
30. *Focus on Obesity and on Medicare Plan Improvement; The State of Health Care Quality 2012.* National Committee for Quality Assurance; 2012:1-230.
31. McGlynn EA, Asch SM, Adams J, et al. The quality of health care delivered to adults in the United States. *N Engl J Med.* 2003;348(26):2635-45.
32. Ambulatory Care Quality Alliance. *Ambulatory Care Quality Alliance Recommended Starter Set.* Available from: http://www.ahrq.gov/professionals/quality-patient-safety/quality-resources/tools/ambulatory-care/starter-set.html
33. Jackson GL, Powers BJ, Chatterjee R, et al. The patient-centered medical home a systematic review. *Ann Intern Med.* 2013;158(3):169-78.
34. *Patient-Centered Primary Care Collaborative.* Available from: http://www.pcpcc.org/
35. 2014 Clinical Quality Measures. Available from: https://www.cms.gov/Regulations-and-Guidance/Legislation/EHRIncentivePrograms/2014_ClinicalQualityMeasures.html. Accessed 12/14/15.
36. Guinane C, Davis N. *Improving Quality in Outpatient Services.* Boca Raton, FL: CRC Press; 2011.

27 精神科に関連した患者安全の問題

Anne L. Glowinski

症例

L さんはグループホームに住む 22 歳白人男性である。知的障害があり，住み込みの介護者が身の回りの世話をしている。ここ 2 日間，気分と行動に急激な変化があり，救急外来に連れて来られた。食事量と睡眠が減り，いつになく突然，不機嫌になる。L さんは長いこと全般性てんかんを患っているが，10 日前にトピラマートの投与を開始してからは発作はみられなかった。救急外来では，L さんは，落ち着きをみせるもののすぐに興奮状態となる。簡単な身体検査では特記すべき所見はない。心拍数は 75～135/min を変動。「精神状態の変調」に対して精神科へのコンサルテーションが必要となった。そのコンサルテーションではせん妄が最も疑わしいとして，悪化を防ぐためせん妄の原因の特定と是正を勧められた。特に，トピラマートはせん妄の原因となりうるため，すぐに神経内科主治医に連絡するよう求められた。しかし患者は 2 時間落ち着いていたため，「精神疾患を鑑別すること」として，神経内科へのフォローアップを勧められ帰宅となった。L さんは数時間後に再び救急外来に連れて来られた。再び興奮し，他のグループホームメンバーの頭に椅子をぶつけて壊したのだという。

- せん妄の診断と治療のための基本的なステップは何か？
- どうすれば他の人が大怪我をせずに済んだか？

はじめに

精神科と総合内科が協働することは，患者ケアの質と安全を高める絶好の機会となる。他の合併症の有無にかかわらず，医療現場においては精神と行動の障害は至るところに存在するからである[1~3]。

National Comorbidity Survey Replication のような大規模精神科疫学研究は，重症・慢性疾患を含むメンタルヘルスの問題を抱える多くの人が，未だにこの問題に関してケアされてこなかったことを明らかにした[4]。つまり，緊急の場面で精神症状を呈している患者は，多くの場合それまでにメンタルヘルス専門家の診察を受けたことがない，もしくはフォローされていないということである。さらに，患者は精神症状の同定や管理に関してあまり知識や経験のない医師に診療されることとなる。これらの患者は，医師の経験不足ゆえに精神疾患の管理が不十分になることと，精神や行動の障害ゆえに内科疾患の管理が不十分になることの，両方から不利益を被る。特に後者は非常に危険である。これは非常に深刻な問題であり，精神疾患のある患者ではない患者と比べて，内科疾患での明らかな予後不良がいくつかの研究で示されている[5]。

それにもかかわらず，精神疾患は医学教育のなかであまり重きを置かれていない。精神疾患が患者の予後に影響を与えることが多い専門領域の臨床研修プログラムで

表 27-1 DSM-5：せん妄診断基準

1. 注意の障害(すなわち，注意の方向づけ，集中，維持，転換する能力の低下)および環境に対する見当識の低下
2. その障害は短期間のうちに出現し(通常数時間～数日)，もとの注意および意識レベルからの急性の変化を示し，他の神経認知障害によるものでなく，さらに 1 日の経過中で重症度が変化する傾向がある
3. 記憶欠損，失見当識，言語障害，知覚障害などの他の認知機能の障害は，他の既存の確定した，または進行中の神経認知障害ではうまく説明されない
4. 上記 1，3 の障害は，昏睡のような覚醒水準の著しい低下という状況下で起こるものではない

もそうである。例えば，2014 年の一般小児科研修プログラムでは，米国卒後医学教育認定評議会(Accredition Council for Graduate Medical Education：ACGME)のガイドラインに従って，新生児救命救急科を 2 カ月および小児救命救急科を 2 カ月研修しなくてはならないが，児童思春期精神科を研修する必要はない[6]。これは現実にそぐわない数多くの臨床研修カリキュラムの一例である。現実には，自殺は 10～18 歳の若年者の死因の 2 位または 3 位であり続け，CDC によると，米国の高校生の 16%が過去 12 カ月で深刻な自殺念慮を持ったという[7]。

精神疾患を持つ患者が日常的にいる医療現場で，専門知識が不足していることに対して現実的に向き合うことは，患者安全や医療サービスの質を改善するための努力をしている，あらゆるグループ，プロジェクト，機関，施設にとっての根本的な課題である。

せん妄

せん妄(精神科医以外からはときに「急性錯乱状態」と呼ばれる)の特徴は，意識障害(例：注意の焦点，維持，制御の障害)が数時間または数日といった短期間で生じることである。また意識レベルが正常なときと低下するときが交互に生じるなど，変動することが特徴である。**表 27-1** にせん妄の“Diagnostic and Statistical Manual of Mental Disorders 5th edition(DSM-5)”による診断基準を示す[8]。主要な診断基準ではないが，多くの臨床家を混乱させるのは感情に関する症状であり，涙ぐむ，悲しみ，憂い，気分の落ち込みを訴えるなど，患者のもとの気分や情動と異なる変化である。注意すべきは，意識障害は興奮だけでなく，静かな錯乱として現れることもあり，特に後者は病棟や ICU で気づかれないことが多い。

せん妄は，米国や他国でも一般病院において非常によくあるにもかかわらず，見過ごされることが多い。このことを，医師や看護師はよく認識することが極めて重要である。特に ICU の患者や，せん妄の割合が 50～70%ともいわれている 65 歳以上の患者には注意が必要である[9]。せん妄の診断を向上させ，より体系的に対処することで，性別・年齢・人種にかかわらず，入院中や退院後の罹患率や死亡率を改善することができるだろう。さらに，せん妄は医療費の高騰とも関係していることはよく知られており，まだ改善の余地がある[10]。

せん妄は，行動・感情・認知といった一連の症状からなるが，それらは皮肉にも

表 27-2 I WATCH DEATH：せん妄のリスク因子を覚えるためによく用いられる語呂合わせ

I(infection)	感染(中枢神経系など)
W(withdrawal)	離脱(アルコール，ベンゾジアゼピン系などの鎮静薬)
A(acute metabolic)	急性代謝性(電解質異常，酸血症，アルカローシス，肝機能障害，腎機能障害)
T(trauma)	外傷(脳，手術，熱傷，低体温または高体温)
C(CNS)	中枢神経系(腫瘍，血腫，てんかん発作時，てんかん発作後，脳炎，血管炎)
H(hypoxia)	低酸素(呼吸または循環不全，貧血，低血圧，一酸化炭素中毒)
D(deficiency)	ビタミン欠乏
E(endocrinopathy)	内分泌疾患(コルチゾール，血糖，甲状腺，副甲状腺)
A(acute vascular)	急性血管性(脳卒中，ショック，不整脈，高血圧)
T(toxin)	毒素(殺虫剤，溶剤，合法・非合法中枢神経作動薬，ビタミン，多くの薬物)
H(heavy metal)	重金属

出典：Bienvenu OJ, Neufeld K, Needham DM. Treatment of four psychiatric emergencies in the intensive care unit. Crit Care Med. 2012;40:2662-70 より引用。

精神科医からは「内科的」ととらえられ，他の医師からは「精神科的」ととらえられる。このようなありがちな誤解が，せん妄患者の管理を不十分にするリスクとなっている！　せん妄は，(1)高い罹患率と死亡率を持つ重い症候群であり，(2)精神障害そのものを直接の原因とするのではなく，(3)発熱のように非特異的なものである。せん妄は有害転帰と密接に関係しているため，精神科的ではなく，内科的な精査を緊急に要する。しばしば精神科医がせん妄患者の興奮や幻覚を評価するためにコンサルトされるのは，患者が精神科的な原疾患を持っていると考えられているからか，または精神症状の管理が必要だと考えられているからである。

せん妄の病態生理は複雑で多元的であるが，その原因についての最近の理論については，本章の範囲を超える。ただし，それらは不吉な"I WATCH DEATH(**表 27-2**)"という語呂合わせでうまくまとめられており，覚えやすい。また，せん妄の深刻さを思い起こさせるばかりでなく，せん妄の原因疾患を同定し，それを治療または軽減するための包括的な精査のための指標にもなる。

せん妄を見逃すことは患者にとってさらなるリスクとなる。有害転帰には，恐怖や不快，予防可能な転倒，自傷他害，そして身体状態の悪化が含まれる。せん妄を系統的に評価するツールに Confusion Assessment Method(CAM)(**表 27-3**)がある[10]。しばしば目の前の患者が抱えているのは身体的問題ではなく精神的問題であると誤解してしまう医師の臨床的洞察力よりも，CAM のほうが優れている。CAM は他のツールよりも多く検証されてきた[11,12]。せん妄の管理に関連するステップを**図 27-1** に概説している。重要な点は，せん妄には低活動型と高活動型があり，病因は多因子性であるということである。また原因を除去した後でも改善は段階的で遅いことがある。原因が除去されないことや，せん妄患者に多い異常行動により病的状態が継続することがある。

表 27-3　Confusion Assessment Method(CAM)

急性発症

1. 患者のもとの精神状態から急変した所見があるか？

注意力の欠如

2. A. すぐに他のことに気をとられる，話の筋を追うことができないなど，患者は注意を集中することに困難を感じていたか？

全くない/あるが軽度/顕著にある/不明

(2 があったり，異常があるなら，B へ続く。それ以外なら 3 へ続く)

B. この行動は，出現・消失もしくは改善・悪化というように変動したか？

はい/いいえ/不明/該当しない

C. この行動を描写してください

支離滅裂な思考

3. 的外れまたはとりとめのない会話，不明瞭または非論理的な思考，突飛な話題の転換のように，患者の思考が支離滅裂であったり，一貫していなかったりしたか？

はい/いいえ/不明/該当しない

意識レベルの変容

4. 以上を総合して，この患者の意識レベルをどのように評価するか？

覚醒(通常状態)/緊張(過覚醒，周囲からの刺激に過剰に敏感，容易に驚く)/傾眠(眠気，容易に覚醒)/昏迷(覚醒しにくい)/昏睡(覚醒しない)/不明

見当識障害

5. 患者は病院でない他の場所にいると思っていたり，違うベッドに行こうとしたり，日付や時間を間違ったりするなど，見当識障害を認めたか？

はい/いいえ/不明/該当しない

記憶障害

6. 患者は病院内の出来事を思い出せない，指示を覚えられないなど，記憶の問題を認めたか？

はい/いいえ/不明/該当しない

知覚障害

7. 幻覚や錯覚，誤解(動いていないものが動いていると思うなど)のエビデンスはあったか？

はい/いいえ/不明/該当しない

精神運動機能

8. A. 興奮：患者は落ち着きがない，シーツを引っ張る，指でトントン叩く，しばしば急に体位を変えるなど，いつもと違う活動レベルの上昇はあったか？

はい/いいえ/不明/該当しない

B. 抑制：患者は不活発，ぼんやり空を見つめる，ずっと同じ体位でいる，非常に緩慢に動くなど，いつもと違う活動レベルの低下はあったか？

はい/いいえ/不明/該当しない

睡眠覚醒サイクルの変化

9. 夜間不眠に伴う日中の過度の眠気などの睡眠覚醒サイクル障害のエビデンスはあったか？

CAM によるせん妄診断(10 と 11 は必須である)

10. 精神状態の急性発症，注意障害，および変動性の経過

11. 支離滅裂な思考もしくは意識レベルの変化

出典：Inouye SK, van Dyck CH, Alessi CA, et al. Clarifying confusion: the confusion assessment method. A new method for detection of delirium. Ann Intern Med. 1990;113(12):941-8 より引用。

攻撃性

医療現場では患者や訪問者の攻撃性はよくみられ，潜在的に危険な現象である。攻

A：せん妄の管理

ステップ1：不穏の治療。ハロペリドール経口または静注（無効であれば人工呼吸管理下の患者ならデクスメデトミジンを検討）

ステップ2：注意深く鎮静薬を用い，抗コリン薬を最小限に抑制

ステップ3：睡眠を妨げるような痛みを管理

ステップ4：睡眠覚醒サイクルの正常化を試行

ステップ5：適応があれば，理学療法および作業療法を検討

ステップ6：感覚遮断と見当識障害を積極的に減少

B：悪性症候群の管理

ステップ1：ドパミン受容体遮断薬をすべて中止

ステップ2：（軽症例のみ）特にカタトニア症状があるならベンゾジアゼピン静注を検討

ステップ3：補液，電解質異常のモニタリング，重症高体温に対する体表の冷却，心肺・腎・血液のあらゆる合併症に対するモニタリングと管理などの支持療法

ステップ4：ブロモクリプチンやアマンタジンのようなドパミン作動薬を検討

ステップ5：ダントロレンを検討（カルシウムチャネル遮断薬を投与されていない場合）

ステップ6：薬物療法に2日間反応しない場合，電気痙攣療法を検討

C：セロトニン症候群の管理

ステップ1：セロトニン作動薬を中止

ステップ2：補液，高体温の管理，バイタルサインの安定化，自律神経機能が不安定な患者には低血圧を起こすリスクのあるβ遮断薬の中止などの支持療法

ステップ3：不穏の管理。拘束はアシドーシスや高体温を悪化させうるため回避

ステップ4：セロトニン2A（5-HT_{2A}）受容体遮断薬を検討する。ブロモクリプチンやダントロレンは回避

ステップ5：自律神経の安定化。ドパミンは過剰な血行動態反応を惹起しうるため回避

図27-1　せん妄，悪性症候群，セロトニン症候群のマネジメントにおける主要ステップ

出典：Bienvenu OJ, Neufeld K, Needham DM. Treatment of four psychiatric emergencies in the intensive care unit. Crit Care Med. 2012;40:2662-70 より掲載。

撃性はしばしば看護師に向けられるが，医師やその他の職種もこれを経験する。一般病院やその他の場所での攻撃性は，単に精神疾患を持つ患者や訪問者によるものだけではない。しかし，いくつかの精神障害，行動障害，パーソナリティー障害は，ストレスの大きい急性期医療現場では，攻撃性を生じさせる要因となる。攻撃性やその脅威により，スタッフの欠勤やストレスが増加するため，医療における代価は高い。

まず，(1)医療現場における攻撃性により生じる問題の研究は，その予防や管理の研究よりも進んでいる，(2)多くの研究では今のところ，言葉による攻撃と暴行などの質的に違う攻撃的行動をひとまとめにして扱っていることを知っておく必要がある。最近のシステマティックレビューで比較的よくわかってきたことは，(1)知られている攻撃性のリスク因子のうち，予見可能性が最も高いのは過去の攻撃性である，(2)攻撃性の予防と管理のためには，チーム機能を高めるようなスタッフの訓練が不可欠である，(3)統合失調症に関連した攻撃性の治療に対して効果が証明されている薬物による拘束は，広く利用されている，(4)適切に，注意深く，最小限に用いる身体拘束は攻撃性の管理として有効かつ比較的安全である[13,14]。攻撃性の予防と管理に関しては，ランダム化臨床試験がほとんどないため，そのエビデンスは現時点では予備的なものにすぎない。攻撃性に関する研究はほとんどが精神科入院患者を対象としたものであるため，患者とスタッフの特徴が全く異なる他の医療現場に応用することは難しい。精神科以外の医療現場における研究では，攻撃性の予防や管理に対するスタッフの準備不足がよく述べられている。それぞれの医療現場では主要な変数(例：患者や訪問者のタイプ，空間的変数，担当地域，システム，現場にある資源など)が異なるため，すべての医療現場に応用できる予防アルゴリズムはない。そのため，病院や部署がこの分野の質改善を重視するならば，多職種で構成されるチームの設立が強く推奨される。声を大にして言いたいのは，病院にある銃や武器は，警備員や警察官が携帯するものも含めて，重大な攻撃的外傷を患者やそれ以外の人々にもたらすリスクとなりうることである[15]。

薬物拘束の使用については，ミダゾラムなどの薬物が安全に使用できるか否かなどの状況に大きく依存する。同様に，経口薬が使用できるのか，ハロペリドールやロラゼパムのように比較的即効性のある薬物より，非定型抗精神病薬のようにより緩徐に効果を示す薬物が好ましいかなども含めて，そのときの状況によって決まる。攻撃性の緩和のための使用がよく研究された薬物(ドロペリドール，ハロペリドール，ミダゾラム，ロラゼパムなど)の投与量，起こりうる副作用，相互作用には精通している必要がある。身体抑制は特に救急外来および ICU で広く用いられているが，適切に，そして倫理的に行われれば重要な手段となりうる。米国の都市部の多忙な救急外来において行われた，1 年間に及ぶ身体抑制使用についての前向き研究では，ほとんどが軽傷な合併症が 7%にみられた。合併症の多くは患者が拘束から抜け出そうとすることで起こるものであったが，一部自傷や他害によるものもあった[16]。この低い合併症発生率は，注意深い使用のもとに生じたものであることも念頭に置くべきである(チェックリストの使用，患者のモニタリング，拘束時間計測など)。

医療現場における攻撃性の予防は，質改善のためにさらなる研究が今まさに必要とされる分野であると，専門家は口を揃える。攻撃性の予防に対して，医療現場スタッフ間の協働は，男性スタッフによる肉体的な威圧よりも，効果があることもある[13]。

自殺

自殺は，Joint Commission(JC：米国医療施設認定合同機構)により警鐘事象(センチネルイベント)[訳注1]と定義されており，医療現場ではこれがゼロとなることを目標としている。院内・院外における自殺は頭の痛い問題である。自殺のリスク因子は多く知られているが，集団レベルではその知識が自殺を予防しているとはいえない。最新の自殺予防国家戦略(National Strategy for Suicide Prevention)は極めて意欲的である[17]。この計画では，自殺という巨大な公衆衛生の問題に対処するために，自殺の予防や介入を試みる多岐にわたるネットワークを束ね，累積的に自殺の主要なリスク因子に極めて敏感になる，という戦略が必要であることが認識されている。また自殺を予防するための戦いには，精神科という枠を超えた取り組みのみが勝利しうると述べている。すなわち自殺には多角的な問題解決アプローチが必要なのである。

医療現場における自殺とはいかなるものか？　警鐘事象と定義されているが，医療現場の自殺の疾病負担はよくわかっていない[18]。精神科入院患者の自殺リスク因子と一般病院入院患者の自殺リスク因子には，重複するものがある。男性，自殺企図歴(措置入院につながったものも含む)，社会的・家族的サポートの欠如，うつ病などである。一般病院の入院患者に特有な自殺リスク因子には，中年，致死的もしくは慢性的な疾患に対する適応不全，気分や行動の異常を引き起こす興奮性せん妄などがある[19]。入院患者の自殺予防には多角的アプローチが必要であり，環境評価，入院患者のメンタルヘルス・スクリーニング，精神疾患の治療，スタッフの訓練，自殺リスク監視のための院内方針の作成などが含まれる。うつ病に対する包括的ケアが成功したという報告は印象的である[19]。例えば，Henry Ford Health System では“Perfect Depression Care Program(完全うつ病ケアプログラム)”の導入によって，自殺を75%低下させるのに成功した[20]。自殺リスク評価(Suicide Risk Assessment：SRA)に焦点を絞った訓練は有効であり，精神科でない医師の自信にもつながるものだが，SRA を多くの病院でうつ病以外の治療にも系統的に導入するだけでは予防として不十分といえる[21,22]。異なる医療現場において，さまざまな患者層に対して，どのようにSRA ツールを用いるか理解するためにはさらなる研究が必要である。

薬物関連の精神科救急

救急外来や一般病院の医師は，自殺企図や過量服薬といった薬物関連の精神科救急には比較的慣れており，ここでは特に述べない。過量服薬を専門とするチームを雇う一般病院もある。このようなチームは，毒物学，集中治療，メンタルヘルス，薬物使用の専門家により構成される。特にオピオイドの過量服薬は増えている。現在，200 万人近くの米国人が薬物依存もしくは乱用しており，処方されたオピオイド鎮痛薬による死亡は1999 年以来4 倍に増えている[23]。現在ではほとんどの州で利用

訳注1：予期しない死亡，重大な身体的もしくは精神的損傷。

されている処方箋登録システムや薬物モニタリングプログラムの導入は，医原性の死亡にもつながる医師の処方箋の出し方の調査や，そのモニタリング，そして改善に大いに役立っている。

さらに悪性症候群とセロトニン症候群の2つの症候群について，議論する価値がある。悪性症候群は定型抗精神病薬，非定型抗精神病薬，他のドパミン受容体遮断薬を服用している患者に生じる。セロトニン症候群 serotonin syndrome(SS)は選択的セロトニン再取り込み阻害薬(SSRI)やセロトニン・ノルアドレナリン再取り込み阻害薬(SNRI)を服用している患者に生じる。これらは見過ごしたり不十分に対処したりすると致死的であるものの，正しく認識し管理できれば予後は比較的良好であるため重要である。悪性症候群はだいたい3日ほどで急性発症する一方，SS はより急性で12時間ほどである。Bienvenu らのレビューで述べられているように[12]，悪性症候群と SS は，高血圧，頻脈，呼吸促迫，高体温といった重度の自律神経失調や，重度の唾液過剰や発汗を呈する。また，両方とも意識レベルの変動の他にも筋肉の異常を認める。悪性症候群では典型的な鉛管様筋硬直を呈する一方，SS では特に下肢で筋緊張亢進を呈する。2つの症候群の違いは，悪性症候群では反射低下，正常瞳孔，正常腸音もしくは腸音減弱がみられるのに対し，SS では反射亢進もしくはクローヌス，瞳孔拡大，腸音亢進がみられることである。毒物検査の結果を待っている間でも介入を開始する必要がある場合，この2つを取り違えないことが肝要である。ブロモクリプチンやダントロレンは悪性症候群の治療になる一方，SS 患者の症状を増悪させ死を招きうる。セロトニン作動薬を服用しており，自発性クローヌス，誘発性クローヌス，興奮，発汗，振戦，反射亢進，高体温(>38℃)，筋緊張亢進もしくは筋硬直を呈する患者は Hunter Serotonin Toxicity Criteria を用いて SS を診断すべきである[24]。この基準は毒物学の専門家と比べて優れた感度と特異度を持つ。図 27-1 に悪性症候群と SS の管理においてとるべきステップを示す。

まとめ

本章で述べなかったが，精神科医へのアクセスの改善を唱えることが極めて重要である。精神科領域でのメンタルヘルスにおける質の指標が開発されれば，あらゆる医療現場における精神科的ケアの向上のための，最適かつ多職種的な協力関係の構築に役立つ。そのような指標は現在，精神科やメンタルヘルス領域ではほとんど用いられていない。医療従事者は，精神症状を持つ患者に遭遇したときのための準備を怠らず，その初療ができなければならない。経験的証拠によると，せん妄，攻撃性，また精神科薬物による副作用の管理といった問題に関しては，認識，知識，経験，そして具体的なアルゴリズムが精神科の枠を超えて広まれば，患者ケアや安全性が高まることが示唆されている。

KEY POINT

- せん妄は重度の医学的問題であるが，よく精神病や気分障害と混同される。せん妄は高い罹患率と死亡率，高額な医療費と関連している。

- 特に精神科以外の医師には，せん妄の診断には Confusion Assessment Method (CAM)の使用が強く推奨される。
- 医療現場における攻撃性の予防や管理にはスタッフの訓練が必要である。
- 2012 年の National Strategy for Suicide Prevention(自殺予防国家戦略)はメンタルヘルスの枠を超えた自殺予防の努力技能向上を推奨している。
- うつ病の認識，管理，診療のためのよりよいネットワークを包括的に取り入れた医療システムでは，患者の自殺を抑制することに成功している。
- 精神科的問題に関する患者安全を改善するための訓練枠組みや協力関係の構築が必要である。

(上里 彰仁)

オンライン情報

- AFSP: American Foundation for Suicide Prevention: http://www.afsp.org/
- AVERT: Electronic suicide risk assessment system: https://www.ert.com/suicide-risk/
- Center for Aggression Management: http://www.aggressionmanagement.com/

文献

1. Ramsawh HJ, Chavira DA, Stein MB. Burden of anxiety disorders in pediatric medical settings. *Arch Pediatr Adolesc Med*. 2010;164:965-72.
2. Mehnert A, Koch U, Schulz H, et al. Prevalence of mental disorders, psychosocial distress and need for psychosocial support in cancer patients—study protocol of an epidemiological multi-center study. *BMC Psychiatry*. 2012;12:70-9.
3. Wu LT, Swartz MS, Wu Z, et al. Alcohol and drug use disorders among adults in emergency department settings in the United States. *Ann Emerg Med*. 2012;60:172-80.
4. Kessler RC, Merikangas KR, Wang PS. Prevalence, comorbidity and service utilization for mood disorders in the United States at the beginning of the twenty-first century. *Annu Rev Clin Psychol*. 2007;3:137-58.
5. Lawrence D, Hancock KJ, Kisely S. The gap in life expectancy from preventable physical illness in psychiatric patients in Western Australia: retrospective analysis of population based registers. *BMJ*. 2013;346:f2539.
6. Accreditation Council for Graduate Medical Education (ACGME) training requirements in Pediatrics. Available at: http://www.acgme.org/acgmeweb/Portals/0/PFAssets/2013-PR-FAQ-PIF/320_pediatrics_07012013.pdf. Cited August 7, 2013.
7. Center for Diseases Control (CDC) suicide briefs. Available at: http://www.cdc.gov/ViolencePrevention/suicide/youth_suicide.html. Cited December 22, 2015.
8. American Psychiatric Association. *Diagnostic and Statistical Manual of Mental Disorders*. 5th ed. Arlington, VA: American Psychiatric Publishing; 2013.
9. Khan BA, Zawahiri M, Campbell NL, et al. Delirium in hospitalized patients: implications of current evidence on clinical practice and future avenues for research—a systematic evidence review. *J Hosp Med*. 2012;7:580-9.
10. Inouye SK, van Dyck CH, Alessi CA, et al. Clarifying confusion: the confusion assessment method. A new method for detection of delirium. *Ann Intern Med*. 1990;113(12):941-8.
11. Wei LA, Fearing MA, Eliezer J, et al. The confusion assessment method (CAM): a systematic review of current usage. *J Am Geriatr Soc*. 2008;56(5):823-30.
12. Bienvenu OJ, Neufeld K, Needham DM. Treatment of four psychiatric emergencies in the

intensive care unit. *Crit Care Med*. 2012;40:2662-70.

13. Kynoch K, Wu CJ, Chang AM. Interventions for preventing and managing aggressive patients admitted to an acute hospital setting: a systematic review. *Worldviews Evid Based Nurs*. 2011;8(2):76-86.
14. Hahn S, Muller M, Hantikainen V, et al. Risk factors associated with patient and visitor violence in general hospitals: results of a multiple regression analysis. *Int J Nurs Stud*. 2013;50:374-85.
15. Kelen GD, Catlett CL, Kubit JG, et al. Hospital-based shootings in the United States: 2000 to 2011. *Ann Emerg Med*. 2012;60:790-8.
16. Zun LS. A prospective study of the complication rate of use of patient restraint in the emergency department. *J Emerg Med*. 2003;24:119-24.
17. US DHSS—Department of Health and Senior Services: 2012 National Strategy for Suicide Prevention. Available at: http://www.surgeongeneral.gov/library/reports/national-strategy-suicide-prevention/full_report-rev.pdf. Cited August 7, 2013.
18. Ballard ED, Pao M, Henderson D, et al. Suicide in the medical setting. *Jt Comm J Qual Patient Saf*. 2008;34:474-81.
19. Tishler CL, Reiss NS. Inpatient suicide: preventing a common sentinel event. *Gen Hosp Psychiatry*. 2009;31:103-9.
20. Coffey CE. Building a system of perfect depression care in behavioral health. *Jt Comm J Qual Patient Saf*. 2007;33:193-9.
21. Fallucco E, Hanson M, Glowinski AL. Teaching pediatric residents to assess adolescent suicide risk with a standardized patient module. *Pediatrics*. 2010;125:953-9.
22. Fallucco EM, Colon M, Gale G, et al. Use of a standardized patient paradigm to enhance proficiency in risk assessment for adolescent depression and suicide, 2012. *J Adolesc Health*. 2012;51:66-72.
23. CDC Drug Overdose in Home & Recreational Safety in Injury Center. Available at: http://www.cdc.gov/homeandrecreationalsafety/poisoning/. Cited August 7, 2013.
24. Dunkley EJ, Isbister GK, Sibbritt D, et al. The Hunter Serotonin Toxicity Criteria: simple and accurate diagnostic rules for serotonin toxicity. *QJM*. 2003;96:635-42.

28 臨床検査，輸血医療，および解剖病理

Charles S. Eby

症例

自動車事故の後，内腔臓器損傷による出血で血圧が低下した患者が救急外来に到着した。輸血前検体により血液型が確定されるまでの間，患者は O 型赤血球製剤を複数単位輸血された。その後，患者は B^+ の赤血球製剤を輸血された。外科的に止血され，急性腎障害，血尿および貧血を除いて患者の状態は安定した。72 時間後に輸血部がタイピング再検査のために新たな血液検体を要求したところ，今度は A^+ および B^+ 赤血球の両方が陽性であった。つまり，真の血液型は A^+ であり，患者には誤って B^+ の赤血球製剤が輸血されてしまったことがわかった。詳細な調査によって，この患者の前に同じ診察室で治療された患者の血液型が B^+ であったこともわかった。根本原因分析を行った結果，前の患者の採血チューブにラベルが貼られていなかったため，この患者のラベルが貼られてしまい，B^+ の不適合輸血および急性溶血性輸血副作用につながり，腎不全にも寄与した可能性があると結論づけられた。救急外来のスタッフは，ラベルの貼り間違いがもたらした重大な転機について知らされ，外傷患者の血液検体にラベルを貼るためのプロセスと手順の見直しに加わった。

- 検査や病理検体の採取，ラベル表示，取り扱いに関するエラーを最小限に抑えるにはどうしたらよいか？
- 臨床検査，輸血，解剖病理に特有の，安全と質に関する重要な課題は何か？

はじめに

ほとんどの医学的診断および方針の決定は，臨床検査部または病理部から提供される情報に依存する。冒頭の症例で示したような患者安全を脅かすエラーを回避するためには，品質管理システムを設置して，検査解析前，解析時，および解析後のエラーのリスクを最小限に抑えるための監視と支援が必要である。本章では，まず臨床検査に関する品質保証の原則について論じ，続けて輸血医療および解剖病理に具体的な指針を示す。

臨床検査部門における質管理のためのアプローチ

第 2～6 章で紹介した質の管理と改善の原則は，臨床検査領域にも適用される。

検査室の管理者は，検査が正しく行われていることを保証するために，主に業務上の質管理および安全に関する幅広い活動に参加している[1](**表 28-1**)。しかし，臨床検査における質管理の指標は，最も臨床的に有用な検査が発注され，その結果を適切に解釈するために寄与するすべての活動を含めるように，範囲を拡大すべきである[2](**表 28-2**)。医療エラーには 2 つのタイプがあり，臨床検査のプロセスはその

表 28-1　検査室での検査：多段階プロセス

検査室に検体が到着する前に
検査をオーダーするか決定する
検査をオーダーする過程
検体採取
検体輸送
検査室での検体の取り扱い
検体処理
検体の検査結果
結果報告までの時間
重大な結果の報告
検査結果の修正
解釈
検査結果報告後
医学的な決断
患者に結果を説明する

表 28-2　検査医学における質改善のための包括的指標

- 医学部や卒後研修における検査医学教育の増加
- 分析的妥当性：エラーと是正措置の記録，外部評価の実施，検査や結果の較正のためのガイドラインの遵守，他の医療従事者による臨床現場即時検査(point of care testing：POCT)の質のモニタリング
- 臨床的有用性：適切な専門家からの意見をもとにした時代遅れな検査の廃止，信憑性のない新しい検査を提供しない，慢性疾患のモニタリング法の安定性の保証，診断と治療に関するガイドラインの検査関連部分の遵守

出典：Barth JH. Selecting clinical quality indicators for laboratory medicine. Ann Clin Biochem. 2012;49(Pt 3):257-61 より許可を得て引用。

両方に対して脆弱である。すなわち，知識もしくは規則に基づいた間違いと，反復業務が正確に行われないことによる履行時のエラーである。

検査前のプロセス

検査オーダーの決断：主に認知エラー

医師が患者に対してどの検査をオーダーするかを決定するプロセスは非常に複雑である。しかし，広く知られているとおり，検査の数の多さはプライマリケアにおける診療の質には貢献しない。むしろ，頻回な採血による患者の不満，医原性貧血，予期しなかった(しばしば偽陽性である)結果を追跡するためにさらに行う検査や処置など，有害な結果をもたらしている可能性もある。過剰検査の動機になっているのは，複数の診断を順序立てるというよりは同時に評価せざるをえない時間的制約や，臨床判断や経験に基づいた決断に自信が持てないために盲目的に検査をオー

ダーしてしまう知識不足や不安である。長期的には，これらを是正するのは医学教育者や指導者の役割であるが，情報科学ツールはすぐさま役に立つ。

■電子オーダーエントリーシステム(computerized provider order entry：CPOE)の利点

- 標準化された検査項目により，曖昧で判読不能な注文を避けることができる。
- 頻度の高い臨床症候に対してはカスタマイズされたオーダーセットにより効率が上がる。
- 診断検査の利用率の向上[3]。
  - オンライン支援：臨床検査ハンドブック。よくある診断過程の連続的な検査アルゴリズム。臨床判断支援ツール(投薬アルゴリズム，エビデンスに基づいたガイドライン，一般医療情報)
  - 選択した検査のコストを表示する[4]。
  - 非割り込み型の注意喚起と勧告：例えば，最新の結果を提示する一方で，重複した検査について注意喚起する[5]。
  - 割り込み型の注意喚起：オーダーを完了するためには行動が必要となる。検査の適応を示し，施設の規則から逸脱した要求を行う場合には検査室に連絡をとる。

■CPOEの潜在的な問題

- アラート疲労(ポップアップによる)：注意喚起を無視または迂回する。
- オーダーが簡便なため検査が過剰となる：オーダーセットのすべての項目をチェックし，自動的に毎日ルーチン検査を行う。
- 標準的な診療の変化に対応するため，オーダーセットはメンテナンスが必要である[6]。
- 紛らわしい検査名は，キーワード検索機能がないと誤った検査が選択される[7]。
- **検体採取および処理過程のエラーは主に見落としである**：検体の採取やラベルの間違いが検査部におけるエラーの主な原因である[8]。
- **採血時の針刺し事故**は，医療従事者における感染症の大きなリスクである[9]。
  - 2000年に法制定されたFederal Needlestick Safety Prevention Act(NSPA)は，雇用主に対して，静脈および動脈ラインの挿入，体液および組織検体の採取，外科的処置などの活動に携わるスタッフには安全工学装置を提供することを義務づけている。
  - NSPAは労働安全衛生庁(OSHA)によって施行されている。
  - 2001年のNSPA制定後，経皮傷害の1年あたりの発生率は，正規雇用者において約1～2.5/100人と半減した[10,11]。
  - 2002年の前向き調査では，初年度レジデントの経皮傷害率は毎月2.9/100人と報告されている。経皮傷害率が最も高いのは，産婦人科(9.7)，一般外科(7.2)，および病理科(5.3)であった。経皮傷害の40%は針刺し事故である[12]。
  - 初年度レジデントにおいて，経皮傷害の頻度は，夜間や当直(延長勤務)後には約2倍となった。また，非延長勤務中に発生した経皮傷害と比較して，延長勤務中の経皮傷害は疲労と有意に関係しているという傾向があった[12]。

- **検体採取時のエラー**
  - 静脈ルートから採血することによる溶血：遠位の小静脈へのアクセスや，小口径の針(<21 G)を使用することで発生する[13]。
  - 点滴内容，ヘパリン，皮膚常在菌によるコンタミネーションの結果，生化学検査，凝固検査および細菌学検査の結果にアーチファクトが生じる。
  - 検体チューブ間違い，検体量が不十分(quality not sufficient：QNS)，抗凝固薬と十分に混ざらず検体が凝固してしまう。
- **検体のラベル間違い**は，検体採取におけるエラーのなかで最も重大なものである。全米の臨床検査室を調査した結果，100 万回の保険請求可能な検査あたり 379 件の検体のラベル記載にエラーが同定された。そのうえ，この調査は感度が低かったため，実際より低く見積もられている[14]。
  - ラベルに関するエラーの多くは結果報告の前に発見される：検体の処理中，または結果が同じ患者の以前の結果と異なる場合(δチェック)
  - その他のラベルのエラーは，結果報告の後，医師による問い合わせの際に発見される。
  - 検体のラベルのエラーが発見されなかったために生じている臨床上の影響を定量化することは，血液型の表示間違いによる死亡を除いては非常に難しい。しかし，1 年に数十億回もの受注検査が行われる状況では，誤った情報に基づいて治療の決定が行われることにより，望ましくない影響が出ている可能性が高い。
  - ベッドサイドにおけるテクノロジーにより，検体のラベル間違いを減らすことができる。例えば，電子的患者識別システム(electronic positive patient identification：ePPID)のためのバーコード技術は，検体のラベル間違いを減らす[15]。しかし業務改善，患者安全や，機能評価を受け入れる文化が定着していない限り，せっかくの技術的な改善策をスタッフが取り入れない可能性がある。
- **検体の輸送**：時間，温度，および外部からの衝撃は，細胞および化学的パラメータの体外変化を引き起こす可能性がある[8]。例えば，院内の検体輸送システム[訳注 1]によっては，物理的な力が加わることで血小板の活性化[16]や溶血を引き起こすため，電解質，酸塩基，乳酸，アスパラギン酸アミノトランスフェラーゼ(AST)が臨床的にも有意に変化してしまう[17]。検査室は，このような検体輸送システムを導入する前に，歩いて運ばれた検体からの結果と，検体輸送システムを介して輸送された検体からの結果を比較し，予見できるエラーの原因を排除すべきである。

検査室でのプロセスとエラー：主に見落とし，まれに生じる分析上の間違い

検査室の自動化により，処理過程における見落としを減らすことができる。また，機械によって実行される工程数が増えると，それだけ処理時間も短縮できる。しか

訳注 1：米国の大きな病院で一般的な，空気圧によって院内を張り巡るチューブを介して検体を輸送するシステムのこと。

し，最も自動化された臨床検査室でさえ，手作業を要するものが残る。緊急検査(コードブルーの検体など)の取り扱い，特殊な検査をより大きな臨床検査施設へ委託する場合の手続き，医師への重大な結果の緊急報告とその診療録記載などである。

■**分析ステップ**：FDA の認可を受けた自動計測器と，優れた精度と正確性を持つ試薬を用いて，大量の検査が実施されている[18]。その質管理基準は以下のとおりである。

- 質管理(quality control : QC)：安定した，正常および異常な材料を頻繁に検査し，その結果が規定の狭い範囲内におさまらなければならない。
- 定量のための機器較正と線形性の定期的な検証。
- 外部技能試験：分析結果を，他の検査施設にて同じ検体を同じ計測器および試薬を使用して分析した結果と比較する(ピアグループ分析)。
- 精度調査：分析結果を国際標準方法と比較する(より多くのテストで利用可能)。
- 散発的な「QC 外れ値」の出現，外部技能試験または精度調査における許容範囲外の逸脱がある場合は，検査過程の再評価と，試薬や計測器のトラブルシューティングが必要である。

■**検査結果の報告**：自動計測器により，ほとんどの結果はラボ情報システム(laboratory information system：LIS)を介して電子カルテシステムに直接送信される。これにより検査処理時間や分析後の手作業による記載間違いのリスクが低減する。計測器から LIS へ，そして LIS から電子カルテへの電子的なインターフェースの信頼性を確立し，定期的に確認することは，情報部からかなりのサポートを必要とする。

■**検査結果の向上と解釈**：ほとんどの検査結果には，健常者から得られた基準値が付随しており，オーダーした医師は「外れ値」の意味を解釈する必要がある。

- 一部の検査においては，標準解釈，治療域，または計算結果が自動的に提供され，検査の解釈，治療薬のモニタリング，腎機能の評価，または診断アルゴリズムに準じるべく，医師を援助してくれる。
- 病理学者または臨床科学者による個別な解釈を必要とする検査は限られている。例えば，血液塗抹検査，尿沈降物顕微鏡検査，ヘモグロビンと蛋白の電気泳動，凝固亢進状態の評価，選択された分子診断検査，および血液バンク血清学検査などである。これらの特殊検査については，検査室の適格性を保証し，有害事象を引き起こしかねない解釈の誤り，曖昧さ，遅れを最小限に抑えるため，選択的なピアレビューが必要である。
- 臨床検査室では，分析前，分析，または解釈の誤りについて訂正された報告書を発行する。電子版と印刷物の報告書は改訂され，過去の修正結果がはっきりと示されなければならない。報告書の訂正の頻度と原因や，業務改善活動の有効性を監視することは，重要な質管理の目標である。

検査室から結果が報告された後のエラー

検査結果が開示された後，医師は見落としと認知エラーの両方を起こしうる。

■検査結果の無視：検査結果は電子的または印刷されたレポートとして開示される

ため，重要な結果を除いて，検査室のほうから医師が結果を見たかどうかを確認することはない。しかし，結果を無視する，対処を怠る，患者に検査結果を通知しないといったことは，分析後に起こりうる重大なエラーである。1 つの安全対策として，多くの医療システムが現在行っているように，患者が検査結果をオンラインでアクセスできるようにする方法がある。

■検査結果の誤った解釈に基づく認知エラーは定量化するのが難しい。しかし，人類の疾患の診断と治療が絶え間なく複雑化していることから，その頻度は高いと考えられる。電子的な臨床判断支援システムへ迅速にアクセスできれば，これらのエラーを減らすことが可能であり，それは電子カルテ内に埋め込むこともできる。例えば www.warfarindosing.org では，臨床的，人口統計的，また可能であれば薬理遺伝学的情報に基づいて，患者の治療的ワルファリン用量を予測するためのアルゴリズムを提供している。

輸血の安全と質の管理

ボランティアからの血液製剤の収集，処理，および管理に関するすべての作業または部分的な作業は，Joint Commission（JC：米国医療施設認定合同機構），米国血液バンク協会（AABB），FDA によって徹底的に監査される。さらに，血液製剤が放射線照射を受けていなければ，米国原子力規制委員会（Nuclear Regulatory Commission）および米国国土安全保証省（Department of Homeland Security）の監査を受ける。

献血ドナー

毎年約 1,600 万人のボランティアから献血が提供されている。それらは，独立した施設や，病院の輸血部で収集される。その手順は，単純な採血による全血献血から，特定の血液成分を採取するための成分献血までさまざまである。全血の処理には，通常，サイトメガロウイルス（CMV）のような細胞内病原体を減少させるための白血球の除去が含まれ，輸血に伴う発熱反応を軽減する。また，遠心分離による赤血球からの血漿の分離も含まれる。

ドナーの安全と満足

献血はリスク（血腫，血管収縮反応，痙攣発作，ごくまれに死亡）を伴う作業であるため，インフォームドコンセントを必要とし，特定の基準を満たさなければならない[19]。積極的なドナー体験は，その後の再献血につながり，安全かつ十分な血液供給を保つために大変重要である。

レシピエントを害から守る

ドナーは，レシピエントに有害事象が起こるリスクが高まるような病歴や渡航歴，

表 28-3　FDA による感染症伝播防止のための献血された血液への 7 つの病原体に対する検査の義務づけ

病原体	同定法	推定感染リスク[21]
HIV-1/HIV-2	HIV-1 核酸検査 HIV-1，HIV-2 抗体	1：2,300,000
HCV	核酸検査 HCV 抗体	1：1,800,000
HBV	核酸検査 B 型肝炎表面抗原 B 型肝炎コア抗原に対する抗体	1：352,000
HTLV-Ⅰ/HTLV-Ⅱ	HTLV-Ⅰ抗体，HTLV-Ⅱ抗体	1：641,000
梅毒	抗トレポネーマ抗体または異好抗体	
ウエストナイルウイルス	核酸検査	季節的変動や地域的変動あり
Trypanosoma cruzi	*T.cruzi* に対する IgG 抗体	

HTLV：ヒト T リンパ球向性ウイルス
出典：Roback J, Grossman B, Harris T, et al., eds. Technical Manual. 17th ed. Bethesda, MD: AABB; 2011 より引用。

その他の素行について直接質問を受ける。献血の拒否は，FDA の規制と AABB の基準に基づいてなされる[20]。

献血された血液は，血清学的および分子的方法を用いて少なくとも 7 つの病原体について検査される(**表 28-3**)。検査結果が陽性だった血液製剤は破棄され，ドナーには 2 度と献血しないよう連絡が入り，カウンセリングが提供される。米国における輸血を介したデング熱とバベシア症のまれな感染報告は，詳細な検査項目を増やし，献血にかかる費用を増大させるような政策決定をする前に，きちんと定量的なリスク評価をする必要があることを示したよい例である[22]。

HIV，C 型肝炎ウイルス(HCV)，B 型肝炎ウイルス(HBV)感染のリスクは極めて低いが，ゼロになることはない。ウイルス量が感度以下であり，ドナーが無症状であるといったウィンドウ期は短い[21](HIV および HCV では 7〜10 日，HBV では 38 日間)。

ドナーが菌血症を有するものの無症候性である場合，または細菌が収集バッグに封入された場合，血液製剤の細菌汚染が起こりうる。汚染された血液製剤による敗血症および死亡はまれな事象である[21]。凍結血漿は細菌の増殖を防ぐからである。赤血球の冷却は，特定のグラム陰性桿菌で，よくあるものとして *Yersinia enterocolitica*，*Serratia marcescens* などの増殖を制限する。血小板製剤は室温で保存されるため，グラム陽性菌とグラム陰性菌の両方に起因する輸血関連敗血症の最も高いリスクを有する。このリスクを軽減するために，血小板の使用期限は採取から 5 日後とされており，必ず採血から 24 時間以内には培養され，12〜24 時間検疫さ

表 28-4 FDA に報告された輸血関連死亡率および関連メカニズム

合併症	2007 年〔n(%)〕	2011 年〔n(%)〕
TRALI	34(65)	10(33)
HTR(非 ABO 式)	2(4)	6(20)
HTR(ABO 式)	3(6)	3(10)
微生物感染	6(12)	4(13)
TACO	5(10)	4(13)
アナフィラキシー	2(4)	2(7)
GVHD	0	1(3)
計	52	30

GVHD：移植片対宿主病，HTR：溶血性輸血副作用，TACO：輸血関連循環過負荷，TRALI：輸血関連急性肺障害
http://www.fda.gov/downloads/BiologicsBloodVaccines/SafetyAvailability/ReportaProblem/TransfusionDonationFatalities/UCM300764.pdf

れてから払い出される[20]。

献血センターでは，ABO 式および Rh 式のタイピングおよびドナー血液の抗体スクリーニングを行い，他の赤血球抗原に対する臨床的に重要な同種抗体を有する血液は廃棄している。レシピエントにおいて溶血性副作用を引き起こす可能性があるためである。

輸血のレシピエント

毎年およそ 500 万人の患者が輸血を受けている。HIV，HCV，HBV，または他の感染症(例：血液安全性)のリスクは低いが，赤血球，血漿および血小板の輸血には，その他の短期間または致命的なリスクが伴う(**表 28-4**)。輸血による死亡で最も多い原因は，輸血関連急性肺障害(transfusion-related acute lung injury：TRALI)である。TRALI は，典型的には，炎症性または感染性の状態にある患者に，多産の女性ドナーからの血液製剤を輸血した場合に生じる。彼女らの血漿には HLA 抗体が含まれ，これがレシピエントの好中球を認識し，サイトカイン媒介性肺障害を誘発する。血液センターでは女性からの血漿の提供を中止し，HLA 抗体を含む血小板への曝露を減少させることで，TRALI による死亡率を低下させた(表 28-4)。

ドナーの採血からレシピエントへの輸血まで，エラーはどの時点でも発生しうる(**表 28-5**)。適応の怪しい輸血判断，不十分なインフォームドコンセント，血液型のタイピングのための血液検体のラベルの誤り，患者への不適合輸血などには特に注意が払われている。

表 28-5　ドナーからレシピエントへの主要な輸血関連エラー

場所/過程	エラー	予防
ドナーセンター	感染症感染者からの血液採取 細菌汚染 白血球除去の不足 病原体検査が偽陰性 ABO/Rh 式血液型が不正確 他の赤血球抗体スクリーニングの偽陰性	優れた製造プロセス 感染症検査 品質管理プログラム
輸血の決断	ルーチンや習慣に基づいたもの プラセボ効果 利益が証明されていない エビデンスに基づいたガイドラインを無視する	包括的な血液管理プログラム[a] 特定の血液型適合判定を必要とする手術 強力な IT サポート
インフォームドコンセントの取得	恩恵，リスク，選択肢の説明不足 手術や侵襲的処置への同意に輸血が組み込まれている	病院輸血委員会による監督 教育レベルに対する適切な同意書と補足情報[a] 血液を拒否する患者を特定し管理する過程[a]
タイピングのための血液採取	「採血管に別の血液が含まれている」 間違った採血管 溶血，血液の凝固	2 つ目の検体を別に採取して血液型を確認する[a] 患者，ラベル，注文，採血者の ID によるバーコードシステム[a]
血液バンクの検査室	ドナーの血液や患者のタイピングの確認ミス 臨床的に重要な患者の赤血球同種抗体を同定できない 免疫不全患者(放射線照射，白血球減少，CMV 感染症)に最も安全な製品を提供することができない 交差適合試験のエラー 製品表示のエラー 大量輸血時に，プロトコルに従って交差適合試験を行っていない赤血球，血漿，血小板を払い出す際の遅延 返却された，期限切れの血液を在庫に戻す	AABB の基準に従った厳格な品質管理プログラム[a] 強力な情報システムとサポート
輸送と保管	不適切な保管温度	在庫管理 遠隔保存部署＋流通キオスク(窓口)
輸血	「間違った血液を患者に投与する」 急速注入 不適切なモニタリング 輸血反応を疑わない	患者・単位・infusionist(滴下する人)をバーコード ID で管理し，輸血単位は正しい患者 ID がなければ開かないようにする[a] 看護師の教育と監査[a]

AABB：米国血液バンク協会，CMV：サイトメガロウイルス
[a] 血液安全管理者の役割を示す。

血液管理

不要な輸血の回避は，患者安全を最適化するため，輸血をする・しないの判断は極めて重要である。包括的血液管理プログラムでは，大手術前の貧血の矯正と予防，術前の血液希釈や術中回収式自己血輸血による失血の最小化，手術中の凝固異常の改善，そして血圧が安定している患者に対するエビデンスに基づいたヘモグロビンの最低値基準の利用を強調している[23]。

インフォームドコンセント

緊急性がない場合，輸血に先立って，患者からインフォームドコンセントを得る必要がある。AABB が課す最低基準は，輸血によるリスク，輸血に伴う利益，輸血以外の治療の選択肢，質問をする機会，そして輸血に同意または拒否する権利についての説明である[24]。しかし，同意プロセス中の医師の発言内容や患者の理解は，真のインフォームドコンセントを成し遂げるには不十分なこともある[25]。院内輸血実施委員会は，外科的および侵襲的処置のための同意書は，別個の輸血承認書式に代わるものではないことを保証すべきである。また，限られた教育機会を受けた院内の輸血実施委員会が同意書を理解できるように保証し，患者がリスク，利益，輸血以外の選択肢を理解するために役立つような資料を整え，直接観察による同意プロセスの監査も行うべきである。

血液型不規則抗体スクリーニング（タイプアンドスクリーニング）用検体の誤表示

特定の血液型の赤血球，血漿，および血小板の輸血により発生する急性または遅延溶血性輸血反応から患者を守るため，血液バンクでは，誤って表示された血液型不規則抗体スクリーニング用の検体を受け取ることはない。このような検体は，「誤った血液の入ったチューブ（worng blood in tube：WBIT）」と呼ばれ，2,000～3,000 検体を採取するごとに 1 回の頻度で発生する[26]。患者情報の確認，採血，そしてラベル表示をした医療従事者本人に検体チューブに 2 回サインをさせても，WBIT の発生を防ぐことはできない[27]。この致死的なエラーを防ぐために有効な方法としては以下のものが挙げられる。

- 緊急性がない場合は，血液製剤を依頼する前に，別個に 2 つ目の血液チューブを独立させて採取し，同じ血液型が同定されることを必ず確認する[28]。
- バーコードと無線周波数技術とソフトウェアを用いて，患者，チューブラベル上の識別コード，および血液採集者の同定を行う[26]。

血液バンクにおける間違い

血液バンク内でも多くのエラーが発生しうるが，臨床的に重要なエラーのほとんどは，分析前および分析後に発生する[29]。血液バンクの管理者と監督者は，手術室や

表 28-6　輸血医療の品質基準

血液型不規則抗体スクリーニング(タイプアンドスクリーニング)用検体の誤表示
輸血反応
血液製剤の浪費
手術における交差適合試験と輸血の割合
大量輸血プロトコル起動時の輸血到着時間
利用者へのフィードバック
血液利用の動向
医師のオーダーと輸血の有効性の監視

外傷患者へ血液製剤が届くまでの時間など，多くの質管理基準をモニターしている(表 28-6)。FDA に承認されたソフトウェアは，安全かつ効率的に血液バンク業務を行うために極めて重要なツールであり，ラボ情報システム(LIS)および電子カルテにリンクできる必要がある。血液利用報告書の提出を可能にし，包括的血液管理プログラムをサポートするためである。

血液製剤が血液バンクを離れた後は，品質と安全性を維持するための特別な保管と輸送の QC 要件がある。

患者に輸血を行う

適切な血液製剤を正しい患者に輸血することは極めて重要である。しかし，ここでも患者の誤認や血液製剤の誤表示によるヒューマンエラーが発生しうる。エラーを減らすために有効な介入には，バーコードと無線周波数タグの技術を利用して必要な過程を表示し記録するシステム[26,30]や，開けるには暗証番号が必要な血液製剤の容器の利用などが挙げられる[26]。

看護および輸血医療の規約およびマニュアルは，患者の識別方法，輸血の速度，モニタリング間隔，輸血反応の発見および管理のための指針を提供している。輸血反応時には，輸血が残っていたら輸血を停止し，残りの製剤を血液バンクへ返却し，血液型の確認，溶血の調査，細菌汚染を考慮した培養が行われる。原因の究明と再発予防の方法を同定するため，すべての輸血反応は病理医または血液バンクの管理者によって調査される(表 28-7)。

総合品質管理

安全性と品質管理の目標を監視しかつ達成するために，多くの病院の医師と管理者は以下を行う。

- 血液管理プログラムを支援するためのリーダーシップと資源を提供する。
- 輸血過程全体を包含した品質と安全性の指標を教育，監査，報告するために輸血安全管理者を雇う。輸血治療経験のある看護師が一般的である。
- 標準化された質の指標と報告書を使用してパフォーマンスを共有し，多施設間の血液監視プログラムを通じて改善の機会を提供する。

表 28-7　輸血反応の種類

表出される徴候や症状	原因となりやすいもの	管理/予防
発熱±悪寒または悪寒戦慄	ドナー白血球由来のサイトカイン	白血球除去赤血球，輸血前のアセトアミノフェン
蕁麻疹	ドナー血漿中の抗原に対するアレルギー反応	抗ヒスタミン剤
アナフィラキシー	IgA 欠損症の可能性のある患者への最初の輸血	支持療法 IgA レベルの測定：欠損している場合は，IgA 欠損症のドナーから血液製剤を得る
低血圧，頻脈，発熱	細菌汚染の可能性	残留血液製剤の培養 経験的抗菌薬治療 支持療法
ショック，背痛，血尿	急性溶血反応の可能性	患者と血液単位のタイプを確認する 尿および血清ヘモグロビン検査 補液/利尿
呼吸困難，低酸素，両側性肺炎	TACO(輸血関連循環過負荷)，TRALI(輸血関連急性肺障害)の可能性	心臓/体液の状況を評価する 補助療法 TRALI が強く疑われる場合には，血液供給業者に連絡をとり，ドナーの HLA 抗体を確認する

解剖病理：検体の完全性および診断精度

細胞診，生検，および外科的切除検体を調べることにより，解剖病理医は，患者管理の決定を導く診断および予後情報を提供する。解剖病理医からの情報は，他の臨床検査機関からの定量的データとは異なり，臨床的および形態学的情報の解釈を含む複雑な定性プロセスの結果であり，診断精度，完全かつ明確な報告，および時宜を得た伝達の 3 つの要素からなる。病理医は，診断管理サービスの分析前，分析，および分析後の段階を監視して，個人およびプロセスの両方のエラーを防止，検出，修正する品質管理システムを採用している。規制機関や認定機関の指示による質の指標がある一方で[31]，それ以外は施設ごとの診療様式と症例によって規定されている[32,33]。

分析前エラーの原因

病理医と臨床スタッフとの協働やコミュニケーションは，分析前の欠陥の同定と修正をするために極めて重要である。

■検体採取

- 病理医は，適切な標本を得ること，検体容器に正しくラベルをつけて引き渡し，そして正しい搬送容器に置くことを，医師にゆだねている。

- 標本採取中の医師と病理医との間の直接的なコミュニケーションにより，エラーが最小限に抑えられる。
- 最適な診断情報を提供するためには，検体だけではなく，病理医は医師から十分な解剖学的情報および臨床情報を必要としている。

■輸送：患者から病理部への検体の輸送中に遅れや極端な温度変化が生じると，生物学的物質が分解され，その検体の診断的価値を低下させる可能性がある。

■受託：検体を同定し分析するための準備過程における病理部での取り扱いおよびラベルの間違いはまれだが，ほとんどの標本には代わりがないため，有害事象が発生したときには重大となる。バーコード追跡システムの導入は，多くの検査室内のエラーを減らすことができる[34]。

分析時エラーの原因

検体処理

病理医による分析に至る前に，検体は品質モニタリングを必要とする複数の準備過程を経る。その主な機能は以下のとおりである。

■術中協議のための凍結切片の準備：腫瘍，周辺切除組織，局所リンパ節の良性と悪性の区別

■組織学：パラフィンブロックに組織を包埋し，続いて組織切片を作製して染色

■細胞学：Pap スメア，婦人科領域以外の体液，細針吸引生検の固定と染色

■特殊処理：免疫組織学的染色，分子診断試験，スライドのデジタル画像化[35]

診断精度

病理学的診断を確認するために患者を長期的にフォローすることは，現実的ではない。

病理医間の合意(精度)は，診断の精度を監視するための代替法として許容されるものであり，病理部の品質改善プログラムの重要な要素である。病理医が 1 年以上前の外科症例を再検討した場合，観察者間での主要なエラー率は 0.9%であった[35]。この数値は，観察者間の不一致率の基準となりうる。

細胞学および外科的病理診断や，観察者間の不一致の形式の検討に最適なシステムの統一見解はない。しかし，最近の後ろ向き研究では，不一致率は 7～9%と報告されており[32,33]，診断不一致があった場合は 1%の確率で患者に害を及ぼす可能性があると推定されている[33]。

外科病理医のグループは，扱う症例や経験に応じた，診断の精度や質の管理を保証するための指針を監修している。病理学的診断精度のための質保証プログラムの構成要素には，以下のものが含まれる。

■一部の症例の無作為な監査

■婦人科細胞診およびそれに続いて切除された組織，凍結切片および永久切片診断，すべての癌検体，診断の不一致が多く認められる組織(乳房，女性生殖器，前立

腺）における選択的再評価の結果。
- 再評価を盲検化することで，以前の診断の知識が査読者にバイアスをかけることを防止する。
- 潜在的な臨床上の影響を軽減させるために，サインアウト前とサインアウト後 48 時間以内に迅速なレビューを行う。
- 偽陽性のエラーを特定するために，陰性（正常）症例を組み入れる。
- 病理報告が訂正された場合の頻度と種類を監視する必要がある。訂正の理由は軽微なもの（誤字）もあれば，重大な（良性の診断が再検査または追加染色後に悪性の診断に変わる）ものもある。右と左を誤るなどの「軽微な」エラーでさえ，患者に致命的な結果をもたらす可能性があることに留意する。

分析後エラーの原因

- 病理レポートの完全性：これは癌の病期分類には重要であり，American College of Surgeons Commission on Cancer が定めた基準を満たさなければならない。品質保証の基準は，癌関連の報告の 90％以上において最適な病理診断および病期分類のために必要な要素がすべて含まれていることである。
- 結果の適時性：凍結切片の術中病理学的検討のためには，90％の症例において 20 分以内に完了していることが基準である。
- 外科病理部において必要とされる時間は，症例の種類と複雑さ，特殊検査の必要性（脱灰，免疫組織化学），および診療状況（クリニックか大学か）に大きく依存する。米国病理学会は，処理時間に関する特定の推奨を設けていないが，それぞれの医療環境において最適な診療を提供するためには，診断のために十分な時間を利用すべきである。
- 報告の明確さ：病理医は，医師にも明確な形で情報を提供しなければならない。
- 解剖病理結果報告の電子的な伝達の信頼度：病理部は，川下にある電子カルテのリポジトリにおける報告書が完全かつ正確であることを定期的に確認するとともに，医師から報告書を「紛失した」という連絡があった場合は，インターフェースの欠陥が示唆されるため，迅速に対応しなければならない。
- アンケート調査によると，医師は解剖病理医の診断精度を信頼しているようだが，改善が望まれる部分としては，報告結果の遅延などがある[36]。

KEY POINT

- 検査室の管理者，監督者，および技術者は，検査の性能，解釈，報告についての責任を負うとともに，エラーの大部分が発生する分析前および分析後の過程での品質管理および検査室における資源の最適な利用のための擁護者（チャンピオン）でなければならない。
- ドナーの選定や検査戦略により輸血の安全性は飛躍的に向上したが，生物学的合併症およびヒューマンエラー双方のため，輸血による安全性のリスクがなくなることはない。技術的進歩によってヒューマンエラーは減少しているが，効果的な血液管理プログラムによって輸血を最小限に抑えることで患者の安全性はさらに改善する。

- 臨床検査室に適用される質の指標に加えて，解剖病理医は，症例のピアレビューを通じて，細胞診および外科病理診断の精度を継続的に監視しなければならない。

（綿貫 聡）

オンライン情報

・Preanalytical laboratory issues: http://www.specimencare.com/
・Clinical laboratory test information for patients from American Association of Clinical Chemistry（AACC）: http://labtestsonline.org
・Reference laboratory clinical test selection resources for clinicians:
　・Mayo Medical Laboratories: http://www.mayomedicallaboratories.com/test-catalog/
　・Associated and Regional University Laboratories（ARUP）: http://www.aruplab.com/
・Improving Diagnosis in Healthcare. Institute of Medicine Report September 2015: http://iom.nationalacademies.org/Reports/2015/Improving-Diagnosis-in-healthcare

文献

1. Shahangian S, Snyder SR. Laboratory medicine quality indicators: a review of the literature. *Am J Clin Pathol*. 2009;131(3):418-31.
2. Barth JH. Selecting clinical quality indicators for laboratory medicine. *Ann Clin Biochem*. 2012;49(Pt 3):257-61.
3. Baron JM, Dighe AS. The role of informatics and decision support in utilization management. *Clin Chim Acta*. 2014;427:196-201.
4. Feldman LS, Shihab HM, Thiemann D, et al. Impact of providing fee data on laboratory test ordering: a controlled clinical trial. *JAMA*. 2013;173(10):903-8.
5. Nies J, Colombet I, Zapletal E, et al. Effects of automated alerts on unnecessarily repeated serology tests in a cardiovascular surgery department: a time series analysis. *BMC Health Serv Res*. 2010;10:70.
6. Leu MG, Morelli SA, Chung OY, et al. Systematic update of computerized physician order entry order sets to improve quality of care: a case study. *Pediatrics*. 2013;131(Suppl 1):S60-7.
7. Passiment E, Meisel JL, Fontanesi J, et al. Decoding laboratory test names: a major challenge to appropriate patient care. *J Gen Intern Med*. 2013;28(3):453-8.
8. Lippi G, Chance JJ, Church S, et al. Preanalytical quality improvement: from dream to reality. *Clin Chem Lab Med*. 2011;49(7):1113-26.
9. Knapp MB, Grytdal SP, Chiarello LA, et al. Evaluation of institutional practices for prevention of phlebotomy-associated percutaneous injuries in hospital settings. *Am J Infect Control*. 2009;37(6):490-4.
10. Phillips EK, Conaway M, Parker G, et al. Issues in understanding the impact of the needlestick safety and prevention act on hospital sharps injuries. *Infect Control Hosp Epidemiol*. 2013;34(9):935-9.
11. Sohn S, Eagan J, Sepkowitz KA, et al. Effect of implementing safety-engineered devices on percutaneous injury epidemiology. *Infect Control Hosp Epidemiol*. 2004;25(7):536-42.
12. Ayas NT, Barger LK, Cade BE, et al. Extended work duration and the risk of self-reported percutaneous injuries in interns. *JAMA*. 2006;296(9):1055-62.
13. Heyer NJ, Derzon JH, Winges L, et al. Effectiveness of practices to reduce blood sample hemolysis in EDs: a laboratory medicine best practices systematic review and meta-analysis.

Clin Biochem. 2012;45(13-14):1012-32.
14. Valenstein PN, Raab SS, Walsh MK. Identification errors involving clinical laboratories: a College of American Pathologists Q-Probes study of patient and specimen identification errors at 120 institutions. *Arch Pathol Lab Med*. 2006;130(8):1106-13.
15. Morrison AP, Tanasijevic MJ, Goonan EM, et al. Reduction in specimen labeling errors after implementation of a positive patient identification system in phlebotomy. *Am J Clin Pathol*. 2010;133(6):870-7.
16. Hubner U, Bockel-Frohnhofer N, Hummel B, et al. The effect of a pneumatic tube transport system on platelet aggregation using optical aggregometry and the PFA-100. *Clin Lab*. 2010;56(1-2):59-64.
17. Streichert T, Otto B, Schnabel C, et al. Determination of hemolysis thresholds by the use of data loggers in pneumatic tube systems. *Clin Chem*. 2011;57(10):1390-7.
18. Hawkins R. Managing the pre- and post-analytical phases of the total testing process. *Ann Lab Med*. 2012;32(1):5-16.
19. Shaz BH, Demmons DG, Hillyer CD. Critical evaluation of informed consent forms for adult and minor aged whole blood donation used by United States blood centers. *Transfusion*. 2009;49(6):1136-45.
20. Roback J, Grossman B, Harris T, et al., eds. *Technical Manual*. 17th ed. Bethesda, MD: AABB; 2011.
21. Lindholm PF, Annen K, Ramsey G. Approaches to minimize infection risk in blood banking and transfusion practice. *Infect Disord Drug Targets*. 2011;11(1):45-56.
22. Gallagher LM, Ganz PR, Yang H, et al. Advancing risk assessment for emerging infectious diseases for blood and blood products: proceedings of a public workshop. *Transfusion*. 2013;53(2):455-63.
23. Marques MB, Polhill SR, Waldrum MR, et al. How we closed the gap between red blood cell utilization and whole blood collections in our institution. *Transfusion*. 2012;52(9):1857-67.
24. AABB. *Standards for Blood Banks and Transfusion Services*. Bethesda, MD: AABB; 2011:41.
25. Friedman M, Arja W, Batra R, et al. Informed consent for blood transfusion: what do medicine residents tell? What do patients understand? *Am J Clin Pathol*. 2012;138(4):559-65.
26. Dzik WH. New technology for transfusion safety. Br J Haematol. 2007;136(2):181-90.
27. Ansari S, Szallasi A. 'Wrong blood in tube' : solutions for a persistent problem. *Vox Sang*. 2011;100(3):298-302.
28. Goodnough LT, Viele M, Fontaine MJ, et al. Implementation of a two-specimen requirement for verification of ABO/Rh for blood transfusion. *Transfusion*. 2009;49(7):1321-8.
29. Fastman BR, Kaplan HS. Errors in transfusion medicine: have we learned our lesson? *Mt Sinai J Med*. 2011;78(6):854-64.
30. Miller K, Akers C, Magrin G, et al. Piloting the use of 2D barcode and patient safety-software in an Australian tertiary hospital setting. *Vox Sang*. 2013;105(2):159-66.
31. Brainard JA, Birdsong GG, Elsheikh TM, et al. Prospective and retrospective review of gynecologic cytopathology: findings from the College of American Pathologists Gynecologic Cytopathology Quality Consensus Conference working group 2. *Arch Pathol Lab Med*. 2013;137(2):175-82.
32. Renshaw AA, Gould EW. Comparison of disagreement and amendment rates by tissue type and diagnosis: identifying cases for directed blinded review. *Am J Clin Pathol*. 2006;126(5):736-9.

33. Raab SS, Nakhleh RE, Ruby SG. Patient safety in anatomic pathology: measuring discrepancy frequencies and causes. *Arch Pathol Lab Med.* 2005;129(4):459–66.
34. Pantanowitz L, Mackinnon AC Jr, Sinard JH. Tracking in anatomic pathology. *Arch Pathol Lab Med.* 2013;137(12):1798–810.
35. Bauer TW, Schoenfield L, Slaw RJ, et al. Validation of whole slide imaging for primary diagnosis in surgical pathology. *Arch Pathol Lab Med.* 2013;137(4):518–24.
36. Zarbo RJ. Determining customer satisfaction in anatomic pathology. *Arch Pathol Lab Med.* 2006;130(5):645–9.

29 投薬安全性

Thomas M. De Fer

症例

S さんは冠動脈疾患に対しステント留置歴のある細く痩せた 76 歳女性で，25 分間続いた胸痛のため救急外来より入院した。S さんは心臓カテーテル治療の適応があると診断された。S さんは造影剤アレルギー歴について記憶が曖昧で詳細がわからなかった。このため循環器内科医は造影剤アレルギー予防の前処置のセットを施行した。前処置の内容は心臓カテーテル 13 時間前，7 時間前，1 時間前のプレドニゾロン 50 mg 投与，7 時間前，1 時間前のジフェンヒドラミン 50 mg 投与，7 時間前，1 時間前のラニチジン 150 mg 投与であった。S さんはオーダーどおり，すべての前処置を施行された。しかし午後 5 時，他の緊急治療が入ったためカテーテル治療は中止された。彼女の処置は翌日午前 10 時に再設定され，そのため前処置のプロトコルがもう 1 度施行された。午前 10 時に彼女の部屋に迎えに行くと，S さんは床に倒れており，うわごとのようにトイレに行きたいと繰り返していた。彼女には 5 cm の頭部裂傷があった。原因のマッピング分析により，この有害事象の原因は，短期間で大量のジフェンヒドラミンが処方されたことによるせん妄であると考えられた。

- このエラーに関与した他の要因は何か？
- このエラーはどのように分類すべきか？
- このエラーはどうすれば防ぐことができたか？

一般的な考え方

投薬エラー(medication error)とは，「薬物が医療従事者や患者あるいは消費者の管理下にあるとき，不適切な薬物使用または患者への傷害を起こす可能性のある，あらゆる回避可能な事象」として定義される。このような事象は，専門的な診療，医療品，手順，そして処方，指示の伝達，製品の表示，梱包の仕方，専門用語なども含めたシステム，薬物の調合，調剤，分配，管理，教育，モニタリング，そして使用法などと関連している[1]。投薬エラーの約 1%で患者への有害性が示されている[2]。

薬物有害事象(adverse drug event：ADE)は，投薬と関連して起こるあらゆる有害事象である。回避可能な薬物有害事象は医療エラーにより患者へ害を及ぼすものである。潜在的な薬物有害事象は患者に害を及ぼす前に発見されたエラーであり，ニアミスといわれることが多い。

これに対して，医療エラーによるものではなく，回避もできない薬物有害事象は概して**薬物有害反応**(adverse drug reaction：ADR)といわれる。薬物有害反応を口語的に言うと副作用だが，この用語はすべてが有害で，かつ意図していなかったという意味を暗に含む。最もよく起こるのは **A 型 ADR** である。A 型 ADR は，当該薬の薬理学的特性によるため予測可能で，しばしば量に依存する。例えば，抗コ

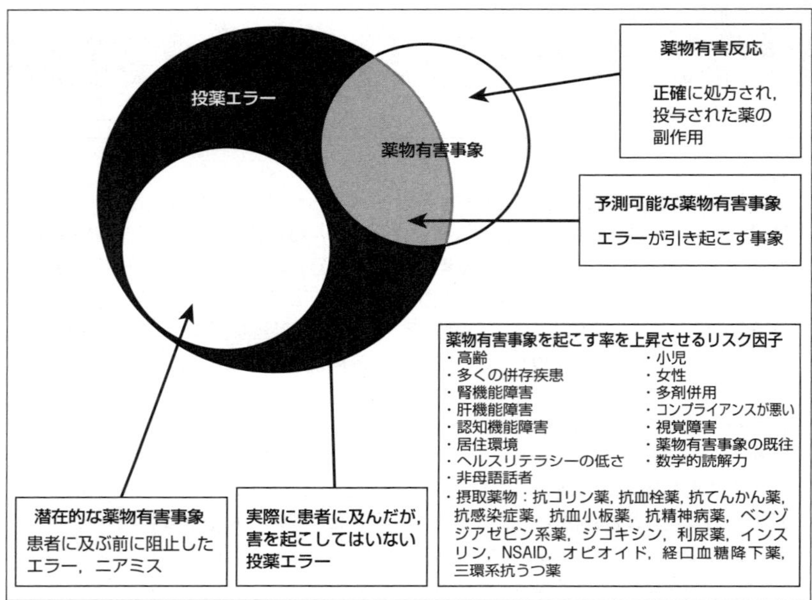

図 29-1　投薬エラー，薬物有害事象(ADE)，薬物有害反応(ADR)

出典：Gandhi TK, Seger DL, Bates DW. Identifying drug safety issues from research to practice. Int J Qual Health Care. 2000;12:69-76 より掲載。

リン薬は眠気を引き起こし，非ステロイド性抗炎症薬(NSAID)は消化不良を引き起こす。**B 型 ADR** はあまり一般的でなく，予測不可能である。特異体質または免疫を介する反応(アレルギー反応)はここに含まれる。特異体質の反応には，nitrofurantoin で治療した際に起こるグルコース-6-リン酸デヒドロゲナーゼ欠損症による溶血性貧血のように，その機序が知られているものもあるが，クロザピンによる無顆粒白血球症のように，原因不明のことが多い。B 型 ADR はたいてい薬理学的特性と関係のない徴候や症状を示す。例外的に，アスピリンが耳鳴りを引き起こすときのように，低用量でも特有の過敏症を起こすような場合もある。**図 29-1** は投薬エラー，ADE，ADR の関係を示している[3~9]。

投薬エラーの重大性かつ範囲も非常に広く，すべての医療エラーにおける重大な一因となっている。ADE のために年間約 70 万人の患者が救急外来を受診しており，約 10 万人の患者が入院を余儀なくされている[8,9]。一方，入院患者に対しては少なくとも年間 40 万件の ADE が発生しており，35 億ドルの費用がかかっていると見積もられる[10,11]。概して，入院患者に回避可能な ADE が発生する確率は全入院の約 2.4~6.5%といわれている[10~12]。ただ，ある研究では 52%以上と非常に高い数値を報告していた[13]。また，ADE は ICU でより高率に起こりうる[14]。同様に，外来では年間 50 万件以上の ADE が発生し，長期療養施設では 80 万件を超える[10,15,16]。

外来通院中に死亡した患者 131 人につき 1 人(0.8%)，入院中に死亡した患者

854 人につき 1 人(0.1%)が投薬エラーに起因しており，合計すると毎年 7,000 人以上が死亡している[17]。データを全体的にみると，致死的な投薬エラーは増加している。この傾向は特に家庭内で顕著で，アルコールや違法薬物を使用している場合はなおさらである[18]。また，教育病院がある地域では，投薬エラーは新規入職者の多い年度始めに有意に増加する[19]。

ADE を引き起こすリスク因子はさまざまな研究で確認されている。加齢は一貫していわれている。多剤併用もまた ADE とよく関連している。一般的に指摘されている ADE の原因となる薬物は，抗血栓薬，抗血小板薬，インスリン，経口血糖降下薬である。米国の薬物治療安全対策機関(Institute for Safe Medication Practices：ISMP)によって指定されている**高リスク薬物**を**表 29-1** に示している[20]。図 29-1 には，その他のリスク因子を示した[3~9,15,16]。

投薬エラーの分類

投薬エラーは心理学的分野，**ハームスコア**(harm score)，エラーの種類，過程，原因などを含むさまざまな方法で分類されうる。それぞれの方法に利点と欠点がある。心理学的理論はエラーが起こる過程を説明しようと試み，医療エラー領域のなかで広く検討されてきた[21]。投薬エラーの一部は間違い(mistake)であり，知識に基づくエラーまたは規定に基づくエラーの結果として生じる。他の投薬エラーは技術に基づくエラーであり，行為に基づくエラー(不注意)と記憶に基づくエラー(過失)の結果として生じる。エラーの起こる過程を理解することは再発を減らすことにつながる。

一般に使われているハームスコアのシステムは，National Coordinating Council for Medication Error Reporting and Prevention(NCC MERP：薬物誤用報告および防止のための全国連絡協議会)のものである。この基準では，傷害の度合いを，ミスの可能性，無害，一時的な傷害，永久的な傷害，死など A から I まで 9 つに分類している[22](**図 29-2**)。明確で一貫性があり，使用しやすいため，ハームスコアのシステムは，投薬エラーの追跡に極めて有用である。

患者への薬物の投与は多くの過程を経て行われる(**図 29-3**)。

1. **処方**：処方の過程は複雑で，処方するかどうかや，選んだ薬物の量，剤型，投与方法，投与時期，回数をどう正確に行うか，そしてこの情報を口頭，紙カルテ，電子カルテの処方箋に組み込む過程など，医師の思考活動のすべてが含まれる。腎機能，肝機能，アレルギー，薬物相互作用など個々の患者因子も考慮されなければならない。
2. **転記**：転記は処方または指令が起こるすべての場所で，他の医療専門職によって介在され，手書きまたは異なるシステムに電子的に入力される。汚い手書きの場合，この段階でエラーが起こりやすくなる。
3. **調剤**：薬物の調剤は主に薬剤師によって行われる。処方の解釈，アレルギーや薬物相互作用の再チェック，保存場所，数，ボトル，ラベルの検索，またときどき調合も行う。入院患者の場合，病棟ごとの薬物貯蔵庫や調剤機器があることもある。
4. **投薬**：投薬の過程も多角的である。看護師は薬剤伝票(medication administration

表 29-1　Institute for Safe Medication Practices における高リスク薬物

分類/薬物	例/注釈
アドレナリン作動薬(静注)	ドパミン，アドレナリン(皮下注も含む)，ノルアドレナリン，フェニレフリン
アドレナリン拮抗薬(静注)	エスモロール，ラベタロール，メトプロロール，プロプラノロール
麻酔薬(吸入，静注)	etomidate，フェンタニル，sufentanil，レミフェンタニル，ケタミン，プロポフォール
抗不整脈薬(静注)	アミオダロン，bretylium，ibutilide，リドカイン，プロカインアミド
抗血栓薬	未分画ヘパリン，低分子ヘパリン ワルファリン 直接トロンビン阻害薬(アルガトロバン，bivalirudin，ダビガトラン，desirudin) 第Xa因子阻害薬(アピキサバン，エドキサバン，フォンダパリヌクス，リバーロキサバン) 血栓溶解薬(アルテプラーゼ，reteplase，ストレプトキナーゼ，tenecteplase) 糖蛋白(GP) IIb/IIIa 阻害薬(abciximab，eptifibatide，tirofiban)
心筋保護液	高濃度マグネシウムと高濃度カリウム(Cardioplegic®，Plegisol®)
化学療法	経口と非経口，腫瘍性と非腫瘍性，小分子化合物と生物学的製剤
高張ブドウ糖液，高張食塩液	20%以上のブドウ糖液または 0.9%以上の食塩液
透析液	既製品または調合物〔危険な濃度となる可能性がある(Na^+，K^+，Ca^{2+}，Mg^{2+}，HCO_3^-，ブドウ糖)〕
硬膜外や髄腔内投与の薬物	麻酔薬，化学療法，グルココルチコイド
エポプロステノール	突然の治療中止による心肺代償不全のリスク
経口血糖降下薬	スルホニル尿素薬(クロルプロパミド，グリベンクラミド，glipizide，グリメピリド，グリクラジド) メトホルミン(乳酸アシドーシス。特に腎機能低下，急性心不全，慢性心不全で起こりやすい) メグリチニド系薬(ナテグリニド，レパグリニド)
循環作動薬(静注)	ジゴキシン，ドブタミン，ミルリノン
インスリン	全種類(U-500 インスリンは特にリスクが高い)
リポソーム製剤 対 従来の製剤	アムホテリシン B リポソーム製剤 対 アムホテリシン B デオキシコール酸塩，ブピバカイン，シタラビン，ダウノルビシン，モルヒネ，ビンクリスチン
マグネシウム硫酸塩(静注)	過剰投与で有害または致死性のリスクあり
鎮静薬(静注)	デクスメデトミジン，etomidate，フェンタニル，ケタミン，ミダゾラム，プロポフォール

表 29-1 Institute for Safe Medication Practices における高リスク薬物(つづき)

分類/薬物	例/注釈
オピオイド	すべての製剤(経口，静脈投与，経皮) アヘンチンキを含む
オキシトシン	不必要に高用量を用いた場合，有益性より致死的な有害リスクのほうが高い可能性がある
塩化カリウム(静注)	過剰投与で有害リスク
リン酸カリウム(静注)	カルシウムの沈殿やカリウム過剰投与による有害リスク
神経筋遮断	atracurium，cisatracurium，pancuronium，ロクロニウム，スキサメトニウム，vecuronium
ニトロプルシド	シアン化物毒性のリスク(腎機能低下時や長期投与時)
非経口栄養剤	危険な濃度の可能性がある
プロメタジン(静注)	特に血管周囲に漏出があった場合，高度の組織障害や壊疽を引き起こす可能性がある
造影剤(静注)	過敏反応や急性腎傷害のリスク
滅菌水	吸引，注射，容器の洗浄時≧100 mL(有害または致死的レベルの低張が起こる可能性がある)
バソプレシン	典型的な血管収縮薬の合併症のリスク

出典：Institute for Safe Medication Practices (ISMP). List of High-Alert Medications in acute Care settings. Horsham, PA: Institute for Safe Medication Practices; 2014(www.ismp.org，2015 年 10 月 1 日アクセス)より引用。

record：MAR)を使って，誰にどの薬物が必要なのかを決定する。薬物は貯蔵庫から引き出され，投薬する部署に安全に移送されなければならない。患者を確実に特定し，アレルギーの評価も再度行われなければならない。そうして初めて薬物は患者に投与される。その薬物が静脈注射であれば，より多くの過程が必要であり，エラーが起こる頻度も高くなる。

この驚くほど複雑な過程は，さらに多くのサブプロセスに分けられる。これはエラーを抑えるシステムをデザインするためにしばしば必要とされる。時系列に沿ってはいないが，他の重要な過程には，保管，モニタリング，書類の作成がある。これらの過程におけるどの時点の問題も，回避可能な ADE になる可能性がある。

一般に起こる投薬エラーの種類は以下のとおりである。

■**薬の飲み忘れ**：薬の飲み忘れの定義は施設ごとに異なる。厳格な施設では，実際の投薬時間が処方予定時間よりも 30 分〜1 時間すぎただけでも飲み忘れとしている。しかし，特に外来診療において，より現実的な定義は，投与間隔の半分以上がすぎてしまった場合だろう。もちろん，薬によって時間に鋭敏に影響されるものもあれば，そうでないものもある。病院によっては，薬の飲み遅れ(late dose)という中間的な用語を使う場合もある。

■**過剰投与**：典型的には，過剰投与は供給者が前の供給者がすでに十分な薬を与え

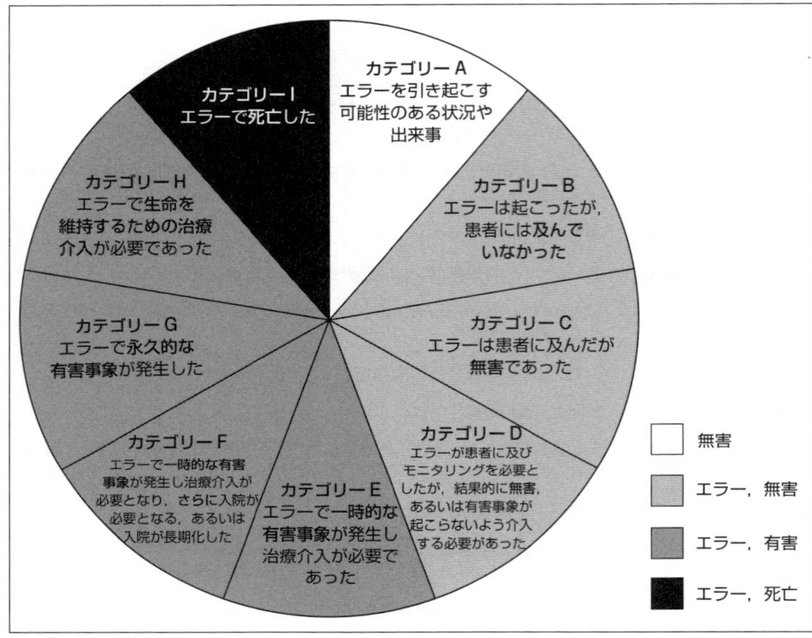

図 29-2　投薬エラーの分類

出典：National Coordinating Council for Medication Error Reporting and Prevention. NCC MERP Index for Categorizing Medication Errors. 2001 (http://www.nccmerp.org/types-medication-errors, 2015 年 10 月 1 日アクセス) より掲載。

ていることに気づかない場合に起こり，引き継ぎや診療録記載に問題があることが多い。

■**投与量の間違い**：間違った量の薬物が投与されること。

■**投与速度の間違い**：速度の間違いは量の間違いの一種である。静脈投与時，ポンプに時間あたりの量を誤って入力したときに起こる。

■**投与濃度の間違い**：同様に，間違った濃度も量の間違いの一種であり，過少投与や過剰投与につながる。

■**投与方法の間違い**：例えば，モルヒネの静脈投与のオーダーが入ったにもかかわらず，経口用のモルヒネがシリンジに入れられ，静脈投与されること。

■**投与経路の間違い**：例えば，経口で投与されることを意図した徐放製剤を，潰して胃管チューブから投与すること。

■**投与回数の間違い**：例えば，抗菌薬の静脈投与が 18 時間ごとで処方されていたが，実際には 24 時間ごとに投薬されていること。

■**薬の間違い**：ある処方された薬物が，貯蔵庫から引き出す際に間違ったものが引き出され，最終的に間違った薬が患者に投薬されていた。つまり，間違った薬が正しい患者に与えられること。これは調剤する段階でも投与される段階でも起こ

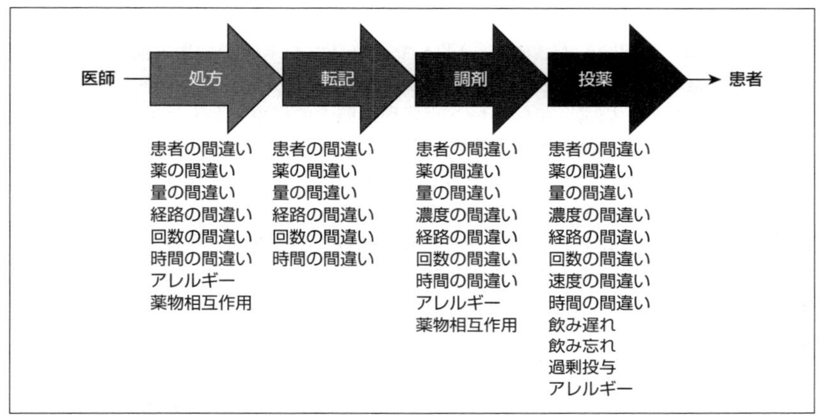

図 29-3 薬物投与過程で考えられるエラーの種類

りうる。

■**患者の間違い**：薬物は正しいが患者に投与する際に，患者の同定を間違え，間違った患者に与えられることである。

■**アレルギーの既往**：アレルギーが確認されているにもかかわらず，その薬物が投与されること。ただし，医師がアレルギーを知ったうえで意識的に投薬を決定する場合，例えば，セファゾリンがすでにペニシリンアレルギーのある患者に意図的に与えられるようなときは除外する。

米国食品医薬品局(FDA)の研究では，1993〜98 年の間に発生した致死的な ADE の主な原因は，41%が量の間違い，16%が薬の間違い，9.7%が投与方法の間違いであった。また，これらのイベントのほぼ半分は 60 歳以上の患者で起こっていた[23]。これらのデータを，致死的でない ADE やすべての医療環境に応用することは困難である。最も頻度の高いエラーは，そのエラーによる被害の深刻度や，特定の環境下における医療従事者や患者の特徴に依存する。例えば，急性期病院の入院患者に最もよく起こるエラーは，薬の飲み忘れや飲み遅れであり，大部分は患者に被害をもたらさない。一方，外来では，患者側の問題によるエラー(例：飲み忘れ，飲みすぎ，飲み間違い)がより著明である。図 29-3 に，各過程におけるエラーの種類を示している。

投薬エラーの原因

過程やエラーの種類にかかわらず，医療従事者はしばしば**直接の原因**に関心がある[24,25]。それぞれの状況において原因を特定することは容易ではなく，実際には多くの原因や要因があることが多い。他の医療エラーと同様，表在的な因子もあれば，潜在的な因子もある。直接の原因は，過程や医療従事者を選ばない。以下に，エラーの原因の大まかなリストを示すが，決して完璧なものではない。

■**薬物に関する知識の欠如**や，薬物や投薬方法についての簡単に利用できる正確な情報の欠如。これは，薬物を処方する人と投与する人の両方に限界があるからである。医師，薬剤師，看護師が，FDA で認可された米国で利用可能な 16,000 以上の処方薬のすべてに精通していることは不可能である[26]。

■腎機能，肝機能，肥満，年齢といった薬理動態学的作用や薬力学的作用を変えてしまう**患者特有の要因を考慮することの欠如**。年齢を重ねるほど吸収が遅くなり，除脂肪体重と比較した脂肪の率が増え，第 I 相の代謝が遅くなり，また排出も遅れこれが薬力学作用を変えてしまうこともある。

■腎機能や肝機能などの検査データや，体重あるいは BMI などのパラメータのように，処方量を決定する際に必要となる患者特有の情報がすぐに得られないこと。

■患者の同定間違い

■抗菌薬や抗凝固薬を使用している患者における凝固系パラメータや抗痙攣薬の血中濃度などのモニタリングの欠如

■電子カルテや手書きカルテでの，複数の意味を持つ略語による間違い[27](**表 29-2**)

■発音や見た目が似ている薬物は，容易に混乱を招く[28](**表 29-3**)。

■すべての医療環境に電子オーダーエントリーシステムがあるわけではないため，判読できない手書き文字の問題は依然存在する。

■コミュニケーションの不足やチームワークの欠如

■引き継ぎなど，投薬エラーが起こりやすい場面における，薬物の確認の欠如。薬物リストの照合(reconciliation)とは，「患者が内服するすべての薬物の最も正確なリストを，薬物名，投与量，回数，投与方法を含めて作成し，このリストを用いて医師による入院処方，転院処方および退院処方を確認することで，すべての引き継ぎの場面において，正確な薬物投与を可能にすることを目的とする」[29]。複数の研究によると，引き継ぎ場面においては，約 50～60％と高い確率で薬物リストの意図せぬ相違があり，約 20～30％で回避可能な ADE が発生している[30~33]。

■薬物の同定間違い：多くの薬物や袋が非常に類似しているため。

■不適切な保存：例えば，見た目が非常に似た袋に入れられたドパミンとドブタミンがすぐ近くに保存されていたり，冷所保存が必要な薬物がそうされていなかったりすること。

■規格からの逸脱：例えば，昇圧薬やヘパリン溶液の静脈投与を標準濃度で使用しないこと。

■供給過程の変化：以前のものと袋が突然変わった場合，分配や投薬の際に混乱が生じうる。

■環境要因：音，光，薬局での物理的レイアウト，散らかり具合，または業務を途中で中断されること，患者重症度が高いこと，人員配置

■医療従事者側の要因：倦怠感，長時間労働，ストレス，空腹，病気，退屈，薬物使用

■新規あるいは複雑な機器を使用する能力や訓練の不足。最新の洗練された高額な投薬機器の操作は，適切な訓練なしでは，役に立たないばかりか悪影響すら及ぼす。

■投薬機器の標準化の欠如や故障：例えば，自己調節鎮痛法の装置が同じ病院内でも病棟ごとに異なっていたら，それらすべてを操作できる看護師はいないだろう。

表 29-2　禁止略語

禁止	望ましい
AU，AS，AD	both ears，left ear，right ear
BT	bedtime
cc	mL
D/C	discharge，discontinue
HS/hs	half-strength, bedtime
IJ	injection
IN	intranasal
IU	units
μg	mcg
$MgSO_4$	magnesium sulfate
MS/MSO_4	morphine
OU，OS，OD	both eyes，left eye，right eye
OD/od	daily
OJ	orange juice
per os	PO
q1d	daily
q6PM など	daily at 6 PM または 6 PM daily
QD/qd	daily
Qhs	nightly, at bedtime
Qn	nightly, at bedtime
QOD/qod	every other day
SC，SQ，subq	subcutaneously または subcut
SS/SSI	sliding scale insulin
i/d	1 daily
TIW/tiw	3 times weekly
U/u	unit
UD	as directed
1.0 mg（小数部分の 0）	1 mg（小数部分の 0 は省略）
.1 mg（整数部分の 0）	0.1 mg（整数部分の 0 は省略しない）

出典：Institute for Safe Medication Practices (ISMP). List of Error-Prone Abbreviations, symbols, and Dose Designations. Horsham, PA: Institute for Safe Medication Practices; 2014（www.ismp.org, 2015 年 10 月 1 日アクセス）より引用。

表 29-3　tall man lettering：発音や見た目が似ている薬物を大文字を用いて識別しやすくする

acetaZOLAMIDE	acetoHEXAMIDE
buPROPion	busPIRone
chlorproMAZINE	chlorproPAMIDE
clomiPHENE	clomiPRAMINE
cycloSERINE	cycloSPORINE
DAUNOrubicin	DOXOrubicin
dimenhyDRINATE	diphenhydrAMINE
DOBUTamine	DOPamine
glipiZIDE	glyBURIDE
hydrALAZINE	hydrOXYzine
medroxyPROGESTERone	medroxyPREDNISolone
methylTESTOSTERone	medroxyPROGESTERone medroxyPREDNISolone
niCARdipine	NIFEdipine
prednisoLONE	predniSONE
sulfADIAZINE	sulfiSOXAZOLE
TOLAZamide	TOLBUTamide
vinBLAStine	vinCRIStine

出典：U.S. Department of Health and Human Services, Food and Drug Administration, Office of Generic Drugs. Name Differentiation Project. Silver Spring, MD: Food and Drug Administration; 2013 (http://www.fda.gov/Drugs/DrugSafety/MedicationErrors/ucm164587.htm, 2015年10月1日アクセス)より引用。

- 米国の医療システムがより電子診療録，電子処方，電子投薬システムに依存するようになるにつれ，コンピュータシステムの不備や故障はより重大な要因になりうる。
- アレルギーに関する情報管理の不十分，矛盾，不足
- 患者教育の不足および欠如：自宅では患者は自分で薬を内服するが，その過程は病院での投薬に類似しているため，同じようなエラーが起こる。このような背景から，患者教育は重要である。

投薬エラーの発見と追跡

投薬エラーを発見および追跡し，調査するための体系的な方法は，薬物の安全性を最大化するためには極めて重要である。できるだけ多くの投薬エラーを発見するためには，以下のように多くの調査方法が必要とされる[25]。

1. **任意かつ匿名の自己報告**。この方法の利点は，誰かがエラーをおかしたり，

目撃しても，懲戒処分などの罰則を心配しなくてよい点である。匿名であることはその後の追跡や調査を阻害してしまう。とはいえ，匿名の報告は全く報告がなされないことよりも望ましい。強固な安全性の慣習を作るためには，理論上は匿名の報告の必要性を減らすべきである。

2. **任意だが匿名でない報告やインシデントレポート**。理想的には，潜在的なADE(薬物有害事象)を含むすべての投薬エラーが，自発的に匿名性なく報告されることである。しかし，前述のとおり，投薬エラーは実際よりかなり少なく報告されている。匿名のものも匿名でないものも，エラーの報告には最低限，次の要素が必要である。すなわち，患者情報，当該薬物，何が起こったのか，なぜ起こったと思われるのか，追加で必要なモニタリングや検査，有害事象の予防や追加治療である。ほとんどの施設で，この過程は電子的に標準テンプレートを使って報告される。
3. **コンピュータによるモニタリング**[34~36]。多くの施設では，処方，指示，分配，管理を含むすべての過程で，コンピュータシステムを使ってエラーをモニターしている。例えば，腎機能障害のある患者に腎排泄薬を使用する際には，腎機能の測定値がきっかけとなって警告が発せられる。ナロキソンのオーダーは，麻薬処方の問題を示唆するため，その都度警告される。同様に，高度な低血糖は不適切なインスリンや経口血糖降下薬の使用を示唆するため，やはり警告が発せられる。このような方法で，多くの薬物相互作用は監視されうる。現在はまだ不完全ではあるが，コンピュータ化されたADEのモニタリングは任意の報告数よりも多くのエラーを発見できるため，重要なADEを未然に発見できる可能性を秘めている。
4. **カルテ審査**はむしろ研究分野でよく使われる調査法であるが，カルテ審査を行う人(例：レセプトチェックをする事務職員や医療情報部の職員など)は投薬エラーを発見することにも長けている場合がある。
5. **直接観察**することもどちらかというと研究分野で用いられる手法である。多くのエラーを発見することはできるが，長時間を有し，費用もかさむ。

投薬エラーのデータは体系的に蓄積および分析されるべきである。これはしばしば薬剤部の安全品質管理の専門職によって行われる。また，医師とスタッフ間のクリアなコミュニケーションも重要である。通常，全エラー発生率(1,000 患者日あたりの発生件数)は，標準的な折れ線グラフで表現されるが，前述したA～Iまで9つの種類の投薬エラーの頻度や上限をそれぞれわかりやすく表示するためには，他のグラフを利用することも有用である。投薬エラーの頻度は継時的に少しずつ変化するが，多くの場合は報告の頻度によるものであり，実際にエラーの頻度が変化しているとは限らないという点に注意する。また，各種エラー(例：薬の飲み忘れや投与量の間違い)の件数を，複合的なグラフで表すことも有益である(**図 29-4**)。なぜなら，薬の飲み忘れが調剤の問題なのか，投薬の問題なのかによって，対処方法が異なるからである。

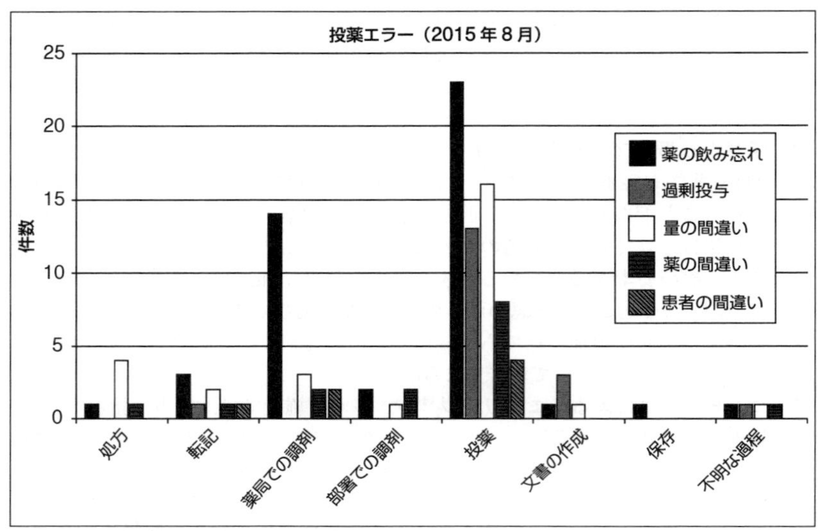

図 29-4　薬物投与過程ごとに起こったエラーの種類

エラー軽減のための戦略

1つの戦略のみでは，エラーのすべての原因に対処することは到底できない。それゆえ，投薬エラーの頻度を有意に減らすためには，個々の医療従事者(医師，薬剤師，薬剤技師，看護師，患者)のための戦略と，システムレベルの戦略の両方が必要となる。

医療従事者のための戦略

表 29-4 に示した安全な処方をするための正しいルールは，極めて重要である。これには，正しい患者，薬物，量，経路，回数，継続期間などが含まれる。正しいモニタリングとは，例えば抗凝固薬を内服している患者の凝固系の検査や，必要なら薬物の血中濃度のモニタリング，副作用の理解や観察などを意味する。正しい費用とは，同様に有効な薬物がより安価で利用できるかどうかを考慮するよう処方者に求める。ISMP が指定した高リスク薬物を処方する際は，特に注意深く見守る必要がある[20](表 29-1)。**薬物相互作用**も常に考慮すべきであり，薬物の処方が増えるほど相互作用が生じる可能性が増える。処方する医療従事者は，相互作用をよく起こす薬物(ワルファリン，マクロライド系抗菌薬，サルファ薬，アミオダロン，アゾール系抗真菌薬，プロテアーゼ阻害薬など)は知っておくべきであり，相互作用を調べるソフトウェアを積極的に使用すべきである。必要に応じて，腎機能や肝機能に合わせて薬物量も調整する必要がある。電子カルテがない場合は，読みやすい文字を書くことを心がけ，禁止されている略語を使わないことは，処方をする医療

表 29-4　安全な処方をするための正しい(R)ルール

正しい患者(Right patient)
正しい薬(Right drug)
正しい指示(Right indication)
正しい量/濃度(Right dose/concentration)
正しい投与方法(Right route/form)
正しい回数/速度(Right frequency/rate)
正しい継続期間(Right duration)
正しいモニタリング(Right monitoring)
正しい文書(Right documentation)
正しい費用(Right cost)

従事者としての責任である[27](表 29-2)。

小児と高齢者に処方する場合は特に注意すべきである。**小児への投与量**は，患者データ(体重，身長，BMI，体表面積)をもとに計算する必要があることが多い。したがって，そのような情報は標準的なフォーマット(常にポンドでなくキログラム)で簡単に見出せるようでなければならない。また，計算方法も，処方する医療従事者が理解しやすいことが重要である。難しい計算方法，または高リスクのものは他の人と確認すべきである。加えて，一般的に大人に使用される多くの薬物は，小児には承認されていなかったり，安全性が確立されていないため，注意が必要である。

高齢者も同様に薬物有害事象の被害を受けることが多く，処方の際に注意する必要がある。薬物によっては，高齢者には不適切であると指摘されているものもあり，そのような薬物のリストで最も知られているのは，米国老年医学会の Beers 基準である[37~41](**表 29-5**)。すべての状況下で禁忌なのではないが，高齢者に使い始める場合，若年者に用いる場合と比べて注意深く経過を追う必要がある。高齢者には潜在的に不適切な処方のスクリーニングツール(Screening Tool of Older Persons' potentially inappropriate Prescriptions：STOPP)は回避可能な薬物有害事象を避けるのに効果的である[42]。**多剤併用**は特に高齢者に多い問題である。医師は，薬物の副作用を減らすために，さらに他の薬物を加えるという「処方のカスケード」は絶対に避けるべきである[43]。副作用のある薬物については，それを上回るような有効性のエビデンスや妥当な適応がない場合は，すぐに中止するべきである[44]。

外来診療を除いて，薬物の投薬の過程で中心的な役割を果たすのは看護師である。川上で起きたエラーや発見されていないエラーを止める最後の砦である。正しい患者，薬物，量，投与方法，時間など，正しいことはここでもやはり重要である。また，多くの場合，規約によって投与時に行うことが義務づけられている行動もある(例：静脈投与のラインをたどるなど)。前述の「投薬エラーの原因」で扱ったように，この重要な投薬場面で看護師が完璧な仕事をするためには，いろいろな要素がかかわってくるのである。

表 29-5　Beers 基準（米国老年医学会による 2012 年改訂版）[a]

薬物（クラス/分類）	例/注釈
非選択的抗コリン薬	クロルフェニラミン（多くの市販のアレルギー薬や風邪薬に含まれる），ジフェンヒドラミン（多くの市販のアレルギー薬や風邪薬，乗り物酔いの薬，睡眠補助薬に含まれる），doxylamine，ヒドロキシジン，プロメタジン 抗コリン薬の副作用を増強するリスクがある
抗 Parkinson 病薬	benztropine，トリヘキシフェニジル より効果的な抗 Parkinson 病薬がある。また抗精神病薬による錐体外路障害の予防には推奨されない
抗痙攣薬	ベラドンナ，クリジニウム，ジサイクロミン，ヒヨスチアミン，スコポラミン 抗コリン作用が起こりやすい
短時間作用型ジピリダモール（経口）	起立性低血圧 徐放型や負荷試験時の静脈投与では施行されることもある
nitrofurantoin	長期間の使用や Ccr<60 mL に腎機能が低下している患者は使用を避けるべき。肺毒性のリスクあり
α_1 遮断薬	降圧目的のドキサゾシン，プラゾシン，テラゾシン より効果的な治療が存在する。起立性低血圧のリスクあり
α作動薬，中枢に作用するもの	クロニジン，メチルドパ 中枢への副作用，徐脈，低血圧。より効果的な第 1 選択薬が存在する
抗不整脈薬	アミオダロン，ジソピラミド，dofetilide，dronedarone，フレカイニド，ibutilide，プロカインアミド，プロパフェノン，キニジン，ソタロール 高齢患者では心拍数コントロール目的に処方される。アミオダロンは特に多くの副作用を有する。ジソピラミドは抗コリン作用を減弱させたり増強させたりする
ジゴキシン>0.125 mg/日	効果を上げることなく毒性のみが増加する
長短時間作用型ニフェジピン	起立性低血圧
スピロノラクトン>25 mg/日	NSAID，ACE 阻害薬，ARB，カリウムを併用すると高カリウム血症を引き起こす
三環系抗うつ薬	アミトリプチリン，クロミプラミン，doxepin，イミプラミン 抗コリン作用が起こりやすい。起立性低血圧
抗精神病薬	認知症では死亡率が上昇する，認知症患者では非薬物治療でリスクが高い場合以外は抗精神病薬の使用を避けるべき。クロルプロマジン，thioridazine，クロザピンでは脳卒中が増加[38]し，抗コリン作用が増強する。thioridazine，ziprasidone では QT が延長する
バルビツレート	ブタルビトール，フェノバルビタール 過剰投与や依存性のリスクがある
ベンゾジアゼピン系薬	せん妄を増強し，認知力を低下させ，転倒のリスクが増す
meprobamate	鎮静。中毒のリスク
他の鎮静薬	エスゾピクロン，zaleplon，ゾルピデム せん妄を増強し，認知力を低下させ，転倒のリスクが増す

表 29-5　Beers 基準(米国老年医学会による 2012 年改訂版)[a](つづき)

薬物(クラス/分類)	例/注釈
アンドロゲン	テストステロン，メチルテストステロン 前立腺癌患者には禁忌。心血管イベントを引き起こす
エストロゲン	黄体ホルモン併用もしくは単独。乳癌，子宮内膜癌のリスクが増加する。膣へのエストロゲン塗布は副作用を起こしにくい
乾燥甲状腺	より安全な代替薬としてレボチロキシンナトリウム水和物がある
成長ホルモン	下垂体後葉切除の際には投与可能である
インスリン(スライディングスケール法)	低血糖のリスクがある
長時間作用型スルホニル尿素薬	クロルプロパミド，グリベンクラミド 低血糖のリスクがある
megestrol	有効性はわずかである。血栓塞栓症や潜在的な死亡率の発生を増やす[39,40]
メトクロプラミド	錐体外路系の副作用のリスクが増す
ミネラルオイル(経口)	誤嚥のリスクがある 多くのより安全な代替薬が存在する
trimethobenzamide (Tigan®)	制吐効果は限られている。錐体外路系の副作用のリスクがある
非選択的 NSAID	慢性的な使用は避けるべきであり，慢性的に使用するのであれば PPI を併用するべきである[40]。特に 75 歳以上，ステロイド，抗凝固薬，抗血小板薬を摂取している患者で消化管出血のリスクが増加する
ペチジン(Demerol®)	鎮痛効果には限りがある。神経毒性のリスクがある。より安全な代替薬がある
筋弛緩薬	carisoprodol，クロルゾキサゾン，cyclobenzaprine，metaxalone，メトカルバモール 鎮静，抗コリン作用の副作用あり。カリソプロドールはより中毒性が高い

ACE：アンジオテンシン変換酵素，ARB：アンジオテンシンⅡ受容体拮抗薬，Ccr：クレアチニンクリアランス，NSAID：非ステロイド性抗炎症薬，PPI：プロトンポンプ阻害薬

[a] ごくまれにしか用いられない薬物は省略した。

出典：American Geriatric Society 2012 Beers Criteria Update Expert Panel. American Geriatrics Society updated Beers Criteria for potentially inappropriate medication use in older adults. J Am Geriatr Soc. 2012;60:616-31 より引用。

システムレベルの戦略

さまざまなレベルの臨床判断支援システム(clinical decision support system：CDSS)を伴う**電子オーダーエントリーシステム(computerized provider order entry：CPOE)**は，最近では決して珍しいものではない。このようなシステムが，包括的な電子カルテシステムの一部を構成していることもあれば，そうでないこともある。また，大きな企業が開発した場合もあれば，単一の施設が独自に開発した場合もある。どちらにしても，このようなシステムを導入し，維持するためには莫大

な労力と費用がかかる。しかし，CPOE システムには ADE(薬物有害事象)を大きく軽減する可能性がある。CDSS の有無にかかわらず，CPOE は投薬エラーを減らせることが多くの研究で立証されており，ADE の発生率を減らせることも，少数の研究ではあるが示されている[45~49]。しかし，それらの結果はさまざまなシステムや医療現場に広く当てはまるものではないかもしれない。いくつかの研究では，CPOE による予期せぬ悪い結果もみられる[50,51]。例えば，適切な警告の数や種類と，それら警告の有効性とのバランスを把握することは，多忙な医師にとっては切実な問題である。これらのシステムの有効性を最大限に活用するためには，今後も多くのことを検証する必要がある。

同様に，輸液の**スマートポンプ**も大きな可能性を秘めている。スマートポンプは計算，警告，強制終了などを可能にするソフトウェアを搭載している。スマートポンプによっては，正しい点滴液かどうかを確かめるためのスキャン機能を搭載しているものもある。ワイヤレスによるソフトウェアの更新や，主要な操作や警報が無視された場合の情報を自動的にダウンロードする機能がついたものもある。しかし，残念ながら，この高価な機械はまだその真価を発揮できずにいる。なぜなら，その安全装置，特に警告や強制終了は簡単かつ頻繁に無視されるからである。例えば，ヘパリン溶液ではなく正常な生理食塩液としてポンプをプログラムすれば，強制終了でさえも回避可能である。現時点では，特定の患者に対応できるようなスマートポンプは存在せず，電子 MAR(薬剤伝票)との互換性もない。言い換えると，現在のスマートポンプは，医療従事者が選んだ薬物と，その一般的な管理法についての知識があるだけである。静脈投与用薬物の濃度の標準化，薬物データのアップデート，そして強制終了の利用なども重要な課題である[52]。いずれにせよ，スマートポンプは可能性を秘めており，さらなる努力によってその真価を発揮させることが重要である。

バーコードもその価値が証明されている技術である。患者と薬物にはバーコードが貼られ，これらのバーコードは当然適切な MAR と連結している。患者と薬物に貼られたバーコードは投薬の際にスキャンすることで，薬物 X が，患者 Y の MAR に載っており，その時間に投薬されるべきであることを確認できる。14,000 以上の投薬を対象とした研究では，バーコード技術を使うことで投薬エラーが 41.4%減り，回避可能な ADE は 50.8%減ったことが立証されている。これらの結果には投与時期の間違いは除外されており，回避可能な ADE の絶対的な減少は 1.5%のみであった[53]。同じグループによる以前の研究では，薬剤師が調剤する際にもバーコードを使うことで，回避可能な ADE を有意に減らすことができることを立証した[54]。

薬物リストの照合の問題は，投薬エラーと深く関連していることがよく知られている[30~33]。米国の合同審査委員会は，患者安全の最終目標に薬物リストの照合も含めているため，全米の医療機関においては，それがシステムレベルで効果的に行われることが義務づけられていることになる。これもまだ成長段階ではあるが，エラーを減らすための大きな可能性を秘めている。ただし，実際の臨床効果についての研究結果はまちまちであり，優れたデザインの研究がさらに必要であると考えられている[55~59]。おそらく薬物リストの照合は，効果的な引き継ぎの一部分でしかないのだろう。なお，電子カルテから簡単にアクセスできるような正確な**アレルギー情報**も必要不可欠である。理想的には，アレルギー情報は複数の施設で共有され，それぞれの CPOE，調剤，バーコードシステムと直接連結し，医療従事者に対して投薬までのあらゆる過程で警告を発せられることが望ましい。残念ながら，患者にすでにアレルギーがあると確認されている薬物を，意図せず投与してしまうことはまれではないからである。

臨床薬剤師を関与させることで，入院患者への診療は向上する。これに関する研究の半数以上で，エラー，ADE，ADR(薬物有害反応)の減少が実証されている[60]。薬剤師が薬物リストの照合をすべきであると結論づけるのは妥当かもしれないが，その効果が否定された最近の研究が最低 1 つある[61]。その他にも薬剤師による戦略には，発音や見た目の似た薬物名を識別するために大文字を効果的に用いる tall man lettering(表 29-3)や，自動保管・払い出しシステム，病棟での薬物保管・払い出しシステム，静脈投与の調合管理の流れ作業システム，ロボットによる払い出し装置などがある[28]。

KEY POINT

- 投薬エラーと ADE はすべての医療機関で頻回に発生し，約 10 万件の入院の原因となっており，莫大な費用もかかっている。
- 投薬エラーは実際よりも過少報告されている。
- 投薬エラーは心理学的な理論，過程の段階，直接の原因，患者への害の程度によって分類されている。
- 医療機関は，投薬エラーを報告，発見，追跡，分析するうえで機能的かつ透明な方法で行わなければならない。
- 投薬エラーを軽減する戦略は多数存在するが，単独ですべてのエラーを排除できるような戦略は 1 つもない。

(安野 江美)

オンライン情報

- Institute for Safe Medical Practices: http://www.ismp.org. Last accessed 11/18/15.
- National Coordinating Council for Medication Error Reporting and Prevention: http://www.nccmerp.org. Last accessed 11/18/15.
- U.S. Food and Drug Administration MedWatch: http://www.fda.gov/Safety/MedWatch/. Last accessed 11/18/15.
- U.S. Department of Health and Human Services, National Action Plan for Adverse Drug Event Prevention: http://health.gov/hcq/ade.asp. Last accessed 11/18/15.

文献

1. National Coordinating Council for Medication Error Reporting and Prevention. *About Medication Errors*. Rockville, MD: National Coordinating Council for Medication Error Reporting and Prevention; 2015. Available at: http://www.nccmerp.org/about-medication-errors. Last accessed 10/1/15.
2. Bates DW, Boyle DL, Vander Vliet MB, et al. Relationship between medication errors and

adverse drug events. *J Gen Intern Med*. 1995;10:199–205.

3. Gandhi TK, Seger DL, Bates DW. Identifying drug safety issues from research to practice. *Int J Qual Health Care*. 2000;12:69–76.
4. Leendertse AJ, Egberts AC, Stoker LJ, et al. Frequency of and risk factors for preventable medication-related hospital admissions in the Netherlands. *Arch Intern Med*. 2008;168:1890–6.
5. Davies EC, Green DF, Taylor S, et al. Adverse drug reactions in hospital in-patients: a prospective analysis of 3695 patient-episodes. *PLoS One*. 2009;4:e4439.
6. Al Hamid A, Ghaleb M, Aljadhey H, et al. A systematic review of hospitalization resulting from medicine-related problems in adult patients. *Br J Clin Pharmacol*. 2014;78:202–17.
7. Kaufman CP, St?mpfli D, Hersberger K, et al. Determination of risk factors for drug-related problems: a multidisciplinary triangulation process. *BMJ Open*. 2015;5:e006376.
8. Budnitz DS, Pollock DA, Weidenbach KN, et al. National surveillance of emergency department visits for outpatient adverse drug events. *JAMA*. 2008;296:1858–66.
9. Budnitz DS, Lovegrove MC, Shehab N, et al. Emergency hospitalizations for adverse drug events in older Americans. *N Engl J Med*. 2011;365:2002–12.
10. Institute of Medicine. *Preventing Medication Errors*. Washington, DC: National Academy Press; 2006.
11. Bates DW, Cullen DJ, Laird N, et al. Incidence of adverse drug events and potential adverse drug events. Implications for prevention. ADE Prevention Study Group. *JAMA*. 1995;274:29–34.
12. Classen DC, Pestotnik SL, Evans RS, et al. Adverse drug events in hospitalized patients. Excess length of stay, extra costs, and attributable mortality. *JAMA*. 1997;277:301–6.
13. Nebeker JR, Hoffman JM, Weir CR, et al. High rates of adverse drug events in a highly computerized hospital. *Arch Intern Med*. 2005;165:1111–6.
14. Wilmer, Louie K, Dodek P, et al. Incidence of medication errors and adverse drug events in the ICU: a systematic review. *Qual Saf Health Care*. 2010;19:e7.
15. Gurwitz JH, Field TS, Harrold LR, et al. Incidence and preventability of adverse drug events among older persons in the ambulatory setting. *JAMA*. 2003;289:1107–16.
16. Gurwitz JH, Field TS, Judge J, et al. The incidence of adverse drug events in two large academic long-term care facilities. *Am J Med*. 2005;118:251–8.
17. Institute of Medicine. *To Err Is Human: Building a Safer Health System*. Washington, DC: National Academy Press; 2000.
18. Phillips DP, Barker GE, Eguchi MM. A steep increase in domestic fatal medication errors with use of alcohol and/or street drugs. *Arch Intern Med*. 2008;168:1561–6.
19. Phillips DP, Barker GE. A July spike in fatal medication errors: a possible effect of new medical residents. *J Gen Intern Med*. 2010;25:774–9.
20. Institute for Safe Medication Practices (ISMP). *List of High-Alert Medications in Acute Care Settings*. Horsham, PA: Institute for Safe Medication Practices; 2014. Available at: www.ismp.org. Last accessed 10/1/15.
21. Aronson JK. Medication errors: what they are, how they happen, and how to avoid them. *QJM*. 2009;102:513–21.
22. National Coordinating Council for Medication Error Reporting and Prevention. *NCC MERP Index for Categorizing Medication Errors*. Rockville, MD: National Coordinating Council for Medication Error Reporting and Prevention; 2001. Available at: http://www.nccmerp.org/types-medication-errors. Last accessed 10/1/15.
23. Phillips J, Beam S, Brinker A, et al. Retrospective analysis of mortalities associated with

medication errors. *Am J Health Syst Pharm*. 2001;58:1835-41.

24. Leape LL, Bates DW, Cullen DJ, et al. Systems analysis of adverse drug events. ADE Prevention Study Group. *JAMA*. 1995;274:35-43.
25. Cohen MR, ed. *Medication Errors*. 2nd ed. Washington, DC: American Pharmacists Association; 2007.
26. U.S. Department of Health and Human Services, Food and Drug Administration, Office of Medical Products and Tobacco, Center for Drug Evaluation and Research, Office of Generic Drugs. *Approved Drug Products with Therapeutic Equivalence Evaluations*. 35th ed. Cumulative Supplement 8, August 2015. Silver Spring, MD: Food and Drug Administration; 2015.
27. Institute for Safe Medication Practices (ISMP). *List of Error-Prone Abbreviations, Symbols, and Dose Designations*. Horsham, PA: Institute for Safe Medication Practices; 2014. Available at: www.ismp.org. Last accessed 10/1/15.
28. U.S. Department of Health and Human Services, Food and Drug Administration, Office of Generic Drugs. *Name Differentiation Project*. Silver Spring, MD: Food and Drug Administration; 2013. Available at: http://www.fda.gov/Drugs/DrugSafety/MedicationErrors/ucm164587.htm. Last accessed 10/1/15.
29. Institute for Health Care Improvement. *Medication Reconciliation to Prevent Adverse Drug Events*. Cambridge, MA: Institute for Health Care Improvement; 2015. Available at: http://www.ihi.org/topics/adesmedicationreconciliation/Pages/default.aspx. Last accessed October 1, 2015.
30. Cornish PL, Knowles SR, Marchesano R, et al. Unintended medication discrepancies at the time of hospital admission. *Arch Intern Med*. 2005;165:424-9.
31. Vira T, Colquhoun M, Etchells E. Reconcilable differences: correcting medication errors at hospital admission and discharge. *Qual Saf Health Care*. 2006;15:122-6.
32. Wong JD, Bajcar JM, Wong GG, et al. Medication reconciliation at hospital discharge: evaluating discrepancies. *Ann Pharmacother*. 2008;42:1373-9.
33. Lee JY, Leblanc K, Fernandes OA, et al. Medication reconciliation during internal hospital transfer and impact of computerized prescriber order entry. *Ann Pharmacother*. 2010;44:1887-95.
34. Classen DC, Pestotnik SL, Evans RS, et al. Computerized surveillance of adverse drug events in hospital patients. *JAMA*. 1991;266:2847-51.
35. Jha AK, Kuperman GJ, Teich JM, et al. Identifying adverse drug events: development of a computer-based monitor and comparison with chart review and stimulated voluntary report. *J Am Med Inform Assoc*. 1998;5:305-14.
36. Handler SM, Altman RL, Perera S, et al. A systematic review of the performance characteristics of clinical event monitor signals used to detect adverse drug events in the hospital setting. *J Am Med Inform Assoc*. 2007;14:451-8.
37. American Geriatric Society 2012 Beers Criteria Update Expert Panel. American Geriatrics Society updated Beers Criteria for potentially inappropriate medication use in older adults. *J Am Geriatr Soc*. 2012;60:616-31.
38. Maher AR, Maglione M, Bagley, et al. Efficacy and comparative effectiveness of atypical antipsychotic medications for off-label uses in adults: a systematic review and meta-analysis. *JAMA*. 2011;306:1359-69.
39. Bodenner D, Spencer T, Riggs AT, et al. A retrospective study of the association between megestrol acetate administration and mortality among nursing home residents with clinically significant weight loss. *Am J Geriatr Pharmacother*. 2007;5:137-46.
40. Thomas DR. Incidence of venous thromboembolism in megestrol acetate users. *J Am Med*

Dir Assoc. 2004;5:65–6.

41. Rostom A, Dube C, Wells G, et al. Prevention of NSAID-induced gastroduodenal ulcers. *Cochrane Database Syst Rev*. 2002;(4):CD002296.
42. Hamilton H, Gallagher P, Ryan C, et al. Potentially inappropriate medications defined by STOPP criteria and the risk of adverse drug events in older hospitalized patients. *Arch Intern Med*. 2011;171:1013–9.
43. Rochon PA, Gurwitz JH. Optimising drug treatment for elderly people: the prescribing cascade. *BMJ*. 1997;315:1096–9.
44. Garfinkel D, Mangin D. Feasibility study of a systematic approach for discontinuation of multiple medications in older adults: addressing polypharmacy. *Arch Intern Med*. 2010;170:1648–54.
45. Bates DW, Leape LL, Cullen DJ, et al. Effect of computerized physician order entry and a team intervention on prevention of serious medication errors. *JAMA*. 1998;280:1311–6.
46. Kaushal R, Shojania KG, Bates DW. Effects of computerized physician order entry and clinical decision support systems on medication safety: a systematic review. *Arch Intern Med*. 2003;163:1409–16.
47. Eslami S, Abu-Hanna A, de Keizer NF. Evaluation of outpatient computerized physician medication order entry systems: a systematic review. *J Am Med Inform Assoc*. 2007;14:400–6.
48. Wolfstadt JI, Gurwitz JH, Field TS, et al. The effect of computerized physician order entry with clinical decision support on the rates of adverse drug events: a systematic review. *J Gen Intern Med*. 2008;23:451–8.
49. Georgiou A, Prgomet M, Paoloni R, et al. The effect of computerized provider order entry systems on clinical care and work processes in emergency departments: a systematic review of the quantitative literature. *Ann Emerg Med*. 2013;61:644–53.
50. Koppel R, Metlay JP, Cohen A, et al. Role of computerized physician order entry systems in facilitating medication errors. *JAMA*. 2005;293:1197–203.
51. Strom BL, Schinnar R, Aberra F, et al. Unintended effects of a computerized physician order entry nearly hard-stop alert to prevent a drug interaction: a randomized controlled trial. *Arch Intern Med*. 2010;170:1578–83.
52. Ohashi K, Dalleur O, Dykes PC, et al. Benefits and risks of using smart pumps to reduce medication error rates: a systematic review. *Drug Saf*. 2014;37:1011–20.
53. Poon EG, Keohane CA, Yoon CS, et al. Effect of bar-code technology on the safety of medication administration. *N Engl J Med*. 2010;362:1698–707.
54. Poon EG, Cina JL, Churchill W, et al. Medication dispensing errors and potential adverse drug events before and after implementing bar code technology in the pharmacy. *Ann Intern Med*. 2006;145:426–34.
55. Bayoumi I, Howard M, Holbrrok AM, et al. Interventions to improve medication reconciliation in primary care. *Ann Pharmacother*. 2009;43:1667–75.
56. Mueller SK, Sponsler KC, Kripalani S, et al. Hospital-based medication reconciliation practices: a systematic review. *Arch Intern Med*. 2012;172:1057–69.
57. Christensen M, Lundh A. Medication review in hospitalised patients to reduce morbidity and mortality. *Cochrane Database Syst Rev*. 2013;(2):CD008986.
58. Kwan JL, Lo L, Sampson M, et al. Medication reconciliation during transitions of care as a patient safety strategy: a systematic review. *Ann Intern Med*. 2013;158:397–403.
59. Lehnbom ED, Stewart MJ, Manias E, et al. Impact of medication reconciliation and review on clinical outcomes. *Ann Pharmacother*. 2014;48:1298–312.

60. Kaboli PJ, Hoth AB, McClimon BJ, et al. Clinical pharmacists and inpatient medical care: a systematic review. *Arch Intern Med*. 2006;166:955–64.
61. Kripalani S, Roumie CL, Dalal AK, et al. Effect of a pharmacist intervention on clinically important medication errors after hospital discharge: a randomized trial. *Ann Intern Med*. 2012;157:1–10. Available at: http://www.accessdata.fda.gov/scripts/cder/ob/. Last accessed 10/1/15.

30 ケアの移行と再入院

Emily Fondahn, Elna Nagasako

症例

Hさんは72歳で，夫と死別しており，2型糖尿病，高血圧，脂質異常症がある。当初は強い胸痛のため来院した。非ST上昇型心筋梗塞と診断され，冠動脈造影検査を行い，2本の薬物溶出性ステントを留置した。手技はなんら問題なく，入院中には合併症も認めなかった。彼女はクロピドグレルを含む新しい処方薬のリストを持って自宅に戻った。しかし，彼女は虚脱感があり，援助してくれる家族もいなかったため，3日間，薬局に運転して行くことができなかった。さらに，新しい薬をとりに行ったとき，クロピドグレルを買う金銭的余裕がなかった。彼女は恥ずかしさから，担当医に連絡することも，薬を飲んでいないと伝えることもできなかった。退院10日後，彼女はクロピドグレルを内服していなかったために，ステント内狭窄によるST上昇型心筋梗塞と新規発症の心不全をきたし再入院した。

- どのような因子が彼女を再入院させたのか？
- どうすれば，心筋梗塞と心不全による再入院を防げたのか？

はじめに

近年，再入院は質の悪い医療や，医療費高騰の指標として取り上げられるようになった。現在，メディケア被保険者の5人に1人が30日以内に再入院し，それによる医療費は175億ドルにものぼる[1]。再入院の一部は，実際に疾患の増悪を反映しているとされる一方で，多くは不十分かつ困惑するような退院調整過程や不完全な治療の結果とされる。病院におけるケアの移行の過程をさらに患者中心に再設計することが強調されている。メディケア・メディケイドサービスセンター(CMS)は再入院率の高い病院にペナルティーを科し始めた。病院は現在，うっ血性心不全，肺炎，急性心筋梗塞，慢性閉塞性肺疾患の急性増悪，人工股関節置換手術，人工膝関節置換術における再入院率を基準にペナルティーを科されている[2]。

CMSはケアの移行を次のように定義した。ケアの提供場所(病院，外来のプライマリケア・専門診療長期療養，自宅での療養，リハビリテーション施設)をあるところから別のところに移すこと。これらのケアの移行は通常，医療従事者の変更を意味し，患者は断片化されたケアにさらされることになる。特に，高齢者や慢性疾患を持つ患者の場合，多くの医療従事者やケアの提供場所がかかわることになり，患者ばかりでなく介護する者たちも困惑し，圧倒される状況となりうる。現時点では，医療従事者が医療連携を積極的に行うためのインセンティブがないため，退院調整を責任を持って行う具体的な職種や部署が決定されていない。そのため，患者はしばしば，どの医療従事者も責任をとらない「グレーゾーン」に放出させられることがある。このようなシステムのギャップは，病院における診療システムの問題，患者または医師に関連する問題としてもとれる[3]。病院における診療システムの問題としては，外来医とのコミュニケーション不足，不適切な患者情報，投薬エラー，適切な経過観察の欠如，在宅医療の失敗などが含まれる。患者に特異的な問題としては，新しい医学的問題の出現，以前からある問題の増悪，中毒，言語や文化的問題，服薬コンプライアンス，通院状況などがある。医師に特異的な問題としては，不適切な患者の退院，不適切な投薬，不適切な在宅医療サービス，血液や他の検査結果に基づくオーダー，診察，行動でのエラーなどである。これらの問題点は，ケアの移行を改善したり，回避可能な再入院を減らすことができる領域として示されている。

高リスク患者

再入院や有害事象の高リスク患者を同定することはケアの移行を改善させるのに重要なステップである。同定することで医療資源をより有効活用し，個別に介入することが可能となる。リスク評価ツールはすでに存在し，通常は入院歴，診断，年齢を含む。例えば支援システムがないとか，英語が話せないという社会的もしくは文化的要素も患者を高リスクとする重要な要因である。加えて，認知機能障害，低いヘルスリテラシーや自己効力感もしばしば非臨床的なリスク因子であり，医師にはあまり認知されていないが，患者が退院指導を記憶し，従うための能力に影響を与える[4]。これらの患者は，医療チームからは「コンプライアンス不良」の患者と称されるが，本当に必要なのは，簡略化された退院資料と，家族や介護者の支援である。Society of Hospital Medicine によるケアの移行の改善を推し進める BOOST（Better Outcomes for Older Adults Through Safe Transitions）プロジェクトは，高リスク患者を同定するために簡便で即座に使用できる 8P スクリーニングツールを開発した[5]（**表 30-1**）。これらのリスク因子はターゲットを絞った介入と合わせて使用することができる。

ケアの移行におけるコミュニケーション

かかりつけ医とのコミュニケーション

病院での経過をかかりつけ医へ伝えることは退院調整過程における非常に重要なステップである。退院サマリーは入院と外来の担当医間での伝統的なコミュニケーション方法であり，入院経過のサマリー，重要な所見，まだ結果が出ていない検査や，患者の状態を含める必要がある（**表 30-2**）。それにもかかわらず，入院と外来チームでの適切なコミュニケーションはほとんど行われていない。1 件のシステマティックレビューで，Kripalani らは病院の勤務医とかかりつけ医の直接のコミュニケーションは患者の 3〜20％と非常にまれであり，かかりつけ医は退院後の外来でわずか 13〜34％しか退院サマリーを入手できていないことを発見した[6]。加えて，退院サマリーがある場合でも，重要な情報がしばしば欠如していた。交換する情報の質の改善は，診療の継続，病院の利用，患者の状態，プライマリケアの使用を改

表 30-1　BOOST プロジェクトの 8P スクリーニングツール

投薬の問題(Problems with medications)	抗凝固薬，インスリン，経口血糖降下薬，アスピリン・クロピドグレル併用療法，ジゴキシン，麻薬や 10 種類以上の多剤併用
精神的(Psychological)	うつ病スクリーニング検査陽性，もしくはうつ病の既往
主病名(Principal diagnosis)	癌，脳卒中，糖尿病性合併症，慢性閉塞性肺疾患，心不全
身体的制限(Physical limitations)	フレイル，体調不良，自分のケアができなくなるような他の制限
ヘルスリテラシーの低さ(Poor health literacy)	ティーチバックができない
社会的支援の不足(Poor social support)	退院や自宅ケアを助けてくれる介護者がいない
入院歴(Prior hospitalization)	過去 6 カ月における予定以外での入院
緩和ケア(Palliative care)	患者が翌年に亡くなったら驚きますか？　進行性の重傷疾患がありますか？

出典：Project BOOST(http://www.hospitalmedicine.org/Web/Quality_Innovation/Implementation_Toolkits/Project_BOOST/Web/Quality_Innovation/Implementation_Toolkit/Boost/BOOST_Intervention/Tools/Risk_Assessment.aspx，2015 年 12 月 21 日)より引用。

表 30-2　理想的な退院サマリーの内容[7]

入院と退院の日付
入院理由
病歴と診察での主な所見
主な検査結果
主な X 線検査所見
他の主な検査結果
実施された手技のリスト
手技報告書での所見
病理検査結果
退院時診断
退院時の状況
退院処方
退院後外来の問題
結果が出ていない検査
患者および家族に提供された情報

出典：O'Leary KJ, Liebovitz DM, Feinglass J, et al. Creating a better discharge summary: improvement in quality and timeliness using an electronic discharge summary. J Hosp Med. 2009;4:219-25 より引用。

善させ，さらにエラーやニアミス，有害事象を減少させる[8]。逆に，これらのコミュニケーションギャップは，患者と医療従事者を困惑させるものであり，結果として有害事象や再入院の原因となりうる。

患者とのコミュニケーション

退院指導

従来の退院指導は患者にとってわかりにくく，また患者を圧倒させる。適切なヘルスリテラシーを持つ患者であったとしても，疾患の影響やストレス，自宅に戻れるという興奮のため，与えられたすべての情報を処理できないことが多い。退院の3日後にインタビューされた70歳以上の患者の研究では，その半数以上(54.2%)が自身の退院後のケアをどのようにすべきか説明されたことを思い出せなかった。そして，自宅に戻った後に助けが必要になったとき，27%の患者しか支援者の連絡先または電話番号を持っていなかった[9]。したがって，患者は自宅に到着したときに自身のケアをどうするか混乱したまま退院することになる。病院という環境下では，患者は理想的な学習者ではないのである。学習者として最適な人を見つけ，必要とされる情報をその人に与えることが必須である。患者や介護者の中には書かれた退院指導ではよく理解できない者もいる。そのような場合，患者や介護者にどのようにすれば最も理解できるかを尋ね，退院指導をそれに合わせることが大切である。さらに，書かれた退院指導は患者中心の形式で提供されるべきである。一般原則は，大きなフォント(少なくとも12ポイント以上)を用いて，小学校6年生もしくはそれ以下でも理解できる内容で，大文字・小文字を区別して，箇条書きにして，段落は短く区切り，情報過多にならないように気をつける[10]。

以下は退院指導に重要な項目である。

■入院理由(患者に理解しやすい用語で記載されていること)
■服薬リスト
■可能性のある薬物副作用
■問題が発生した場合に連絡する人の名前や電話番号
■注意すべき症状
■増悪しないように健康状態を維持する方法
■経過観察の検査や外来予約の日付・時間・場所・問い合わせ先
■食事
■活動度
■疾患特異的な指導

投薬エラーは患者の退院後に最もよく起こる問題の1つである。入院中に薬物は頻繁に中止，開始，変更されるため，患者は退院に際し，正確な服薬リストが必要である。理想的にはこの服薬リストには，商品名と一般名，投与量，服薬時間，新規・変更・中止薬物を含める。この情報を伝える効率的な方法には，個別化された服薬カードやスケジュールがある(**図 30-1**)。

ティーチバック

ティーチバックは患者を教育し，理解を確認するための有効な方法であると認識されてきた。患者は，医師から説明された内容を理解や記憶していないことが多い。

名前：Sarah Smith					作成日：2015年12月15日		
薬局電話番号：123-456-7890							
名前	効用	指示	朝 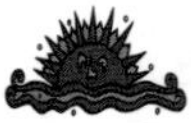	昼 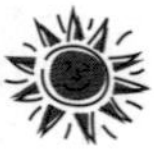	夕方 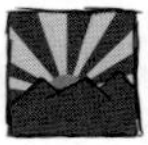	夜 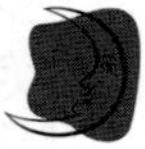
シンバスタチン 20 mg	コレステロール	夜に1錠内服				
フロセミド 20 mg	体液貯留	朝2錠，夕方2錠				
インスリン 70/30 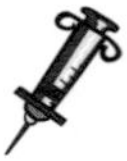	糖尿病（糖） 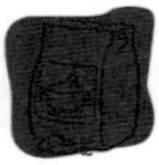	朝食前24単位，夕食前12単位	24単位 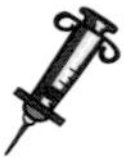		12単位 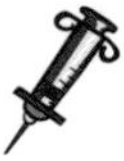	

図30-1　個別化された服薬カード

出典：How to Create a Pill Card. Rockville, MD: Agency for Healthcare Research and Quality; 2008 (http://www.ahrq.gov/patients-consumers/diagnosis-treatment/treatments/pillcard/index.html, 2015年12月21日アクセス)より掲載。

突き詰めれば，ティーチバックは復唱によってコミュニケーションを閉じる(クローズドループ)ことで，疾患や自己管理についての効果的なコミュニケーションが患者や介護者になされたことを確認することである[11]。ティーチバックの目的は，医師が何を言ったかを患者に自分の言葉で説明させることである。決して，患者の理解度をテストするものではない。むしろ，医師が患者に対して明確に説明できているかを評価する方法である。患者が正しい解答を言語化できなければ，医師は患者に再度説明する必要がある。ティーチバックは患者に「わかりましたか？」と聞くよりも効果的である。なぜなら患者はたとえ混乱していたとしても，「はい」と答えることが多いからである。医師は，患者に話すときには平易な言葉を用い，優しい口調で，短い文章を用いることも覚えておくべきである。

以下はティーチバックの質問例である。

■「あなたが薬をどのように飲むべきか私に教えてください。そうすれば私がすべてを正しく説明できたかどうかわかりますので」
■「どのように喘息の吸入薬を使うのか見せてもらえますか？　そうすれば私の説明で十分であったかどうかわかりますので」
■「自宅に帰られたら，奥様（ご主人様）はきっと，私が何を言ったのか尋ねるでしょう。そのとき，あなたはどのように説明されますか？」

ケアの移行の改善

ケアの移行を改善させ，再入院を減らすことに新たな焦点を置くことになった医療システムでは，退院過程を徹底的に調査し，ケアの移行の質改善のための斬新なアプローチを導入し始めている。ティーチバック，退院指導の明確化，包括的退院計画，テンプレートやチェックリストを用いた退院過程の標準化，ケア移行チーム（transitional care team）の形成など，多くの方策が試行されてきた。これらの方策は，いくつかの大規模モデルによって再入院率を低下させるのに有効であることが示された。

退院計画

入院期間を短縮させ，外来における診療の比率を高めるため，退院計画が強調されるようになった。退院計画とは，患者が病院を去る前に患者個別の退院計画を作ることである。最近の Cochrane レビューによると，個別化された退院計画は入院期間を短縮し，再入院率を低下させることができるという[12]。退院計画は入院時から開始され，入院期間を通じて強調されるべきである。医師，看護師，ソーシャルワーカー，ケアマネジャーを含む多職種グループなら，退院時に起こりうる問題を想定し，それらの解決策を見出すことができる。入院診療チームが陥りやすい間違いには，患者が自宅環境で自分のケアを行う能力があるかどうかの理解が不十分であること，退院過程において患者や家族が含まれていないこと，患者のニーズを満たすことができない医療施設への転院，投薬エラー，ポリファーマシーなどが含まれる[13]。病院は，ケアマネジャー，ソーシャルワーカー，退院調整担当者といった退院の専門家を雇用することで，退院計画支援が必要な患者をスクリーニングし，退院時に必要な各種サービスを調整する手助けをしている。退院の専門家は，退院後に必要なサービスを提供する各種保険の案内や，訪問医療の調整にも一役買っている。

退院計画には以下の要素が含まれる。

■退院後どこに患者が行くのか（自宅，リハビリテーション施設，高度看護施設）
■必要となる特別なケア（在宅診療，在宅理学療法，ホスピス）
■新規もしくは変更された処方内容や，どのように内服するかといった調整
■継続的に使用する医療機器（歩行器，酸素，病院用ベッド）
■活動度
■かかりつけ医，専門医，および検査や画像検査の予約
■自宅もしくは退院後の外来への交通手段（タクシー，救急車，自家用車，公共

交通機関）

病院によっては，退院するための重要条件がすべて満たされていることを確認するため，医療チームや患者のための退院チェックリストを使用している。これらの退院チェックリストは，疾患特異的なこと（うっ血性心不全，急性心筋梗塞）もあれば，入院時診断にかかわらずすべての退院患者に共通であることもある。

ケア移行チーム

多くの医療システムでは，病院から自宅へのスムーズな移行を支援するために，ケア移行チームを管理している。これらのチームは多職種である場合もあるが，看護師やケースコーディネーター主導であることが多い。これらのプログラムは，高リスク患者を同定し，追跡することに長けている。ケア移行チームの看護師は，患者にとっての窓口となる。この看護師は入院中にまず患者と面接し，退院を調整し，退院後も自宅に出向いたり，電話によって患者のフォローを行う。ケア移行チームの看護師は，退院した患者の外来診察までの案内や，複数の診療科にかかっている場合にはその調整を担うこともある。このようなプログラムの目的は，患者の心配事や健康状態の変化に対して外来環境で早期に対処することで，不要な救急外来受診や入院加療を避けることである。またケア移行ナースは，患者が重要な内服薬を内服していないなど，有害事象やエラーを未然に発見することもできる。これらのプログラムについての研究は概して有望で，再入院率の低下と患者が病院外ですごせる期間の延長が期待できる。

具体的なモデル

BOOST プロジェクトは Society of Hospital Medicine により開発され，ケアの移行の質改善のための枠組みとサポートを提供してくれる[5]。BOOST プロジェクトの目的は以下のとおり。

1. 一般内科入院患者の 30 日再入院率を低下させる。
2. 患者満足度と HCAHPS（Hospital Consumer Assessment of Healthcare Providers and Systems）スコアの上昇
3. 入院と外来での医療従事者での情報の流れの改善
4. 高リスク患者の同定とターゲットを絞った介入
5. 患者と家族の退院準備の改善

BOOST プロジェクトは高リスク患者を同定し，退院過程を標準化するために開発された。BOOST ツールキットには，リスクの層別化（8P スクリーニングツール，表 30-1），各リスクに対する介入案，普遍的なチェックリスト，患者の退院準備状況を評価する方法（general assessment of preparedness：GAP）が含まれる。TARGET（Tool for Addressing Risk : A Geriatric Evaluation for Transitions）ツールは多職種により入力されるようにデザインされているが，誰かが最終的な責任を担うべきである。BOOST プロジェクトに関する 6 つの予備研究からの初期報告によると，再入院率は 14.2％から 11.2％まで低下した[14]。

表 30-3 Project RED の内容

言語サポートの必要性の評価および確保
フォローアップ外来および退院後検査の予約
退院時に結果が出ていなかった検査のフォローアップ計画
退院後の外来サービスと医療機器の調整
正しい薬の処方と，患者がそれらを入手し内服するための計画
ガイドラインに沿った退院計画の調整
患者に理解できるように書かれた退院計画による教育
診断についての患者教育
退院計画についての患者の理解度の評価
問題が起きたときにどうするか，患者と再評価する
患者のケアを引き継ぐ医師への退院サマリーの提供を早める
退院計画について，電話で念押しする

出典：Boston University School of Medicine. Project RED (Re-Engineered Discharge)(http://www.bu.edu/fammed/projectred/, 2013 年 3 月 5 日アクセス)より引用。

Project Re-Engineered Discharge(RED)はボストン大学が Agency for Healthcare Research and Quality(AHRQ：米国医療研究・品質調査機構)および National Institutes of Health(NIH)の支援を受けて開発された[15]。Project RED は退院に関する 12 の主要な要素を同定し，患者を中心にして示されている(**表 30-3**)。患者は退院する前に，病院から退院後診療計画(After Hospital Care Plan)を渡されるが，そこには処方薬や，退院後の経過観察方法，かかりつけ医や患者支援室の連絡先，退院時にはまだ結果が出ていない検査，入院した理由，退院後の検査や外来受診日が示されたカレンダーなどが含まれている。さらに，退院過程をサポートするために Louise と呼ばれるバーチャル患者支援室が開発された。Louise は患者-看護師関係を模倣し，車輪付きのキオスクにあるタッチスクリーンのディスプレイがついたコンピュータを通じて患者に薬の処方，外来予約，診断などについて教育する。Project RED の予備研究では，再入院率は介入群で 30%の低下を認めた。介入群の患者のほうが退院に向けた準備ができていたと答えた者が多く，かかりつけ医による外来診察の受診率も高かった[16]。

Transitional Care Model(TCM)はペンシルベニア大学の Mary Naylor(看護師，哲学博士)によって開発された[17]。この移行ケアモデルでは，移行ケアナース(transitional care nurse：TCN)と呼ばれる特定看護師を有効に活用し，慢性疾患を抱える高齢の高リスク患者の退院前・後ケアを調整する。TCN は退院計画の責任者となり，患者の帰宅後もフォローする。TCN は入院と外来の橋渡し役となり，訪問診療，患者の細かな経過観察，患者や家族の積極的な参加を促す。その目的は頻回の入院や救急外来受診を防ぎ，健康状態の悪化に歯止めをかけることである。このモデルを評価したランダム化試験では，再入院の著明な減少，再入院までの期間の延長，医療費の削減がみられた[18]。

Care Transitions Program は Eric Coleman(医師，公衆衛生学修士)により開発された。このケア移行プログラムは，ケア移行コーチ(transition coach)のサポートを受けて自己管理能力を改善させるための 4 週間のプログラムである。ケア移行コーチは，患者を入院から外来までフォローする。彼らの役割は，患者が自己管理技術を学ぶのを助け，患者と医療従事者のコミュニケーションを向上させることである。ケア移行コーチは，患者と介護者に，移行期間およびその後に起こりうる問題に対して，どのように対処すべきかを教育する。このモデルは特に高齢者において，退院後 30，90，180 日の再入院率を低下させ，再入院までの期間を延長させた。

プログラムは，4 つの要素を柱として定義されている。

■薬物の自己管理
■患者中心の記録
■医師による経過観察
■警告(red flag)，危険な徴候・症状の知識，それらの対処法

KEY POINT

- 高い再入院率は，医療連携の欠如や，無駄な医療費の指標である。
- 包括的な退院計画は複雑であり，多職種チームによるアプローチを必要とする。
- 再入院が予想される患者の同定は，入院時から始めるべきである。
- 高リスク患者の退院計画は，円滑な退院の障壁となりうる問題点を早期に同定するため，入院期間を通して行われるべきである。
- 外来における医療従事者，患者，そして介護者とのコミュニケーションは必須である。
- 患者は明確な退院指導を必要としており，ティーチバックにより患者の理解を確認することは有効である。
- 多くのモデルが，多職種による退院計画と外来フォローが再入院を減少させることを示している。

（水野 篤）

オンライン情報

- CMS Readmissions Reductions Program: https://www.cms.gov/medicare/medicare-fee-for-service-payment/acuteinpatientpps/readmissions-reduction-program.html
- Project BOOST: http://www.hospitalmedicine.org/Web/Quality_Innovation/Implementation_Toolkits/Project_BOOST/Web/Quality_Innovation/Implementation_Toolkit/Boost/Overview.aspx?hkey=09496d80-8dae-4790-af72-efed8c3e3161
- Project RED: http://www.bu.edu/fammed/projectred/
- Transitional Care Model: http://www.transitionalcare.info/home
- Care Transitions Model[19]: http://www.caretransitions.org/

文献

1. Jencks SF, Williams MV, Coleman EA. Rehospitalizations among patients in the Medicare fee-for-service program. *N Engl J Med.* 2009;360:1418.
2. https://www.cms.gov/medicare/medicare-fee-for-service-payment/acuteinpatientpps/readmissions-reduction-program.html. Accessed 12/21/15.
3. Greenwald JL, Denham CR, Jack BW. The hospital discharge: a review of a high risk care transition with highlights of a reengineered discharge process. *J Patient Saf.* 2007;3:97-106.
4. Coleman EA, Chugh A, Williams MV, et al. Understanding and execution of discharge in-

structions. *Am J Med Qual*. 2013;28(5):383-91.

5. Project BOOST. http://www.hospitalmedicine.org/Web/Quality_Innovation/Implementation_Toolkits/Project_BOOST/Web/Quality_Innovation/Implementation_Toolkit/Boost/Overview.aspx?hkey=09496d80-8dae-4790-af72-efed8c3e3161. Accessed 12/21/15.
6. Kripalani S, LeFevre F, Phillips CO, et al. Deficits in communication and information transfer between hospital-based and primary care physicians. *JAMA*. 2007;297(8):831-41.
7. O'Leary KJ, Liebovitz DM, Feinglass J, et al. Creating a better discharge summary: improvement in quality and timeliness using an electronic discharge summary. *J Hosp Med*. 2009;4:219-25.
8. Hesselink G, Schoonhoven L, Barach P, et al. Improving patient handovers from hospital to primary care. *Ann Intern Med*. 2012;157(6):417-28.
9. Flacker J, Park W, Sims A. Hospital discharge information and older patients: do they get what they need? *J Hosp Med*. 2007;2(5):291-6.
10. Weiss BD. *Health Literacy and Patient Safety: Help Patients Understand. Manual for Clinicians*. 2nd ed. Chicago, IL: AMA Foundation; 2007.
11. Schillinger D, Piette J, Grumbach K, et al. Closing the loop: physician communication with diabetic patients who have low health literacy. *Arch Intern Med*. 2003;163(1):83-90.
12. Shepperd S, Lannin NA, Clemson LM, et al. Discharge planning from hospital to home. *Cochrane Database Syst Rev*. 2013;(1):CD000313. DOI: 10.1002/14651858.CD000313.pub4.
13. Nielsen GA, Bartely A, Coleman E, et al. *Transforming Care at the Bedside How-to Guide: Creating an Ideal Transition Home for Patients with Heart Failure*. Cambridge, MA: Institute for Healthcare Improvement; 2008. http://www.IHI.org
14. Society of Hospital Medicine. BOOST Fact Sheet. http://www.hospitalmedicine.org/Web/Quality_Innovation/Implementation_Toolkits/Project_BOOST/Web/Quality_Innovation/Implementation_Toolkit/Boost/First_Steps/Fact_Sheet.aspx. Cited 12/21/15.
15. Boston University School of Medicine. Project RED (Re-Engineered Discharge). http://www.bu.edu/fammed/projectred/. Cited 3/5/13.
16. Jack BW, Chetty VK, Anthony D, et al. The re-engineered discharge: a RCT of a comprehensive hospital discharge program. *Ann Intern Med*. 2009;150:178-88.
17. Transitional Care Model. http://www.transitionalcare.info/index.html. Cited 3/5/13.
18. Naylor MD, Brooten D, Campbell R, et al. Comprehensive discharge planning and home follow-up of hospitalized elders: a randomized clinical trial. *JAMA*. 1999;281:613-20.
19. Coleman E. http://www.caretransitions.org/. Cited 3/6/13.

31 放射線腫瘍学における患者安全

Hiram Gay, Sasa Mutic

症例

55歳男性が激しい腰部痛を主訴に救急外来を受診した。身体所見として，腰椎全体の痛み，肛門反射の減弱，下肢の筋力低下がみられた。馬尾症候群を疑い，腰椎のCT検査を依頼した結果，複数の溶骨性骨転移所見が認められた。

溶骨性病変の1つとして第4腰椎の周囲に5cmの軟部組織を呈し，馬尾を圧迫していた。軟部組織の病理検査結果は形質細胞腫を示していた。さらなる精査で多発性骨髄腫と診断された。放射線腫瘍科には金曜日の午後に緊急照射が依頼された。既知のとおり，多発性骨髄腫は非常に放射線感受性が高い腫瘍であり，放射線腫瘍医は早急に対応した。午後2時に放射線治療計画用のCTは撮像され，午後3時には放射線治療計画が完成した。放射線腫瘍医は単純な前後対向2門照射の計画を採用し，処方線量は標準的な3,000cGyを10回に分けて行われた。患者は午後4時には最初の治療を受けた。治療ごとに患者の症状は改善し，3カ月後の経過観察では，患者は痛みと馬尾症候群が改善されたことに感謝していた。ところが6カ月後，患者は急性の腹痛を訴え，救急外来を受診した。精査の結果，腸管穿孔と診断された。患者は敗血症で死亡し，剖検では小腸の放射線壊死が示された。放射線腫瘍医は患者の治療計画を調べ，治療計画では2本のビームが設定されているにもかかわらず，前方からの1本のビームのみ治療に使用されたことに気がついた。顕著に大きな患者の体型，ビーム配置エラー，および6MVのより低いエネルギー量のX線の影響で，最終的には処方線量以上に過度に腸管に照射されていた(**図31-1**)。

- この致命的なエラーの要因は何か？
- どうすればこのようなエラーを減らすことができるか？

はじめに

癌は米国だけでなく，世界中の多くの地域における重大な公衆衛生上の問題である。米国では4人に1人が癌によって死亡する。2013年には，米国では総数166万290人の新規癌患者および58万350人の癌死亡者が予測された[1]。癌患者の約3分の2が治療中どこかの時点で，放射線治療を受けることになる。その際に，放射線治療による深刻な生命への影響を伴った急性期・慢性期有害事象を経験することがある[2]。

放射線腫瘍学の分野では，過去数十年の間に技術が驚異的に進歩し，システムが複雑化している。高技術(ハイテク)機械の導入により，データ入力，線量計算，カルテ入力，治療計画CT，計算能力，セロベントブロック，放射線治療セットアップ，総線量，その他の項目は時間とともに逸脱率が低下し，学習曲線によるものと示唆される。逆説的に低技術(ローテク)機械では逸脱率が上昇し，ハイテク機械固有の

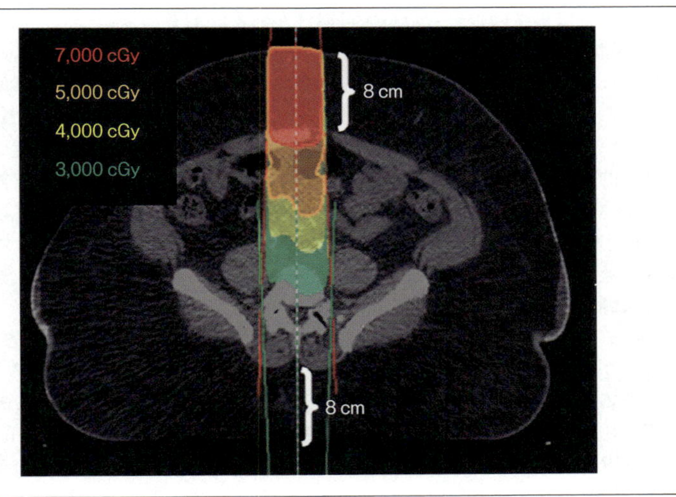

図 31-1　病的肥満患者に対する照射
6 MV の X 線により 3,000 cGy の前方 1 門照射が行われ，結果として腸管に過剰照射された。18 MV のような高エネルギーで前後対向照射を用いていれば，高線量域は大幅に減少したであろう。

ツールへの過度な依存が示唆された[3]。

膨大な数の放射線治療が世界的に実施されていることを考慮すると，放射線治療の実施によるエラーは珍しく，臨床上問題となることもほとんどない[4]。それにもかかわらず，放射線治療の安全性に対する社会の目は厳しく，特に 2010 年のニューヨークタイムズに"Cures, and Ways to Do Harm(放射線が可能にする新たな治療と傷害)"という記事が掲載されてからは，世間とメディアによって監視されている[5]。この記事には，ニューヨークで治療中に偶発的な放射線の過剰照射から死亡した 3 人の癌患者について書かれている。最近では，約 450 人の患者に放射線の過剰照射を行い，少なくとも 12 人の患者が死亡していたことを受けて，フランス人医師 2 人と放射線科医 1 人に対して 18 カ月の懲役刑が宣告された[6]。医師たちは過失致死，不作為(危険な状況にある人を助けなかった)，そして証拠隠滅の罪で告発された。残念ながら，放射線からのダメージを減じるような手順や方法，特効薬はない。現時点では，医師は急性および慢性の放射線障害に対しては対症療法しか手立てがない。本章では，安全性を改善するためのいくつかの戦略を強調する。

エラーのタイプ

放射線腫瘍学におけるエラーの原因は，人，ソフトウェア，ハードウェア，またはその 3 つの任意の組み合わせによる。エラーには，少数の患者だけに影響を与えるような突発的なものや，何百もの患者に影響を及ぼすようなシステム的なものがある。これらのエラーは，患者への過剰照射または過少照射の原因となる可能性があり，線量的エラーとして知られている。過剰照射および過少照射のどちらのエラーも，患者に重度の害をもたらす可能性がある。前者は予期せぬ合併症の発症であり，後者は腫瘍を制御するのに十分な放射線を与えることができずに，腫瘍制御が不良となり，悪い結果につながることである。他には，誤った解剖学的構造物が照射される位置的エラーというものもある。線量的エラーには，たった数パーセントの間違いである場合から，致死量が数分で照射されてしまう場合まである。同様に，位置的エラーにも，数ミリメートルのずれから，完全に間違った解剖学的構造物や全く違う患者に照射するような場合がある。個々の患者の状況およびエラーのタイプに応じて，軽度の誤差でさえも致命的な結果を招くことがある。この可能性により，数ミリメートルの不確定性は通常許容されるため，医師による処方線量の5%以内に照射することが非常に望ましい。

2つのインシデントレポートのデータベース分析では，原因として53%が人のみ，32%が人とソフトウェア，10%が人と人，2%がハードウェアのみ，4%がその他であることが明らかにされた[7]。最も一般的なエラーはデータシステムの不一致，不正確に識別されたデジタル再構成放射線画像(digitally reconstructed radiograph：DRR)，間違った患者の位置移動，不適切な治療計画，データの手入力ミス，意図せぬ治療パラメータの変更である。これらすべてのインシデントには，患者に深刻な傷害を与える可能性がある。この研究では，ヒューマンファクターの工学的アプローチと企業のパートナーシップを用いた設計改善の必要性が強調された。患者に誤照射をもたらす可能性があるいくつかのエラーの例は以下のとおりである[8]。

- ■照射野の形の誤り
- ■ジョウ(jaw)の設定の誤り。放射線治療機器は，照射野をブロックするため，また異なる次元の正方形または長方形を作成するため，4つのジョウを有する。これらのジョウは，患者の方向とは関係のないxとyの座標，X_1(左ジョウ)，X_2(右ジョウ)，Y_1(下ジョウ)，Y_2(上ジョウ)で指定されている。x軸とy軸が逆に設定された場合，間違った照射野が形成され，患者は不適切に照射されてしまう。
- ■ウェッジフィルタの誤り。ウェッジはビームを横切る線量強度を変調させるものである。物理ウェッジはビームの通り道にウェッジトレイを用いて挿入される。ウェッジが間違った方向に挿入された場合，患者に照射される線量は治療計画と異なるものとなる。ある所は過剰線量となり，その他の領域は過少線量となる。最悪のシナリオは，間違ってウェッジが挿入されなかった場合で，その結果，患者に過剰照射される。これらのエラーは胸壁の潰瘍や失明をもたらすことになる。
- ■X線エネルギーの誤り。このタイプのエラーは，以前の治療計画とは異なるエネルギーを有する治療機器に計画が転送されたときに起こりうる。例えば，18MVから6MVに切り替えた場合，前後対向2門照射を用いると，このエラーはビーム入射方向の前方領域に過剰照射をきたす。
- ■電子線エネルギーの誤り。例えば，医師は治療に16MeV(電子メガボルト)の電子線を治療に用いるつもりでいたが，6MeVの電子線をもとに線量計算してしまったため，結果としてターゲットに対してビームエネルギーが届かずに過少照射となってしまう場合。

本章冒頭の症例のように，緩和ケアを提供している場合，放射線腫瘍医は特に注意が必要である。骨痛，脊髄圧迫，馬尾症候群，上大静脈症候群，脳転移，軟膜疾患などの軽減のための緊急姑息的治療は，1 日の終わりや週末など，臨床スタッフが減る時間帯にコンサルトされることがある。これらの姑息的治療は簡易な日常的なもので放射線腫瘍医にとっては技術的に慣れたものであり，その慢心が，患者に害をもたらす可能性のある重大なエラーを見落とす結果となる。

- ビームの形の誤り。例えば，全脳照射や頸部や胸部，腰椎の広い照射野の場合に，遮蔽ブロックを省略することがある。
- ビームエネルギーの不足。図 31-1 に示すように，腫瘍周辺の正常組織が受ける放射線線量を抑制できるより高いエネルギーのビームを使用する代わりに，6 MV の X 線を用いて肥満患者の脊椎を治療してしまうような場合。
- 物理士の援助や計算を検証するための線量測定支援が得られない週末に，放射線線量の計算を間違えてしまう。
- 治療機器で脊椎照射野を設定する際の MV(メガボルト)X 線画像はぼやけている。なぜなら，光電効果が優勢である KV(キロボルト)X 線とは異なり，MV のような高いエネルギーではコンプトン散乱機構が支配的であるからである。KV X 線で，軟部組織と骨の間でコントラストが際立っているのは，光電効果が原子番号に強く影響を受けているためである[3]。これらのぼやけた画像はときに解釈が困難で，間違った椎体を治療してしまう可能性がある。理想的には従来の KV X 線画像やコーンビーム CT による画像確認が望ましい。
- 緊急事態が起こった際に必要とされる看護師や医療従事者が不在であったり限られた人数しかいない週末に，非常に悪い状態にある患者(例：人工呼吸器の使用)を治療する。

緊急事態では特に慎重にアプローチすべきであり，チェックリスト，タイムアウト，二重点検の使用は可能な限り常に考慮すべきである。

放射線機器の較正エラーはおそらく患者に最も大きな害を及ぼす。前述のフランスでの過剰照射事件では，放射線治療機器の測定ミスにより一部の患者に約 20%の過剰照射があり，総線量の誤計算による人為的ミスで，多くの患者に 8～10%の過剰照射が行われた。米国では，オハイオ州コロンバスの Riverside Methodist Hospital にて，1975～76 年にかけて約 400 人の癌患者に対して過剰照射された[9]。コバルト 60 を使用した放射線機器の人為的な較正ミスにより，約 40%の過剰照射がされた。非線形放射線生物学的影響によって，5%の過剰照射は 5%以上の生物学的影響を持つことが知られている。標的臓器によっては，40%の過剰照射は正常組織の損傷または死をもたらす可能性がある。

エラーの検出

放射線治療のエラーを検出するための品質管理点検の最適な組み合わせは不明である。ある研究では，エラーの 97%が次の 7 つの点検・管理で潜在的に検出される可能性があることが示唆された。医師によるカルテ確認，物理チャートの見直し，治療医による患者の治療前のタイムアウト，物理学的事項の毎週のカルテ確認，初

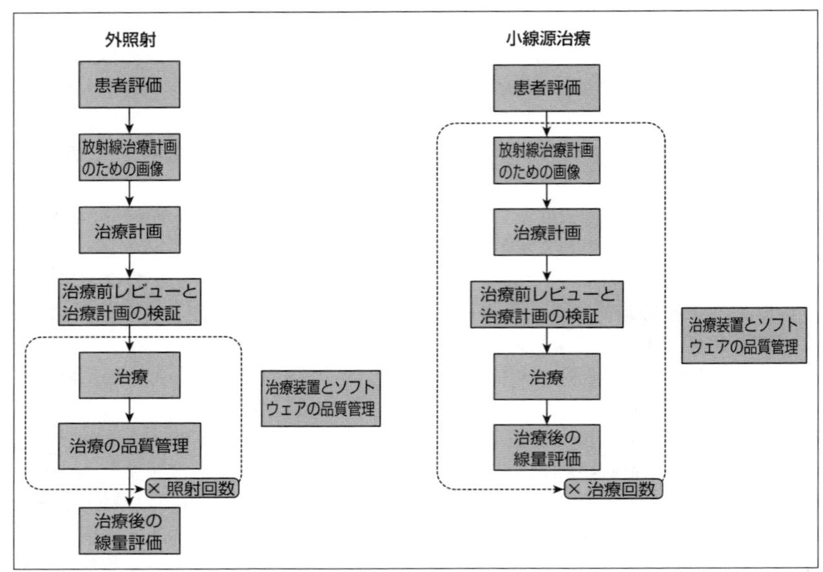

図 31-2　放射線治療におけるワークフローのフローチャート
出典：Ford EC, et al. Consensus recommendations of incident learning database structures in radiation oncology. Med Phys. 2012;39(12):7272 より許可を得て掲載。

回治療時の電子ポータル画像の入手，安全関連ワークフローにおける過程チェックリスト(**図 31-2**)，7 つ目として次のうちの 1 つを確認することである。線源表面間距離(SSD)，治療医によるポートフィルム，治療前および治療開始後は毎週の CT の確認である[10]。

医師の資格審査

放射線腫瘍医は米国放射線科認定委員会より専門医証明書を受け取る。認定には放射線腫瘍学の専門医実習と試験に合格する必要がある。試験は，放射線物理学，放射線生物学，臨床放射線腫瘍学の分野についての 3 部構成のコンピュータ試験と，別に口述試験がある。認定証明は 10 年ごとに更新する必要がある。それに加えて，仕事を始める前に，放射線腫瘍医は医療機関特有の資格審査を受けなくてはならない。

放射線治療機関施設認定制度

米国放射線医学会(ACR)と米国放射線腫瘍学会(ACRO)は，放射線腫瘍学施設に対して施設認定制度を設けている。その認定プロセスには，コンサルテーション，インフォームドコンセント，治療計画といった放射線治療の過程の検証に加え，シミュレーション，放射線治療の提供，治療の検証，フォローアップケア，方針と

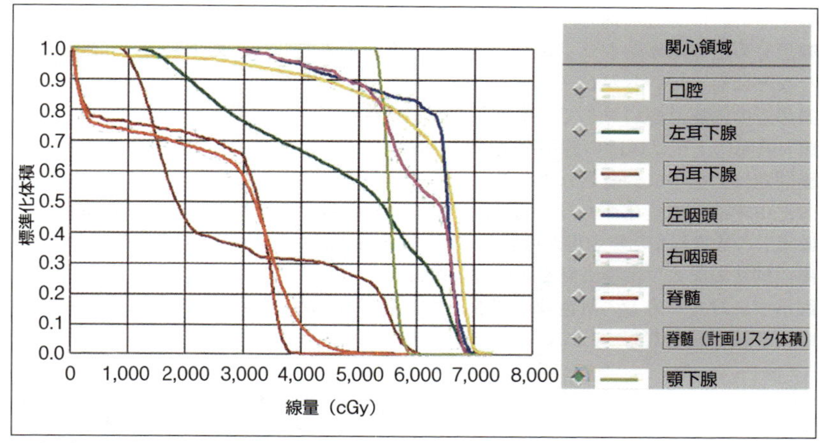

図 31-3 線量体積ヒストグラム

個々の曲線はそれぞれ別のリスク臓器や標的器官を示す。この図は分析されたリスク臓器リストの一部で，y 軸は標準化体積を 0〜1.0 で示している（1.0＝100%）。

手順，スタッフ，設備，医学物理学的な品質保証，品質保証，および安全方針が含まれる。

治療中症例/毎週の患者カンファレンス

治療中症例または毎週のカンファレンスは，医師および治療チームが新たに治療を開始する患者を検討する機会となる。処方線量，治療体積，線量体積ヒストグラム（dose volume histogram：DVH）が適正かを評価する。**図 31-3** の曲線は標的器官や正常器官（脊髄，口腔，咽頭，耳下腺，その他）の DVH を表している。放射線腫瘍医が毒性を最小限に抑え，DVH を評価するのを支援するため，QUANTEC（Quantitative Analysis of Normal Tissue Effects in the Clinic）は 2010 年に，複数臓器における正常組織の耐容線量に関する論文を発表した。患者の最初のセットアップ画像，既往歴，診断，ステージング，腫瘍の側性，処方線量，治療計画が注意深く検討される。放射線治療チームの推奨により，医師は処方線量や治療計画変更を決定することもある。

ピアレビュー

ACR の施設認定では，四半期ごとのピアレビューの実績と議事録が求められている。ピアレビューでは，放射線腫瘍医は，無作為に担当した症例を選出され，1 人以上のピア（同僚）によってその治療内容を評価される。その際に用いられるチェックリストには，以下の質問が含まれる。

- ■患者の病歴と身体所見が明確に記述されているか？
- ■患者の癌のステージングと腫瘍の側性が正確に記載されているか？

- ■治療計画は患者が抱えている問題に対処しているか？
- ■患者の治療はガイドラインや，全米総合癌情報ネットワーク(NCCN)，施設基準などに沿っているか？
- ■患者の治療計画に対して，線量制約が定義されているか？
- ■1 週間に 1 度は医師の診察を受けているか？
- ■問題は治療中に確認されたか？
- ■途中で治療の変化があった場合，変更した理由はカルテに記載されているか？
- ■患者の診療録や治療画像が部署の方針に従って評価されているという証拠があるか？
- ■治療法の記入は治療方針を正確に反映しているか？
- ■治療に対する患者の耐性は予測されているものであったか？
- ■引き続き経過観察をしているという証拠があるか？

morbidity and mortality カンファレンス

morbidity and mortality(M&M)カンファレンスは歴史ある医療行為の一部といえる。放射線腫瘍学において，M&M カンファレンスでは放射線治療のピアレビューや，その治療が予期せぬ副作用や死亡の原因になった可能性などについて議論する。治療の間違い，ニアミスについても検討される。このカンファレンスの目的は，エラーの再発防止と，エラーを招いた可能性のあるプロセスを改善することであるため，秘匿的および非懲罰的である。定期的に(しばしば毎月)開催されることが多く，医師，物理士，治療計画作成者，放射線技師，看護師，その他の医療スタッフが参加する。

Quality Assurance and Data Safety Monitoring Committee

国立癌研究所(NCI)の認定を維持するためには，臨床試験に参加している患者を含む研究データは，品質保証レビューの対象となる。Quality Assurance and Safety Monitoring Committee(QASMC)の役割には，医療施設，医療グループ，多施設または製薬会社による研究において発生したすべての重大な有害事象を検討することが含まれる。QASMC は，主任研究者からの報告書，または試験特有の data and safety monitoring(DSM)委員会からの報告書も審査する。結果として，放射線治療を用いた臨床試験で生じる毒性は注意深く監視され，観察された毒性に基づいて，臨床試験の同意書は適宜速やかに更新される。患者安全のために，毒性がプロトコルで指定された毒性閾値を超えるか，予期せぬ容認できない毒性が観察された場合には，試験を中止または終了することができる。

治療シミュレーション(計画 CT)と治療計画の指示の標準化

治療シミュレーションなどのプロセスの標準化は，エラーを最小限に抑えるのに役立つ[11]。例えば，多くの頭頸部腫瘍は，同一の患者シミュレーションパラメータで治療可能である。一般的な腫瘍および解剖学的治療シナリオに対して特定の治療パラメータを有するテンプレートを作成することで，一貫性が保証され，エラーが最小限に抑えられる。ワシントン大学医学部では，SIMulation and treatment PLanning Electronic（SIMPLE：シミュレーション治療計画電子システム）というウェブ上でオーダー可能なシステムが実装されている[11]。プロセス改善法は，プロセスには定義（Define），測定（Measure），分析（Analyze），改善（Improve），実装（Implement），および管理業務（Control activities）が含まれると解釈する DMAIIC 形式に従った。そのテンプレートには以下の情報が含まれる（**図 31-4**）。

- 治療されるべき解剖学的領域
- 腫瘍の側性
- 妊娠可能年齢であれば，妊娠検査をしたか
- 治療の同意が得られたか
- 治療計画での照射中心点と撮像範囲の解剖学的な図
- 患者が治療プロトコルに登録されているか
- 照射方法（二次元，三次元，強度変調放射線治療，四次元，体幹部定位放射線治療，小線源治療）
- 治療計画方法（CT，MRI，二次元）
- 膀胱（排尿後，充満後）
- 融合画像（MRI，CT，PET）
- 造影（CT 造影，MRI 造影，小腸造影）
- 治療部位確認方法（目印となるマーカー，毎週のポートフィルム，コーンビーム CT，遮蔽ブロックチェック，呼吸同期）
- 固定機器（使用なし，固定マスク，移動ボード，上腕固定具，傾斜板，体幹部シェル）
- 固定位置
  - 体幹部（仰臥位，伏臥位，側臥位）
  - 頭部（通常位，伸展位）
  - 腕（頭の上，胸の上，側方，伸展位，アキンボ位）
- 治療援助器具（使用しない，腹部圧迫体，舌圧子，睾丸シールド，安全眼鏡，直腸バルーン）
- 治療計画機器（膣拡張器，尿道カテーテル，直腸チューブ）
- ワイヤーマーカー（眼角，ドレーン，リンパ節，手術痕，肛門）
- 処方線量（標的腫瘍，総線量，1 回線量，治療マージン）
- 追加照射の方法（連続的，間欠的）
- 他科の医師の診察（必要に応じて。例：照射野の近傍にペースメーカーが留置されている）
- 正常組織の線量制約

治療計画の命名標準化

各放射線治療計画には放射線腫瘍医によって規定されるリスク臓器が 1 つまたはそれ以上ある。図 31-3 のように，標準的な頭頸部の治療計画には DVH を生成する 20 以上の正常構造が存在する。

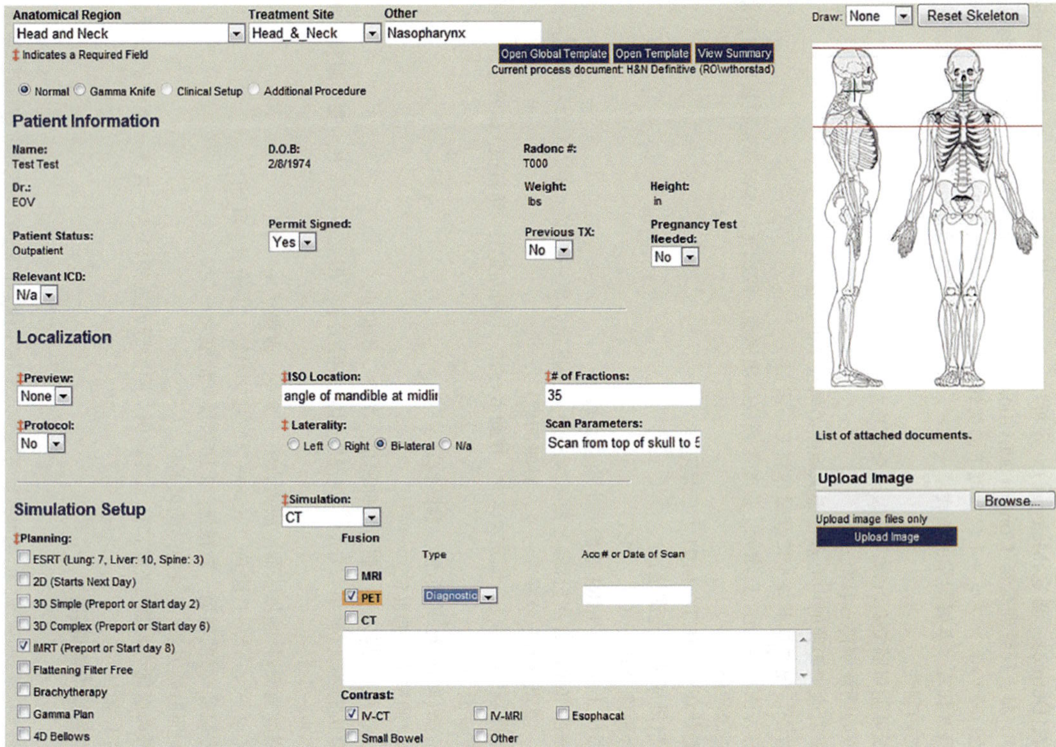

図 31-4　ワシントン大学医学部の SIMulation and treatment PLanning Electronic(SIMPLE)指示画面の一部

安全性を高める可能性のある方法として，異なる施設間および共同データベース間のコミュニケーションを容易にするために，特定の臨床シナリオについて，一貫したリスク臓器の輪郭描写と命名を行うことである。現在，標準化された命名規則が提案され，放射線腫瘍学連携グループによって使用されている[12]。

輪郭描写アトラス

種々の解剖学的領域および臨床シナリオのリスク臓器や，標的臓器を正確に輪郭描写する方法を示すための多数の輪郭つきアトラスが公開されている。これらのアトラスは，リスク臓器や標的器官の輪郭を描く際に，放射線腫瘍医間の変動性を最小限に抑えるのに役立つ。

放射線癌療法グループ(RTOG)は多くのアトラスをオンライン上に公開している。本章の最後にリンク先を記載している。

エラーの報告文化とインシデントの報告

インシデントレポートは，放射線腫瘍学分野の安全性を改善するうえで非常に重要である。優れた報告システムには以下の特徴がある[13,14]。

■非懲罰的：報復や罰がない。
■秘匿的：インシデントに関与した個人は決して第三者に開示されない。
■独立性：報告システムが懲罰的権限から独立している。
■専門家による分析：報告書は専門家によって分析される。
■時宜を得ている：インシデントの早急な解析と，それを知る必要のある人へ伝えること。
■システム指向：個々のパフォーマンスではなく，システム，プロセス，および成果の変更に集中する。
■対応：代理人が推奨を広め，参加する組織がそれを実施することに同意する。

インシデントの報告と学習の成功には，施設における明確な制度的約束が必要である。

欧州放射線腫瘍学会の後援のもと設置されたRadiation Oncology Safety Information System(ROSIS)や，国際原子力機関(IAEA)によって設置されたSafety in Radiation Oncology(SAFRON)は，インシデントやニアインシデントの報告システムの例である。これらのウェブサイトも章末に掲載している。

2003～08年にROSISに提出された1,074件の報告書によれば，インシデントの原因としては治療計画作成者が56%，物理士が9%，腫瘍専門医が8%，シミュレータまたはCTの放射線技師が5%，線量測定士が4%，その他が3%，原因不明が15%であった[15]。

放射線腫瘍学分野の専門学会である米国医学物理学会(AAPM)，米国放射線腫瘍学会(ASTRO)，放射線腫瘍管理協会(SROA)から，放射線腫瘍学のインシデント学習データベースのためのコンセンサスガイドラインが公開されている[16]。それには以下の項目が含まれる。

■患者安全に関する出版物から得た主要な用語の定義
■ワークフロー内の重要なステップを記述するプロセスマップ。これにより，各インシデントが放射線治療ワークフローのどの時点で起こったかを表現できる。
■重症度基準：医学的重症度スケールおよび投与量スケール
■放射線腫瘍学に関連する根本原因および寄与因子を列挙した分類
■データの要素を示した表

品質保証と品質管理

前述の対策に加えて，放射線治療の安全性の基礎は，数多くの品質保証と品質管理による積み重ねである。これには，患者治療に使用される実質的にすべてのソフトウェアおよびハードウェアの定期的な(毎日，毎週，毎月，毎年などの)品質保証が含まれる。これらのすべての装置は，臨床的使用の前に厳密かつ十分に定義されたチェックも受ける。個々の患者データおよび記録は，治療プロセス全体を通して監査され，再検査される。また，多くの重要な要素は，複数回二重点検される。ワシントン大学医学部では，品質保証と品質管理のステップの多くは人によるチェックに加えて自動化されているため，治療の安全性を確実にするように設計された人と電子による並行点検が可能なシステムとなっている[17~21]。

KEY POINT

- 最悪の放射線治療のエラーは，正常組織の過度の照射によって正常細胞に傷害を引き起こすことと，腫瘍に対する線量が過少なために腫瘍の再発を引き起こすことで，両方とも患者の死につながる。
- 放射線腫瘍学のエラーは人，ソフトウェア，ハードウェア，または3つの任意の組み合わせである可能性がある。
- 放射線治療ワークフロー中に複数のチェックを組み合わせることで，ほとんどのエラーを防ぐことができる。
- 放射線較正エラーは，長期間検出されなければ，多数の患者に影響を及ぼす最も壊滅的な影響を有する可能性がある。
- インシデントレポートは，放射線腫瘍学分野の安全性を改善するために重要である。

(宮本 一成)

オンライン情報

- National Comprehensive Cancer Network Cancer Treatment Guidelines: http://www.nccn.org/clinical.asp
- Radiation Oncology Safety Information System (ROSIS) established under the auspices of the European Society for Radiotherapy and Oncology (ESTRO) and includes an international voluntary incident and near-incident reporting system, a supporting Web site, and an annual teaching course on Patient Safety in Radiation Oncology: http://www.rosis.info
- SAFRON is an integrated voluntary reporting registry of radiation oncology incidents and near misses from the International Atomic Energy Agency (IAEA): https://rpop.iaea.org/

RPOP/RPoP/Modules/login/safron-register.htm
- American Board of Radiology, board certification: http://www.theabr.org/
- American College of Radiology, radiation practice accreditation and treatment appropriateness criteria: http://www.acr.org/
- American College of Radiation Oncology, radiation practice accreditation: http://www.acro.org/
- Quantitative Analysis of Normal Tissue Effects in the Clinic (QUANTEC): http://www.redjournal.org/issues?issue_key=S0360-3016%2810%29X0002-5
- Radiation Therapy Oncology Group (RTOG) Contouring Atlases: http://www.rtog.org/CoreLab/ContouringAtlases.aspx

文献

1. Siegel R, Naishadham D, Jemal A. Cancer statistics, 2013. *CA Cancer J Clin*. 2013;63:11-30.
2. Marks LB, Yorke ED, Jackson A, et al. Use of normal tissue complication probability models in the clinic. *Int J Radiat Oncol Biol Phys*. 2010;76:S10-9.
3. Marks LB, Light KL, Hubbs JL, et al. The impact of advanced technologies on treatment deviations in radiation treatment delivery. *Int J Radiat Oncol Biol Phys*. 2007;69:1-8.
4. Huang G, Medlam G, Lee J, et al. Error in the delivery of radiation therapy: results of a quality assurance review. *Int J Radiat Oncol Biol Phys*. 2005;61:1-6.
5. Bogdanich W. Radiation offers new cures, and ways to do harm. *New York Times*. 2010. http://www.nytimes.com/2010/01/24/health/24radiation.html
6. Staff OF. French Doctors and Radiologist jailed for radiation overdoses. *Telegraph*. 2013. http://www.telegraph.co.uk/news/worldnews/europe/france/9837803/French-doctors-andradiologist-jailed-for-radiation-overdoses.html
7. Terezakis SA, Harris KM, Ford E, et al. An evaluation of departmental radiation oncology incident reports: anticipating a national reporting system. *Int J Radiat Oncol Biol Phys*. 2013;85:919-23.
8. Klein EE, Drzymala RE, Purdy JA, et al. Errors in radiation oncology: a study in pathways and dosimetric impact. *J Appl Clin Med Phys*. 2005;6:81-94.
9. Stern Rubin L. The riverside radiation tragedy. *Columbus Monthly*. 1978;2013:52-66.
10. Ford EC, Terezakis S, Souranis A, et al. Quality control quantification (QCQ): a tool to measure the value of quality control checks in radiation oncology. *Int J Radiat Oncol Biol Phys*. 2012;84:1-7.
11. Santanam L, Brame RS, Lindsey A, et al. Eliminating inconsistencies in simulation and treatment planning orders in radiation therapy. *Int J Radiat Oncol Biol Phys*. 2013;85:484-91.
12. Santanam L, Hurkmans C, Mutic S, et al. Standardizing naming conventions in radiation oncology. *Int J Radiat Oncol Biol Phys*. 2012;83:1344-9.
13. Leape LL. Reporting of adverse events. *N Engl J Med*. 2002;347:1633-8.
14. Mutic S, Brame RS, Oddiraju S, et al. Event (error and near-miss) reporting and learning system for process improvement in radiation oncology. *Med Phys*. 2010;37:5027-36.
15. Cunningham J, Coffey M, Knöös T, et al. Radiation Oncology Safety Information System (ROSIS)—Profiles of participants and the first 1074 incident reports. *Radiother Oncol*. 2010;97:1-7.
16. Ford EC, Santos LF, Pawlicki T, et al. Consensus recommendations for incident learning database structures in radiation oncology. *Med Phys*. 2012;39:1-19.

17. Rangaraj D, Zhu M, Yang D, et al. Catching errors with patient-specific pretreatment machine log file analysis. *Pract Radiat Oncol*. 2013;3:80-90.
18. Sun B, Rangaraj D, Boddu S, et al. Evaluation of the efficiency and effectiveness of independent dose calculation followed by machine log file analysis against conventional measurement based IMRT QA. *J Appl Clin Med Phys*. 2012;13:3837.
19. Sun B, Rangaraj D, Palaniswaamy G, et al. Initial experience with TrueBeam trajectory log files for radiation therapy delivery verification. *Pract Radiat Oncol*. 2013;3(4):e199-208.
20. Yaddanapudi S, Oddiraju S, Rodriguez V, et al. Independent verification of transferred delivery sinogram between two dosimetrically matched helical tomotherapy machines: a protocol for patient-specific quality assurance. *Phys Med Biol*. 2012;57:5617-31.
21. Yang D, Wu Y, Brame RS, et al. Technical note: electronic chart checks in a paperless radiation therapy clinic. *Med Phys*. 2012;39:4726-32.

用語集：患者安全に使用される用語解説

Tina Doshi，Aaron J. Norris，Andrea Vannucci

症例

Sさんは虚血性心筋症のある78歳男性で，うっ血性心不全が悪化したため入院した。初診時，Sさんは急変した場合は蘇生して欲しくないという希望を伝えたため，彼の紙および電子カルテには「蘇生しない(do not resuscitate：DNR)」および「挿管しない(do not intubate：DNI)」と記載された。ただ，その夜は電子カルテシステムがダウンした(落ちた)ため，紙カルテのみが使用されることになった。その間，Sさんは急変し，呼吸不全の状態で意識不明となった。コードチームが呼ばれ，Sさんは蘇生され，挿管された。ICUへ搬送されてからは鎮静薬が開始され，人工呼吸器につながれた。ところが，集中治療チームがSさんの息子に連絡をとったところ，「父は延命を希望していなかったはずだ」と言った。病院に到着した家族は，鎮静や延命装置の中止を訴え，代わりに緩和ケアを要求した。その後，Sさんはすぐに亡くなった。あなたは医療安全委員会の委員としてこの症例を振り返り，報告書を提出することを求められている。

- この症例を的確に表現する用語は何だろうか？　エラー，傷害，有害なインシデント，有害事象？　それとも警鐘事象なのだろうか？
- これはシステムの問題なのだろうか？
- 根本原因分析とは何だろうか？

はじめに

医療における患者安全および医療の質改善の分野では，産業界，企業，ビジネス，認知心理学，政府の規制当局など，さまざまな分野から用語を取り入れている。一方で，独自に非常に多くの用語も作り出された。WHOが作成したInternational Classification for Patient Safetyの骨子は，患者安全分野におけるさまざまな概念の関係を整理し，図式化することを目的としている[1](**図 G-1**)。この骨子は，「決定された定義，好ましいとされる用語，そしてそれらの相互関係に基づいて作られた標準的概念」が何なのかを明らかにしようとする専門書である[1]。この書は，患者安全分野におけるさまざまなイベントを分類するための体系的なアプローチを提供しているが，逆に，患者安全分野で用いられるさまざまな用語や概念の複雑さを浮き彫りにしている。

患者安全分野で頻繁に使用される用語の定義の標準化は何度も試みられてきたが，それらはしばしば情報源によって異なり，文脈によっても一定でなかった。患者安全および医療の質に関する用語およびその定義は，医療従事者，専門学会，医療管理者，規制当局，公衆衛生機関によって，地方，地域，国家および国際社会レベルで作られてきた。また，それらは医学，法学，行政，経済，さらには社会学の場面でも使われてきた。そのため，患者安全および医療の質改善の分野で用いられる多

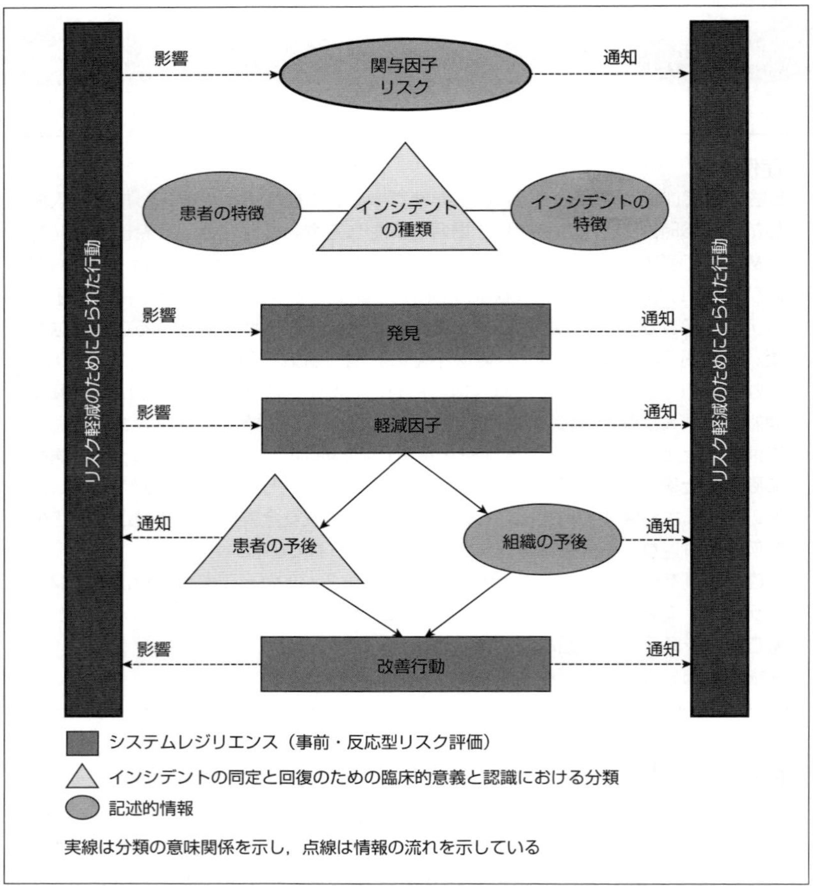

図 G-1　International Classification for Patient Safety の骨子
出典：World Health Organization より許可を得て掲載。

くの重要な用語には，わかりやすい定義が存在しにくい。例えば，警鐘事象(センチネルイベント，sentinel event)という用語 1 つをとっても，医学的，法学的，倫理学的に異なる含みを持ったさまざまな定義が存在する(**表 G-1**)(なお，WHO ですら警鐘事象についてはさまざまな情報源からさまざまな定義を羅列している点にも留意されたい[1])。一般に，警鐘事象とは，回避可能であった予期せぬ有害事象で，重大な損害を起こしたものといわれている。しかし，「予期せぬ」とはどのような場合なのか，「重大な損害」とは何なのか，果たしてそのような有害事象は調査が必要なのか，そして警鐘事象とは「現行の指針や手技が重大な問題をはらんでいる」ことを示唆するものなのか，という問題についてのコンセンサスは存在せず，それらについては触れられないことも多い。そのため，警鐘事象に対してどのように反応す

表 G-1　警鐘事象の定義

	JC(米国医療施設認定合同機構)[2]/Committee of Experts on Management of Safety and Quality in Health Care(SP-SQS)[3]/WHO[1]	AHRQ(米国医療研究・品質調査機構)[4]	National Quality Foundation(NQF)[5]/WHO[1]	米国医学研究所(IOM)[6]/WHO[1]
定義	警鐘事象とは，死亡，重大な身体的，精神的損傷，もしくはそれについてのリスクを含む予期せぬ事象である。四肢や機能の喪失などは特に重大である。「それについてのリスク」とは，重大な有害転帰が生じる可能性の高い再発をもたらすような過程の変化といったものである。これらの事象は迅速な調査と対応が必要であることを示唆する合図であるため，センチネルと呼ばれる。JC は，認証された組織がそれぞれの目的に合った警鐘事象を定義し，この定義が組織全体での共通理解であることを求めている	死や重大な損害という形で患者に起きた有害事象。通常，それらは全く予期していない，もしくは許容できない事象である。例えば，患者取り違え手術や，手術部位の取り違えである。センチネルという用語の選択は，損害が甚だしく(取り違えた足の切断など)，そのような事象の調査によって現行の指針や手技がはらむ重大な問題を明らかにする可能性を反映したものである	予期せぬ死や重大な恒久的な機能喪失を引き起こすようなあらゆる事象で，患者の病気や基礎疾患の自然経過とは関連しない	死や重大な身体的，精神的な損傷，もしくはそのリスクを伴う予期せぬ事象や変動
定義において鍵となる見地				
有害事象	○	○	明確に記載されていない	明確に記載されていない
予期せぬ	○	○	○	○
「死」を含む	○	○	○	○
「重大な」損害や損傷	明確に定義されていないが，「四肢や機能の喪失」と「身体的，精神的損傷，もしくはそれについてのリスク」などである	明確に定義されていない。1 つの例として，「取り違えた足の切断」が「甚だしい」事象を反映したものとして挙げられている	明確に記載・定義されていないが，「患者の病気や基礎疾患の自然経過とは関連しない重大で恒久的な機能喪失」などである	明確に記載・定義されていない。例は挙げられていないが，「身体的，精神的損傷，もしくはそれについてのリスク」などである
調査と対応	「調査と対応が必要であることの合図」	特に義務化されていない	明記されていない	明記されていない
含意	明記されていない	現行の指針や手技がはらむ重大な問題を明らかにする調査	明記されていない	明記されていない
その他の見地	「それについてのリスク」とは，重大な有害転帰が生じる可能性の高い環境である			「それについてのリスク」は定義されていない

るべきなのかは当然のことながら，警鐘事象が起こったのかどうかすらわからないことが多い。

上記のように，患者安全および医療の質改善の分野における用語の定義は非常に難しい。本章では，よく使用される用語を簡潔に紹介するにとどめる。まずは，多くの用語が成立した背景や枠組みを理解するのに必要な中核的な用語を紹介する。すべての用語を羅列することは不可能なので，以下に厳選された用語とその定義のみを記載した。用語とその定義のより広範なリストが必要な場合は，章末の文献を参照されたい。

中核的な用語

患者安全

この用語は産科患者における局所麻酔と全身麻酔の相対的安全性を記載した1960年の論文において，現在の意味に合った状況で初めて使用された[7]。以来この用語は進化し，成長を続けている。患者安全とは，狭義では，ケアがなされている間の予防可能もしくは偶発的な傷害がないことである[1,8,9]。より広義では，エラー，傷害，有害事象を最小限にするために医療を展開する過程で安全科学を適用した分野である[1,8〜10]。

医療の質

医療の分野で使用される前は，質の概念は産業界，特に製造業界で好んで使用されていた。W. Edwards Demingが「質＝労働努力の結果/費用」[8]と概念化したことは有名である。医療において，労働努力の結果とは診断や患者の治療であり，どれだけ医療サービスが理想的な結果を生んだかである。しかしながら，より実践的なレベルでは，定義化，計量化，医療の質改善が進行中の議論の根源であり，多くの骨子が作られている。米国医学研究所（IOM）はケアを定義する6つの形容詞，安全，効果的，患者中心，適時，効率的，公正，によって質が定義されるとしている[11]。ケアの質を十分供給できるようにするために医療における質の数多くの評価法（質の指標）が生み出されている。質の指標は予防から治療，外来から入院，患者から人口において，しばしば管理データやケアの各レベルの質の評価のために簡単に入手可能な臨床情報に依存している。医療における質の指標の改善のために使用されるさまざまなツールは製造業から適用されており，それらにはtotal quality management（全体の質の管理），six sigma（シックスシグマ），lean methodology（無駄のない手法），continuous quality improvement（継続的な質改善）がある。

システム

システムは，相互につながり，作用し，依存する複数の要素（例：人，道具，プロセスなど）で構成される。医療従事者も，システムのなかで，その一部として毎日仕事をこなしている。それぞれの要素は，システム全体またはシステム内の他の要素にも影響を及ぼしうる。システムは，構造(各要素とそれらの編成様式)，行動(インプットからアウトプットへの変換)，相互接続性(各要素間の関係や接続)などによって形容される。医療の結果は，その善し悪しにかかわらず，システムに起因するということを理解するためには，個人ばかりに注目する従来のモデルからの飛躍が必要である。従来のモデルでは，悪い結果やエラーが起こると，組織はしばしば悪気のない個人をも罰することで対処していた。つまり，非難と羞恥(blame and shame)の文化である。これに対してシステム型思考は，個人レベルの域を超えて，エラーが起こる原因を理解し修正するための新たな枠組みを提供する。

エラー

医療で使われる多くの用語と同様，エラーという用語の定義も，ほかのものと重複するうえ，その正確な意味については未だに議論が続いている。例えば，過失，有害事象，過誤などである。歴史的な報告書“To Err is Human”では，医療エラーは「ある目的を達成するために計画したはずの行動を実行しない，または間違った計画を立ててしまうこと」と定義されている[9]。エラーには，間違った行為によるもの(commission)と，正しい行為を怠ったためによるもの(omission)があり，システム学的または認知学的アプローチによって，それぞれ以下のように分類される。

システム学的分類

■活動性のエラー：患者またはシステムと直接接する人がとった危険な行為。見落とし(スリップ，slip)，うっかり間違い(ラプス，lapse)，しくじり(ファンブル，fumble)，間違い(mistake)など，さまざまな形がある。

■潜在的なエラー：システムの管理者や設計者が残した，エラーの発生を促すような，あるいは内在的な弱点となりうるようなシステムの特性。

認知学的分類

■技術ベースのエラー：本来とるべき行動をとらなかった場合。

■規則ベースのエラー：本来とるべき行動をとったが，適用したパターン認識が間違っていたために期待どおりの結果が得られなかった場合。

■知識ベースのエラー：本来とるべき行動をとったが，情報不足のために期待どおりの結果が得られなかった場合[9]。

主要な用語

- Health Insurance Portability and Accountability Act(HIPAA)：医療提供者や医療保険者など医療機関の間で「保護対象となる健康情報」のやりとりをする際に，患者のプライバシーや安全を確保するために1996年に施行された米国の連邦法。「保護対象となる健康情報」には診療録や医療費の支払い記録などが含まれる。
- SBAR：Situation(状況)，Background(背景)，Assessment(評価)，Recommen-

dation(推奨)の略。医療チームのメンバー間で，情報(特に緊急な対応を要する場合)をやりとりするための標準的なフレームワーク。

- **後知恵バイアス(hindsight bias)**：当時は予期しなかった，または紛らわしかった過去の出来事を，あたかも予測可能または明白であったとする傾向。患者安全分野では，悪い結果に陥った医療行為を，その結果を知っているがためにエラーであったと判断してしまう傾向を指す。後知恵バイアスのため，有害事象を事後調査している人は，リアルタイムで観察していた人よりも，それが予期可能または回避可能であったとしがちである。
- **安全文化(safety culture)**：医療を提供する際に起こりうる危害を最小限に抑えるための，個人および組織の飽くなき探求の総称。安全文化は現場の従業者から管理職や執行部まで，組織のあらゆるレベルに浸透している。その特徴は，(1)業務には高度なリスクとエラーの可能性が伴うことを認識している，(2)個人が処罰の心配をせずにエラーやニアミスを報告できるような非懲罰的な環境がある，(3)弱点を克服するために身分を超えたコラボレーション(協働)がなされることが当たり前となっている，(4)安全問題に取り組むための投資をするつもりがある，などである。
- **医原性(iatrogenic)**：背景にある病態ではなく，医療行為に起因する疾病や傷害に関係していること。
- **インフォームドコンセント(informed consent)**：医師または医師の代表が，患者に治療または検査のリスクと利益を提示し，その治療または検査を遂行するかどうかを患者に選択させるためのプロセス。
- **エラー(error)**：「中核的な用語」参照。
- **開示(エラーの開示)〔disclosure(error disclosure)〕**：被害者またはその保護者に，有害事象の発生を知らせること。開示の要件は，すべてのエラーの存在の告知，エラーの説明，考えられる影響とそれを最小限に抑えるための方法，再発を防ぐためにとった対応，責任の容認，および必要に応じて謝罪である。開示とは独立したイベントではなく，プロセスであることが多い。
- **改善活動(ameliorating action)**：インシデントが起こってしまった後，それによる被害を軽減または代償するためにとった行動や環境の変更。
- **回復力(resilience)**：システム工学では，システムが予期せぬ出来事から復活，あるいは適応する能力を指す。回復力のあるシステムは，安全問題の評価については人の判断力に，有害事象の管理については人の適応力に依存する。プロセスを単純化し，従業者の自律性を制限するような制約を導入することで安全性を高めようとする「超安全」なシステムとは極めて対照的である。
- **患者安全(patient safety)**：「中核的な用語」参照。
- **危機一髪(close call)**：イベントや状況で，患者に害を被る可能性はあったが，偶然またはタイムリーな介入によってそれが回避できたもの(ニアミスとも呼ぶ)。
- **危機的言語(critical language)**：チームのメンバーすべてが，「非常事態発生，すぐ手を止めて聞いて」と解釈できるような特定の表現。具体的な表現については施設間で異なる。
- **救済失敗(failure to rescue)**：「背景にある疾患や医療行為による合併症から救済

することに失敗した」の略。言い換えると，死亡や永久的な損傷などの重要な急変に対して，十分に対応することや，回避することができなかった。例えば，急性心筋梗塞による心停止や，急性心筋梗塞に対する血栓溶解療法後の大出血など。

- **寄与因子**(contributing factor)：インシデントが発生する確率を増やした，あるいは発生の原因となった状況，活動，または影響。
- **強制機能**(forcing function)：問題を解決しない限り，ある行動を続けることが不可能になるようなデザイン。
- **クルーリソースマネジメント**(crew resource management：CRM)：「クライシスリソースマネジメント」とも呼ばれる。もともとは航空業で開発された，グループが個人の集合ではなく，1つのチームとして機能するようにトレーニングするためのさまざまなアプローチ。
- **クローズドループコミュニケーション**(closed-loop communication)：コミュニケーションを閉じること。指示を受けた者が，それを理解し，遂行する，ということを体現するために，指示を復唱あるいは聞き直すこと。また，その指示が遂行されたらそれをチームリーダーに報告すること。
- **軽減因子**(mitigating factor)：インシデントによって患者が害を被ることを防ぐ，あるいは害を軽減するための行動や状況。
- **警鐘事象**(センチネルイベント，sentinel event)：死や重度の傷害をもたらした予期せぬ有害事象(表 G-1)。
- **根源**(root cause)：そのインシデントが起こった最も基礎的な原因。
- **根本原因分析**(root cause analysis)：有害事象やイベントの根底にある原因や要因を発見する分析手法(「根源」参照)。
- **システム，システム的なアプローチ，システム改善**(systems，systems approach，system improvement)：「中核的な用語」参照。
- **質**(quality)：「中核的な用語」参照。
- **シックスシグマ**(six sigma)：医療の質を上げ，ほぼ完璧な結果をもたらすための一連の方法。シグマは，正規分布する集団における標準偏差を表すギリシア文字である。例えば，2 標準偏差(2 シグマ)は集団の 95%をカバーする。6(シックス)シグマでは，失敗率を 100 万分の 3.4 まで下げることを目標とする(つまり，成功率 99.99966%)。実際には，これは 4.5 シグマに相当するが，長期的な変動による誤差を加味して 1.5 シグマが加えられた。
- **ジャストカルチャー**(just culture)：自分が関与したものも含めて，安心してエラーを報告できる一方，専門家(プロフェッショナル)としての責任もとるという環境。このような環境では，能力のある個人でさえ失敗することはあるという前提で，個人のコントロールが及ばないシステムレベルでの問題については，個人に責任はないと考える。ただし，自分の行動には責任を持つべきであり，無謀な態度や行為は許されない。
- **信頼性の高い機関**(high-reliability organization：HRO)：リスクの高い環境で運営しているにもかかわらず，有害事象の発生が予想よりも低いシステムや機関。HRO の特徴は，(1)エラーが起きやすい仕事をしているという認識と，それでも恒常的な安全を追求するという，失敗への執着，(2)想定外のリスクを発見し，封じ込め，それによる被害を抑えるための仕組みをシステム内に作るという，回復へのコミットメント，(3)現場の従業者が潜在的なリスクを察知し，それに対応する権限を与えられているような，オペレーションに対する感受性，(4)安全第一のカルチャーなどである。

- **中心的指標(コアメジャー，core measure)**：医療組織の実績の評価や，施設間で医療の質を比較するための指標。なかでも Joint Commission(JC：米国医療施設認定合同機構)やメディケア・メディケイドサービスセンター(CMS)が開発した指標は，全米を対象にしており，エビデンスにも基づいているため，さまざまな現場や疾患について利用可能であり，最もよく用いられる。中心的指標が用いられる分野の1例に，心筋梗塞，喫煙治療，小児ワクチンなどがある(「中核的な用語」の「医療の質」参照)。
- **超安全(ultrasafe)**：「回復力」参照。
- **デブリーフィング(debriefing)**：手術などの後に，重要な情報を共有するための会話。何がうまくいき，何が違うようにできたか，そして何を学んだかを共有する。
- **ニアミス(near miss)**：「危機一髪」参照。
- **ヒューマンファクターエンジニアリング，人間工学，人間中心設計(human factors engineering，human-centered design)**：人と道具と環境の間の相互関係から生まれる安全問題を認識し，取り組むことで，人のパフォーマンスを支える，または高めることを目標とする学問。
- **ヒュリスティック(発見的，heuristic)**：試行錯誤の結果，生まれたならわし(経験則)。緊急時や複雑な場面において医療従事者が速やかに反応するためには便利なツールであるが，ときとして不適切に，または誤って応用されることもあり，エラーのもととなる。
- **標準医療(standard of care)**：医療法においてしばしば用いられる用語である。能力のある医療従事者が，同じような状況に置かれたら発揮したであろう診療のレベル。一般に，標準医療とは，専門家が適切であると認めた治療方針や処方を指す。
- **標準作業(standard work)**：作業を構成する活動それぞれの詳細な表記。活動の時間，需要の度合い，作業の順番，最低限必要な材料などを具体的に示す。
- **ブリーフィング(briefing)**：手術などの前に，主要な情報を共有するための会話(例：手術前の「タイムアウト」)。
- **ベストプラクティス(best practice)**：ほかよりも安定してよい結果を生むことが証明されている技術，習慣，方法。ベストプラクティスは，ほかの方法を評価する際のベンチマークにもなる。
- **ヘルスリテラシー(health literacy)**：医療に関する意思決定を行うため，または治療方針に従うために必要な基礎的な医療情報を入手し，理解し，評価できる個々の能力。
- **ベンチマーク(benchmark)**：医療従事者または医療施設の実績を比較または評価する際の基準点または水準点となるような特性や功績。
- **間違い(mistake)**：エラーのうち，とるべき行動はとったが，期待していた結果にはならなかったもの。知識の欠如や誤った解釈による場合(知識ベースのエラー)と，規則を誤って適用してしまう場合(規則ベースのエラー)がある。間違いはすべてエラーであるが，エラーは必ずしも間違いではない。間違いや，教育の改善や指導の強化で対応できる。しかし，スリップやファンブルのように油断によるものや，システム内に潜在するエラーについては，ほかの方法で対応する必要がある(「中核的な用語」の「エラー」参照)。

- **申し送り(ハンドオフ，handoff，handover，sign-out)**：医療従事者から医療従事者へ，診療の責任を引き継ぐために患者の医療情報(状態，看護，治療，薬物，診療科，最近の変化，または予測される変化など)を伝達するプロセス。一般には，申し送りは正確，明確かつ完成している必要があるが，患者の診療にあたりながら，なおかつ要領を得た，硬くなりすぎない申し送りをすることは簡単ではない。申し送りの際に重要な情報が見過ごされることや，誤って解釈される場合があるので，申し送りは患者安全分野において特に重要である。
- **有害事象(adverse event)**：背景にある病気や病態ではなく，診断や治療といった医療行為に起因する望ましくない傷害。エラーや過誤など，標準に達しない診療を示唆するものではない。
- **リスクマネジメント(risk management)**：患者，スタッフ，訪問者への傷害につながるような潜在的なリスクを最小限に抑えることで，事故や傷害，医療訴訟による経済的損害の現実的あるいは潜在的な危機を回避しようとする，自分の身を守るための活動や戦略[12]。

(本田 仁，加藤 良太朗)

他の用語集

- 下記の2点，および文献1～5を参照してほしい。
  VA National Center for Patient Safety. *Glossary of Patient Safety Terms* 2013 [updated 2013 July 18; cited 2013 July 30]. http://www.patientsafety.va.gov/professionals/publications/glossary.asp
- Wachter RM. *Understanding Patient Safety*. New York, NY: McGraw-Hill Medical; 2008.

文献

1. World Health Organization. *Conceptual Framework for the International Classification for Patient Safety*. Geneva, Switzerland: World Alliance for Patient Safety. Project to Develop the International Classification for Patient Safety; 2009. http://www.who.int/patientsafety/implementation/taxonomy/icps_technical_report_en.pdf?ua=1. Accessed 12/22/15.
2. Joint Commission on Accreditation of Healthcare Organizations. *Lexicon: Dictionary of Health Care Terms, Organizations, and Acronyms for the Era of Reform*. 2nd ed. Oakbrook Terrace, IL: Joint Commission on Accreditation of Healthcare Organizations; 1998.
3. Committee of Experts on Management of Safety and Quality in Health Care. *Glossary of Terms Related to Patient and Medication Safety—Approved Terms*. Strasbourg, France: Council of Europe; 2005. http://www.who.int/patientsafety/highlights/COE_patient_and_medication_safety_gl.pdf. Accessed 12/22/15.
4. Agency for Healthcare Research and Quality. *Glossary*. [cited July 30, 2013]. https://psnet.

ahrq.gov/glossary. Accessed 12/22/15.

5. National Quality Forum. *NQF Patient Safety Terms and Definitions*. 2010 [cited December 22, 2015]. http://www.qualityforum.org/Topics/Safety_Definitions.aspx
6. Kohn LT, Corrigan J, Donaldson MS. *To Err is Human: Building a Safer Health System*. Washington, DC: National Academy Press; 2000.
7. Kreul W. Regional anesthesia for increasing obstetrical patient safety. *Wis Med J*. 1960;59:370–373.
8. Deming WE. *Out of the Crisis*. Cambridge, MA: Massachusetts Institute of Technology, Center for Advanced Engineering Study; 1986.
9. Reason JT. *Human Error*, Vol. XV. Cambridge, England: Cambridge University Press; 1990:302.
10. Emanuel L, Berwick D, Conway J, et al. *What Exactly Is Patient Safety? Advances in Patient Safety: New Directions and Alternative Approaches*. Rockville, MD: Agency for Healthcare Research and Quality; 2008.
11. Institute of Medicine (U.S.), Committee on Quality of Health Care in America. *Crossing the Quality Chasm: A New Health System for the 21st Century*. Washington, DC: National Academy Press; 2001.
12. Kuhn AM. The need for risk management to evolve to assure a culture of safety. *Qual Saf Health Care*. 2002;11(2):158–162.

索引　Gは用語集，tは表，fは図を示す。

欧文索引

和文索引

● お

● か

● き

● ふ

● へ

● ほ

● ま

● み・む

ワシントンマニュアル
患者安全と医療の質改善

定価：本体 5,000 円 + 税

2018 年 5 月 28 日発行　第 1 版第 1 刷©

編　　者　エミリー フォンダン，マイケル レーン，アンドレア バヌチ
シリーズ編者　トマス M. ドゥ フェル

監 訳 者　加藤良太朗（かとうりょうたろう）
　　　　　本田　仁（ほんだ ひとし）

発 行 者　株式会社 メディカル・サイエンス・インターナショナル

代表取締役　金子 浩平
東京都文京区本郷 1-28-36
郵便番号 113-0033　電話(03)5804-6050

印刷：横山印刷/表紙装丁：黒田泰司

ISBN 978-4-89592-904-2 C3047